Standard Textbook of Clinical Cytology

# スタンダード
# 細胞診テキスト

第4版

水口國雄／監修

公益財団法人 東京都保健医療公社 東京都がん検診センター／編集

医歯薬出版株式会社

This book is originally published in Japanese under the title of :

SUTANDĀDO SAIBOSHIN TEKISUTO
(Standard Textbook of Clinical Cytology)

Editor:
MIZUGUCHI, Kunio
  Professor Emeritus
  Teikyo University School of Medicine

© 1998  1st ed.
© 2019  4th ed.

ISHIYAKU PUBLISHERS, INC.
  7-10, Honkomagome 1 chome, Bunkyo-ku,
  Tokyo  113-8612, Japan

# 第4版の序文

　病理診断学の一部としての細胞診断学は，Papanicolaouをはじめとする先達の努力で医療現場のなかでほぼ確立されたといって過言ではない．それには細胞診教育の充実と制度の確立が大きく関与している．細胞診教育の一環として各種の教科書が出版されているが，本書『スタンダード細胞診テキスト』の初版は，1998年8月に発刊され改訂されてきた．これは多くの検査技師学校，大学で教科書として採用され，細胞診の普及に寄与してきた．しかし，年月を経るに伴い，細胞判定基準の変更や診断分類の改訂が進み，時世に合わない点が出てきたことと，読者からの種々のご指摘に対応すべく，大々的な変更を行って新しく出発することになった．

　本書『スタンダード細胞診テキスト　第4版』の特徴は，
　①読みやすくするため，解説の文章を簡明化した．
　②臨床的事項を追加した．
　③本文内の写真サイズを大きくし，フルカラー化した．
　④組織像と細胞像を一括対比して記載し，重複記載を避けた．
　⑤組織分類・判定基準を最新のものとした．
　⑥臓器の発生学，解剖学，組織像についても記載し，細胞診の理解を深めることとした．
　⑦欄外の側注（メモ，重要，注意）を充実させた．
　⑧自動判定装置など，細胞診の新しい技術について記載した．
　⑨巻末の演習問題を最近の資格認定試験の出題傾向に合わせて改訂した．

　これらの改訂点は，すべて細胞検査士の資格認定試験を目指す人々のために考えられた．すなわち細胞診を学ぶ人々が細胞の基礎から診断，応用までを系統的に理解できるようにとの配慮である．さらに，細胞診を教える教員が本書を使うことにより円滑な講義ができることも目的としている．

　細胞診が臨床医学に応用されるようになり，病理診断学の重要な部分を占めていることは先に述べたが，日本での細胞診の歴史は高々60年である．この分野はまだ発展途上にあり，いくつもの学ぶべきことがあると思われる．そのような状況のなかで，本書が細胞診発展の一部を担えれば幸いである．本書の制作にあたっては，編集委員，執筆陣や資料提供者を始め多くの方々にお世話になった．心より御礼を申し上げる．また医歯薬出版編集部の平林幸さんには深謝したい．

　本書が細胞診の発展に少しでも役に立つことを祈りたい．

令和元年5月

著者を代表して　帝京大学医学部 名誉教授
東京セントラルパソロジーラボラトリー 所長

水口　國雄

# 第1版の序文

　財団法人東京都健康推進財団細胞検査士養成所は，昭和54年4月に当財団の前身である東京都がん検査センター内に開設された「細胞診スクリーナー養成講座」として発足して以来，本年で開設20年を迎えることになりました．

　この間，186名の日本臨床細胞学会認定の細胞検査士を養成し，それぞれの方が，がんの予防，治療にかかわる第一線機関で活躍されております．

　このたび，当財団では養成所の開設20年を記念して，これまで永年積み重ねてきた成果を集大成し，本書「スタンダード細胞診テキスト」を出版することといたしました．

　最近，厚生省の「がん検診の有効性評価に関する研究班」報告書をめぐり，がん検診の有効性について関心が高まっておりますが，がんによる死亡が依然として第一位を占める現在，二次予防対策として検診に求められるものは大きいものがあります．そのなかで，がんの早期発見のために，細胞検査士の役割はますます期待されるところです．

　当財団は，細胞検査士養成所の運営のほか，細胞診の専門研修を実施しており，今後とも細胞検査士の養成とレベルアップに一層の力を注いでまいりたいと存じます．

　本書は，これから細胞検査士を目指そうとする方がたの教科書として，また，現在細胞検査士として従事されている方がたの実用の書として，広くご活用いただければ幸いです．

平成10年8月

財団法人東京都健康推進財団理事長　　渡辺　能持

# 第1版の序文

　細胞診がPapanicolaouによって確立されて以来，その有用性は臨床的にも社会的にも広く認められるようになりました．細胞診は，その方法の簡便性から，集団検診やスクリーニングに用いられるとともに，疾患の診断，治療経過の観察，治療効果の判定などに広く応用されています．これは各地方自治体による検診業務における細胞診の積極的導入という側面にも現れています．さらに現在，細胞診が病理診断の重要な部分を占めているのは周知の事実です．このような細胞診の発展に伴い，その診断システムを支える細胞検査士制度が日本臨床細胞学会の指導により確立されています．その一環として，資格試験制度および細胞検査士養成制度があり，そのための養成所も整備されています．また，一部の大学のなかには細胞検査士になるための学科をもっているところも出てきました．現在，このような教育施設では，古い教科書を使用するか，またはその施設独自の教育資料を個別に利用しているのが現状です．このような状況のなかで，養成所などでの教育内容を均一化，標準化するために，細胞検査士のための実践的な，新しい内容の教科書を望む声が出てきたのはきわめて自然なことでありました．

　以上述べたような背景から，今回，細胞検査士養成所の一つである多摩がん検診センターおよびその母体である㈶東京都健康推進財団が中心となり，細胞診の教科書をつくることになりました．養成所以外にもそのような教科書を必要としている受験者，検査技師学校の学生は少なからずいると思われ，教科書発行の意義は十分にあると判断されました．しかし，これまでにも種々の細胞診に関する書籍が多数発刊されており，同種の本では意味がありません．細胞診を学ぶ人々に真に役立つ内容で，しかも，どの養成所でも使用できる教科書にしたいということから，今回のこの企画には多摩がん検診センターの関係者・外部講師陣以外に，他の細胞検査士養成所や大学の関係者にも参加していただきました．そして，1つの項目について，指導医と細胞検査士が分担して執筆しているのが特徴です．特に細胞像については細胞検査士が中心になってまとめました．執筆者の熱意により，当初予定していたよりもページ数が多くなりましたが，それだけ内容を充実させることができたと考えます．出版にあたり種々のご配慮をいただいた医歯薬出版㈱編集部および㈶東京都健康推進財団の関係者に心より感謝いたします．また，資料の提供などで全国の多くの細胞診関係者にお世話になりました．この場を借りて御礼申しあげます．

　この教科書が今後の細胞検査士の育成に役立つことを祈ってやみません．いたらぬ点も多々あろうかと思いますので，ご指摘いただければ幸いです．

平成10年8月

著者を代表して　　水口　國雄

# スタンダード細胞診テキスト 第4版 監修者・編者・執筆者一覧

## ●監修

水口 國雄　　帝京大学医学部 名誉教授・東京セントラルパソロジーラボラトリー 所長

## ●編集

公益財団法人 東京都保健医療公社 東京都がん検診センター

（現：地方独立行政法人 東京都立病院機構 東京都立がん検診センター）

## ●第4版編集委員会

水口 國雄　　前掲
江口 正信　　公立福生病院 診療部病理診断科
山村 彰彦　　東京都立がん検診センター 検査科
庄野 幸恵　　東京都立がん検診センター 検査科
福留 伸幸　　千葉科学大学危機管理学部 保健医療学科 細胞検査士養成プログラム

## ●執筆（★：分野責任者）

### ●総論

#### 総論Ⅰ
水口 國雄　　前掲

#### 総論Ⅱ
古谷津 純一　獨協医科大学埼玉医療センター 病理診断科
薮下 竜司　　株式会社病理細胞診 MEDIGLANZ LABORATORY
山村 彰彦　　前掲

### ●各論

#### A-婦人科
★九島 巳樹　昭和大学江東豊洲病院 臨床病理診断科
伊藤 良彌　　東京都立がん検診センター 婦人科・検査科
笹井 伸哉　　東京セントラルパソロジーラボラトリー
大塚 重則　　藤和会藤間病院 病理検査
大河戸 光章　杏林大学保健学部 臨床検査技術学科
西村 由香里　北里大学医療衛生学部 医療検査学科
太田 善樹　　PCL品川 病理・細胞診センター
須藤 結花　　藤和会藤間病院 病理検査

#### B-呼吸器
★植草 利公　関東労災病院 病理診断科
畑中 一仁　　東海大学医学部 基盤診療学系病理診断学
山田 正人　　帝京大学医学部附属溝口病院 臨床病理部
上野 喜三郎　東京セントラルパソロジーラボラトリー
三宅 真司　　東京医科大学病院 病理診断科

#### C-唾液腺
★水口 國雄　前掲
加藤 拓　　　成田富里徳洲会病院 病理診断科

#### D-消化器
★山村 彰彦　前掲
青木 裕志　　順天堂大学医学部附属練馬病院 病理診断科
浅見 志帆　　順天堂大学医学部附属練馬病院 病理診断科
飯野 瑞貴　　順天堂大学医学部附属練馬病院 病理診断科
水口 國雄　　前掲
阿曽 達也　　帝京大学医学部附属溝口病院 病理診断科
山田 正人　　前掲
中泉 明彦　　創価大学名誉教授・中泉医院（京都嵯峨野）院長
鈴木 不二彦　順江会江東病院 病理
竹中 明美　　国立病院機構大阪医療センター 臨床検査科

### E-甲状腺
★坂本 穆彦　　大森赤十字病院 検査部
佐々木 栄司　昭和大学横浜市北部病院 甲状腺センター
宅見 智晴　　武蔵野赤十字病院 病理部

### F-乳腺
★江口 正信　　前掲
青木 裕志　　前掲
浅見 志帆　　前掲
飯野 瑞貴　　前掲

### G-泌尿器
★山田 正俊　　海老名総合病院 病理診断科
小山 芳徳　　亀田総合病院 臨床検査室病理
平田 哲士　　千葉細胞病理検査センター

### H-体腔液
芹澤 博美　　東京医科大学八王子医療センター 病理診断部
★濱川 真治　　公立昭和病院 臨床検査科
有田 茂実　　千葉県立佐原病院 臨床検査科

### I-リンパ節
★光谷 俊幸　　昭和大学 名誉教授・国際親善総合病院 病理診断科
丹野 正隆　　東京西徳洲会病院 病理診断科
塩沢 英輔　　昭和大学医学部 臨床病理診断学
岸本 浩次　　杏林大学医学部付属病院 病院病理部
阿部 仁　　千葉科学大学危機管理学部 保健医療学科

### J-造血器（骨髄）
★光谷 俊幸　　前掲
佐々木 陽介　昭和大学医学部 臨床病理診断学講座
畠山 重春　　永井マザーズホスピタル
岸本 浩次　　前掲
阿部 仁　　前掲

### K-骨・軟部腫瘍
★江口 正信　　前掲
古田 則行　　PCL JAPAN 病理・細胞診センター

### L-中枢神経
★水口 國雄　　前掲
石原 彰人　　東京都立墨東病院 検査科病理

### M-小児腫瘍
★水口 國雄　　前掲
福留 伸幸　　前掲

### ●演習問題
★庄野 幸恵　　前掲
深町 茂　　慶應義塾大学病院 病理診断科
松本 純　　公立福生病院 医療技術部臨床検査技術科
原田 勉　　沼津市立病院 臨床検査科
杉澤 きよ美　沼津市立病院 臨床検査科
佐々木 綾子　沼津市立病院 臨床検査科
押本 綾子　　東京都立大久保病院 検査科
石井 知美　　東京都立がん検診センター 検査科
黒川 実愛　　東京都立がん検診センター 検査科
山浦 英一　　東京都立がん検診センター 検査科

# 第3版～第1版の執筆者・標本提供者・協力者一覧

## 第3版
### ●執筆者
石井 保吉　伊藤 良彌　植草 利公　上野 喜三郎　★江口 正信　大野 英治　加藤 拓　岸本 浩次　桐谷 寿子
古谷津 純一　是松 元子　小山 芳徳　坂本 穆彦　佐藤 保男　佐野 裕作　椎名 義雄　鈴木 不二彦　瀬田 章
芹澤 博美　武智 昭和　丹野 正隆　張堂 康司　都竹 正文　時田 久美子　南雲 サチ子　畑中 一仁　畠山 重春
平田 哲士　★福留 伸幸　藤井 雅彦　藤ノ木 叔子　古川 悦子　古田 則行　松嵜 理　★水口 國雄　光谷 俊幸
★山村 彰彦　吉元 真　若林 富枝

### ●標本提供者
浦崎 政浩　大野 喜作　北村 隆司　小池 昇　杉山田 隆男　竹中 明美　細野 芳美
東京都保健医療公社東京都がん検診センター検査科

### ●協力者
一瀬 圭子　稲村 千佳子　岡 俊郎　藏本 博行　庄野 幸恵　豊永 真澄　服部 学　小田 雅也　仁平 博子
古澤 弥奈

(★：第3版編集委員)

## 第2版
### ●執筆者
石井 保吉　伊藤 良彌　植草 利公　上野 喜三郎　江口 正信　大野 英治　加藤 拓　桐谷 寿子　古谷津 純一
是松 元子　坂本 穆彦　佐藤 保男　佐野 裕作　椎名 義雄　瀬田 章　武智 昭和　都竹 正文　時田 久美子
中村 恭二　南雲 サチ子　畠山 重春　平田 哲士　福島 範子　福留 伸幸　藤井 雅彦　藤ノ木 叔子　古川 悦子
古田 則行　松嵜 理　水口 國雄　山村 彰彦　吉元 真　若林 富枝

### ●標本提供者
浦崎 政浩　大野 喜作　岸本 浩次　北村 隆司　小池 昇　小山 芳徳　杉山田 隆男　竹中 明美　細野 芳美
東京都保健医療公社東京都がん検診センター検査科

### ●協力者
一瀬 圭子　稲村 千佳子　岡 俊郎　藏本 博行　庄野 幸恵　豊永 真澄　服部 学　小田 雅也　仁平 博子
古澤 弥奈

## 第1版
### ●執筆者
石井 保吉　伊藤 良彌　植草 利公　上野 喜三郎　江口 正信　大野 英治　加藤 拓　桐谷 寿子　古谷津 純一
坂本 穆彦　佐藤 保　佐野 裕作　椎名 義雄　瀬田 章　武智 昭和　都竹 正文　時田 久美子　中村 恭二
南雲 サチ子　畠山 重春　平田 哲士　福島 範子　福留 伸幸　藤井 雅彦　藤ノ木 叔子　古川 悦子　古田 則行
松嵜 理　水口 國雄　山村 彰彦　吉元 真　若林 富枝

### ●標本提供者
浦崎 政浩　大野 喜作　岸本 浩次　北村 隆司　小池 昇　小山 芳徳　是松 元子　杉山田 隆男　竹中 明美
細野 芳美　多摩がん検診センター検査科

### ●協力者
一瀬 圭子　稲村 千佳子　岡 俊郎　藏本 博行　庄野 幸恵　豊永 真澄　服部 学　小田 雅也　仁平 博子
古澤 弥奈

# Contents

スタンダード細胞診テキスト 第4版

第4版の序 ……………………………… iii　　第1版の序 ……………………………… v

## 総論

### I 細胞診（臨床細胞学：Clinical Cytology）の歴史と制度 …… 2

#### 1 細胞診の歴史 …… 2
1）細胞学の黎明期 …… 2　2）Clinical Cytology の創始期 …… 2

#### 2 病理学の歴史 …… 4

#### 3 細胞診各分野の歴史 …… 4
1）婦人科細胞診 …… 4　2）尿細胞診 …… 5　3）体腔液の細胞診 …… 6
4）呼吸器の細胞診 …… 6　5）穿刺吸引細胞診 …… 6

#### 4 細胞診制度の歴史 …… 7

#### 5 細胞診判定法の変遷 …… 8

### II 細胞診の基礎 …… 9

#### 1 細胞の構造 …… 9
1）細胞小器官 …… 9　2）核 …… 11

#### 2 細胞周期（cell cycle）と細胞分裂（cell division） …… 12

#### 3 組織 …… 13
1）上皮組織 …… 13

#### 4 顕微鏡とその取り扱い …… 15
1）顕微鏡の歴史 …… 15　2）顕微鏡の種類 …… 15　3）光学顕微鏡総論 …… 16
4）顕微鏡の操作法とメンテナンス …… 17

#### 5 細胞診標本作製の技術 …… 20
1）細胞採取と塗抹法 …… 20

#### 6 固定法 …… 28
1）湿固定 …… 28　2）乾燥固定 …… 28

#### 7 細胞診標本に用いられる染色法 …… 29
1）Papanicolaou 染色 …… 29　2）May-Grünwald Giemsa 染色 …… 31
3）過ヨウ素酸シッフ（PAS）反応 …… 33　4）alcian blue 染色 …… 34
5）Shorr 染色 …… 35　6）Grocott 染色 …… 36
7）その他の細胞診に有用な特殊染色 …… 37　8）免疫細胞化学的染色法 …… 38
9）セルブロック法と細胞転写法 …… 39

**8 スクリーニングの実際** ………………………………………………………………… 41
　1）スクリーニングの際に確認すること ……41　2）細胞のみかた ……42

# 各 論

## A 婦人科 …………………………………………………………………………………… 50

**1 組織発生** ………………………………………………………………………………… 50

**2 構造と機能** ……………………………………………………………………………… 50
　1）外陰, 腟 ……50　2）子宮 ……50　3）卵巣・卵管　53

**3 細胞診検体の採取・処理法** …………………………………………………………… 53
　1）子宮頸管細胞の採取 ……53　2）子宮内膜細胞の採取 ……54　3）LBC ……55

**4 婦人科疾患の特徴** ……………………………………………………………………… 55
　1）臨床的特徴 ……55　2）発生要因 ……55　3）病理学的特徴 ……56

**5 婦人科疾患（子宮頸部）の臨床・病理・細胞診** …………………………………… 56
　1）臨床 ……56　2）正常組織および正常細胞・良性成分 ……56
　3）感染症 ……61　4）扁平上皮系病変 ……63　5）腺系病変 ……67
　6）放射線照射による細胞変化 ……68

**6 婦人科疾患（子宮体部）の臨床・病理・細胞診** …………………………………… 69
　1）臨床 ……69　2）子宮内膜の正常組織および正常細胞・良性成分 ……69
　3）炎症を伴う子宮内膜 ……72　4）無排卵性ホルモン不均衡内膜 ……73
　5）IUDによる子宮内膜細胞像の変化 ……74
　6）子宮内膜の細胞質変化（化生）：良性内膜～癌にみられる ……75
　7）子宮内膜増殖症 ……77　8）子宮内膜異型増殖症 ……78
　9）類内膜癌（G1）～（G2）……79
　10）子宮内膜増殖症および類内膜癌（G1）を見落とさないための構造異型のみかた ……81
　11）類内膜癌（G3）……84　12）粘液性癌 ……84　13）漿液性癌 ……84
　14）明細胞癌 ……87　15）混合癌 ……87　16）子宮外組織由来の癌 ……88
　17）間葉性悪性腫瘍 ……88　18）上皮性・間葉性混合腫瘍 ……90

**7 婦人科疾患（外陰, 腟）の臨床・病理・細胞診** …………………………………… 90
　1）正常組織および正常細胞・良性成分 ……90
　2）外陰ヘルペス感染症（性器ヘルペス）……91　3）尖圭コンジローマ ……91
　4）腟上皮内腫瘍（VAIN）, 外陰上皮内腫瘍（VIN）……91
　5）外陰・腟扁平上皮癌 ……92　6）転移性腺癌 ……93　7）悪性黒色腫 ……93
　8）乳房外 Paget 病, Bowen 病 ……94

**8 婦人科疾患（絨毛性疾患）の臨床・病理・細胞診** ………………………………… 94
　1）胎盤の形成 ……94　2）正常組織および正常細胞・良性成分 ……95
　3）胞状奇胎 ……96　4）絨毛癌 ……98
　5）胎盤部トロホブラスト腫瘍（PSTT）……98

## 9 婦人科疾患（卵巣）の臨床・病理・細胞診 …… 98
1）正常卵巣・正常卵管 …… 98　2）卵巣腫瘍の特徴 …… 99　3）上皮性腫瘍 …… 100
4）性索間質性腫瘍 …… 109　5）胚細胞腫瘍 …… 112　6）その他の腫瘍 …… 115

## 10 コルポスコピー（子宮腟部拡大鏡検診）…… 116
1）コルポスコピーとは …… 116　2）検査方法 …… 117
3）コルポスコピーの報告様式 …… 117　4）コルポスコピー所見分類 …… 118
5）コルポスコピー正常所見 …… 119　6）コルポスコピー異常所見 …… 119
7）コルポスコピーと細胞診の関係 …… 122

## 11 ホルモン細胞診（ホルモン評価法）…… 123
1）指数による評価 …… 123
2）月経周期（卵巣周期）による細胞像の変化 …… 124
3）閉経期における細胞像の変化 …… 125
4）妊娠，分娩，産褥期における細胞像の変化 …… 126

## 12 婦人科細胞診の報告様式 …… 127
1）子宮頸部細胞新報告様式 …… 127　2）子宮内膜細胞報告様式 …… 128

# B 呼吸器 …… 129

## 1 組織発生 …… 129

## 2 構造と機能 …… 129

## 3 細胞診検体の採取・処理法 …… 130
1）喀痰 …… 130　2）気管支擦過 …… 130　3）気管支洗浄 …… 130
4）穿刺吸引 …… 130　5）その他 …… 130

## 4 呼吸器疾患の特徴 …… 131
1）臨床的特徴 …… 131　2）発生要因 …… 131　3）病理学的特徴 …… 131

## 5 呼吸器疾患の臨床・病理・細胞診 …… 131
1）正常組織および正常細胞，良性成分 …… 131　2）前浸潤性病変 …… 132
3）腺癌 …… 133　4）扁平上皮癌 …… 136　5）神経内分泌癌（小細胞癌）…… 137
6）神経内分泌癌（大細胞神経内分泌癌）…… 137
7）神経内分泌腫瘍（カルチノイド腫瘍）…… 138　8）硬化性肺胞上皮腫 …… 139
9）肺過誤腫 …… 140　10）間質性肺炎 …… 141　11）抗酸菌感染 …… 142
12）アクチノマイセス症 …… 142　13）ノカルジア症 …… 143
14）アスペルギルス症 …… 144　15）ニューモシスチス肺炎 …… 144
16）クリプトコッカス症 …… 145　17）サイトメガロウイルス …… 147
18）単純ヘルペス …… 147　19）肺胞蛋白症 …… 148　20）石綿肺 …… 148

## 6 呼吸器細胞診の報告様式 …… 150
1）標本の適正評価 …… 150　2）判定区分 …… 150
3）細胞診断と推定組織型 …… 150

## 7 縦隔腫瘍 …… 151
1）正常胸腺組織 …… 151　2）胸腺腫 …… 151　3）胸腺癌 …… 153

## C 唾液腺 ………………………………………………………………………………… 154

### 1 組織発生 …………………………………………………………………………… 154
### 2 構造と機能 ………………………………………………………………………… 154
### 3 唾液腺疾患の特徴 ………………………………………………………………… 155
1）唾液腺疾患の臨床 ……155　2）唾液腺疾患の病理 ……156

### 4 穿刺吸引細胞診の見方 …………………………………………………………… 157
### 5 唾液腺疾患の臨床・病理・細胞診 ……………………………………………… 158
1）正常組織および正常細胞 ……158　2）リンパ上皮性唾液腺炎 ……158
3）多形腺腫 ……158　4）Warthin 腫瘍 ……159　5）基底細胞腺腫 ……161
6）粘表皮癌 ……162　7）腺様嚢胞癌 ……162　8）腺房細胞癌 ……163
9）多形腺腫由来癌 ……164

### 6 唾液腺穿刺吸引細胞診の報告様式 ……………………………………………… 165

## D 消化器 ……………………………………………………………………………… 166

### I 口腔，咽頭 ……………………………………………………………………… 167

### 1 構造と組織 ………………………………………………………………………… 167
### 2 口腔領域の細胞採取法 …………………………………………………………… 167
### 3 口腔疾患の臨床・病理・細胞診 ………………………………………………… 167
1）口腔正常扁平上皮細胞 ……167　2）口腔感染症 ……167
3）皮膚粘膜疾患 ……168　4）口腔白板症 ……168　5）口腔上皮内腫瘍 ……168
6）悪性腫瘍 ……168

### 4 口腔領域の細胞判定 ……………………………………………………………… 169
### 5 その他の疾患の臨床・病理・細胞診 …………………………………………… 170
1）咽頭悪性腫瘍 ……170　2）喉頭腫瘍 ……170　3）歯原性腫瘍 ……170

### II 食道 ……………………………………………………………………………… 170

### 1 構造と組織 ………………………………………………………………………… 170
### 2 食道疾患の臨床・病理・細胞診 ………………………………………………… 171
1）食道炎・潰瘍 ……171　2）Barrett 食道 ……171　3）良性上皮性腫瘍 ……171
4）上皮内腫瘍 ……171　5）食道癌 ……171　6）良性非上皮性腫瘍 ……171
7）悪性非上皮性腫瘍 ……172

### III 胃 ………………………………………………………………………………… 172

### 1 構造と組織 ………………………………………………………………………… 172
### 2 胃疾患の臨床・病理・細胞診 …………………………………………………… 174
1）胃底腺の正常細胞 ……174　2）胃炎 ……174　3）腸上皮化生 ……174
4）胃びらん・潰瘍 ……175　5）腫瘍様病変 ……175
6）消化管ポリポーシス ……176　7）胃腺腫 ……176　8）胃癌 ……176
9）良性非上皮性腫瘍 ……178　10）悪性非上皮性腫瘍 ……178

xiv

## IV 小腸，大腸 — 179

### 1 構造と機能 — 179

### 2 小腸・大腸疾患の臨床・病理・細胞診 — 180

1）小腸正常細胞 — 180　2）大腸正常細胞 — 180　3）感染症 — 181
4）炎症性腸疾患 — 181　5）腫瘍様病変 — 181　6）大腸腺腫 — 182
7）大腸癌 — 182　8）カルチノイド腫瘍 — 182　9）家族性腫瘍 — 183
10）良性非上皮性腫瘍 — 184　11）悪性非上皮性腫瘍 — 184

## V 肝臓 — 184

### 1 組織発生 — 184

### 2 構造と機能 — 184

### 3 肝臓疾患の特徴 — 185

1）臨床的特徴 — 185　2）発生要因 — 185　3）病理学的特徴 — 186

### 4 細胞診検体の採取・処理法 — 186

### 5 肝臓疾患の臨床・病理・細胞診 — 186

1）正常組織および正常細胞・良性成分 — 186　2）限局性結節性過形成 — 187
3）肝細胞癌 — 187　4）肝芽腫 — 190　5）肝内胆管癌 — 190
6）血管筋脂肪腫 — 191　7）血管肉腫 — 191

## VI 胆道・膵臓の臨床と細胞採取法 — 193

### 1 臨床 — 193

1）膵疾患の臨床 — 193　2）胆道疾患の臨床 — 193

### 2 細胞採取法 — 193

1）穿刺吸引細胞診（FNAC） — 194　2）膵液，擦過 — 196

## VII 肝外胆管，胆嚢 — 197

### 1 組織発生 — 197

### 2 構造と機能 — 198

### 3 細胞診検体の処理法 — 198

### 4 胆道疾患の臨床・病理・細胞診 — 199

1）正常組織および正常細胞・良性成分 — 199　2）胆道の炎症性疾患 — 199
3）先天性胆道奇形 — 200　4）胆道の腫瘍と腫瘍様病変 — 200
5）胆道癌の前癌病変および初期癌病変 — 201　6）胆道癌 — 202

### 5 その他 — 204

## VIII 膵臓 — 204

### 1 組織発生 — 204

### 2 構造と機能 — 204

### 3 細胞診検体の処理法 — 204

### 4 膵疾患の特徴 ..... 205
1）臨床的特徴 ..... 205　2）発生要因 ..... 205　3）病理学的特徴 ..... 205

### 5 膵疾患の臨床・病理・細胞診 ..... 206
1）正常組織および正常細胞・良性成分 ..... 206　2）浸潤性膵管癌（IDC） ..... 207
3）膵管内腫瘍 ..... 208　4）粘液性囊胞腫瘍（MCNs） ..... 211
5）漿液性囊胞腫瘍（SCNs） ..... 211　6）膵神経内分泌腫瘍（NET） ..... 212
7）膵腺房細胞腫瘍（ACNs） ..... 213　8）膵充実性偽乳頭状腫瘍（SPN） ..... 214
9）膵芽腫 ..... 215　10）転移性腫瘍 ..... 215

### 6 その他 ..... 216

## IX 肛門管 ..... 216

### 1 構造と機能 ..... 216

### 2 肛門疾患の臨床・病理・細胞診 ..... 216
1）肛門管上皮細胞 ..... 216　2）良性病変 ..... 217　3）悪性腫瘍 ..... 217

## E 甲状腺 ..... 218

### 1 組織発生 ..... 218

### 2 構造と機能 ..... 218

### 3 細胞診検体の採取・処理法 ..... 219

### 4 甲状腺疾患の特徴 ..... 219
1）臨床的特徴 ..... 219　2）発生原因 ..... 219　3）病理学的特徴 ..... 219

### 5 甲状腺疾患の臨床・病理・細胞診 ..... 220
1）正常組織および正常細胞 ..... 220　2）乳頭癌 ..... 220　3）濾胞性腫瘍 ..... 222
4）未分化癌 ..... 223　5）髄様癌 ..... 223　6）リンパ腫 ..... 225
7）硝子化索状腫瘍 ..... 226　8）腺腫様甲状腺腫 ..... 226　9）橋本病 ..... 227
10）亜急性甲状腺炎 ..... 228　11）囊胞 ..... 229

### 6 甲状腺細胞診の報告様式 ..... 230

## F 乳腺 ..... 231

### 1 組織発生 ..... 231

### 2 構造と機能 ..... 231

### 3 乳腺細胞診標本作製法 ..... 231
1）穿刺吸引細胞診標本作製 ..... 231　2）乳頭分泌物の細胞診標本作製 ..... 232

### 4 乳腺疾患の臨床・病理・細胞診 ..... 233
1）乳腺細胞診標本にみられる良性細胞 ..... 233
2）炎症および腫瘍様疾患 ..... 233　2）上皮性腫瘍 ..... 236
3）結合織および上皮性混合腫瘍 ..... 246　4）非上皮性腫瘍 ..... 249

## G 泌尿器 ……251

### I 尿路系 ……251

**1** 組織発生 ……251

**2** 構造と機能 ……251

**3** 細胞診検体の採取・処理法 ……252
   1) 尿路細胞診 ……252　2) 尿路細胞診で対象となる主な検体 ……252
   3) 検体処理法 ……253

**4** 尿路系疾患の特徴 ……255
   1) 臨床的特徴 ……255　2) 発生要因 ……255　3) 病理学的特徴 ……255

**5** 腎疾患の臨床・病理・細胞診 ……256
   1) 正常腎組織および正常細胞 ……256　2) 淡明細胞型腎細胞癌 ……256

**6** 腎盂・尿管・膀胱の臨床・病理・細胞診 ……257
   1) 正常組織および正常細胞・良性成分 ……257　2) 尿路上皮内癌 ……259
   3) 低異型度非浸潤性尿路上皮癌 ……261
   4) 高異型度非浸潤性尿路上皮癌 ……262　5) 浸潤性尿路上皮癌 ……263
   6) 扁平上皮癌 ……263　7) 腺癌 ……264

**7** 泌尿器細胞診の報告様式 ……265
   1) 腎盂・尿管・膀胱癌取扱い規約第1版 ……265
   2) 泌尿器細胞診報告様式2015 ……266
   3) 尿細胞診報告様式パリシステム ……266

### II 男性生殖器系 ……267

**1** 組織発生 ……267

**2** 構造と機能 ……267

**3** 男性生殖器系疾患の特徴 ……268
   1) 臨床的特徴 ……268　2) 発生要因 ……268　3) 病理学的特徴 ……268

**4** 男性生殖器系疾患の臨床・病理・細胞診 ……269
   1) 前立腺癌（膀胱浸潤による尿細胞診）……269
   2) 精上皮腫（セミノーマ）……269

## H 体腔液 ……271

**1** 体腔の解剖学的・組織学的基礎知識 ……271
   1) 漿膜腔 ……271　2) 脳脊髄腔 ……271　3) 関節腔 ……271

**2** 細胞診検体の採取・処理法 ……272

**3** 体腔液に異常がみられる疾患の特徴 ……272
   1) 臨床的特徴 ……272　2) 発生要因 ……272　3) 病理学的特徴 ……272

**4** 体腔液の臨床・病理・細胞診 ……273
   1) 体腔液にみられる良性細胞 ……273　2) 体腔液の炎症・反応性状態 ……274

3）漿膜にみられる腫瘍 ..... 278

### 5 胸水・腹水細胞診における転移性腫瘍の細胞診 ..... 282
1）腺癌 ..... 282　2）神経内分泌癌 ..... 287　3）扁平上皮癌 ..... 288
4）肝細胞癌 ..... 288　5）腎細胞癌 ..... 289　6）尿路上皮癌 ..... 289
7）前立腺癌 ..... 290　8）肉腫 ..... 290　9）リンパ腫・リンパ性白血病 ..... 290
10）形質細胞腫 ..... 291　11）悪性黒色腫 ..... 291

### 6 陰嚢水の細胞診 ..... 291

### 7 脳脊髄液の細胞診 ..... 292

### 8 関節液の細胞診 ..... 293

## I リンパ節 ..... 294

### 1 組織発生，構造と機能 ..... 294
1）リンパ節の基本構造 ..... 294
2）（正常）リンパ組織・リンパ装置の構造と機能 ..... 295
3）リンパ球の発生および分化・成熟 ..... 296

### 2 細胞診検体の採取・処理法 ..... 296
1）細胞診検体の採取 ..... 296　2）標本作製法 ..... 297

### 3 リンパ節疾患の特徴 ..... 298
1）リンパ節疾患の臨床と病理 ..... 298　2）リンパ節疾患の細胞診 ..... 301

### 4 リンパ節疾患の臨床・病理・細胞診 ..... 303
#### 良性リンパ節病変 ..... 303
1）反応性リンパ節炎（濾胞過形成）（FH） ..... 303
2）組織球性壊死性リンパ節炎 ..... 304
3）肉芽腫形成疾患（結核，サルコイドーシスなど） ..... 305
#### 境界病変 ..... 306
1）キャッスルマン病（CD） ..... 306
#### リンパ腫 ..... 307
1）前駆B,T細胞腫瘍，リンパ芽球性白血病/リンパ腫（LBL） ..... 307
2）濾胞性リンパ腫（FL） ..... 308
3）慢性リンパ球性白血病・小リンパ球性リンパ腫（CLL/SLL） ..... 310
4）形質細胞腫 ..... 311　5）マントル細胞リンパ腫（MCL） ..... 312
6）びまん性大細胞型B細胞性リンパ腫（DLBCL） ..... 313
7）節外性濾胞辺縁帯粘膜関連リンパ組織リンパ腫（MALT lymphoma） ..... 314
8）Burkittリンパ腫（BL） ..... 315
9）末梢性T細胞性リンパ腫，非特異型（PTCL, NOS） ..... 317
10）節外性NK/T細胞リンパ腫，鼻型（ENKTL） ..... 317
11）血管免疫芽球性T細胞性リンパ腫（AITL） ..... 318
12）成人T細胞性白血病/リンパ腫（ATLL） ..... 320
13）未分化大細胞型リンパ腫（ALCL） ..... 320
14）Hodgkinリンパ腫（HL） ..... 322
#### その他 ..... 323
1）癌，その他悪性腫瘍の転移 ..... 323

### 5 リンパ節細胞診の報告様式 ..... 324

## J 造血器（骨髄） ... 326

**1 組織発生** ... 326

**2 構造と機能** ... 326

**3 細胞診検体の採取・処理法** ... 327
　　1）骨髄細胞診標本作製 ... 327　2）診断に役立つ特殊染色 ... 328

**4 造血器（骨髄）疾患の特徴** ... 328
　　1）臨床的特徴 ... 328　2）発生要因 ... 328　3）病理学的特徴 ... 330

**5 造血器（骨髄）疾患の臨床・病理・細胞診** ... 330
　　1）正常組織および正常細胞・良性成分 ... 330
　　2）急性骨髄性白血病（AML）... 330　3）骨髄増殖性腫瘍（MPN）... 332
　　4）多発性骨髄腫/形質細胞性骨髄腫 ... 333
　　5）成人T細胞性白血病/リンパ腫（ATLL）... 334　6）転移性腫瘍 ... 334

## K 骨・軟部腫瘍 ... 336

### I 骨腫瘍 ... 336

**1 骨の分類と構造** ... 336
　　1）骨の形態による分類 ... 336　2）長骨（長管骨）における区分 ... 336
　　3）骨の構造 ... 337

**2 骨腫瘍の分類** ... 337

**3 細胞診検体の採取・処理法** ... 337

**4 骨腫瘍の臨床・病理・細胞診** ... 338
　　1）骨軟骨腫 ... 338　2）内軟骨腫 ... 338　3）軟骨芽細胞腫 ... 340
　　4）軟骨肉腫 ... 340　5）骨肉腫 ... 341　6）脊索腫 ... 342
　　7）骨巨細胞腫 ... 343　8）Ewing肉腫 ... 343　9）転移性骨腫瘍 ... 345

**5 骨腫瘍の好発部位と好発年齢のまとめ** ... 346

### II 軟部腫瘍 ... 347

**1 軟部腫瘍の分類（主な軟部腫瘍）** ... 347

**2 細胞診検体の採取・処理法** ... 347

**3 軟部腫瘍の臨床・病理・細胞診** ... 348
　　1）脂肪性腫瘍 ... 348　2）線維腫および線維腫症 ... 349　3）平滑筋肉腫 ... 351
　　4）横紋筋肉腫 ... 352　5）未分化/未分類肉腫（未分化多形肉腫）... 353
　　6）神経（鞘）性腫瘍 ... 354
　　7）その他の腫瘍―上皮様配列（腺腔様/索状配列）を伴う腫瘍 ... 356

## L 中枢神経 ... 357

**1 神経系の組織発生** ... 357
　　1）神経管と神経堤の形成 ... 357

## 2 神経系の構造と機能 ……………………………………………………………………………… 357
## 3 脳腫瘍の臨床 ……………………………………………………………………………………… 358
## 4 脳腫瘍の発生母地 ………………………………………………………………………………… 359
## 5 脳腫瘍のWHO分類 ……………………………………………………………………………… 359
## 6 細胞診検体の採取・処理法 ……………………………………………………………………… 360
　　1）対象となる検体 …… 360　2）細胞診の検体処理 …… 360　3）染色 …… 360
## 7 脳腫瘍の臨床・病理・細胞診 …………………………………………………………………… 360
　　1）正常組織および正常細胞 …… 360　2）毛様細胞性星細胞腫 …… 361
　　3）びまん性星細胞腫 …… 362　4）退形成性（悪性）星細胞腫 …… 363
　　5）膠芽腫 …… 364　6）乏突起膠腫 …… 365　7）上衣腫 …… 366
　　8）脈絡叢乳頭腫 …… 366　9）髄芽腫 …… 367
　　10）神経鞘腫・シュワン細胞腫 …… 368　11）髄膜腫 …… 368
　　12）血管周皮腫（血管外皮腫） …… 370　13）リンパ腫 …… 371
　　14）胚細胞腫 …… 371　15）下垂体腫瘍 …… 372　16）嚢胞性病変 …… 373
　　17）転移性脳腫瘍 …… 374

# M 小児腫瘍 ……………………………………………………………………………………………… 375

## 1 小児腫瘍の特徴 …………………………………………………………………………………… 375
　　1）発生要因 …… 375　2）臨床的特徴 …… 375　3）病理学的特徴 …… 376
## 2 小児腫瘍の臨床・病理・細胞診 ………………………………………………………………… 376
　　1）奇形腫群腫瘍（胚細胞腫瘍） …… 376　2）神経芽腫群腫瘍 …… 378
　　3）褐色細胞腫 …… 381　4）腎芽腫 …… 382　5）肝芽腫 …… 383　6）髄芽腫 …… 384
　　7）その他の腫瘍 …… 384

# 演習問題

- Challenge Ⅰ ……………………………………………………………………………………… 390
- Challenge Ⅱ ……………………………………………………………………………………… 400
- Challenge Ⅲ ……………………………………………………………………………………… 410
- Challenge Ⅳ ……………………………………………………………………………………… 420
- Challenge Ⅴ ……………………………………………………………………………………… 430

用語集 ………………………………………………………………………………………………… 441
索　引 ………………………………………………………………………………………………… 445

# 総論

**I 細胞診（臨床細胞学：Clinical Cytology）の歴史と制度** 2

**II 細胞診の基礎** 9

# I 細胞診（臨床細胞学：Clinical Cytology）の歴史と制度

 **1　細胞診の歴史**（表I-1）

## 1）細胞学の黎明期

　細胞診の文献的記載が出現するのは19世紀の中頃で，それまで200年間の医学技術の発展，特に顕微鏡の改良と組織染色法の発展がその基礎にある．

　顕微鏡の発明は1600年頃，オランダのレンズ磨き職人であったJanssen父子によるとされている．また，「顕微鏡（microscopium）」と命名したのはDemesianosである．1673年にはLeeuwenhoekにより顕微鏡を使用した科学的な報告がなされた．彼と同時代のMarcello Malpighiは腎の組織学で有名であるが，Robert Hookとともに「細胞（cell）」の存在を発見した．1665年，ロンドンのRobert Hookは顕微鏡の焦点を調節できるようにするなど改良し，コルクの構造から組織の最小単位はcellまたはboxであると著書『Micrographia』で述べている．そこには植物学・動物学に関する多数の報告とともに，医学の分野でも尿沈渣中の結晶や細胞成分について記載されている．1767年，Felix Fontanaは著書のなかにウナギ皮膚の細胞図を載せており，それには核が明瞭に描かれている．当時はこれが何かは不明だった．1833年，Robert BrownはFontanaの図を分析し，「細胞核」と表現した．さらに，M. Schleiden（1838）とT. Schwann（1839）は植物や動物の身体を構成する細胞の概念を確立した．

## 2）Clinical Cytology の創始期

　19世紀におけるJohannes Müller（ベルリンの生理学者）の業績は，20世紀のPapanicolaouの業績に匹敵する．彼は1836年に悪性腫瘍の細胞構造について発表し，次いで1838年細胞図譜集を発行した（『On the Nature and Structural Characteristics of Cancer and Morbid Growth』）．これは実にVirchowが『Cellular pathology（細胞病理学）』を発行する20年前のことであった．この後，多くの細胞像の報告がヨーロッパや米国でなされるようになった．Müllerは悪性細胞と良性細胞の違い，肉腫と癌腫の差について述べている．

　1843年，Julius Vogel（ドイツ）は，教科書のなかで剝離細胞診の臨床的有用性について述べている．また，1845年フランスのAlfled Donnéは血液学を研究するかたわら腟塗抹標本や尿，鼻汁など多くの検体の細胞像を発表

## 表 I-1 | 細胞診の歴史

| | | |
|---|---|---|
| 1600年 | Janssen | 顕微鏡の開発 |
| 1665年 | Hook | 細胞の概念を確立 |
| 1800年頃 | Hansenら | 組織標本で悪性細胞を記載 |
| 1836年 | Müller | 悪性細胞のアトラスを発表 |
| 1846年 | Lebert | 穿刺吸引細胞診を創始 |
| 1849年 | Bennet | 胸水の細胞診 |
| 1856年 | Lambl | 尿で膀胱癌を診断 |
| 1861年 | Beale | 喀痰中の咽頭癌細胞を発見 |
| 1891年 | Romanovsky | 血液細胞染色法を開発 |
| 1896年 | Wensworth | 髄液中の癌細胞を発見 |
| 1909年 | Marinc | 胃液中の癌細胞を発見 |
| 1928年 | Papanicolaou | 腟スメア中の癌細胞を発表 |
| 1954年 | Papanicolaou | 剝離細胞診アトラスを発刊 |
| 1956年 | 増淵 | 日本へ細胞診を導入 |
| 1957年 | Wiedら | 『*Acta Cytologica*』の発行 |
| 1957年 | 増淵ら | 日本婦人科細胞診談話会 |
| 1961年 | Wiedら | International Academy of Cytology設立 |
| 1962年 | 増淵ら | 日本臨床細胞学会の誕生 |
| 1968年 | | 細胞診専門医制度開始 |
| 1969年 | | 細胞検査士認定制度開始 |
| 1989年 | | 日本細胞診断学推進協会の設立 |
| 2013年 | | 細胞学会の公益法人化，日本細胞診断学推進協会の解散 |

した．Donnéと同時代のH. Lebert（フランス）は，その著書のなかで，癌細胞の大きさの違い，多形性，核異常や核小体の肥大について記載しているし，計測により核/細胞質（N/C）比が悪性細胞で増加していることを報告している．また，Lebertは腫瘍病変の穿刺細胞診の創始者でもあった．彼は，図入りの教科書『Traite de l'Anatomie Patologique』を出版した．同じ年，ドイツハイデルベルクのCarl Bruchは教科書のなかで，悪性細胞の特徴を詳細に図示し，細胞診が悪性腫瘍の診断に有用であると述べている．この後50年の間に組織標本作製技術や染色法の発展があり，病理学・細胞診はさらに大きく発展することになった．

米国ではじめて良性・悪性の細胞像について述べたのはDonaldson（1853）であった．一方，英国では有名なL. S. Bealeが，細胞診で診断できた咽頭癌の剝離細胞診例を報告している（1861）．彼が剝離細胞診に関する業績以上に評価されているのは，彼が著した教科書であり，それは多くの国の言語に訳され，英語圏ばかりでなく，ドイツ，フランスで大きな影響を与えた．

以上のように17世紀から19世紀の間，細胞学に関して最初の50年は主に全般的な細胞の研究が行われ，次いで臨床細胞診に関心が移り，さらに個々の臓器別の細胞診へと移行していった．

## 2 病理学の歴史

古代ギリシャではヒポクラテスらによって,「液性病理学」が提唱され,疾患の原因が体液の異常によると長期間信じられてきた.近代に入ると病理解剖による病気の観察が重要視されるようになったが,その先駆けとなったのが,イタリアのMorgagniであった.彼は病死した患者を克明に観察・記録し,その結果を著書として出版した.この本は,ヨーロッパの各国語に翻訳され,病理学の発展に大きく寄与した.また,病理学の発展には組織染色法の改良が必要であったが,これを精力的に行ったのが若き日のPaul Ehrlich(プロイセン)であり,メチレン青染色や結核菌染色に功績をあげた.Morgagniの仕事を発展させ,近代病理学を確立したのは,プロイセンのRoudolf Virchowである.彼は,1858年『細胞病理学』を出版し,すべての細胞は細胞から発生し,細胞の異常が疾患を引き起こすことを明らかにした.彼のこの考えは,その後の医学,生物学,病理学に大きな影響を与え,今日に至っている.

わが国では,明治以降ドイツ医学の影響を受けた病理学が発展した.当時は実験病理学が主流で,東京大学医学部の山際勝三郎(1863-1930)の発癌実験は有名な業績である.現在,病理学は大きく実験病理学と米国の影響を受けた診断病理学に分化しているが,診断病理学の発展には第二次大戦後,米国から導入された「外科病理学」が重要な役割を果たしている.

## 3 細胞診各分野の歴史

### 1) 婦人科細胞診（腟,子宮頸部および子宮内膜）

19世紀中に婦人科領域で発表された細胞診の報告は,今日の婦人科細胞診の普及度からみると驚くほど少ない.正常細胞,炎症細胞,ホルモン変化について述べたDonnéとPouchet (1845, 1847),子宮癌の捺印細胞像を示したBruch, Gluge (1843), Lebert, Lamblの仕事があげられるのみであった.

動物の腟スメアがホルモンによって変化することを最初に紹介したのはPapanicolaouである.彼は医学博士号をもっていたが病理学者ではなく動物学者であった.ギリシャで生まれ,パリで学位をとった後1913年にニューヨークへ移住した.モルモットの排卵時期を知るのに腟スメアが有効であることを1917年に見出し,これがAllenら(1923)の卵巣ホルモンの発見につながった.Papanicolaouはホルモン細胞診に関する多くの論文を書き,後年ヒトにも応用するようになった(Papanicolaou, 1933; Papanicolaou, Traut & Marchetti, 1948).さらに長期にわたる実験の結果,透明性に優れたアルコール液を使う染色法(Papanicolaou染色,1942)を完成させた.

彼はまた,1928年に子宮頸癌患者では癌細胞が腟スメアのなかに出現することを発表し,この方法が別の臓器にも応用できる可能性を示唆した.それ以後,彼は子宮頸癌の初期診断に腟擦過細胞診を利用するとともに,他臓器

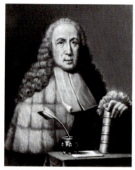

Giovanni Battista
Morgagni
(1682-1771)[1]
イタリアの解剖学者.ボローニャ大学に学び,パドバ大学の教授となる.病理学的解剖学の創始者.肝硬変をはじめて記載.病理学の名著を出版.病理解剖の父と呼ばれている.

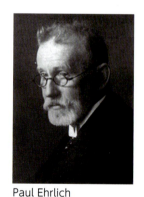

Paul Ehrlich
(1854-1915)[2]
プロイセン生まれ.学生の頃から血液や組織の染色法を研究.のちに血清学,細菌学,化学療法を指導.1908年,ノーベル医学生理学賞を受賞.

にも細胞診を応用するようになった．この事実が彼をして近代細胞診断学の父と呼ばれる所以となった．この仕事には Hinselmann のコルポスコープの開発（1925），Schiller のヨードテストの発見（1933）が大きな助けとなった．その後，1943 年には『Diagnosis of Uterine Cancer by the Vaginal Smear』が発刊され，一部の細胞像はカラー写真で掲載された．その後の彼の活躍は誰もが知るところである．

初期の癌として重要な概念である carcinoma in situ をはじめて記載したのは Schauenstein（1908）であり，CIS と命名したのは Kermauner（1912）である．Papanicolaou の功績により，1940 年代の後半には子宮頸癌のスクリーニング検査である Papanicolaou smear（Pap smear）が米国で公認され，国の検診業務に加えられた．当初それに対する評価はさまざまであったが，J. Meigs（1943），Jones（1945），E. Ayre（1944）の追試によって Papanicolaou の考えが正しいことが認められ，検診におけるスクリーニングがマサチューセッツ州を皮切りに全国に広まった（1945）．

1948 年には米国の癌学会がスポンサーとなり，細胞診従事者の訓練コースがコーネル医療センターに設立された．さらに新しい細胞診断の教科書が急速に発行されていった．それらの著者としては検査技師の Ruth Graham（1950），産婦人科医の H. K. Zinser（1951），ドイツの H. Limburg（1951），カナダの J. E. Ayre（1952）などがいた．

他方，子宮内膜癌における細胞診の重要性は J. Ewing によって指摘されていたが，Papanicolaou と Traut の本（1943）では内膜癌の細胞についても触れられている．

## 2）尿細胞診

尿検査は医学と同じくらい古い歴史をもっているが，そのなかで尿沈渣の顕微鏡検査は新しい局面を開くことになった．Vogel（1843）や Donné（1845）によって尿中の結晶や円柱についての報告がなされ，Henle（1844）は腎疾患における尿細管円柱の所見をはじめて記載した．19 世紀から 20 世紀にかけて多くの尿顕微鏡検査の論文が発行されたが，腫瘍細胞についての記載はほとんどみられなかった．

尿中の細胞から膀胱癌を最初に診断したのは，プラハの Wilhelm Dusehan Lambl［1856, Gialdia Lamblia（ランブル鞭毛虫）の発見者］である．彼は著書のなかで，8 例の膀胱癌と 1 例の乳頭腫例を報告し，前立腺病変や尿路結石による細胞変化についても触れている．

ニューヨークの F. Fergus（1853）はしばしば尿細胞診による癌細胞の診断について報告している．その後，Quensel（1918），Stenius（1923），Mulholland（1931）などにより，今日の尿細胞診の基礎が築かれたと考えられている．さらに，1945 年には，米国の Papanicolaou と Marshall により，近代的な尿細胞診が確立された．

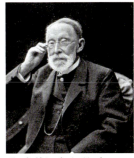

Rudolf Ludwig Karl Virchow（1821-1902）[3]
ドイツの医師，病理学者，先史学者，生物学者，政治家．ベルリン大学の病理学教授として近代病理学を確立した．

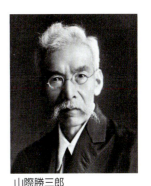

山際勝三郎（1863-1930）[4]
長野県出身の医師．ドイツに留学し，Koch や Virchow に師事．帰国後，東京大学医学部病理学教授となり，世界ではじめて化学物質による人工癌の発生に成功した．

## 3）体腔液の細胞診

19世紀中頃から1870年まで，胸腹水の細胞診についての論文が少数あるが，これらはほとんどが卵巣癌の例であった．Rienhardt（1847）がはじめて中皮細胞について発表し，Bennet（1849）がその細胞診的特徴をまとめた．さらに，Reincke（1870），Beneke（1899）が，癌性腹膜炎患者の腹水中の腫瘍細胞について報告している．当時新しい染色法が発見され，細胞組織化学は大きく発展したが，多くの染色法を開発したPaul Ehrlich自身が1882年に体腔液細胞診の仕事をしている．

## 4）呼吸器の細胞診（喀痰と気管支分泌液）

尿や糞便と同様に，歴史の初期から，病気との関連で注目されていたのは喀痰である．古くはギリシャ・ラテン時代に書かれたBuhlmann, Biermer, Troup, Hoesslinらの本があるし，Biermerの本には喀痰中の正常細胞と炎症細胞の形態が示され，少なくとも一部には悪性と考えられる細胞もみられた．この部位の非癌細胞についてはVogel（1843），Donné（1845），Walshe（1846），Donaldson（1853）らが発表しており，このなかで，喀痰中の癌細胞について最初に明記したのはWalshe（『A practical Treatise on the Disease of the Lung』）である．一方，Hampeln（1887）ははじめて肺癌の細胞（角化型の紡錘形細胞）を喀痰内に発見し記載している．彼は炭鉱夫や喫煙者の喀痰細胞の変化を調べたことでも有名である．また，1919年には肺癌患者の細胞診像について詳しく発表した．しかし，20世紀の25年間は重要な発表はみられず，喀痰細胞診を非難する論文も発表された．

喀痰細胞診が新たに注目されるようになったのは，英国のDudgeonによって『肺癌の喀痰細胞診』が出版されてからである（1934）．

その後，米国ではPapanicolaouの業績によって，肺癌の細胞診が爆発的に発展することになった．すなわち，肺癌診断が重要かつ信頼できる手段として認知され，広く臨床応用されるようになった．彼が書いた論文（1946）では25症例の肺癌例のうち，実に22症例で細胞診断が可能であったという．この成果は，細胞の採取法，染色法の大幅な改良によって実現された．

細胞診の教科書で有名なKoss（1955）は，Gaenslerとともに放射線や化学療法による細胞変化について発表し，リンパ腫についてはEfskind（1952）やFlorentine（1952）らによって報告されている．

## 5）穿刺吸引細胞診

穿刺吸引法ではじめて腫瘍の診断を行ったのはLebert（1846）である．その後はリンパ節穿刺など，主に血液学者の間で利用されるようになった．一方，肺の穿刺吸引生検は喀痰細胞診と同じくらいの歴史をもっており，主に臨床医によって剥離細胞診とは別個に発展した．肺穿刺を最初に実施したのは，Leyden（1883）で，症例は感染性の肺炎であった．最初に肺穿刺吸引で腫瘍の診断をしたのはMenetrier（1886）である．

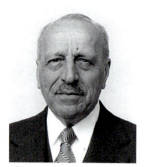

George Nicolas
Papanicolaou, M. D.,
PhD., D. Sc.
(1883-1962)

ギリシャ出身，アテネ大学を卒業後，ドイツ（イエナ大学）を経て米国に渡り，コーネル大学の解剖学教室で腟垢検査によって子宮癌の診断が可能であることを発表し，細胞診の基礎をつくった．

その後米国のMartinとEllis（1930）やロンドンのDudgeon（1927）らが肺以外の臓器も含めた穿刺吸引細胞診の有用性を集大成するまで，約30年間の空白時代があった．さらに，実用的な意味で乳腺や甲状腺など他の多くの臓器を対象とした穿刺吸引細胞診が発達したのは，過去50年間のことである．その歴史についてはZajicek（1974）やLopes Cardozo（1976）の著書に詳しい．

　この新しい診断技術はCardozo（1949），Soderstrom（1952），Ludin（1955）らによって，発展，完成されていった．特筆すべきは，穿刺吸引細胞診がスウェーデン（カロリンスカ大学のC. E. Enerothら）などのヨーロッパで発展したことである．今日，穿刺吸引細胞診は，病理組織診にも匹敵する診断意義を有することが認められ，その簡便性・迅速性から今後も大いに発展すると思われる．

## 細胞診制度の歴史

　世界における細胞診分野の組織化は，George L. WiedによるInternational Academy of Gynecological Cytologyの結成（1957）にはじまる．同時に機関誌として『Acta Cytologica』を発刊することになった（1957年に第1号が発行）．この学会は1961年ウィーンにおける国際学会でInternational Academy of Cytologyと改称された．

　日本では，1956年に国際細胞学会設立への協力を要請された癌研の増淵一正らが中心となり，1961年に婦人科細胞学懇話会が発足した．これは次に日本婦人科細胞学会となった．1962年には世界の流れに合わせ，また他科領域の進歩に合わせて病理医が中心であった東京細胞診研究会と合同して日本臨床細胞学会が設立された．同時に学会誌『日本臨床細胞学会雑誌』を発行し，今日に至っている．学会の主な役割は細胞診分野の学術向上，診療支援の向上，細胞診専門職の養成と認定などである．

　専門職の養成と認定に関しては，細胞検査士の認定制度が1969年から，細胞診専門医制度が1968年から開始された．それぞれ年に一度の資格試験があり，資格更新制度がある．さらに細胞診に関する国際資格制度がある．細胞検査士の資格を得るには，日常業務を経験して受験する場合のほか，細胞診を専門とする大学のコース，細胞検査士養成所を卒業して受験する方法がある．その後，上記の資格認定制度は学会の手を離れ，一時期，日本細胞診断学推進協会が実施していた．これは学会所属から離れた細胞診専門医会と細胞検査士会の両者により構成されており，1989年に設立されたが，2003年に日本臨床細胞学会が法人化され，さらに2013年に公益法人化されるのに伴い改組され，現在認定業務は学会が実施している．なお，細胞診専門医の認定については，今後日本専門医機構の基準による認定に移行する予定である．以上述べたように，日本の細胞診制度は確立・整備されており，日本の細胞診診断精度，教育制度は世界的にも高い評価を得ている．

増淵一正（1912-1992）
　1949年，東京大学産婦人科から癌研究所に赴任以来，45年にわたり婦人科癌の診療にあたり，癌の早期診断，日本臨床細胞学会の発足と細胞検査士教育の基礎づくりに貢献した．

メモ
　2018年8月現在，細胞診専門医数は2,850名，細胞検査士数は7,581名である．

メモ
　わが国での国際資格取得者は国際フェロー（FIAC）が106名，国際検査士（CTIAC）が4,662名である．

## 5 細胞診判定法の変遷

　従来，細胞診判定は良性から悪性までの5段階に分けるPapanicolaou分類が用いられてきたが，米国でのWall Street Journal事件（1987）以来，見直しが進んだ．その結果，1988年，米国では婦人科頸部細胞診にBethesda方式が採用され，Papanicolaou分類は使用されなくなった．また，2008年には日母クラス分類の策定団体である日本産婦人科医会も「ベセスダシステム2001準拠子宮頸部細胞診報告様式」の採用を正式に決定した．これにより，新報告様式がわが国にも定着してゆくことになった．

　わが国では現在でも改変されたPapanicolaou分類（日母分類）が広く使用されており，Bethesda方式と日母クラス分類を併用している施設が少なくない．子宮頸部以外の臓器では5段階判定に代わるものとして，陰性，疑陽性，陽性の3段階分類を用いる傾向にある．一方では，甲状腺や乳腺の穿刺吸引細胞診を中心として新しい報告様式が学会主導で発表され，実施されている．さらに，泌尿器分野では，泌尿器細胞診報告様式2015とパリシステムによる新しい尿細胞診報告様式が発表され，わが国においても普及しつつある．各報告様式の詳細については，各論を参照してほしい．今後，他の分野においても同様の基準づくりが波及すると予想される．

#### 参照URL

1) Giovanni Battista Morgani
   https://commons.wikimedia.org/wiki/File:Morgagni_portrait.jpg?uselang=ja
2) Paul Ehrlich
   https://commons.wikimedia.org/wiki/File:Paul_Ehrlich_1915.jpg
3) Rudolf Ludwig Karl Virchow
   https://commons.wikimedia.org/wiki/File:Rudolf_Virchow01.jpg?uselang=ja
4) 山際勝三郎
   https://commons.wikimedia.org/wiki/File:Yamagiwa.JPG?uselang=ja

（水口國雄）

---

**メモ**

**Wall Street Journal 事件**
　1987年，米国の新聞 The Wall Street Journal は，臨床検査の精度が低下していることを臨床化学検査などいくつかの実例をあげて報道した．その1つの例が婦人科細胞診の誤診例（Pap scandal）であった．この報道に対する反響は大きく，米国は臨床検査精度管理に関する新しい法律 CLIA'88 を策定した．また，1988年に細胞診の専門家が Bethesda に集まり，Papanicolaou分類に代わる新しい判定基準 The Bethesda System を確立した．

**メモ**

**CLIA'88（Clinical Laboratory Improvement Amendments of '88）**
　「米国臨床検査改善法1988年」のことである．米国を中心に実施されているCAP（College of American Pathologist）などによる臨床検査施設・病院の監査や認定は，この法律に基づいて行われている．

# II 細胞診の基礎

## 細胞の構造

哺乳動物の組織は次の3種類の構成成分に分類できる．
①細胞　cell
②細胞間物質　intracellular substance
③組織液（体液）　tissue fluid（body fluid）

細胞は生体を構成する基本単位で，核とこれを包む細胞質よりなり，蛋白質・糖質・核酸・脂質から構成されている．細胞の大きさは数μm～数十μmとさまざまで，卵細胞のように200μmに達する細胞もある．細胞の形もさまざまで，組織特有の機能に応じた形態を有する．細胞診では，組織の特徴に応じて出現しうる正常の細胞形態を常に念頭において比較観察することが大切である．

特定の分化した細胞が集まって機能的な組織を形成する．組織はさらに組み合わされて器官を形成する．組織には上皮組織・支持組織・筋組織・神経組織があり，器官には心脈管系・免疫系・消化器系・呼吸器系・泌尿生殖器系・内分泌系などがある．

細胞は，核（nucleus）と細胞質（cytoplasm）から構成され，細胞膜（cell membrane）でおおわれている．細胞膜の外葉と内葉は電子密度が高く暗調にみえ，その中間に明調にみえる中葉が観察される．外葉の外側には糖衣と呼ばれる多糖類よりなる層があり，PAS反応やアルシアン青染色で陽性を呈する．

> **メモ**
> 人体を構成する細胞は，成人で約37兆個といわれている．

> **メモ**
> 胚葉：人体は3胚葉からなる．
> **外胚葉**：皮膚，神経系，副腎髄質，下垂体後葉，網膜，水晶体，内耳，口腔，鼻腔，耳下腺，直腸・尿道の下部，乳腺
> **内胚葉**：消化管，呼吸器，肝，胆，膵，耳管，鼓室，膀胱・尿道の上皮
> **中胚葉**：尿管，腎，漿膜，副腎皮質，骨，筋，心・血管，子宮，卵巣，精巣

### 1）細胞小器官

細胞を電子顕微鏡で観察すると以下に述べる小器官が認められる（図II-1）．

#### (1) リボソーム（ribosome）

細胞質内に散在性に存在する自由（遊離）リボソームと，小胞体に付着する膜結合型リボソームがある．大きさは約15～25nmで，RNAと蛋白質からなり，蛋白合成に関与している．

#### (2) 小胞体（endoplasmic reticulum）

膜で囲まれた管状・袋状の構造を呈する．外表面にリボソームの付着する粗面小胞体（rough-surfaced endoplasmic reticulum；RER）（図II-2）と，リボソームの付着していない滑面小胞体（smooth-surfaced endoplasmic re-

> **メモ**
> 電子顕微鏡で観察される細胞内の微細構造を細胞小器官という．細胞膜は主に蛋白質と脂質が結合して配列している．これは単なる隔壁でなく，細胞の必要な物質を取り入れ，有害な物質を細胞外に排出している．

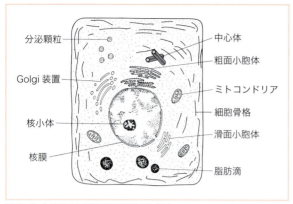

図Ⅱ-1 │ 細胞の電子顕微鏡的模式図

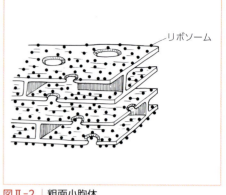

図Ⅱ-2 │ 粗面小胞体

ticulum；SER）に分類される．

　粗面小胞体は蛋白合成の盛んな細胞に多く認められ，光顕的にはエルガストプラズムと呼ばれる強塩基好性を示す．これらの細胞には，形質細胞・膵外分泌細胞・胃底腺主細胞などがある．また神経細胞のNissl小体もこれに相当する．

　滑面小胞体はグリコーゲンや脂質代謝，ステロイドホルモンの合成，イオン調節などに関与している．

### (3) ミトコンドリア（mitochondria），糸粒体

　桿状・糸状などを呈し，ほとんどすべての細胞に存在するが，代謝の活発な細胞ほど多く存在する．外膜と内膜と呼ばれる二重膜構造を示し，これらの膜の間には6〜10 nmの間隙がある．外膜は通常平滑で糸粒体の形を形成しているが，内膜は内腔に向かって長軸に対しほぼ直角に管状ないし板状に突出して，クリスタ（crista）と呼ばれるひだを形成する（図Ⅱ-3）．

　細胞内呼吸によるエネルギーの産生やATP合成などに関与し，細胞内生化学発電所として機能しているため，細胞内でエネルギーの必要な場所に多く存在している．光顕的には，ヤーヌス緑による超生体染色やHeidenhainの鉄ヘマトキシリン染色などで観察することができる．

### (4) Golgi装置（Golgi apparatus）（図Ⅱ-4）

　電顕的にはGolgi槽・Golgi空胞・Golgi小胞の3要素に分類される．Golgi槽は単位膜により構成される板状の袋で，重なり合ってGolgi層板を形成する．Golgi層板は形態的に最も特徴的である．また，Golgi空胞やGolgi小胞も単位膜に囲まれた袋で，比較的大型のものはGolgi空胞，小型のものはGolgi小胞と呼ばれる．通常は核周囲に観察されるが，分泌の盛んな腺細胞では細胞頂部に観察されることもある．

　機能的には，分泌物の産生・濃縮・蓄積，一次ライソゾーム形成，メラノゾーム形成などに関与している．光顕的には，核近辺に染色されない領域として観察され，Golgi野と呼ばれる．

---

**メモ**

粗面小胞体は核膜と連続性があり，核膜外側にもリボソームが付着している．

**重要**

ミトコンドリアは，細胞内で独立した小器官として存在している．ミトコンドリア内に取り込まれた解糖産物は，クエン酸回路の酸化酵素により酸化されて，ATPが産生される．

**重要**

エネルギー消費の多い細胞にはミトコンドリアが多く存在し，また大型で特にクリスタが発達している．

**メモ**

一般的に分化の低い細胞ではGolgi装置の発達が悪い．

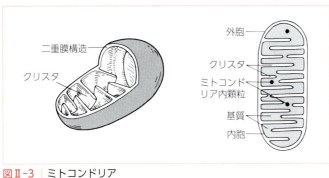

図Ⅱ-3 | ミトコンドリア

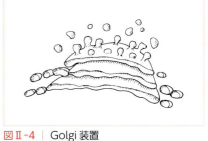

図Ⅱ-4 | Golgi 装置

### (5) ライソゾーム (lysosome), 水解小体

1層の限界膜でおおわれた小胞でGolgi装置で形成される. これらは酸性ホスファターゼ, 蛋白分解酵素, 核分解酵素, 多糖類分解酵素などの加水分解酵素を含んでおり, 一次ライソゾームと呼ばれる.

機能的には, 細胞外から取り込んだ異物や細胞内の老廃物などの分解・処理に携わっている. すなわち, 一次ライソゾームが細胞外異物と融合 (phago-some) したり, 細胞内の老廃物などと融合 (auto-phagosome) し, 二次ライソゾームを形成し, その分解処理が行われる. 二次ライソゾームで加水分解されずに残った物質を残渣小体 (residual body) と呼び, その代表的なものにリポフスチンがある.

### (6) 中心体 (centrosome)

核付近やGolgi装置付近に観察され, 1対の円筒状構造を呈する中心小体からなる. 各円筒の壁には3本の直径約20〜30 nmの微細小管が9組, 並んで縦走している. 細胞分裂に際し明瞭に認められる.

### (7) 細胞骨格 (cytoskeleton)

細胞質内の網目状の構造物で, 細胞内線維とも呼ばれている. 微小管 (mi-crotubules), 中間径フィラメント (intermediate filaments), ミクロフィラメント (microfilaments) からなる. このうち, 中間径フィラメントには, 神経細胞のニューロフィラメント, 神経膠細胞のグリアフィラメント, 上皮細胞のケラチン, 筋細胞のデスミン, 線維芽細胞のビメンチンなどが含まれる.

中心小体の立体模型図

## 2) 核

### (1) 核膜 (nuclear membrane)

厚さ20〜70 nmで, 内膜と外膜の二重構造を示す. 外膜にはときおりリボソームの付着が観察され, 粗面小胞体に連絡する像も観察される.

核膜には直径約50〜100 nmの核膜孔 (nuclear pore) と呼ばれる開口部が存在し, ここでは内膜と外膜は融合しており, 物質が細胞質と核の間を移動できる (図Ⅱ-5).

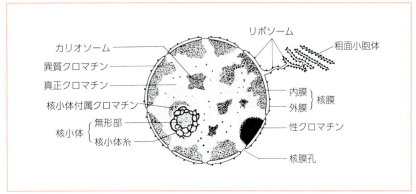

図Ⅱ-5 核の構造

### (2) 核質 (nucleoplasm)

核膜に囲まれた成分は核質と呼ばれ，多くは染色質（chromatin）であり，電顕的に2種類に分類される．異質染色質（heterochromatin）は濃縮クロマチンとも呼ばれ，ヘマトキシリンで染色され光顕的にも観察される．これに対し，真正染色質（euchromatin）は分散クロマチンとも呼ばれ，光顕では観察できない．異質染色質も真正染色質も電顕的には直径約10〜30 nmの染色質間顆粒と直径約20 nmの細線維からなっており，異質染色質ではこれらの成分が密に存在し，真正染色質では粗に散在するため電子密度が低く観察されるが，DNAの転写や複製が活発な部分である．これら両染色質は細胞活性の状況に応じ互いに変換される．

### (3) 核小体 (nucleolus)

RNAと蛋白質の複合体で，核内に通常1個以上存在する．リンパ球のような異質染色質の多い細胞では同定困難な場合もある．核小体中のRNA蛋白質は5〜8 nmの細線維成分と直径約15〜20 nmの顆粒状成分に分類され，細線維成分はrRNAの産生に関与しており，蛋白合成の活発な細胞で発達している．光顕的には塩基性色素でよく染色され，その大きさと形態の変化は細胞活性の判定基準の一つになる．

### (4) 核基質 (nuclear matrix)

核液（nuclear sap）とも呼ばれ，核質より染色質と核小体を除いた無構造の物質で，蛋白質などからなる．

> **重要**
> 核小体の増大は，RNA合成が盛んであることを意味する．悪性腫瘍細胞でも核小体の増大が観察されるが，むしろ変性所見であることが多い．

## 2 細胞周期 (cell cycle) と細胞分裂 (cell division)

細胞は細胞分裂を繰り返すことにより増殖する．細胞分裂が完了し，その娘細胞が次の細胞分裂を完了させるまでの期間を細胞周期（cell cycle）といい，分裂間期（interphase）と分裂期（mitotic phase：M期）に大きく分類される．細胞周期の大部分を間期が占めており，間期はさらにDNA合成期（synthetic phase；S期）を中心にDNA合成前期（presynthetic gap；$G_1$期）

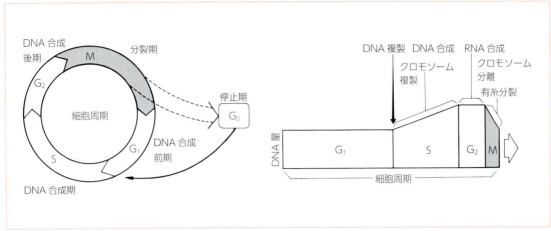

図Ⅱ-6 | 細胞周期

とDNA合成後期（postsynthetic gap：$G_2$期）の3期に細分され，増殖する細胞は$G_1$―S―$G_2$―Mの周期を繰り返している．その細胞が増殖周期にない場合は，$G_0$期と呼ばれる停止期にある．生体内の細胞の多くはこの状態にあり，必要に応じ$G_1$期に入り細胞分裂による増殖を開始する（図Ⅱ-6）．

細胞分裂（cell division）には，体細胞の有糸分裂（mitosis）と生殖細胞の減数分裂（meiosis）がある．有糸分裂は前期（prophase），中期（meta-phase），後期（anaphase），終期（telophase）に分けられる．

> **重要**
> DNA flow cytometryや酵素抗体法などの技術を応用することにより，細胞周期の解析を行うことができる．$G_1$期には細胞の増殖サイクルへのチェック機構が存在し，増殖の開始や細胞死（アポトーシス：apoptosis）などの制御をしている．

## 3 組織

細胞が一定の分化をもって結合し組織を形成する．組織は大きく4種類に分けられる．
　①上皮組織：生体の内外表面をおおっている細胞群
　②支持組織：結合組織，骨組織，血液成分など
　③筋組織：骨格筋，平滑筋，心筋
　④神経組織：中枢神経と末梢神経
詳細は他書に譲り，ここでは細胞診で最も重要な上皮組織についてのみ簡単に述べる．

### 1）上皮組織

上皮組織は被覆上皮と腺上皮に大別される．被覆上皮は，さらに細胞が構成する層の形態や最表層の細胞形態などによって，以下のように分類される．

#### (1) 被覆上皮
　①被覆上皮の細胞層形態に基づく分類：単層上皮，重層上皮，多列上皮．
　②被覆上皮の表層細胞の形態に基づく分類：扁平上皮，円柱上皮，立方上皮，移行上皮（形態が扁平～立方状に移行する）．

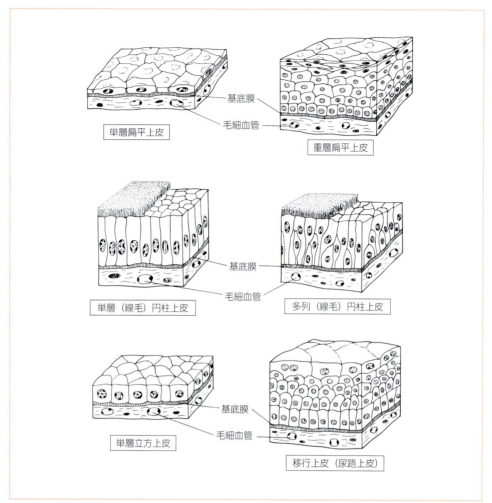

図Ⅱ-7 | 被覆上皮

③細胞固有の付属装置の有無に基づく分類：線毛上皮，非線毛上皮．

被覆上皮はさらにこれらの分類を組み合わせて細分され，生体で以下の被覆上皮が観察される（図Ⅱ-7）．

単層扁平上皮，単層円柱上皮（単層線毛円柱上皮），単層立方上皮，重層扁平上皮，重層円柱上皮，重層立方上皮，多列円柱上皮（多列線毛円柱上皮），移行上皮．

## (2) 腺上皮

腺上皮は被覆上皮がその発生過程で下方（結合組織）に陥入し，一部の細胞が分泌能を有し，「腺」と呼ばれる構造を形成した細胞群である．導管の有無によって外分泌腺と内分泌腺に大別され，また導管や分泌部の形態や分泌物の分泌様式などにより細かく分類される．

## 4 顕微鏡とその取り扱い

### 1) 顕微鏡の歴史

17世紀，オランダのAnton van Leeuwenhoek（1632-1723）は，自身の磨き上げたガラス球を真鍮の板に挟み，約270倍のレンズとして用いた実用的な単式顕微鏡を作製した（図Ⅱ-8）．彼の顕微鏡は顕微鏡として最初のものでなく，むしろ英国のDiggesやオランダの眼鏡師Janssen父子による複数のレンズを組み合わせた複合顕微鏡の開発のほうが早い（16世紀末）が，顕微鏡を用いた本格的な研究は彼が最初であるとされている．また，英国の物理学者であったRobert Hookeがコルク断面の蜂巣構造を"cell"と呼んだのもこのころである（1665）．

19世紀になると，ドイツのErnst Abbeが光学理論を研究し，今日の光学顕微鏡の基礎を築き上げた．Abbeによれば，顕微鏡の分解能は波長/開口数で表され，開口数は油浸レンズを用いても紫外線の場合で$0.2\,\mu m$が限界であるとした．電子顕微鏡は，光線より波長の短い電子線を利用しており，Abbeの理論が認められたからにほかならない．

### 2) 顕微鏡の種類

①明視野顕微鏡：一般的光学顕微鏡

②暗視野顕微鏡：直接光を遮断して回折光を用いて観察する．暗い背景に対象物の輪郭が輝いてみえるが，内部構造の観察には不向きである．

③蛍光顕微鏡：光源に超高圧水銀灯などを用いて，波長の長い紫外線を利用して一次蛍光物質や二次蛍光物質の観察を行う．蛍光抗体法などの観察に用いられる．

④偏光顕微鏡：物質の複屈折性の観察に用いる．アミロイドなどで陽性．偏光フィルタを用いた簡易法もある．

⑤位相差顕微鏡：直接光と回折光を互いに干渉させて得られる位相の差を明暗の差として観察する．生の細胞や組織の観察が目的で，培養細胞の観察などに用いられる．

⑥干渉顕微鏡：微分干渉装置を用いて得られた位相の差によって生じた干渉縞を観察する．位相差顕微鏡と同様に，生の細胞や組織の観察が目的である．微分干渉装置としてノマルスキー（Nomarsky）型などがある．

⑦共焦点顕微鏡：焦点面に重積して生じるボケ像を削除することで，完全な二次元像が得られる．光源にレーザ光などを用いて得られた連続的断層像をコンピュータで解析することで，三次元像の観察も可能となる．

⑧電子顕微鏡：光線より短波長の電子線を利用することで，分解能を光学顕微鏡に比し飛躍的に向上させた顕微鏡で，透過型（transmission electron microscope；TEM）と走査型（scanning electron microscope；SEM）に大別される．透過型電子顕微鏡は，超薄切切片に電子染色を施し，細胞などの内部構造を電子線の影として観察する．走査型電子顕微鏡は，細胞や組織の

> **重要**
>
> **開口数**（numerical aperture；NA）
>
> 対物レンズの性能を示す指標であり，光軸上の物点よりレンズに入射する光線の最大角度の半数の正弦に屈折率を乗じたもの．

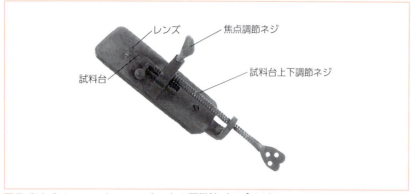

図Ⅱ-8 │ Anton van Leeuwenhoek の顕微鏡（レプリカ）

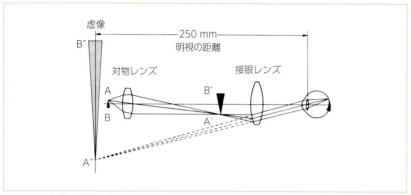

図Ⅱ-9 │ 光学顕微鏡の拡大原理

表面に電子線を照射して反射した電子線を走査し表面像を観察する．

### 3）光学顕微鏡総論
#### （1）光学顕微鏡の拡大原理と構造
　顕微鏡は，対物レンズと接眼レンズの2種の凹凸レンズ系を用いて物体を拡大して観察する光学装置である．標本側のレンズを対物レンズ（objective lens）といい，標本を拡大して実像をつくる．観察者側のレンズは接眼レンズ（ocular lens）といい，対物レンズで拡大された実像をさらに拡大し，明視距離の位置につくられた拡大虚像を観察する（図Ⅱ-9）．

#### （2）レンズの収差
　光がレンズを通って結像するとき，光の一部あるいは多くが1点に集束せず，点よりはずれることを収差と呼ぶ．収差には，レンズの形状に起因するもの（サイデルの5収差）と，レンズをつくる材料に起因する色収差がある．

##### ①サイデルの5収差
- ・球面収差
- ・コマ収差
- ・非点収差

---

**メモ**

**明視距離**
　楽に作業を継続できる距離．健常人では 25 cm．

**メモ**

**球面収差**
　光軸上の1点より入射した光線がレンズ光軸に近い光線と，光軸から離れた光線の結像位置がずれる収差．

**メモ**

**コマ収差**
　光軸外より入射した光線が，光軸近辺とレンズ周辺で結像位置がずれる収差．

**メモ**

　光学顕微鏡で観察される可視光線波長は，約400〜700 nm であり，
　紫（g線；435.8 nm）
　青（F線；486.1 nm）
　緑（e線；546.1 nm）
　橙（d線；587.6 nm）
　赤（C線；656.3 nm）
などがあり，これらの収差について対物レンズで補正をかける．

・像面弯曲収差
　　　・像面歪曲収差
②**色収差**
　　　・光の波長の違いにより結像位置の異なる収差
### (3) 対物レンズ（objective lens）
　①アクロマート（achromatic objective）：C線（赤），F線（青）の2色について色収差補正，球面収差補正された対物レンズ．
　②フルオリート（fluorite objective）：一部に蛍石レンズを使用し，アポクロマートの特徴を活かした対物レンズで，セミアポクロマートともいう．
　③アポクロマート（apochromatic objective）：一部に蛍石レンズを用いることで可視域全般に対し色収差を補正し，さらにアクロマートで補正しきれない残存収差についても補正した対物レンズ．
　④プラン（plan）：像面弯曲収差を補正した対物レンズで，上記3種と組み合わせ，それぞれプランアクロマート，プランフルオリート，プランアポクロマートと呼ばれる．

## 4）顕微鏡の操作法とメンテナンス
　顕微鏡は精密な光学機器であり，細胞検査士に不可欠な道具であるため，その取り扱いと日常の保守点検について熟知していなければならない．
### (1) 顕微鏡の設置場所
　顕微鏡の設置場所は，第一に細胞検査士がスクリーニングに際し，鏡検に見合った場所であること，第二に顕微鏡の保管に適していることがあげられる．これらのことを考慮すると，次にあげる場所は避けるべきであろう．
　　　・直射日光の入り込む場所
　　　・雑音の多い場所
　　　・振動の影響を受けやすい場所
　　　・接眼レンズに映り込みのある場所
　　　・高温多湿，特に温度変化の多い場所
　　　・ホコリの多い場所
　　　・腐食性薬品を取り扱う場所
### (2) 顕微鏡の基本操作
　①電圧の下がっていることを確認して*電源を入れる．
　②観察する標本の番号，材料，染色名などをチェックする．
　③標本をステージに載せる．
　④電圧を徐々に上げる（必要以上に明るくしない）．
　⑤10×対物レンズを用いて焦点を合わせる．
　⑥接眼レンズの眼幅および左右の視度差を調整する．
　⑦視野絞り，開口絞りを調整する．
　⑧対物レンズを交換したら，再度開口絞りを調整する．
　⑨観察を終えたら，電圧を下げてから*電源を切る．

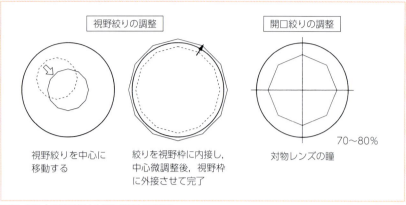

図Ⅱ-10 │ 視野絞りと開口絞りの調整

＊近年の LED 光源の顕微鏡ではこの限りでない．
⑩業務終了時にはカバーを掛ける．

### (3) 視野絞り（光軸）の調整（図Ⅱ-10）

【目的】照明光が実視野にのみ照射されるように制限することで，コントラストを高め，分解能を最大限に高める．

① 10×対物レンズを光路に入れる．
②コンデンサを一番上にセットする．跳除け式コンデンサでは，上玉もセットする．
③標本を載せ，焦点を合わせる．
④コンデンサをわずかに下げる．
⑤視野絞りを絞り，絞りの像がはっきりみえるようにする．
⑥コンデンサ芯出しネジを用いて，絞りを視野の中心に合わせる．
⑦絞りを徐々に開き，視野内に均等に内接するまで調整する．
⑧絞りをさらに開いて接眼視野に外接させる．

### (4) 開口絞りの調整（図Ⅱ-10）

【目的】分解能とコントラストを上げ，焦点深度を深くする．

①開口絞りは対物レンズを交換するたびに調整する．
②使用する対物レンズを光路に入れ，焦点を合わせる．
③接眼レンズを外して鏡筒内を覗き，対物レンズの瞳を確認する．
④開口絞りを徐々に絞り，瞳が 70～80％になるように調整する．
⑤コンデンサに開口数が目盛られている場合は目盛りで合わせる．
　＊対物レンズの開口数（NA）×0.7～0.8 に合わせてもよい．

### (5) 補正環つき対物レンズの使用方法

【目的】開口数が大きい高性能対物レンズでは，カバーガラスや封入剤の厚みによる結像誤差を補正して良好な像を得る．

①補正目盛りを中央値にセットし，標本を観察して像をチェックする．
②補正環を任意の方向に 2～3 目盛り回し，像をチェックする．
③像がよくなれば，さらに同方向に回しながら像をチェックする．

---

**重要**

**視野絞りと開口絞り**

視野絞りは顕微鏡内に組み込まれた絞りで，照明範囲を制限する．開口絞りはコンデンサレンズに付属する絞りで，焦点深度，分解能コントラストなどを調整する．

**メモ**

**分解能**

隣接する 2 点を 2 つの点として識別できる標本中の最短距離で，光線の波長と開口数で決定される．開口数が大きいほど分解能が高く，現行の顕微鏡では 0.5 μm 程度である．

逆に悪くなれば，反対方向に回しながら像をチェックする．
　④この操作を繰り返し，補正環の回転量を細かくしながら最良の補正値を求める．

### (6) 油浸対物レンズの使用方法
　①低倍率のレンズで観察し，拡大する部位を視野中央におく．
　②標本の上にイマージョンオイルを1滴滴下する．
　③側方より観察しながら油浸対物レンズを光路に入れる．
　　＊通常この操作で油浸対物レンズが標本に触れることはないが，レンズの組み合わせによっては標本に接触する危険があるため，ステージを若干下げて行うとよい．
　④観察しながら微動ハンドルで焦点を合わせる．
　⑤使用後は対物レンズのイマージョンオイルを吸い取るように拭き取り，さらにエーテル・エタノール混合液（6：4）を含ませたクリーニングペーパーで拭き取る．

### (7) 日常的保守管理
　①取扱説明書の内容を理解し，正しく使用する．
　②使用前・使用後の点検，手入れを励行する．
　③不具合が生じた場合，自己判断で対処しない．

### (8) 光学系の点検清掃
　①必要な用具
　　・レンズクリーニングペーパー
　　・ブロアーブラシ
　　・ピンセット
　　・エーテル・エタノール混合液（6：4）
　　・ルーペ（接眼レンズで代用可）
　②レンズ表面のゴミ・ホコリをブロアーで吹き飛ばす．
　③レンズクリーニングペーパーにエーテル・エタノール混合液を少量含ませ，レンズ表面を拭く．
　　・強くこすってはならない．
　　・レンズ面が大きい場合は，クリーニングペーパーを幾重かに折り，混合液を少量含ませ，折り角をレンズ中心にあてがい人差し指で軽く押さえて，他方の手で対物レンズを回転させて拭きあげる（図Ⅱ-11a）．
　　・レンズ面が小さい場合は，クリーニングペーパーをピンセットに巻きつけ，先端に混合液を少量含ませてレンズ中心から円を描くように軽く拭きあげる（図Ⅱ-11b）．
　　・凹面レンズの場合は，クリーニングペーパーをピンセットに巻きつけ，先端に混合液を少量含ませてレンズ中心に当て，他方の手で対物レンズを回転させて拭きあげる（図Ⅱ-11c）．
　　・一度使用したクリーニングペーパーは，指が触れた部分は使用しない．
　　・クリーニングペーパーに含ませる混合液はごく微量で，一度含ませて

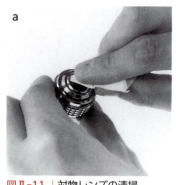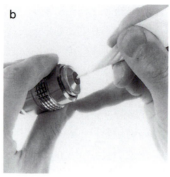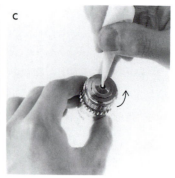

図Ⅱ-11 | 対物レンズの清掃
a：レンズ面が大きい場合，b：レンズ面が小さい場合，c：凹面レンズの場合．

から余分の液を別のペーパーに吸い取らせてから使用するとよい．

## 5 細胞診標本作製の技術

　標本作製技術を習得することは，診断以前の最も重要な事項である．すなわち，①診断に必要な細胞を効率よく収集し，②適切な固定処理と染色を施し，③診断に必要な細胞を適切な状態で診断の場に提供することが第一歩である．

　また，生の材料を取り扱うため，十分な感染防止対策を講じることが重要である．検体処理に際し，手袋やマスク，さらに必要に応じてゴーグルを着用する．特に結核菌など空気感染する感染症が疑われる場合には，安全キャビネット内で検体処理することが推奨されている．

### 1）細胞採取と塗抹法

　細胞診の材料には，①病変部をブラシや綿球で擦過した擦過法，②病巣部からの穿刺吸引法，③尿や体腔液などは遠心沈殿により細胞を集める集細胞法，④喀痰などを材料とした直接塗抹法，採取した組織片を用いる捺印法や圧挫法，ほかに近年では⑤液状化細胞診法（liquid based cytology；LBC法）が注目されている．

#### （1）擦過法

　子宮腟頸部，口腔粘膜，気管支および消化器の内視鏡による直視下擦過などがあり，通常は臨床医が担当するため，細胞検査士の関与は少ない．

　子宮腟頸部の擦過には，サーベックスブラシやサイトピックなどの専用器具，綿棒やへらが用いられる．とくに扁平上皮と円柱上皮の接合部（squamo-columnar junction；SCJ）を中心に擦過することで，子宮頸癌のスクリーニングに適した標本が得られる．硬い綿球を用いて外子宮口周囲を擦過した場合は，細胞は散在性に出現することが多く，頸管円柱上皮細胞は裸核状になりやすい．ブラシで擦過した場合は細胞が集合性に出現することが多い．

**重要**
腟プールスメア
　子宮腟部との移行部を腟円蓋といい，自然に剥離した細胞がたまることが多い．

**メモ**
留膿腫（pyometra）
　子宮腔が閉塞ぎみになり膿腫に陥る．

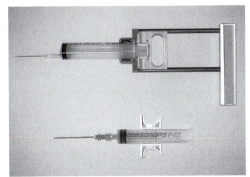

図Ⅱ-12 │ 穿刺吸引用ピストル（上）と針生検細胞診（組織も採取できる）器具（下）

子宮内膜は，専用のブラシやエンドサイトを用いて擦過する．エンドサイトは外筒と中軸よりなり，挿入時に中軸は外筒でおおわれているため，扁平上皮細胞や頸管由来の細胞の混入を防ぐことができる．細胞採取量が多いため重積性が強く，鏡検しにくい場合もある．

擦過標本は特に乾燥しやすいため，速やかに95％エチルアルコールに浸漬することが重要である．

### （2）穿刺吸引法

甲状腺，乳腺，前立腺，リンパ節，軟部組織など，穿刺可能な部位から採取できる．生検組織検査に比べ，迅速性がある点と患者に与える負担が少ない点で優れているが，構造異型や浸潤度は評価しがたい．一般に，穿刺針は18～21G（穿刺針の太さは数値が小さいほど太い）の針を使用し，針の先端が腫瘍に到達したら，陰圧をかけた状態で腫瘍内部で前後左右に差し変えたり，回転させたりして細胞を採取する．陰圧を解除し針を抜いたあと，一度シリンジから針を外し，シリンジ内に空気を入れ，再び針を装着して採取された細胞をスライドガラスに直接噴射し，すり合わせ法または圧挫法で塗抹して固定する．2枚ペアのうち1枚はPapanicolaou染色用に湿固定し，他方はGiemsa染色用に乾燥固定するとよい．穿刺針はシリンジで生食水を吸引することで針の内部に残った細胞を洗って回収し，遠沈して塗抹標本を作製する．

穿刺吸引には一般的なシリンジのほか，シリンジを装着して片手で吸引しやすくしたピストル式のホルダーや，生検組織材料も採取できる特殊なシリンジも用いられる（図Ⅱ-12）．

近年は，気管支や消化器領域で，超音波内視鏡を利用した穿刺吸引細胞診が実施されており，それぞれEBUS-TBNA（endobronchial ultrasound-guided transbronchial needle aspiration）や EUS-FNA（endoscopic ultrasound-guided fine needle aspiration）と呼ばれ，検体採取現場に細胞検査士が出向して迅速に検体の質の評価を実施している（rapid on-site evaluation；ROSE）．

---

**重要**

**湿固定厳守**
　固定液の直上で素早く塗抹，素早く固定する．

**重要**

**すり合わせ法**
　2枚のスライドガラスに沈渣成分や吸引物をはさみ，左右に引く塗抹法．粘液成分が多い検体が対象になる．

**重要**

**圧挫法**
　細胞成分が小組織片として採取されたとき，2枚のスライドガラスに細胞成分をはさみ，スライドガラスの両面から親指と人差し指で軽く押し広げる方法．

**メモ**

**ラピッドオンサイト細胞診**
　細胞検査士が検体採取現場に出向き，その場で標本を作製し，顕微鏡で観察する．検体の適正・不適正，細胞採取量，悪性の有無などをその場で報告することで，質の高い検査を行うことができる．侵襲性の高い検査（穿刺吸引など）で適用されることが多い．ベッドサイド迅速細胞診，オンサイト細胞診ともいう．p.194参照．

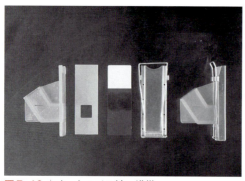

図Ⅱ-13 | オートスメア法の準備
左から，容器，ラバー，スライドガラス，ホルダーで，順に組み合わせると完成（右）

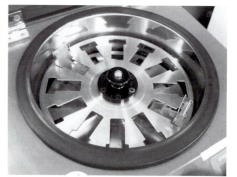

図Ⅱ-14 | オートスメア専用遠心器

## (3) 集細胞法

主として体腔液（胸水，腹水，心囊水），自然尿，囊胞内容液，髄液，関節液などの液状検体が対象になる．集細胞法には，①遠心沈殿法，②オートスメア法，③膜濾過法（ポアフィルター法），④セルブロック法がある．

### ＜方法別＞
#### ①遠心沈殿法

遠心沈殿法は，1,000～1,500 G，5分間遠沈して，引きガラス法やすり合わせ法を用いてスライドガラスに塗抹する．前者では，引き終わり部分に腫瘍細胞などの大型の細胞が集まりやすいが，引き終わり部分は乾燥しやすいため，固定操作の迅速性が要求される．また，引き終わりがスライドガラスからオーバーランすると評価すべき細胞が塗抹されないことに留意する．

#### ②オートスメア法

オートスメア法は，遠心沈殿法の一種で，液状検体を遠心しながら細胞成分を直接スライドガラスに塗抹する方法で，スライドガラスが遠沈管の管底に相当する（図Ⅱ-13, 14）．尿や髄液などの細胞成分が少ないことが想定される検体に適応され，細胞数が多い場合にはスライドガラス上に細胞が重積し鏡検の妨げになる．

#### ③膜濾過法

膜濾過法は，直径5～10 μm程度の多数の孔の空いたフィルタで液状検体を吸引濾過して膜孔を通過しなかった細胞を収集し，フィルタごと固定・染色・封入する（図Ⅱ-15）．オートスメア法と同様に，尿や髄液などの細胞成分が少ないことが想定される検体に適応される．

#### ④セルブロック法

セルブロック法は，液状検体の沈渣や喀痰などの細胞成分を，10％中性緩衝ホルマリンで固定してパラフィンブロックを作製し，薄切と染色を実施する．前処理には，アルギン酸ナトリウム法をはじめ種々の方法が考案されているが，マイクロチューブを用いて遠沈した沈渣に固定液を重層しても十分な結果が得られる．HE染色をはじめ，各種の特殊染色や免疫染色が利用で

> **注意**
>
> 遠心機には，さまざまな機種が市販されており，ローターの回転半径もさまざまである．同じ回転数で遠沈しても，ローターの回転半径が異なれば，管底にかかる遠心力は異なる．したがって，集細胞のための遠沈基準は，回転数で表すよりも遠心力で表すほうが，一般的である．遠心力（relative centrifugal force；RCF）は，次式で計算される．
>
> $RCF\,(\times g) = 11.18 \times (N/1{,}000)^2 \times R$
>
> R：ローターの回転半径(cm)，N：毎分の回転数(rpm)
>
> 日常使用されている一般的な遠心機のローター半径は約15 cmであり，1,000～1,500 Gでは，2,441～2,990 rpmになる．

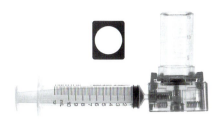

**図Ⅱ-15｜膜濾過法**
シリンダ底部に膜をセットし，検体をシリンダに入れて陰圧をかけ，膜穴に残った細胞を染色，観察する．

きるため，診断に重要な情報を得ることができる．

＜検体別＞
### ①体腔液

　体腔液を採取する場合，細胞成分は体位下方に沈降していることが多いため，可能なかぎり患者の体位を転換させた後に採取する．採取後ただちに遠沈し，塗抹固定するのが鉄則であるが，やむをえず処理までに時間を要する場合は，フィブリンの析出を防ぐ目的でヘパリンなどの抗凝固剤を添加する．しかし，抗凝固剤による細胞の形態学的変化を考慮し，抗凝固剤を使用しない施設も多い．通常は，遠心沈殿法による集細胞を実施し，Papanicolaou染色，Giemsa染色，PAS反応，アルシアン青染色を行う．セルブロック法を併用した免疫染色は，中皮腫やリンパ腫などの鑑別や同定の鍵になることが多い．

### ②尿路系（自然尿，膀胱洗浄尿，尿管カテーテル尿）

　早朝の自然尿は細胞成分が多いが，長時間の膀胱貯留に伴う細胞変性が強く，検体としては好ましくない．早朝尿排尿後数時間の自然尿を検体とすることが多く，採取後は速やかに塗抹し固定する．標本作製まで長時間を要する場合や検査センターなどの他の施設に尿検体を送る場合は，採取後すみやかにサコマノ（Saccomanno）液や市販されている保存液を加え，よく撹拌しておくことが重要である．通常1,000〜1,500G，5分間遠沈して，上清を捨てたあと遠心管を倒立して水分を十分除去してから塗抹する．トリエトキシシランなどの剝離防止剤の塗布されたスライドガラスは，細胞の剝離防止に効果的である．また，Giemsa染色は細胞の剝離が少ないため，細胞が剝離しやすい尿細胞診に有用な染色法である．

### ③胆汁・膵液

　十二指腸液や胆汁は内視鏡直視下法，内視鏡的逆行性胆道膵管造影（ERCP），経皮経肝的胆道造影法（PTC）などの採取法がある．いずれの場合も種々の消化酵素や胆汁酸を含むため，細胞変性が著しいことが多い．細胞採取後の消化酵素の影響を軽減するために，検体を冷却しながら標本作製室に運び，速やかに標本を作製することが重要である．ERCPやPTCは，腫瘍の

---

**注意**

フィブリン析出に対する対応

　フィブリン塊中に細胞成分が閉じ込められるため，割り箸や竹串でフィブリン塊を崩してから遠沈する．

**重要**

サコマノ液

　50％エタノール98mLに，加温して液状にしたカーボワックス1540を2mL加えた液．肺癌の集検に使用．

**メモ**

コーティングスライド

　0.01％poly-l-lysine水溶液（長期保存で接着力低下），2％3-aminopropyl-triethoxysilane（シラン），アセトン溶液（長期保存可能，接着力強い，毒性・共染なし）．

存在のみならず，腫瘍臓器の確定もある程度可能である．

### ④髄液

髄液は一般に第3または第4腰椎の下から採取する．蛋白濃度が低いため，ウシ血清アルブミンを数滴添加後にゆるやかに混和後，70〜110Gで5分間遠沈し，塗抹標本を作製する．一般に細胞成分が少ないため，遠心沈殿法による集細胞にはオートスメア法が用いられるが，集細胞効果の高い膜濾過法も有用である．

> **注意**
> アルブミンの添加の目的
> 　髄液は蛋白濃度が少なく細胞の膨化変性を起こしやすい．

### (4) 直接塗抹法

#### ①喀痰

起床直後に喀出した痰を採取する．痰が出にくい場合は，超音波ネブライザで生理的食塩水を吸入させると効果的である．喀痰を黒い背景下で肉眼的に観察し，粘液部分やその周囲の性状の異なる数カ所からスライドガラス上にかき集め，すり合わせ法にて均等に塗抹して固定する．結核菌などの感染症を考慮して，安全キャビネット内で検体処理を実施することが望ましい．喀痰中の細胞は自然に剝離した細胞のため変性は避けられず，核クロマチンの核縁への凝集や濃縮などの変化を示す．細胞集塊のパターンは明らかなことが多く，腺癌では立体感のある腺房状配列などが観察される．

サコマノ法は，サコマノ液に2〜5日間分の喀痰を蓄痰し，高速ブレンダでホモジナイズした検体を遠心沈殿し，沈渣を塗抹・乾燥する．沈渣の長期保存が可能であること，数日分の材料からの集細胞法であるため陽性率が上がることが利点である．一方，ホモジナイズや集細胞の過程で核クロマチンの凝集・濃縮・融解をきたしやすく，核内構造が不鮮明になりやすい．また，細胞配列が孤立散在性になりやすく，腺癌などの組織型の推定が困難な場合もある．

> **重要**
> 塵埃細胞（dust cell）
> 　塵埃を貪食したマクロファージである．スクリーニングして異型細胞や塵埃細胞が標本上にみられないときは唾液とし，喀痰として評価してはならない．

> **重要**
> 集団検診における喀痰細胞診の判定基準
> 　集団検診における喀痰細胞診の判定は判定区分A，B，C，D，Eを用いる．

#### ②その他（捺印法，圧挫法）

捺印法は，組織片にスライドガラスを圧着して細胞成分をスライドガラスに貼り付ける方法である．組織からの細胞の剝離が少ない場合には，スライドガラスの先端で組織表面を擦って採取する場合もある．

圧挫法は，採取した組織小片を2枚のスライドガラスに挟んで軽く圧を加えて組織片ごとスライドガラスに貼り付ける方法で，特に脳腫瘍の術中迅速診断時に効力を発揮する．

> **重要**
> 捺印スメア
> 　スライドガラスに印鑑を押すように組織片を軽く押しつけて塗抹する方法．

### (5) 液状細胞診法（LBC法）

LBC（liquid based cytology）法とは，アルコールベースの固定保存液（図Ⅱ-16）に細胞を固定しながら浮遊させたのち，細胞を回収・塗抹する方法で，広義には呼吸器のサコマノ法や尿細胞診の間接法などもこの範疇に入れることができる．婦人科領域などブラシなどの採取器具で擦過して細胞を採取する場合は，採取器具をそのまま固定保存液に投入し，固定・保存したなかから細胞を塗抹する．また，尿や体腔液などの液状検体では，遠心により得られた沈渣に固定保存液を加え固定したあとに塗抹する．

本法の利点は，①今まで廃棄されてきた採取器具に付着して残った細胞も

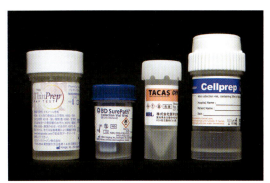

**図Ⅱ-16 各社のLBC検体採取容器**
左から，ThinPrep®（Hologic社），SurePath™（日本ベクトン・ディッキンソン株式会社），TACAS™（株式会社医学生物学研究所），Cellprep®（ロシュ・ダイアグノスティックス社）．

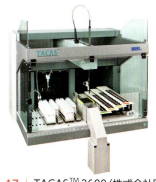

**図Ⅱ-17 TACAS™ 3600（株式会社医学生物学研究所）**

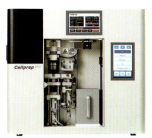

**図Ⅱ-18 Cellprep® plus（ロシュ・ダイアグノスティックス社）**

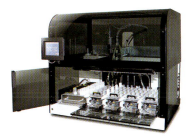

**図Ⅱ-19 BD SurePath™ SlidePrep（日本ベクトン・ディッキンソン株式会社）**

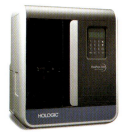

**図Ⅱ-20 ThinPrep®（Hologic社）**

採取器具ごと固定保存液に投入することで，採取された細胞のほとんどすべてを観察の対象として固定・保存することが可能であること，②従来のスライドガラスに直接塗抹する方法に比し，乾燥などのアーチファクトによる不適正標本が減少すること，③多量の血液成分や粘液などによる細胞剥離や染色不良が軽減できること，④細胞がスライドガラス上に均一で単層に塗抹され，自動細胞判読装置に接続が可能であること，⑤同一条件の複数の標本を作製できるため，複数の特殊染色や免疫染色が可能であること，⑥婦人科領域でのHPV検索をはじめとする分子細胞学的検査に利用できること，などがあげられる．

一方，①検体処理に手間がかかる，②コストが高い，③細胞の判定基準が従来法と異なるためトレーニングが必要である，などの欠点もある．

LBC法により処理された細胞材料をもとに，スライドガラスに薄層塗抹する方法をthin layer法と呼び，自動処理装置が販売されている（図Ⅱ-17～20）．現在の代表的な方法を表Ⅱ-1に示す．

## (6) 細胞診自動判定装置

### ①装置の開発と導入

1960年代に子宮癌細胞診検査の検体数の増加に伴い，先進国において細胞診自動判定装置の開発・導入が考えられるようになった．いくつかの装置が

表Ⅱ-1 | 代表的な LBC 法

| 方法 | | TACAS™ | Cellprep® | BD シュアパス™法 | ThinPrep® |
|---|---|---|---|---|---|
| メーカー名 | | 株式会社医学生物学研究所 | Biodyne 社 | 日本ベクトン・ディッキンソン株式会社 | Hologic Inc. (Marlborough, MA) |
| 販売 | | 株式会社医学生物学研究所 | ロシュ・ダイアグノスティックス社 | 日本ベクトン・ディッキンソン株式会社 | ホロジックジャパン株式会社 |
| 固定液 | 主剤 | エタノール | エタノール | エタノール | メタノール |
| | その他 | | 非公開 | メタノール・イソプロパノール | なし |
| 原理 | | 比重遠心法 | 風圧細胞転写 | 密度勾配法・沈降法 | フィルター転写法 |
| 特徴 | | ・溶血能が高い婦人科用固定液<br>・手軽で廃棄物の少ない作製法<br>・背景成分の保持 | ・煩雑な前処理不要<br>・収縮を抑えた細胞像<br>・標本作製：30 秒/1 検体（Cellprep PLUS） | ・婦人科検体は採取器具の先端をバイアル内に入れ，採取した細胞を 100％回収<br>・沈降法により細胞の重積がない標本を作製<br>・自動判定装置への応用可能 | ・自動機器により標本作製を標準化<br>・薄層塗抹標本で画像解析による自動スクリーニングへの応用が可能 |
| 観察面（直径） | | 13 mm | 20 mm | 13 mm | 20 mm |
| 細胞像 | | 立体的 | 平面的 | 立体的 | 平面的 |
| 保存可能期間 | | ・細胞形態：室温 6 カ月<br>・遺伝子検査：室温 4 週間 | ・細胞形態：室温 2 カ月，冷蔵 3 カ月<br>・遺伝子検査：3 カ月（2〜30℃）<br>＊cobas HPV 使用時 | ・細胞形態：冷蔵 6 カ月，室温 4 週間<br>・遺伝子検査：30 日（2〜30℃），80 日（2〜8℃）<br>＊BD Onclarity HPV 使用時 | ・細胞形態：婦人科 6 週，他 3 週間（室温）<br>・遺伝子検査：室温 30 日<br>＊Hologic アプティマ HPV 使用時 |
| ゲノム応用 | | 可 | 不明 | 可 | 可（HPV 検査では多数のキットで FDA 承認） |

誕生したが，わが国においては，田中 昇氏（当時千葉がんセンターCYBESTグループ，現株式会社ピーシーエルジャパン名誉所長）によりCYBESTが開発され，その後の細胞診自動判定装置に大きな影響を与えている．その後自動化装置の開発は，コンピュータ技術の壁，処理能力の限界から凍結されるに至った．しかし，1987 年 2 月に米国 *The Wall Street Journal* 紙が掲載した「Pap Scandal」により細胞診検査に対する強い不信感が生じ，CLIA-88（米国：Clinical Lab. Improvement Act 1988）により厳重な細胞診検査の精度管理が求められ，かつ細胞検査士の不足，そしてコンピュータ技術の進歩がみられたことにより，再度，細胞診自動判定装置の開発・導入が進められることになった．1988 年には最初のベセスダシステムが米国で確立し普及，1996 年にはLBC法が頸癌スクリーニング法として米国FDA（Food and Drug Administration）の承認を得るに至った．併行して 1995 年には the BD Focal Point™ GS Imaging System（当時は Tripath 社），2003 年には the ThinPrep Imaging System（TIS；Cytyc；現 Hologic co.）が米国FDAより認可を受けている．

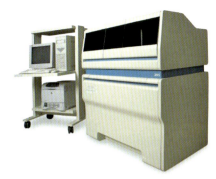

図Ⅱ-21 | BDフォーカルポイント™（日本ベクトン・ディッキンソン株式会社）

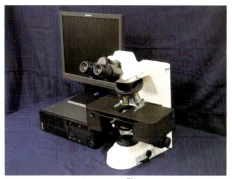

図Ⅱ-22 | BDサイトナビ™（日本ベクトン・ディッキンソン株式会社）

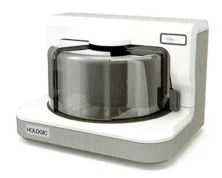

図Ⅱ-23 | ThinPrep® イメージングシステム Duo（ホロジックジャパン株式会社）

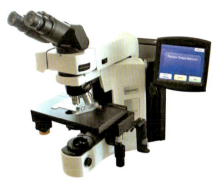

図Ⅱ-24 | ThinPrep® レビュースコープマニュアルプラス（ホロジックジャパン株式会社）

②使用目的と適用

　細胞診における自動判定装置は，人間の代わりにスクリーニング検査を実施してしまう印象をもたれがちであるが，装置はあくまで人間が行う作業のサポートを目的としており，最終的な判断をするのは人間である．よって「全自動スクリーニング支援システム」というのが正しい．現在2機種の装置が使用されている．BDフォーカルポイント™（日本ベクトン・ディッキンソン株式会社），ThinPrepイメージングステーション™（ホロジックジャパン株式会社）である．これらは子宮頸部細胞診検査のみに適用されている．

a．BDフォーカルポイント™

　直接塗抹標本とLBC標本（BDシュアパス™）の2種類の標本を測定できる．また，各施設のPapanicolaou染色を基準とした測定が可能であるため，特殊な専用染色を必要としない．装置で測定後，出力される15ポイントをBDサイトナビ™（自動座標位置表示システム）により顕微鏡で確認をする（図Ⅱ-21, 22）．

b．ThinPrepイメージングステーション™

　LBC標本（ThinPrep®）のみを測定する．この装置において，LBC標本は専用染色を必要とする．装置から出力される22ポイントをReview Scope マニュアルプラスにより顕微鏡で確認をする（図Ⅱ-23, 24）．

### ③望ましい運用方法

　細胞診業務においては，ヒューマンエラーによる異常細胞の見落としが精度に最も影響を及ぼす．このヒューマンエラーを防ぐ方法として，従来から人間同士によるダブルチェックが行われている．しかしながら人間同士によるダブルチェックの欠点として，一度鏡検しているという先入観により同じ見落としをしてしまう恐れがある．細胞診自動判定装置は，ヒューマンエラーを防ぐ一つの方法である．運用については，鏡検後に装置を使用するチェック業務としての運用，鏡検前に装置で解析を行い，示された細胞について細胞検査士が判定する方法が考えられる．いずれにしても，画像解析に優れ連続作業が可能な機械と，判断能力に優れている人間のそれぞれの長所を活かして，実務的な細胞診自動判定装置の運用方法が望まれる．

## 6　固定法

　細胞診検体の固定方法には，湿固定と乾燥固定に大別でき，適用する染色方法に応じて，湿固定あるいは乾燥固定を実施する．

### 1）湿固定

　細胞が乾燥する前に固定液に投入することから湿固定（湿潤固定）と呼ばれる．

　Papanicolaouの原法では，95％エタノール・エーテル等量混合液が推奨されていたが，近年は95％エタノールによる単独固定が一般的である．特に穿刺吸引細胞診の針先からの吹き出し塗抹や液状検体の引きガラス法で塗抹する場合は，細胞成分が乾燥しやすいため素早く一気に固定液に浸漬することが重要である．95％エタノールによる湿固定には，最低15分の固定時間が必要であるが，細胞の剥離を考慮すると一晩固定したほうがよい．

　塗抹標本の郵送や他の場所に移動する場合には，最初95％エタノールで湿固定した標本を固定液から取り出し，コーティング固定を行うとよい．スプレー式の固定剤を使用する場合は，15 cmほど離した距離からスプレーする．良好な染色性は1週間程度保たれるが，塗抹面にホコリなどが付着しやすいため，染色前に95％エタノール中に1分ほど浸漬し，コーティング剤と付着物を除去する．

### 2）乾燥固定

　乾燥固定は湿固定の真逆で，急速に乾燥することが良好な標本作製の鍵になる．乾燥に時間かかかると，細胞の収縮や核の濃染を引き起こす．乾燥にはドライヤーの冷風や送風機を用いるが，安全キャビネット内で実施するなど感染面での注意が必要である．染色まで時間を要する場合には，乾燥後にあらかじめメタノールで固定してから染色時まで保存することで，良好な染色性が保たれる．

> **重要**
> 湿固定とは
> 　塗抹後「可能なかぎり素早く固定液に浸漬すること」であり，わずかでも乾燥すると「核のクロマチンパターンの観察が不能」となる．

> **重要**
> コーティング固定
> 　固定剤に分子量が大きいイソプロピルアルコールとカーボワックスを使用している．前者は脱水力が強力なわりに浸透が急激でなく，乾燥も遅い特性を有する．後者は乾燥を防ぐ効果がある．

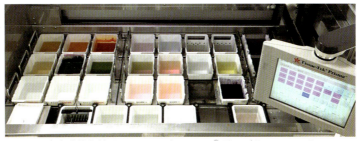

図Ⅱ-25 │ 自動染色装置 Tissue-Tek Prisma® Plus（サクラファインテックジャパン株式会社）

##  細胞診標本に用いられる染色法

　細胞診には，Papanicolaou染色をはじめ，Giemsa染色，アルシアン青染色，PAS反応が一般的に用いられている．これらの他にも，組織診で用いる各種の特殊染色や免疫染色も有効である．

### 1）パパニコロウ（Papanicolaou）染色（Pap染色）

　George Nicholas Papanicolaou（1883-1962）によって考案された染色法であり，細胞診には欠かせない染色方法である．Papanicolaou染色は，Shorr染色（1940年）を改良して考案された染色法である（p.4参照）．Papanicolaou染色は，①透過性に優れているため重積している細胞をも観察できる点，②特に重層扁平上皮細胞の分化に応じて細胞質が染め分けられる点，③核のクロマチンパターンを詳細に観察できる点など，細胞診に好都合な染色法である．

　近年は自動染色装置を用いている施設が多い（図Ⅱ-25）．

#### (1) 原理

　核染色はPapanicolaouの原法では，核クロマチンパターンをより詳細に観察できるように，Harrisのヘマトキシリンが使用されていた．しかし，この処方は酸化剤として酸化第二水銀を使用しているため，環境問題の観点より，現在は水銀を用いないGillのヘマトキシリンが主流になっている．Gillのヘマトキシリンは酸化剤を半量にし，酸化されずに残ったヘマトキシリンを自然酸化させることで長期の使用に耐えるように設計されているのが特徴である．Gillの原法では0.2％のヘマトキシリンを使用しているが，わが国では細胞診処方としてHarris処方と同様の0.5％ヘマトキシリン（Gill No.V）処方が一般的である．

　細胞質の染色には，分子量の異なる酸性色素として，オレンジG（MW.452），エオジンY（MW.691），ライトグリーンSF（MW.792）の3種を用いている．色素の拡散度は，分子量が最も小さいオレンジGで大きく，ライトグリーンSFが最小である．したがって，細胞質が緻密な細胞にはオレンジG，また粗な細胞にはすべての色素が入り込むが，分子量の大きな色素は

**重要**

酸性色素
　負に荷電．分子量の小さい順に，オレンジG＜エオジンY＜ライトグリーンSF．

拡散度が遅い，負の荷電が小さい，親水性が少ないなどの性質があるため，結果的には分子量の大きな色素が残ることになる．EA-50液には塩基性色素であるビスマルクブラウンを含む．この色素は粘液を染色するが細胞質の染色性には関与しないと考えられており，ビスマルクブラウンを含まない処方も考案されている．これらの色素は濃度の高いエタノール（95％）で染色されるため，細胞質の透過性が高まり，細胞が重積しても観察できる特徴を有する．

> **重要**
> **Pap染色の特徴**
> 細胞質を95％エタノール溶液で固定することで細胞の透過性に優れている．

### (2) 試薬

#### ① Gillのヘマトキシリン（No. V）

| | |
|---|---|
| ヘマトキシリン | 5 g |
| 硫酸アルミニウム | 44 g |
| エチレングリコール | 250 mL |
| 蒸留水 | 730 mL |
| ヨウ素酸ナトリウム | 0.52 g |
| 氷酢酸 | 60 mL |

> **重要**
> **Gillのヘマトキシリンの特徴**
> 酸化剤がMayerの半量．長期使用可．

#### ② OG-6液

| | |
|---|---|
| オレンジG | 5 g |
| 95％エタノール | 1,000 mL |
| リンタングステン酸 | 0.15 g |

#### ③ EA-50液

a. 0.1％ライトグリーン液

| | |
|---|---|
| 10％ライトグリーンSF水溶液 | 2 mL |
| 95％エタノール | 198 mL |

b. 0.5％エオジン液

| | |
|---|---|
| 10％エオジンY水溶液 | 10 mL |
| 95％エタノール | 190 mL |

c. 0.5％ビスマルクブラウン液

| | |
|---|---|
| 10％ビスマルクブラウン水溶液 | 2.5 mL |
| 95％エタノール | 47.5 mL |

a（45 mL）+ b（45 mL）+ c（10 mL）+ リンタングステン酸（0.2 g）+ 炭酸リチウム飽和水溶液（1滴）

#### ④ 0.5％塩酸アルコール溶液

| | |
|---|---|
| 濃塩酸 | 0.5 mL |
| 70％エタノール | 100 mL |

＊現在は，もっぱら市販の調整染色液が使用されている．

### (3) 固定

95％エタノールで15分以上（湿固定厳守）．

### (4) 染色

① 95％エタノール（10回程度ゆっくり出し入れ）
② 70％エタノール（10回程度ゆっくり出し入れ）

③ 50％エタノール（10回程度ゆっくり出し入れ）
④ 水洗（30秒）
⑤ 蒸留水
⑥ Gillのヘマトキシリン（3分）
⑦ 軽く水洗
⑧ 0.5％塩酸アルコールで分別（5～8回出し入れ，塗抹面がピンク色になる）
⑨ 流水にて色出し（5分程度）
⑩ 50％（10回程度ゆっくり出し入れ）
⑪ 70％（10回程度ゆっくり出し入れ）
⑫ 95％エタノール（10回程度ゆっくり出し入れ）
⑬ OG-6液（1分30秒）
⑭ 95％エタノール3槽（各槽10回程度ゆっくり出し入れ）
⑮ EA-50液（3分）
⑯ 95％エタノール2槽（各槽10回程度ゆっくり出し入れ）
⑰ 100％エタノール3槽（各槽1分，ただし最終槽は完全な脱水を狙い長めにするとよい）
⑱ キシレン3槽（各槽1分，ただし最終槽は完全な脱アルコールを狙い5分以上がよい）
⑲ 封入

**(5) 染色結果**

細胞核：暗紫色
細胞質：扁平上皮傍基底細胞は濃青緑色
　　　　中層細胞は淡青緑色
　　　　表層細胞は淡赤色
　　　　角化細胞は橙色

> **注意　核染色・分別の目安**
> 好中球の核全体が濃染無構造の場合は分別不足．核縁が濃く核質は染色されていないのが適正．背景の粘液が濃く染色されているのも分別不足である．

> **注意　色出しを早めたいとき**
> お湯またはアンモニアアルコールを使用，ただし退色が早い．

> **メモ　Walter-Reed変法**
> エオジンによる赤の過染を弱め，オレンジGの染色性をよくする．経験的にはライトグリーンの染色性がより明るくなり，スクリーニングしやすくなる．

## 2) メイグリュンワルド・ギムザ（May-Grünwald Giemsa）染色

　Giemsa染色は細胞診分野でPapanicolaou染色と並び，診断に広く用いられている．Giemsa染色は，ドイツの細菌学者であるG. Giemsaが，Romanowsky染色（1891年）をもとに1904年に考案した染色法である．

　Giemsa染色の利点は，第一にPapanicolaou染色標本に比し，細胞の剝離が圧倒的に少ないことがあげられる．評価すべき細胞成分のできるだけ多くを鏡検の場まで維持することは，細胞診の精度向上に不可欠である．また，染色ドーゼを使用してGiemsa染色を実施しても，他標本からの細胞混入の機会がPapanicolaou染色標本に比しきわめて少ないことも，この利点に起因しており，誤判定要因の削減にもつながる．第二に各種細胞の同定，特にリンパ腫に代表される血液系疾患や非上皮性悪性腫瘍の鑑別，耳下腺・甲状腺などの頭頸部領域や体腔液において有力である．各種細胞に特徴的な細胞顆粒や細胞質の色調や性状，間質性粘液の異調性などが鑑別の手掛かりになる．

第三として標本作製時に細胞を乾燥することで細胞が大きくなることから，細胞形態の詳細な観察が可能になることがあげられる．

## (1) 原理

水溶液中では，塩基性色素であるアズールBやメチレンブルーなどは正（＋）に荷電し，酸性色素であるエオジンは負（－）に荷電する．正（＋）に荷電する塩基性色素は負（－）に荷電する核に結合し，負（－）に荷電した酸性色素は正（＋）に荷電する赤血球や好酸球顆粒などに結合する．Giemsa染色は核の染色性に優れているが，細胞質顆粒の染色性はMay-Grünwald染色やWright染色のほうが優れているため，May-Grünwald Giemsa重染色や，Wright Giemsa重染色が好んで使用されている．染色枚数が少ない場合は載せガラス法を，多い場合は染色ドーゼを使用して染色する．

## (2) 試薬

### ① May-Grünwald液

メチレン青とエオジンYの混合水溶液を調整し，沈殿したエオジン酸メチレン青を回収して乾燥後にメタノールに溶解して作製する．良好な調整液が市販されており，自家調製している施設はほとんどない．

### ② Giemsa液

エオジン酸アズールⅡとアズールⅡにグリセリンを加え，メチルアルコールに溶解して原液とする．良好な調整済の原液が市販されており，自家調製している施設はほとんどない．使用液は，リン酸緩衝液（pH6.4）1 mLにGiemsa原液を1滴の割合で混合する．

## (3) 固定

乾燥固定

## (4) 染色

① May-Grünwald液（1分間：固定）
② May-Grünwald液とリン酸緩衝液pH6.4等量混合液（3分間）
③ 軽く水洗（30秒〜1分）
④ Giemsa染色液（15〜30分）
⑤ 軽く水洗，分別
⑥ 乾燥・透徹・封入

＊染色液のpHが低いと染色結果は赤みが強く，pHが高いと青みが強くなる．pH 6.4前後が良好な結果が得られるため，リン酸緩衝液を用いて使用液を調整することでpHをコントロールする．

＊検体の種類や染色の目的によって染色時間を調整する．染色が薄い場合には染色時間を延長し，濃すぎた場合には流水水洗で脱色する．染色時の温度も染色性に影響するため，特に冬季の室温が低い場合は注意する．

## (5) 染色結果

細胞核：紫色
細胞質：淡青色〜青藍色（幼弱な細胞ほど濃く染色される）

## 3）過ヨウ素酸シッフ（periodic acid Schiff；PAS）反応

　印環細胞癌や粘液癌などの粘液産生性腫瘍の診断，肉腫細胞が有するグリコーゲン，乳腺の細胞質内小腺腔（ICL），真菌の確認などに利用する．

### (1) 原理
　多糖類を過ヨウ素酸で酸化して生じたアルデヒド基に，シッフ試薬が反応して赤紫色の呈色反応を示す．

### (2) 試薬
#### ① 0.5％過ヨウ素酸水溶液
　　過ヨウ素酸　　0.5 g
　　蒸留水　　　　100 mL

#### ② コールドシッフ試薬
| | |
|---|---|
| 蒸留水 | 192 mL |
| 濃塩酸 | 8 mL |
| メタ重亜硫酸ナトリウム | 5 g |
| 塩基性フクシン | 2 g |
| 活性炭末 | 1 g |

#### ③ 重亜硫酸水
| | |
|---|---|
| 10％メタ重亜硫酸ナトリウム | 6 mL |
| 1N 塩酸 | 5 mL |
| 蒸留水 | 100 mL |

#### ④ Mayerのヘマトキシリン液
| | |
|---|---|
| ヘマトキシリン | 1 g |
| ヨウ素酸ナトリウム | 0.2 g |
| カリウムミョウバン | 50 g |
| 抱水クロラール | 50 g |
| クエン酸 | 1 g |
| 蒸留水 | 1,000 mL |

### (3) 固定
　95％エタノール湿固定標本，乾燥固定標本のいずれも染色が可能である．乾燥標本は微細な所見の観察に適するが，核染色が不良となる．

### (4) 染色
　① 95％エタノール（10回程度出し入れ）
　② 70％エタノール（10回程度出し入れ）
　③ 50％エタノール（10回程度出し入れ）
　④ 流水水洗（エタノールの除去と親水）
　⑤ 蒸留水
　⑥ 0.5％過ヨウ素酸水溶液（10分）
　⑦ 流水水洗（数分）
　⑧ 蒸留水（1分）
　⑨ シッフ試薬（15分）

---

**メモ**
**グリコーゲンの確認**
　ジアスターゼ（アミラーゼ）消化・PAS反応で陰性化．

**メモ**
**酸化**
　15分以上行わない．

**メモ**
**シッフ試薬**
　Feulgen染色にも用いられるが，このときは1N塩酸で加水分解．

**注意**
**シッフ液の保存**
　密栓し冷蔵庫保存で数カ月使用可能．赤みを帯びたら使用不可．ホルマリン原液にシッフ試薬滴下ですぐ発色しないときは使用不可．

⑩亜硫酸水（3槽，各2分）
⑪流水水洗（10分，色出し）
⑫蒸留水（1分）
⑬Mayerのヘマトキシリン液（15～30秒）
⑭流水水洗（色出し）
⑮脱水・透徹・封入

### (5) 染色結果
細胞核：紫色
陽性物質（グリコーゲン，粘液，真菌，好中球など）：赤紫色

〈体腔液細胞診に応用したとき〉
①中皮細胞では，細胞質辺縁に顆粒状に陽性反応を呈するのが特徴であるが，細胞質内に顆粒状の反応を示したり，反応がみられないこともある．
②細胞質に滴状やびまん性の反応を示したときは，粘液産生性の腺癌細胞を推定する．
③腹膜偽粘液腫では，背景や上皮細胞に強い陽性反応を示す．

**重要**
PAS 強陽性細胞
①Ewing肉腫，②横紋筋肉腫，③軟骨肉腫，④脊索腫，⑤顆粒細胞腫，胞巣状軟部肉腫（ジアスターゼ消化抵抗性），⑥精上皮腫，⑦印環細胞癌．

## 4) アルシアン青（alcian blue）染色

酸性粘液多糖類を検出する方法であり，上皮細胞が分泌する粘液や細胞膜表面の surface coat に反応を示し，体腔液検体に応用されることが多い．

### (1) 原理
塩基性色素であるアルシアン青は，染色液のpHが2.5ではカルボキシル基を有する粘液（シアロムチン）と硫酸基を有する粘液（スルホムチン）に結合し，青色を呈する．

### (2) 試薬
#### ① pH2.5 アルシアン青染色液
　　3％酢酸水溶液　　　　　　　100 mL
　　アルシアン青 8GX または 8GS　1 g
　＊混和後30分間撹拌し，濾過後に使用する．
　＊保存は4℃冷蔵庫

### (3) 固定
95％エタノール湿固定（Papanicolaou脱色標本でも可）．

### (4) 染色
①95％エタノール（10回程度出し入れ）
②70％エタノール（10回程度出し入れ）
③50％エタノール（10回程度出し入れ）
④流水水洗（エタノールの除去と親水）
⑤蒸留水
⑥Gillのヘマトキシリン（1分）
⑦流水水洗（必要に応じ分別・色出し）
⑧3％酢酸水（3分）

**メモ**
アルシアン青染色液
室温に戻して使用．

**メモ**
アルシアン青
8GXと8GSで染色性に大きな相違はみられない．

**メモ**
核染色にはヘマトキシリンの代わりに，ケルンエヒテロートを用いてもよい．

**メモ**
ヘマトキシリンによる対染色
可能であるが，アルシアン青陽性部にヘマトキシリンが重染するため，鮮やかさに欠ける．

⑨アルシアン青染色液（30分）
⑩3％酢酸水（3分）
⑪流水水洗（30秒）
⑫脱水・透徹・封入

#### （5）染色結果および評価

酸性粘液多糖類および酸性粘液は青色に染色される．印環細胞癌の粘液部分，転移性腺癌細胞の偽線毛（pseudocilia），腹膜偽粘液腫の細胞および背景の粘液には強い反応を示す．また，中皮細胞の表面被膜（surface coat，糖衣）にも弱い反応を示す．

### 5）ショール（Shorr）染色

Shorr 染色は，1940 年に Masson trichrome 染色を改良して考案された染色法で，1941 年にはさらなる改良法（A new technic for staining vaginal smears Ⅲ）が考案された．one-step の良好な染色法であるが，わが国ではこれに核染色を加えている施設が多い．短時間で染色できるため，ROSE など迅速の現場で活用されている．

#### （1）原理

細胞質の染色には，分子量の異なるオレンジ G（MW. 452），ビーブリッヒスカーレット（MW. 556），ファーストグリーン FCF（MW. 808）を用いている．Papanicolaou 染色と同様に，色素分子量の違いによるの拡散度の違いによって細胞質を染め分けている．

#### （2）試薬

① **Shorr 染色液**

| | |
|---|---|
| ビーブリッヒスカーレット | 0.5 g |
| オレンジ G | 0.25 g |
| ファーストグリーン FCF | 0.075 g |
| リンタングステン酸 | 0.5 g |
| リンモリブデン酸 | 0.5 g |
| 氷酢酸 | 1 mL |
| 50％エチルアルコール | 100 mL |

② **Gill のヘマトキシリン**

#### （3）固定

95％エタノール湿固定

#### （4）染色

① 95％エタノール（10 回程度出し入れ）
② 70％エタノール（10 回程度出し入れ）
③ 50％エタノール（10 回程度出し入れ）
④ 流水水洗（エタノールの除去と親水）
⑤ 蒸留水
⑥ Gill のヘマトキシリン（1 分）

---

**注意**
酸性粘液多糖類
　ヒアルロン酸を含む．PAS 反応（−）．

**注意**
酸性粘液
　上皮細胞の粘液はシアロムチン・スルホムチンを含む．PAS（＋）．

**注意**
　中皮細胞の細胞質の一部がアルシアン青染色で染色されるときは偽線毛と誤りやすい．

**注意**
非上皮性腫瘍細胞
　軟骨肉腫，滑膜肉腫も陽性．

**重要**
悪性中皮腫
　粘液性体腔液が特徴．ヒアルロニダーゼ消化法でヒアルロン酸を確認できれば診断の助けになる．

**メモ**
ヒアルロニダーゼ消化法
　放線菌由来ヒアルロニダーゼ 100 単位/mL, 0.1 M (pH5.0) リン酸緩衝液，37℃，6〜12 時間．

⑦流水水洗（必要に応じ分別・色出し）
⑧50％エタノール
⑨Shorr 染色液（1〜2分）
⑩70％エタノール（10回程度出し入れ）
⑪95％エタノール（10回程度出し入れ）
⑫脱水・透徹・封入

### (5) 染色結果

Papanicolaou 染色結果に準ずる．

## 6）グロコット（Grocott）染色

　真菌の証明に用いる．Grocott（1955）は，Gomori のメセナミン銀染色（1946）に使用する酸化剤を，過ヨウ素酸からクロム酸に変更することにより，真菌により特異的な方法に改良した．

### (1) 原理

　真菌は，菌体周囲がキチン，マンナン，$\beta$-D グルカンなどの多糖体で被包されており，これらをクロム酸で酸化して，生じたアルデヒドとメセナミン銀を反応させて黒色に染色する．クロム酸は過ヨウ素酸より酸化力が強く，糖蛋白などはアルデヒド基を経てカルボン酸に変化してしまうため，染色されない．一方，真菌の多糖体は豊富に存在するため，一部がカルボン酸に変化しても，相当量のアルデヒド基が生じるため，特異的に染色される．

### (2) 試薬

**① 5％クロム酸**

　　無水クロム酸　5 g
　　蒸留水　　　　100 mL

**② 1％亜硫酸水素ナトリウム液**

　　亜硫酸水素ナトリウム　1 g
　　蒸留水　　　　　　　100 mL

**③ メセナミン銀使用液**

　　メセナミン銀原液　25 mL
　　蒸留水　　　　　　25 mL
　　5％ ホウ砂水溶液　2 mL

＊メセナミン銀原液

　a．3％ メセナミン液
　　　ヘキサメチレンテトラミン　3 g
　　　蒸留水　　　　　　　　　100 mL
　b．5％ 硝酸銀水溶液
　　　硝酸銀　5 g
　　　蒸留水　100 mL

**④ 2％チオ硫酸ナトリウム水溶液**

　　チオ硫酸ナトリウム　2 g

蒸留水　　　　　　　　100 mL
⑤ 0.1％塩化金液
　1％塩化金水溶液　　10 mL
　蒸留水　　　　　　　90 mL
⑥ ライトグリーン使用液
　ライトグリーン原液　10 mL
　蒸留水　　　　　　　50 mL
＊ライトグリーン原液
　ライトグリーン SF　0.2 g
　蒸留水　　　　　　　100 mL
　氷酢酸　　　　　　　0.2 mL

(3) 固定

95％エタノール湿固定（Papanicolaou 脱色標本でも可能）

(4) 染色

① 95％エタノール（10回程度出し入れ）
② 70％エタノール（10回程度出し入れ）
③ 50％エタノール（10回程度出し入れ）
④ 流水水洗（エタノールの除去と親水）
⑤ 5％クロム酸水溶液（1時間）
⑥ 流水水洗
⑦ 1％亜硫酸ナトリウム水溶液（1分）
⑧ 流水水洗（10分）
⑨ 蒸留水（1分×3回）
⑩ メセナミン銀使用液（60℃，30分程度）　＊あらかじめ温めておくとよい．
⑪ 蒸留水（1分×3回）
⑫ 2％チオ硫酸ナトリウム水溶液（2分）
⑬ 流水水洗
⑭ ライトグリーン使用液（30秒〜1分）
⑮ 流水水洗（余分な色素が落ちる程度）
⑯ 脱水・透徹・封入

(5) 染色結果

真菌（細胞壁）：黒色調
背景：淡緑色

## 7）その他の細胞診に有用な特殊染色

### (1) ムチカルミン（mucicarmine）染色

　粘液染色として古くから知られ，上皮性粘液の観察には便利な方法である．また，クリプトコッカスやブラストマイセスなどの菌体や莢膜が強く染色される．

**注意**

ムチカルミン染色とPAS反応
　好中球——PAS反応（＋），ムチカルミン染色（−）．

## (2) ベルリン青（Berlin blue）染色

血鉄素（ヘモジデリン）の証明に有用である．

## (3) 脂肪染色

アルコール系の固定液で固定すると，脂質が溶出してしまうため，乾燥固定する．オイル赤O染色やズダンⅢ染色が知られており，脂肪肉腫の同定の補助になる．

## 8）免疫細胞化学的染色法

抗原抗体反応を用いて，抗原の有無およびその局在を観察する方法である．細胞診分野では，体腔液細胞診における腺癌と悪性中皮腫の鑑別診断や，リンパ腫の診断に有用である．

### (1) 原理

一次抗体に直接酵素を標識して検出する直接法と，一次抗体には標識せず，二次抗体に酵素を標識する間接法に大別される．それぞれ利点や欠点があるが，日常的な診断には間接法が好んで用いられている．間接法は，Sternbergerら（1970）のPAP法に始まり，ABC法やLSAB法などが開発されて広く利用されてきたが，近年はポリマー法が主流である．

ポリマー法は，検出系に発色酵素と二次抗体を多数結合させたアミノ酸ポリマーを用い，結合した酵素をDABなどで発色することにより検出する．2ステップ法でありながら，3ステップ法のLSAB法より感度が高い．このため，①一次抗体の反応時間を短縮できること，②一次抗体の希釈倍率を上げることができること，③内因性ビオチンの影響を受けないことなどの利点がある．近年のポリマー試薬は，分子量が従来品より小さく設計されており，核内抗原にも反応しやすくなっている．

### (2) 試薬

**① 0.3％過酸化水素加メタノール（内因性ペルオキシダーゼのブロック）**

| | |
|---|---|
| 30％過酸化水素 | 1 mL |
| メタノール | 99 mL |

**② 1％正常ブタ血清（他の動物でも可）**

**③ 0.01Mリン酸緩衝液（PBS）pH7.2**

| | |
|---|---|
| リン酸水素二ナトリウム（12水） | 64.54 g |
| リン酸二水素ナトリウム（2水） | 9 g |
| 塩化ナトリウム | 160 g |
| 蒸留水 | 全量 20 L |

**④ 発色液（DAB液）**

| | |
|---|---|
| 3,3'-ジアミノベンチジン4塩酸塩 | 20 mg |
| 0.05 Mトリス塩酸緩衝液（pH7.6） | 75 mL |
| 5％過酸化水素 | 0.1 mL |

---

**メモ**
ベルリン青反応は鋭敏で特異性が高い．

**注意 仮面鉄**
ヘモグロビンはイオン化していないので検出されない→ベルリン青染色前に硫酸アルコールを作用．

**メモ ベルリン青染色上の注意点**
鉄の混入を避ける目的で金属製のピンセットは使用しない．

**注意 ベルリン青染色とアルシアン青染色**
類似した色調であるが，陽性細胞の形態が異なる．

**メモ 免疫細胞化学的染色**
これらの物質に対する抗体が市販されており，酵素抗体法で検出することも可能である．

**重要 直接法の特徴**
間接法に比べ感度は劣るが，手技は簡単．非特異的反応が少ない．

**重要 間接法の特徴**
直接法に比べ感度は高いが，非特異的反応も増す．一般的方法で，応用範囲が広い．

**重要 PAP法の特徴**
感度は間接法の約3倍．時間を要する．非特異的反応が高い．浸透しにくい．抗原過剰で反応の減弱または陰化が起こる．

**重要 ABC法の特徴**
PAP法に比べさらに感度が高く，反応時間の短縮が可能，微量抗原の検出に適する．

⑤ Mayer のヘマトキシリン

### (3) 固定
95％エタノール湿固定（Papanicolaou 脱色標本でも大半のマーカーは検出可能）

### (4) 染色
＜ポリマー法＞
① 95％エタノール固定液
② 0.3％過酸化水素加メタノール（室温 30 分）
③ 70％エタノール（10 回程度出し入れ）
④ 50％エタノール（10 回程度出し入れ）
⑤ 流水水洗（エタノールの除去と親水）
⑥ 0.01 M PBS，pH 7.2（2 槽，各 3 分）
⑦ 正常動物血清（10 分）
⑧ 0.01 M PBS，pH 7.2（2 槽，各 3 分）
⑨ 一次抗体（30 分）
⑩ 0.01 M PBS，pH 7.2（2 槽，各 3 分）
⑪ ポリマー試薬（30 分）
⑫ 0.01 M PBS，pH 7.2（2 槽，各 3 分）
⑬ DAB 発色液（3 分）
⑭ 流水水洗
⑮ 蒸留水
⑯ Mayer のヘマトキシリン
⑰ 水洗・色出し
⑱ 脱水・透徹・封入

### (5) 評価
DAB 発色の場合は，陽性部位は褐色調を呈する．

### (6) 各種マーカー
きわめて多くの抗体が市販されているので詳細は省略し，細胞診領域で日常応用されている代表的マーカーを表 II-2 に示す．

## 9) セルブロック法と細胞転写法

細胞診標本は，組織標本と異なり組織ブロックを再薄切して追加の染色を実施することができない．Papanicolaou 染色標本を脱色して，違う染色を実施することも可能であるが，枚数に限りがあり，複数の染色を実施することは困難である．LBC 処理を実施していれば，固定液中に残存した細胞から，新たにスメアを作製することも可能であるが，作製できる枚数に限度があったり，染色の種類が制限される場合もある．

液状検体の遠沈法で得られた沈渣や喀痰などは，セルブロックを作製することで，各種の特殊染色や免疫染色が可能になる．また，細胞転写法は観察の終えた Papanicolaou 染色標本から，標本上の複数の部位の細胞を複数のス

---

**注意**
**LAB 法の特徴**
LAB 法は ABC 法より感度が高く，分子量が小さく浸透性に優れる．

**注意**
**EPOS 法の特徴**
1 ステップで高感度であるが，分子量が大きく細胞膜抗原の検出に適している．

**重要**
**内因性酵素活性のブロック**
1％過ヨウ素酸水溶液を用いる方法は，内因性ペルオキシダーゼ活性は完全にブロックできるが，糖鎖抗原は消失する．

**注意**
**発色液**
種々の方法があり，目的に応じて選択する．アミノエチルカルバゾール（AEC）を用いた場合，反応は赤色となるが有機溶媒で溶解するため，永久標本になりえない．

**注意**
**陰性コントロール**
通常は一次抗体と同種動物の非免疫血清を同一希釈倍率で使用する．

**重要**
**対染色**
免疫反応と核染色のコントラストを重視すればメチルグリーン，核の形態を詳細に観察したいときはヘマトキシリンがよい（Mayer は細胞質が共染し，観察しにくいことがある）．

**注意**
**AEC 発色の場合**
色出し後，水溶性封入剤で封入，観察後 Pap 染色が可能．

表 II-2 | 主なマーカーと適応

| マーカー | 適応 | 局在部位 |
|---|---|---|
| AFP（α-フェトプロテイン） | 肝細胞癌, 肝芽腫, 胎児性癌, 卵黄嚢腫瘍, 胎児の肝臓と腸管 | 細胞質 |
| α平滑筋アクチン | 平滑筋細胞の細胞骨格蛋白でミクロフィラメント, 筋線維芽細胞, 平滑筋腫と肉腫 | 細胞質 |
| Bcl-2 | Bcl-2 遺伝子産物, 濾胞性リンパ腫の腫瘍性濾胞に陽性, 反応性リンパ濾胞の胚中心では陰性 | 細胞質 |
| Ber EP-4 | 上皮性細胞, 肺腺癌と上皮型悪性中皮腫との鑑別 | 細胞質と細胞膜 |
| CA-125 | cancer antigen 125, MUC16, 卵巣癌のマーカー. 膵管癌や胃癌などでも陽性 | 細胞膜 |
| CA19-9 | 胃・腸・膵臓などの消化器腺癌, 肺腺癌など | 細胞膜 |
| calretinin | 中皮腫の陽性マーカー | 核と細胞質 |
| CD3 | T 細胞マーカー | 細胞膜 |
| CD5 | T 細胞と T 細胞性リンパ腫, マントル細胞リンパ腫, 慢性リンパ球性白血病, 小リンパ球性リンパ腫 | 細胞膜 |
| CD10 | 濾胞性リンパ腫（約 80％で陽性）, Burkitt リンパ腫, 小腸や尿細管上皮の刷子縁 | 細胞膜 |
| | 乳腺筋上皮細胞, 子宮内膜間質細胞, 子宮内膜間質肉腫 | 細胞質 |
| CD20 | B 細胞マーカー, B 細胞性リンパ腫 | 細胞膜 |
| CD30 | 未分化大細胞型リンパ腫, Hodgkin リンパ腫（Hodgkin/Reed-Sternberg 細胞） | 細胞膜とゴルジ野 |
| CD34 | 造血前駆細胞, 血管内皮細胞, GIST | 細胞膜と細胞質 |
| CD56（NCAM） | NK 細胞, 神経内分泌性腫瘍, 小細胞癌 | 細胞膜 |
| CD117（KIT）（c-kit） | Cajal の介在細胞, GIST | 細胞膜と細胞質 |
| CDX2 | 十二指腸から大腸粘膜上皮などの腸上皮の核, 大腸腺癌の核 | 核 |
| CEA | 腺癌細胞 | 細胞質 |
| chromogranin A（クロモグラニン A） | 神経内分泌細胞と腫瘍（カルチノイド, 神経内分泌細胞癌, 小細胞癌） | 細胞質 |
| CK AE1/AE3 | 上皮細胞と上皮性腫瘍のマーカー | 細胞質 |
| CK5/6 | 中皮細胞と中皮腫, 扁平上皮癌 | 細胞質 |
| CK7 | 肺腺癌, 甲状腺癌, 乳癌, 膵胆道系腺癌（大腸癌は陰性）, CK20 などと組み合わせて原発臓器を特定 | 細胞質 |
| CK20 | 大腸腺癌, 尿路上皮癌 | 細胞質 |
| D2-40 | リンパ管内皮, リンパ管腫, 血管性腫瘍, 悪性中皮腫 | 細胞膜 |
| E-cadherin | 上皮細胞と上皮性腫瘍（乳腺小葉癌は陰性） | 細胞膜 |
| EGFR | 大腸腺癌 | 細胞膜 |
| EMA | 多くの上皮性細胞, 中皮細胞 | 細胞質 |
| ER（エストロゲン受容体） | 子宮内膜細胞, 子宮類内膜腺癌, 乳癌 | 核 |
| FSH | 下垂体前葉, 下垂体腺腫 | 細胞質 |

GIST（gastrointestinal stromal tumor）：消化管間質腫瘍

表Ⅱ-2 | 主なマーカーと適応（続き）

| マーカー | 適応 | 局在部位 |
|---|---|---|
| GFAP | グリア細胞，脳室上衣細胞 | 細胞質 |
| HCG | 絨毛性腫瘍 | 細胞質 |
| HER2 | 乳癌，胃癌 | 細胞膜 |
| HMB45 | 黒色腫，メラノサイトへの分化を示す腫瘍 | 細胞質 |
| Ki-67（MIB-1） | 細胞増殖抗原（G₁〜M期） | 核 |
| LH | 下垂体腺腫などの黄体化ホルモン産生腫瘍，下垂体前葉 | 細胞質 |
| MLH1 | Lynch症候群における大腸癌，ミスマッチ修復蛋白質の発現異常 | 核 |
| MUC2 | 小腸や大腸の杯細胞，腸型腺癌や腫瘍のマーカー | 細胞質 |
| MUC5AC | 胃腺窩上皮細胞，胃型腺癌や腫瘍のマーカー | 細胞質 |
| MUC6 | 胃幽門腺，胃噴門腺，胃副細胞，胃型腺癌や腫瘍のマーカー | 細胞質 |
| napsin A | 肺原発性腺癌，近位尿細管 | 細胞質 |
| p40 | 扁平上皮癌マーカー | 核 |
| p53 | 癌抑制遺伝子，変異p53のある悪性腫瘍細胞 | 核 |
| p57KIP2 | complete mole | 核 |
| p63 | 前立腺基底細胞，乳管筋上皮細胞，扁平上皮癌 | 核 |
| PD-L1 | 非小細胞肺癌，悪性黒色腫，免疫チェックポイント阻害剤 | 細胞膜 |
| PgR（プロゲステロン受容体） | 子宮内膜細胞，子宮類内膜腺癌，乳癌 | 核 |
| placental ALP | 絨毛細胞，子宮頸部予備細胞，精上皮腫 | 細胞質 |
| PSA | 前立腺，前立腺癌 | 細胞質 |
| synaptophysin（シナプトフィジン） | 神経内分泌細胞と腫瘍（カルチノイド，神経内分泌細胞，小細胞癌） | 細胞質 |
| thyroglobulin | 甲状腺濾胞上皮と甲状腺癌（濾胞癌，乳頭癌） | 細胞質 |
| TTF-1 | 甲状腺濾胞上皮と癌，肺呼吸上皮，肺腺癌，小細胞癌 | 核 |

> **注意**
>
> **Ki-67抗体，抗PCNA (proliferating cell nuclear antigen) 抗体**
>
> 細胞が増殖する過程で出現する核内蛋白に反応する抗体．腫瘍の増殖能を判定するマーカーとして用いられている．Ki-67抗体はG₁後期，S，G₂，M期の細胞周期に入っているほとんどの細胞の核と反応．PCNAはG₁後期からS期にかけて細胞核内に蓄積する．

> **注意**
>
> ***p53*遺伝子**
>
> 染色体17番短腕に位置する．癌抑制遺伝子として知られ，その変異異常が多くの悪性腫瘍に共通に認められる．悪性腫瘍の細胞核にp53蛋白が過剰発現するため，腫瘍マーカーとして用いられている．

ライドガラスに転写することで，複数の特殊染色や免疫染色が実施できる優れた方法である．

## 8 スクリーニングの実際

### 1）スクリーニングの際に確認すること

①**スクリーニングの目的**：検体提出にあたって，臨床医が求めているものは何かを認識すること．すなわち，悪性細胞の検出か組織型の推定か，あるいは治療効果の判定なのか，それとも細胞以外の病的成分の検出など，検査の目的によって細胞のみかたは異なる．

②**検体の種類**：検体の種類は何か．

③**検体の採取法と標本作製法**：検体の採取法はどのような方法か，またど

のような方法で作製された標本かを必ず確認する．検体の採取法，標本作製法の違いによって細胞所見は異なる．

　④検体の適否：検体は適確に採取され十分量の細胞があるか，乾燥していないか，塗抹の状態はどうか，染色性はどうかなど標本の適否を検鏡の際に必ず確認する．不適切な標本で無理な判定は避けるべきである．

## 2）細胞のみかた

### (1) 正常細胞

　細胞は，核（nucleus）と細胞質（cytoplasm）に分けられる．核は細胞質内に存在し，通常は1個であるが，核の数に応じた細胞の呼び方があり，単核細胞，二核細胞，多核細胞などと呼ばれる．核はヘマトキシリンに染まるクロマチンが存在し，顆粒状で核内に均等分布する．核の辺縁は核縁と呼ばれ，おおむね円形から類円形を呈する．

　核内には核小体（nucleolus）が存在し，RNAにより構成される．核小体はクロマチンに囲まれ，小型円形でエオジン好性に染まる．蛋白合成が盛んなときには数や大きさが増加する．

　細胞の核以外の部分を細胞質と呼び，多数の小器官が存在する．細胞内小器官にはミトコンドリア，小胞体，Golgi装置，ライソゾームなどがあり，一般的に光顕レベルでは鏡検の対象にはならないが，Papanicolaou染色ではミトコンドリアが赤い微細顆粒として，またGiemsa染色ではGolgi装置が核周明庭として認識される．細胞質の外側は細胞膜でおおわれており，隣接細胞との連絡点であるデスモソーム・細胞間橋が形成されている．

### (2) 鏡検に際しチェックすべき所見

　異型細胞を異型細胞として認識するには，正常細胞の細胞形態を基準として，正常細胞と比較することで判断する．したがって，まずは正常細胞の理解が大切である．

### (3) 細胞の種類と形態

#### ①上皮細胞（図Ⅱ-26）

##### a. 重層扁平上皮細胞

　表皮，口腔，喉頭，食道，子宮腟部，尿道の一部に存在する．構成される細胞すべてが基底膜に平行に配列する．核は中心性に位置する．

- **角質層細胞**：無核化した細胞で，鱗片状に薄い細胞質を有する細胞質はエオジンないしオレンジGに染まることが多い．
- **表層細胞**：50μm大の薄い扁平で多稜形の細胞質を有する．細胞質はエオジンないしライトグリーンに染まり，細胞質内に茶褐色に染まるケラトヒアリン顆粒を有するものもある．核は小型円形を呈し，核クロマチンは濃縮状である．
- **中層細胞**：30μm大のライトグリーンに淡染する細胞質を有し，核は円形で10μm大，核クロマチンは細顆粒状である．中層細胞と呼ばれる細胞は，表層細胞に近い扁平なものから傍基底細胞に近い形を示すものま

---

**メモ**

**治療効果**
　放射線治療，抗癌薬治療の効果の様子を細胞像でみる．

**注意**

**病的成分**
　トリコモナス原虫，肺吸虫，カンジダ，クリプトコッカス菌体，アスベスト小体など．

**メモ**

**細胞診染色**
　Papanicolaou染色を基本として，その他種々の染色を施す．

**重要**

**クロマチン**
　クロマチンには異質クロマチンと真正クロマチンがある．異質クロマチンは核膜付近と核小体の周囲にあり，真正クロマチンはその間に分布し，真正クロマチンのほうが代謝は活発で，DNA合成も盛んである．

**メモ**

**ケラトヒアリン顆粒**
　表皮顆粒層の細胞質内に出現する好塩基性顆粒の主構成物質ヒスチジンを多く含む分子量約5万の蛋白質である．ケラチン線維を包み込むように成長し，角化過程に主要な役割を演ずると考えられる．

**重要**

**舟状細胞（navicular cell）**
　妊娠時に多くみられる細胞で，細胞質にグリコーゲンを含む，中層系の細胞．

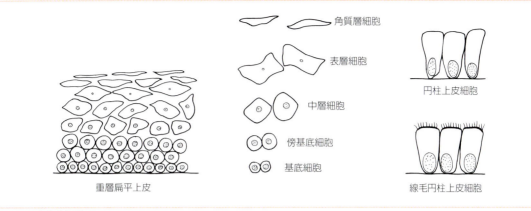

図Ⅱ-26 上皮細胞

で多様である．

- 傍基底細胞：10～30μm大のライトグリーンに好染する類円形から立方形で厚みがある細胞質を有する．細胞質は中層細胞に近い細胞形態を示すものから基底細胞に近いものまで大きさに差がある．核は円形で細顆粒状の核クロマチンを有する．
- 基底細胞：10～15μm大のライトグリーンに好染する類円形の細胞質を有する．核は円形でやや大きく中心性に位置し，N/C比が高い．この細胞が多い場合はエストロゲンの分泌不良で，上皮の成熟が不完全または完全に欠如していることを意味する．最下層に1層しか存在しないため，細胞診での出現は少ない．

b. 円柱上皮細胞（腺細胞）

唾液腺，気管，鼻腔，消化管，子宮頸内膜，子宮体内膜，前立腺などに存在する．細胞は基底膜に直角に配列し，核はこの基底膜側に位置する．

c. 化生細胞

ある組織の分化した細胞が，形態的にも機能的にも他の分化した細胞に置き換わることを化生という．

慢性胃炎の際に，胃粘膜上皮が腸上皮に置き換わるように，多くは慢性炎症に伴うものである．また，乳腺のアポクリン化生は乳腺症の所見の一つで，本来アポクリン分泌をする腺組織が存在しないはずの乳腺に出現する．このように，新たに形成された環境に対する適応と考えられる．

婦人科領域の扁平上皮化生は，慢性頸管炎などに伴って出現する細胞で，円柱上皮が扁平上皮へ置き換わることをいう．化生細胞は平面的なシート状に出現し，ライトグリーンに好染する多辺形の細胞質を有し，しばしば細胞突起をもったり，細胞質の厚みを増したりする．核は扁平上皮細胞に比べて軟らかい感じがする．

d. 再生上皮細胞

組織がなんらかの作用により欠損した場合に，組織が修復するまでの過程

**重要**

エストロゲン

卵胞から分泌され，婦人科細胞診で子宮内膜の増殖や月経周期で扁平上皮細胞の分化を促す．また，肝硬変では女性化乳房の原因となる．

**注意**

終末板（ターミナルプレート）

線毛の付着部にPap染色でピンク色に染まる構造物として存在する．細胞が変性を生じると線毛はしばしば消失するが，終末板は確認することができる．

**メモ**

扁平上皮化生

呼吸器の細胞診領域にもみられる．

に出現する細胞である．放射線治療後，組織の生検後，高度の炎症の際にも認められる．大型で広く淡い細胞質を有する細胞が，平面的にあるいは敷石状に一定方向をもって配列する．核小体の腫大や数の増加が著明である．

### e. 移行上皮細胞（尿路上皮細胞）

腎盂，尿管，膀胱，尿道の一部を被覆する細胞で，尿が膀胱内に充満しているときは2～3層の扁平な細胞で，内腔が空のときは5～6層で多列性の重層を示す．全体としては7層までの移行上皮層の配列が正常とされている．正常の移行上皮層は基底層，中間層，表層の3種類に分類できる．最表層部はアンブレラ細胞（50～150μm，被蓋細胞）と呼ばれる広い細胞質をもつ1～2核の細胞よりなる．

### f. 中皮細胞（単層の扁平上皮）

腹膜，胸膜，心膜，陰嚢膜を被覆する細胞で，静止状態の中皮細胞は単層の扁平な細胞である．物理的刺激によって剥離した場合は，単層扁平状から立方状や円柱状，ときに乳頭状の増生を示すこともあり，反応性中皮細胞と呼ぶ．

## ②非上皮細胞（図Ⅱ-27）

### a. 間質細胞

軟部組織を構成する線維芽細胞，脂肪細胞，また硬組織を構成する骨細胞，軟骨細胞などがある．

- 線維芽細胞：紡錘形の淡い細胞質と，1ないし2個の核小体をもつ類円形核を有する．
- 脂肪細胞：脂肪滴を容れる空胞状の大型の細胞質が特徴的で，核は類円形の小型で辺縁に圧排されている．

### b. 筋細胞

細長い線維状なので筋線維とも呼ばれる．

- 平滑筋細胞：子宮筋層・内臓壁・血管壁を構成する細胞である．硬い組織であるため，細胞は剥離しにくい．長い紡錘形の細胞で，核は紡錘状で線維のほぼ中央にあり，1ないし2個の核小体を有する．
- 横紋筋細胞：骨格筋や心筋を構成する横紋を有する筋細胞である．

### c. 組織球

貪食能を示すので大食細胞（macrophage）とも呼ばれる．単核のものと多核のものがある．

- 単核組織球：類円形ないし腎形にくびれた核を有し，細胞質は広くレース状ないし泡沫状で淡く染色される．
- 多核組織球：小型で類円形の核が多数（数個～数十個）集合しており，核は単核組織球のものと類似している．細胞質は比較的均質で厚みがある．

### d. 血球成分

赤血球，白血球，リンパ球などで，他の細胞の大きさを比較する基準になる．出血があれば赤血球が認められ，急性炎症では好中球が，慢性炎症では

---

**注意**

**再生上皮細胞**

修復細胞ともいい，細胞診領域ではrepair cellと呼ぶこともある．

**重要**

**間質細胞・子宮内膜間質細胞（endometrial stromal cell）**

生理後10日ぐらいみられるもので，間質細胞と内膜細胞で構成されるドーナツ様の細胞集塊をexodusという．

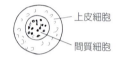

上皮細胞
間質細胞

**重要**

**筋上皮細胞**

乳腺腫瘍などでは，筋上皮細胞の有無が良・悪性の鑑別となり，筋上皮細胞があれば良性のことが多い．

**重要**

**単核組織球**

塵埃細胞，メラニン貪食細胞，ヘモジデリン貪食組織球，泡沫細胞，Gaucher細胞，Niemann-Pick細胞など．

**重要**

**多核組織球**

Langhans巨細胞，ツートン型巨細胞，異物型巨細胞などがある．

**重要**

**血球成分の直径**（μm）

赤血球　7～9
白血球　12
杆状　10～18
分節　10～16
小リンパ球　7～10
大リンパ球　7～16

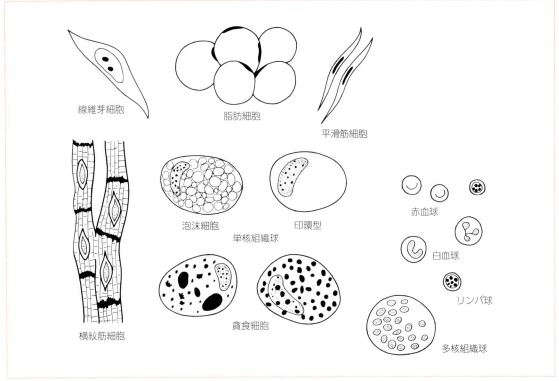

図Ⅱ-27 ｜ 非上皮細胞

リンパ球や組織球が増加する．

### (4) 悪性の判定基準（図Ⅱ-28）

#### ①大きい細胞，核の増大，N/C比（細胞質を分母とした核の面積比）の増大
　大きい細胞，特に核の腫大やN/C比の増大は重要な所見である．

#### ②核クロマチンの増量，凝集，不規則な分布
　悪性細胞は正常細胞に比較して核クロマチンが増量し，異常凝集する傾向がある．核内構造が保たれていて，しかも濃くみえる場合や，核クロマチンの不均等分布は重要所見である．

#### ③核形の不整と核縁の肥厚
　核形の不整，特に立体不整は重要な所見である．また，正常細胞に比較して核縁が肥厚する傾向がある（核膜にクロマチンが付着した状態で，湿固定で認めやすいが，乾燥固定ではみえにくい）．

#### ④核小体の増加と腫大
　蛋白合成の促進を反映する．悪性細胞にもみられるが，再生上皮細胞や反応性変化でも認められる．

#### ⑤核分裂像
　細胞の盛んな増殖を示し，悪性細胞でより著明である．核分裂像を多数認める場合は悪性が示唆される．

> **重要**
> N/C比（核/細胞質比）
> 　核と細胞質との面積比を示し，悪性判定基準の重要な指標である．悪性細胞では核の腫大がみられ，「N/C比が大きい，高い，増大する」などと表現する．

> **重要**
> クロマチンパターン
> 　クロマチンの量，クロマチンの構造，クロマチンの分布などの所見を検討する．細顆粒状，粗顆粒状，濃縮状，融解状などと表現する．

> **重要**
> 核分裂（細胞周期）
> p.12～13を参照．

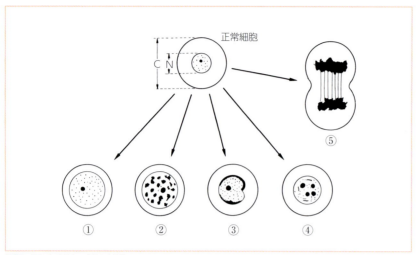

図Ⅱ-28 | 悪性の判定基準
①〜⑤の説明はそれぞれ本文（p.45の①〜⑤）に対応

## (5) 背景のみかた

　背景の所見によって，細胞を観察する前に病変を推定できることもあるため重要である．背景はきれいか，壊死物質や壊死細胞の出現はないか，出血を示唆する所見（ヘモジデリン沈着，ヘモジデリンを貪食した組織球の存在）はないか，また遊走細胞（好中球，リンパ球，形質細胞，組織球），粘液様物質などの所見はどうかを確認する．

## (6) 細胞が集塊で出現したときのみかた（図Ⅱ-29）

　細胞集塊は良性・悪性いずれにも出現する．細胞集塊の構成が立体的（重積性）な場合，その形状により乳頭状，管状（腺腔構造）と呼ばれ，腺癌などにみられる．また組織構造に類似した細胞集塊が形成されることがあり，組織型や分化度を推定できる場合も少なくない．細胞集塊をみつけたら，必ず構築，細胞異型を中心に細かく観察する必要がある．

### ①細胞の重積性

　細胞の異常増殖，腫瘍性増殖を示唆する所見で，腺癌などにみられる柵状（palisade）構造，ロゼット（rosette）形成，蜂巣状（honey comb）構造，乳頭状（papillary）構造，管状（tubular）構造などがある．

### ②配列の不規則性と極性の乱れ

　細胞集塊を形成する細胞の不規則な配列や極性の乱れが著しい場合は，悪性を示唆する所見である．

### ③対細胞（細胞相互封入像）

　1個の細胞がもう1個の細胞を取り囲むような様子をいい，細胞増殖が盛んであることを示唆する．

### ④真珠形成（pearl formation）

　悪性細胞の真珠形成を癌真珠（角化真珠）と呼び，扁平上皮癌に認められる．良性細胞によって形成される良性真珠との鑑別が必要である．

---

**重要**

壊死
　細胞の死は，壊死とアポトーシス（apoptosis）に分けられる．アポトーシスとはプログラムされた細胞死のこと．

**重要**

ヘモジデリン貪食組織球
　肺胞内出血または肺うっ血により生じたヘモジデリンを貪食した大食細胞で，心不全による肺うっ血があるときに出現することから，心不全細胞ともいう．

**注意**

核の柵状配列（palisade）の形成
　核が横に1列に並ぶ——神経鞘腫などに特徴的．
　高円柱状の腫瘍細腫が横に1列に並ぶ——大腸や子宮頸部の高分化腺癌などに特徴的．

**注意**

ロゼット（rosette）形成
　管腔を囲む放射状の配列（Flexner rosette）．網膜芽腫，上衣腫などに特徴的である．

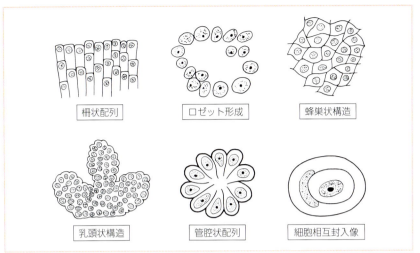

図Ⅱ-29 | 細胞が集塊で出現したときのみかた

### ⑤細胞構築

腺上皮由来では腺腔構造を示す．腺癌の場合，管腔形成の明らかなものを高分化，明らかでないのを低分化と分類する．特殊な構造に篩状（cribriform）構造，粘液球（mucous ball）などがある．扁平上皮由来では角化や細胞間橋が特徴である．

## (7) 組織型の推定

悪性細胞と判定した場合，次に組織型の推定を行う．組織型の推定を行う場合，腫瘍細胞の分化傾向を見出して鑑別する．悪性細胞の分化傾向が原発母細胞に顕著なものを高分化型，分化傾向が乏しいものを低分化型，まったく分化傾向を欠くものを未分化型と呼ぶ．

### ①扁平上皮癌（図Ⅱ-30）

角化型（高分化）扁平上皮癌は，弧立散在性に出現し，核は濃縮状，融解状に濃染し，核内構造は不明瞭であることが多い．細胞質はオレンジGないしエオジンに好染する．核を中心に層状（角化傾向の一種と考えられ，細胞質内にほぼ同心円状の構造）の構造を示し，ライトグリーンに染色されることもある．背景が壊死性で，細胞の破片や脱核無核細胞が出現し，ヘビ型，線維型，オタマジャクシ型と表現されるような奇異で多彩な像を示し，ときに癌真珠を認める．

非角化型（低分化）扁平上皮癌は，N/C比の高い腫瘍細胞が流れるように配列する細胞集塊を認める．核形は類円形不整で，クロマチンは細顆粒状ないし粗顆粒状を示すことが多い．核小体の目立つものでは不整な形を示すものが多い．

### ②腺癌（図Ⅱ-30）

高分化型腺癌では，乳頭状ないし管腔状の重積性のある細胞集塊として出現しやすい．核は類円形から不整形を呈し，偏在性である．核小体は類円形

---

**注意**

偽ロゼット（pseudo-rosette）形成

管腔をもたない放射状の配列（Homer-Wright rosette）．髄芽腫，神経芽腫などに特徴的である．

**注意**

分化傾向

腫瘍細胞が組織の形態，機能を多少とも示すことをいう．分化傾向は個々の細胞（特に細胞質に変化がみられる）に現れるほか，細胞構築にも現れる．

**注意**

同心円状配列（onion-skin arrangement）形成

玉ねぎの切り口状の渦巻き様配列．髄膜腫に特徴的である．

**重要**

癌真珠形成（cancer pearl formation）

悪性基準を満たす扁平上皮細胞が角化物質塊を中心に玉ねぎ状に取り巻いて出現する．角化型扁平上皮癌にみられ，良性真珠形成との鑑別を要する．

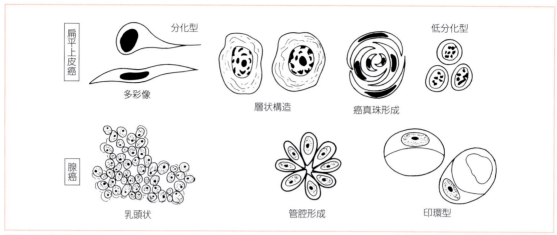

図Ⅱ-30｜扁平上皮癌と腺癌

で，小型ないし中型で目立つことが多い．細胞質はライトグリーンに淡染性で，比較的広く，レース状あるいは泡沫状を呈し，ときに粘液を含む．

低分化型腺癌では腺腔形成の傾向に乏しく，充実性，髄様，硬性と呼ばれる配列がみられ，また孤立散在性にも出現する．

#### 文献

1) 杉山裕子・他：子宮頸部細胞診精度管理における自動スクリーニング支援システムの有用性について．日臨細胞誌，57(1)：19-34, 2018.
2) 田中　昇：細胞診スクリーニングの自動化―特にThe state of the art―．病理と臨床，20（臨時増刊号）：124-135, 2002.
3) 上野喜三郎：細胞診断の精度管理．病理と臨床，20（臨時増刊号）：126-142, 2002.
4) 平井康夫：ベセスダ・システム2001と細胞診自動化．臨床検査，46(6)：663-667, 2002.

（古谷津純一・藪下竜司・山村彰彦）

# 各論

| | | | | | |
|---|---|---|---|---|---|
| **A** | 婦人科 | 50 | **H** | 体腔液 | 271 |
| **B** | 呼吸器 | 129 | **I** | リンパ節 | 294 |
| **C** | 唾液腺 | 154 | **J** | 造血器（骨髄） | 326 |
| **D** | 消化器 | 166 | **K** | 骨・軟部腫瘍 | 336 |
| **E** | 甲状腺 | 218 | **L** | 中枢神経 | 357 |
| **F** | 乳腺 | 231 | **M** | 小児腫瘍 | 375 |
| **G** | 泌尿器 | 251 | | | |

# A 婦人科

## 1 組織発生

男女ともに胎生第4週頃から体腔上皮と中胚葉性間葉からなる生殖堤が出現し，そこに原始生殖細胞が侵入して生殖腺が発生する．Y染色体を欠く女性では胎生第7週以降に皮質が形成され，やがて原始卵胞が出現する．

男女ともにもっている2対の生殖管（Wolff管とMüller管からなる）のうち，女性の場合はMüller管の頭側から卵管が形成され，Müller管の尾側は胎生第3カ月に癒合して子宮と腟の上部が形成される．尿生殖洞の後壁が隆起して洞腟球となり，腟の下部を形成する．Wolff管は，男性の場合は精巣上体管や精管を形成するが，女性では退縮する．すなわち，卵管，子宮および腟上部は左右のMüller管が癒合して形成される．

> **メモ**
> 女性生殖器：卵巣，卵管，子宮，腟，外陰

> **メモ**
> Müller管：女性性器を形成
> Wolff管：男性性器を形成

## 2 構造と機能（図A-1〜5）

### 1）外陰（vulva），腟（vagina）

外陰は恥丘，大陰唇，小陰唇，バルトリン腺，腟前庭が含まれ，表面は重層扁平上皮でおおわれる．

腟は外陰と子宮の間にある管状の器官で，上方の子宮頸部からみると子宮腟部，そしてその後方に後腟円蓋部と続く．下方は腟口から腟前庭へと続く．腟壁の構造は内腔側から，角化のない重層扁平上皮からなる粘膜上皮層，粘膜固有層，筋層，外膜から構成される．胎生期からの腟上皮の形成には，癒合した左右のMüller管（本来は円柱上皮）と泌尿生殖洞（重層性の尿路上皮），それぞれの上皮成分が関係している．

腟粘膜上皮は図A-2のようにグリコーゲンに富み，組織標本では明るくみえる．まれに腟腺症（adenosis）といい，部分的に円柱上皮がみられることがある．粘膜固有層と外膜は線維性（緻密）結合織からなり，筋層は平滑筋からなる．

### 2）子宮（uterus）

子宮は小骨盤腔の中央に位置する．西洋梨を前後に扁平にした形の筋性器官で，内腔（子宮腔）は7〜8 cmの長さで，内子宮口を境に上2/3を子宮体部（corpus uteri），下を子宮頸部（cervix uteri）と呼ぶ（図A-3）．

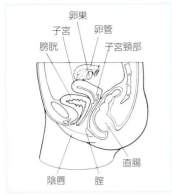

図 A-1 | 女性生殖器（矢状断）

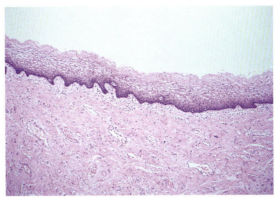

図 A-2 | 正常の腟壁構造
腟粘膜上皮は角化を伴わない重層扁平上皮で，下方に緻密な線維性結合織からなる粘膜固有層がみられる．（HE 染色　弱拡大）

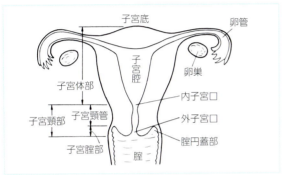

図 A-3 | 女性生殖器の構造（冠状面）

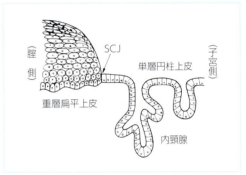

図 A-4 | 子宮頸部の粘膜上皮

## (1) 子宮頸部

　子宮頸部は腟部（外頸部）と内頸部からなり，腟に近いほう（腟部）が重層扁平上皮領域，子宮体部に近い方（内頸部）が円柱上皮領域である．重層扁平上皮・円柱上皮の移行部はホルモン状態により変化する（図 A-4）．

　組織学的に腟部は非角化重層扁平上皮でおおわれる．基底部にはN/C比大の立方状細胞が整然と並び，中層，表層と順にN/C比は小さくなる．すなわち細胞質は広く，核は徐々に濃縮するように小さくみえる．強拡大では，上皮細胞間の細胞間橋がみえる．内頸部は単層円柱上皮におおわれ，表面上皮と連続して内頸腺（頸管腺）がみられる．

## (2) 子宮体部

　子宮体部の壁は子宮内腔側から，子宮内膜（endometrium），子宮筋層（myometrium），子宮外膜（漿膜）（perimetrium）の順で構成されている．

　子宮内膜は，被覆上皮，子宮内膜腺，子宮内膜間質からなる．被覆上皮と子宮内膜腺は1層あるいは偽重層性の円柱上皮からなるが，線毛円柱上皮細胞と分泌機能を有する腺細胞からなる．子宮内膜は基底層と機能層に分けられ，基底層は月経時にも剥離せずに残る．機能層は月経周期によって変化し，以下のように周期性に形態が変化し，月経時には剥脱する．

> **メモ**
>
> 扁平・円柱上皮境界
> (squamo-columnar junction；SCJ)
>
> 　子宮腟部（外頸部）の重層扁平上皮と子宮頸管（内頸部）の単層円柱上皮の境（移行部）．

> **重要**
>
> 　子宮頸部の固有間質は線維性結合組織で，筋層はなく，血管を含む子宮傍結合組織に移行しているようにみえる．この部分は子宮頸癌の直接浸潤の際に重要なので記憶しておいていただきたい．

表 A-1 | 子宮内膜周期

| 増殖期内膜 (proliferative phase endometrium) | | | |
|---|---|---|---|
| 中間期内膜 (interval phase endometrium) | 排卵 | | |
| 分泌期内膜 (secretory phase endometrium) | 分泌期初期（排卵後2～5日） | | |
| | | 16日（排卵後2日） | 腺管の50％以上に核下空胞．偽重層，核分裂像がある． |
| | | 17日（排卵後3日） | 核下空胞が著明．核は一列に並ぶ．分裂像は目立たない． |
| | | 18日（排卵後4日） | 核下・核上空胞（空胞が内腔の方へ移動）．分裂像はまれ． |
| | | 19日（排卵後5日） | 空胞少ない．腺腔内への離出分泌． |
| | 分泌期中期（6～8日） | | |
| | | 20日（排卵後6日） | 腺管内分泌物が最も豊富． |
| | | 21日（排卵後7日） | 間質浮腫が始まる． |
| | | 22日（排卵後8日） | 間質浮腫が最も著明． |
| | 分泌期後期（排卵後9～14日） | | |
| | | 23日（排卵後9日） | らせん動脈周囲の間質細胞に脱落膜化． |
| | | 24日（排卵後10日） | さらにらせん動脈が目立つ（カフ状）． |
| | | 25日（排卵後11日） | 間質表層の偽脱落膜化，島状の偽脱落膜化胞巣． |
| | | 26日（排卵後12日） | 偽脱落膜化胞巣の癒合． |
| | | 27日（排卵後13日） | 緻密層の形成． |
| | | 28日（排卵後14日） | 間質に赤血球，顆粒球． |
| 月経期内膜 (menstrual endometrium) | | | |

子宮内膜周期は，
- 増殖期内膜（proliferative phase endometrium）
- 中間期内膜（interval phase endometrium）
- 分泌期内膜（secretory phase endometrium）
- 月経期内膜（menstrual endometrium）

の4つに分けられ，中間期には排卵がある．そして分泌期に入ると，毎日のように子宮内膜腺と間質に特徴的な変化がみられるので，日付診（排卵後の日数を判定すること）が可能である（表 A-1）．

なお，増殖期に関しては，増殖期初期には1層性の上皮からなる内膜腺が直線状に配列し，後期には偽重層性の上皮からなる子宮内膜腺が蛇行してみえ，分裂像が認められる．分泌期にみられる間質細胞の脱落膜化などの変化はなく，子宮内膜腺および間質において組織学的に日付が特定できるような明瞭な周期性変化はみられない．したがって，増殖期子宮内膜の日付診はできない．

子宮筋層は平滑筋組織からなり，子宮筋腫など非上皮性腫瘍の発生や子宮内膜癌の浸潤の判定の際に重要である．

子宮壁の最外層は1層の扁平化した中皮細胞からなる漿膜（臓側腹膜）におおわれている．さらに子宮漿膜は膀胱子宮窩，直腸子宮窩（ダグラス窩）において壁側の腹膜に移行している．

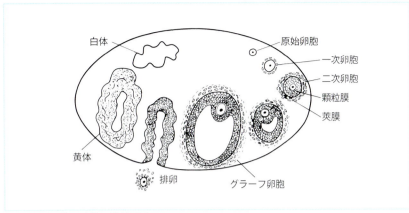

図 A-5 | 卵胞の成熟と黄体形成

> **重要**
> 卵巣腫瘍の組織由来
> 　正常の卵巣・卵管・腹膜の構造（表面上皮，腹膜中皮，卵胞，卵管采など）を知ることにより，それらに由来する腫瘍性疾患について理解できる．
> 　WHO 分類（2014 および 2020）によれば卵巣上皮性腫瘍［WHO（2003）では表層上皮性・間質性腫瘍とされていたもの］の一部は，卵管采や腹膜［特に漿液性卵管上皮内癌（serous tubal intraepithelial carcinoma；STIC）］と関連する可能性がある．

> **重要**
> 　卵巣の上皮性腫瘍の由来は，卵巣表層上皮，卵管采あるいは子宮内膜症と考えられている．特に卵管采付近の腹膜中皮と卵管上皮が接する部分が卵巣に多い高異型度漿液性癌の発生と関係があるといわれている．

## 3）卵巣・卵管（図 A-5）

　正常卵巣の大きさは個人差や年齢により変化するが，閉経前の成人女性では手の親指の末節関節より先の部分と同じくらいである．肉眼的に表面と割面を観察すれば，皮質は黄色調で，大小の卵胞，黄体，白体などがみられる．髄質には卵巣網，門細胞，疎な結合織などがみられる．

##  細胞診検体の採取・処理法

### 1）子宮頸管細胞の採取

#### (1) 子宮頸管細胞採取器具

　一般的に使用されている採取器具には，綿棒，サーベックスブラシ，ブラシなどがある（図 A-6, 7）．サーベックスブラシは液状化検体細胞診（liquid based cytology；LBC）の採取器具としても使用されている．

##### ①綿棒採取法の要点と塗抹の注意点

　日常家庭で使用している綿棒と同様である．細胞採取時に細胞が乾燥しないように綿球に生理食塩水を軽く吸着させて，余分な生理食塩水を除去するため空気中で1～2回強く振る．上記の操作後，子宮頸管内を8～10回回転させ擦過する．綿棒をスライドガラスに軽く叩くように塗抹し，ただちに95％エタノールで固定する．生理食塩水が過剰だとスライドガラスに細胞が塗抹されにくいので注意する．

##### ②ブラシ採取法

　先端がブラシ状の器具で，頸管内に挿入し3～4回程度擦過する．過剰な擦過は出血を招き，その後の検査に支障をきたす恐れがあるので注意する．側面を回転させながらスライドガラスに塗抹し，ただちに95％エタノールで固定する．

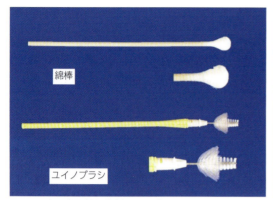

図 A-6 | 子宮頸管細胞採取器具①

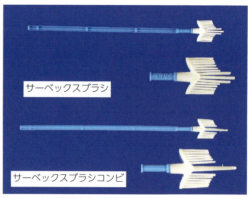

図 A-7 | 子宮頸管細胞採取器具②

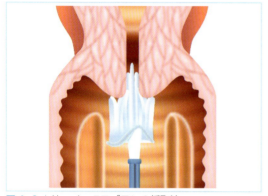

図 A-8 | サーベックスブラシの採取法
(BD, the BD Logo are trademarks of Becton, Dickinson and Company.c [2019] BD and its subsidiaries. All rights reserved.)

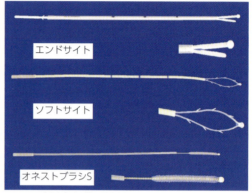

図 A-9 | 子宮内膜細胞採取器具

### ③サーベックスブラシの採取法（図 A-8）

#### a. 直接塗抹法

　子宮頸部に軽く押し当て時計回りに5回転させ擦過する．ブラシ先端部をスライドガラスに回しながら塗抹し，ただちに95％エタノールで固定する．

#### b. 液状化検体細胞診法

　子宮頸部に軽く押し当て時計回りに5回転させ擦過する．サーベックスブラシをバイアル（固定液）に入れ，ブラシ先端部が固定液に浸かっていることを確認後，軸を引き抜きバイヤルの蓋をしっかりと締める．ブラシ先端部をバイヤルに残さない方法もあるので注意する．

## 2) 子宮内膜細胞の採取

### (1) 子宮内膜細胞採取器具

　一般的に使用されている方法は，擦過法と吸引法がある．擦過採取器具にはエンドサイト，エンドサーチ，ソフトサイト，オネストブラシなど，吸引採取器具には増淵式吸引チューブなどがある（図 A-9）．直接塗抹法が標準的であるが，採取細胞を生理食塩水に浮遊させた後に遠沈塗抹する方法なども

行われている．近年，細胞保存液に浮遊させLBC法により標本作製する方法も検討されている．

#### ①吸引法
子宮腔内にチューブを挿入し，シリンジを用いて複数回吸引を繰り返す．シリンジ内を陰圧にすることで子宮内膜をチューブ内に吸引する．チューブを抜き，スライドガラス上にシリンジで内容物を押し出し，すり合わせ法にて塗抹し，ただちに95％エタノールで固定する．

#### ②擦過法
子宮腔内に器具を挿入し，外筒より先端を出し2～3回転させる．先端を外筒内に戻し器具を抜き，先端部を出しスライドガラスに塗抹し，ただちに95％エタノールで固定する．

### 3）LBC（liquid based cytology）
固定保存液に細胞を浮遊させたのち，細胞を回収，塗抹する方法である．

密度勾配遠心法，比重遠心法，フィルター転写法を応用したもので，手技的に個人差のない標本を作製でき，自動細胞判読装置によりスクリーニングの自動化，精度管理に使用することができる．

## 婦人科疾患の特徴

### 1）臨床的特徴
産婦人科領域の組織・臓器（卵巣・卵管・子宮など）はホルモン環境により変化する．すなわち，婦人科疾患では，女性ホルモン（エストロゲンとプロゲステロン）のバランス，性周期などの影響を考える必要がある．

子宮（体部）内膜の細胞・組織診断に必要な臨床情報として，年齢，月経・妊娠・分娩歴，主訴・現病歴，その他（BBTなど）のような項目があげられる．

次に，卵巣腫瘍の病理診断に必要な臨床情報として，年齢・家族歴・既往歴・現病歴など，術中にみられた腫瘍の性状・両側発生の有無，腫瘍マーカー値，臨床診断と鑑別診断などを確認しておくことが大切である．また，術前に生検ができない卵巣腫瘍の術中迅速診断においては，細胞診の併用が有効である．

外陰，腟では，表皮，真皮，皮下組織があるので，他部位の皮膚と同様の皮膚疾患（炎症，腫瘍など）が起こりうる．さらにバルトリン腺などの分泌腺に発生する疾患がある．

### 2）発生要因
内因として，産婦人科領域では特に内分泌障害が大切である．

外因として，真菌（カンジダ），トリコモナス，ヘルペスウイルスなどの感染症，子宮頸癌の原因となるヒトパピローマウイルス（HPV）などが重要で

---

**重要**

**女性ホルモンの分泌**

視床下部からの卵胞刺激ホルモン放出ホルモン（FSH-RH），黄体刺激ホルモン放出ホルモン（LH-RH），下垂体前葉からの卵胞刺激ホルモン（FSH），黄体刺激ホルモン（LH）の分泌により，卵巣からエストロゲン，プロゲステロンの分泌が調節されている（フィードバック機構）．すなわち，ホルモン過剰状態では負のフィードバックにより，FSH，LHあるいはFSH-RH，LH-RHは抑制されるが，閉経後（更年期）には正のフィードバックによりこれらは高値を示す．

ある.

### 3）病理学的特徴

　子宮頸部では，頸癌の発生についてHPV感染の関与が大きいことが証明され，細胞診，組織診ともにHPV感染による形態学的変化を知ることが重要である．頸部腺癌においてもHPV感染に関係するものが多いが，近年，胃型粘液性癌などのHPV感染と無関係に発生する頸部腺癌も知られるようになってきた．

　子宮内膜では生理的な周期性変化，月経，妊娠などによる変化自体だけでなく，病変の修飾が加わることもあり，さらに子宮体癌の浸潤に関しては子宮内膜と筋層との境界部の不明瞭さ，子宮内膜症（腺筋症）に発生する癌などが判定において問題となる．

　卵巣では発生する腫瘍の種類の多さとそのための診断基準の複雑さが問題となる．卵管は卵巣漿液性癌の発生母地として最近注目を浴びている．

## 5　婦人科疾患（子宮頸部）の臨床・病理・細胞診

### 1）臨床

　子宮頸部にはHPV感染に代表される性感染症があり，それによる子宮頸部の異形成，癌の症例が増加している．それを予防するための細胞診検査，遺伝子検査が広く実施され，ワクチン接種も話題になっている．細胞診の基礎をつくった子宮頸部細胞診は現在も重要な地位を占めている．

### 2）正常組織および正常細胞・良性成分

#### ●扁平上皮細胞

#### （1）組織所見

　腟から連続して外頸部をおおう重層扁平上皮（図A-10a）は内頸部の円柱上皮（図A-10c）に移行するが，円柱上皮部分に扁平上皮化生（図A-10b）を伴うことがある．本来の重層扁平上皮と接して化生上皮が存在する場合と，両者の間に正常の円柱上皮を挟んで円柱上皮領域のなかに化生上皮がみられる場合がある．

　表層から中層の重層扁平上皮では核周囲の細胞質が明るく抜けてみえる部分がしばしば認められ，斜子織模様と呼ばれる（図A-11）．

#### （2）細胞所見

##### ①表層細胞（superficial cell）（図A-12a）

　最も成熟した扁平上皮細胞である．直径40〜50μm程度の多稜形の細胞であり，細胞質は薄く，エオジン好染性である．核は類円形，小型（5〜6μm），濃縮状で中心性に位置する．細胞質内に黒褐色のケラトヒアリン顆粒がみられることがある．

> **重要**
> 
> 子宮頸部の扁平上皮異常の細胞診を理解するうえで扁平上皮化生は重要で，特に子宮頸部上皮内腫瘍（CIN）との区別を確実にしなければならない．

> **注意**
> 
> 斜子織模様
> 
>
> 
> 絹織物の模様の一つ．縦横に数本の糸を打ち込んでつくる．コイロサイトーシスと区別することが必要である．

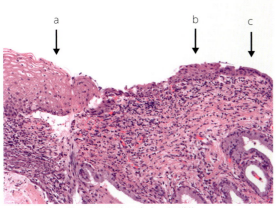

図 A-10 | 正常子宮頸部表面上皮の組織像
a：重層扁平上皮，b：扁平上皮化生，c：円柱上皮でおおわれる．子宮頸部組織で下方に拡張した頸管腺がみられる．（HE染色　弱拡大）

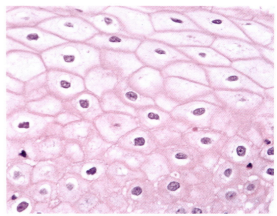

図 A-11 | 正常重層扁平上皮の組織像（斜子織模様）
（HE染色　強拡大）

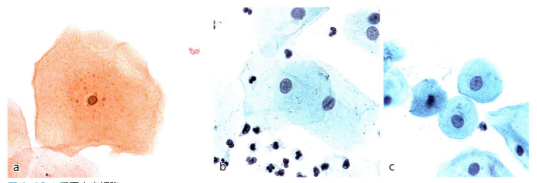

図 A-12 | 扁平上皮細胞
a：表層細胞，b：中層細胞，c：傍基底細胞．（a, b, c：子宮腟部，綿棒　Pap染色　強拡大）

### ②中層細胞（intermediate cell）（図 A-12b）

　直径40μm程度の多稜形〜類円形の細胞である．細胞質は薄く，ライトグリーン好染性である．核は類円形，8μm程度の大きさで，中心性に位置し，クロマチンは微細顆粒状で均等に分布する．プロゲステロンの作用により細胞質内に黄緑色調のグリコーゲンが観察されることがあり，特に妊娠時には舟状細胞（navicular cell）と称される細胞が観察される．

### ③傍基底細胞（parabasal cell）（図 A-12c）

　未熟な扁平上皮細胞であり，低エストロゲン状態を反映している．直径20〜30μm程度の類円形の細胞で，孤立散在性またはシート状集塊で出現する．細胞質は中層細胞よりも厚く，ライトグリーンに好染性である．核は類円形，8μm程度の大きさで，中心性に位置し，クロマチンは微細顆粒状で均等に分布する．

**注意**

傍基底細胞がシート状集塊にて出現した際にはHSILとの鑑別を要することがある．クロマチンの増加や核異型がないことが鑑別のポイントである．

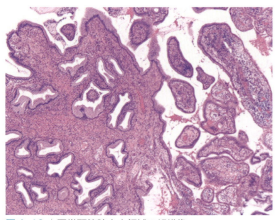

図 A-13 | 正常頸管腺上皮領域の組織像
左方の分枝を示す腺管状の部分と右方は乳頭状にみえる部分である．このように子宮頸管腺は正常でも分枝状腺管や乳頭状にみえるので，上皮性腫瘍性病変の診断では注意が必要である．（HE 染色　弱拡大）

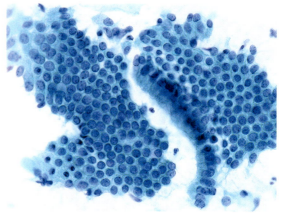

図 A-14 | 正常頸管腺細胞
集塊の中央部には蜂巣状構造がみられ，核間距離は均等である．集塊辺縁に認められる柵状配列では核の極性が保たれている．（子宮頸部：擦過　Pap 染色　強拡大）

## ●頸管腺細胞（endocervical cell）

### (1) 組織所見（図 A-13）

分枝を示す腺管状の部分と乳頭状にみえる部分がある．このように子宮頸管腺は正常でも分枝状腺管や乳頭状にみえるので，上皮性腫瘍性病変の診断では注意が必要である．

### (2) 細胞所見（図 A-14）

核が偏在した高円柱状の細胞が集塊状に出現することが多い．集塊中央では蜂巣状配列（honeycomb pattern），辺縁では柵状配列が観察される．細胞質はレース状でライトグリーンに淡染し，粘液を豊富に含んだ箇所は空胞状となる．核は類円形，10μm 程度の大きさで，クロマチンは微細顆粒状で均等に分布し，小型の核小体がみられることがある．

## ●組織球（histiocyte）（図 A-15, 16）

単〜多核の大小さまざまな類円形の細胞で，月経時，閉経後，慢性炎症時に孤立散在性に出現する．細胞質はライトグリーンに淡染し，小空胞状や泡沫状で異物を貪食していることがある．核は腎形や類円形で，偏在性に位置することが多い．クロマチンは微細顆粒状で均等に分布し，小型の核小体を認めることがある．

## ●デーデルライン桿菌（Döderlein's bacillus）（図 A-17）

主として Lactobacillus 属（乳酸菌）から構成される腟内常在細菌で，分泌期後期で多数観察される．発見者の Döderlein にちなんで名付けられた．本菌は扁平上皮のグリコーゲンを栄養源として生息し，乳酸を産生して腟内 pH を酸性に保ち，雑菌の繁殖を防ぎ，腟内の自浄作用を担っている．

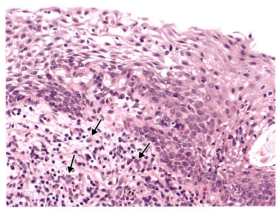

図 A-15 | 慢性非特異性子宮頸管炎の組織像
重層扁平上皮には海綿状変化があり，組織球（↑），リンパ球を主体とした炎症細胞浸潤を伴っている．下方の間質にもリンパ球，形質細胞，組織球を含む炎症細胞浸潤がある．（HE 染色　強拡大）

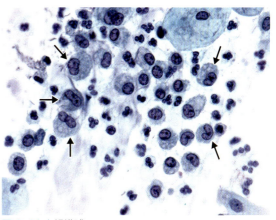

図 A-16 | 組織球
単核の組織球（↑）．細胞質は泡沫状で核は腎形で偏在している．（子宮腟部：綿棒　Pap 染色　強拡大）

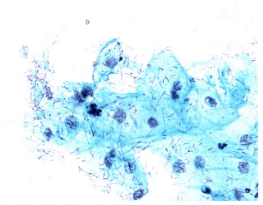

図 A-17 | デーデルライン桿菌
ヘマトキシリン好性の桿菌が多数観察される．分泌期後期の像である．（子宮腟部：綿棒　Pap 染色　強拡大）

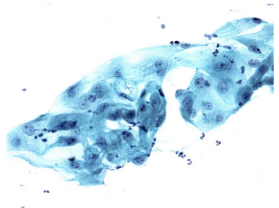

図 A-18 | 組織修復細胞
流れがあるシート状の大型の集塊である．核の大小不同，核小体を認める．N/C 比は低い．（子宮腟部：綿棒　Pap 染色　強拡大）

## ●組織修復細胞（tissue repair cell）（図 A-18）

　紡錘形の大型細胞で，一定方向に流れがあるシート状集塊として出現する．細胞質はレース状でライトグリーンに淡染〜濃染し，細胞境界は不明瞭である．核は類円形，10〜20 μm 程度で大小不同があり，中心性に位置する．クロマチンは微細顆粒状で均等に分布し，大型の核小体を認める．細胞増殖能を反映し，核分裂像がみられることもある．

**注意**
組織修復細胞は，ときに癌細胞との鑑別を要する．クロマチンの増量に乏しいこと，N/C 比が低いことが鑑別のポイントとなる．

## ●扁平上皮化生細胞（squamous metaplasia）（図 A-19, 20）

　細胞質に突起を有し，直径 20〜30 μm 程度の多稜形の細胞で敷石状に配列する．細胞質はレース状でライトグリーンに濃染性を示す．核は類円形，8 μm 程度の大きさで，中心性に位置し，クロマチンは微細顆粒状で均等に分布，小型の核小体を認めることがある．傍基底細胞に類似しており，軽度の核腫

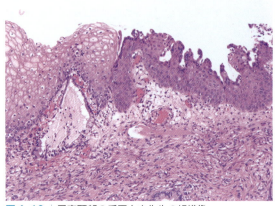

図 A-19 | 子宮頸部の扁平上皮化生の組織像
左側は正常の重層扁平上皮でおおわれ，右側は表面に円柱上皮成分を伴う扁平上皮化生がみられる．（HE 染色　強拡大）

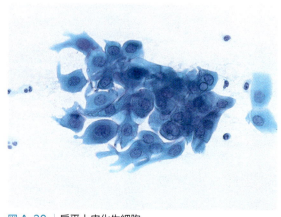

図 A-20 | 扁平上皮化生細胞
敷石状に配列し，細胞質に突起を認める．（子宮腟部：綿棒　Pap 染色　強拡大）

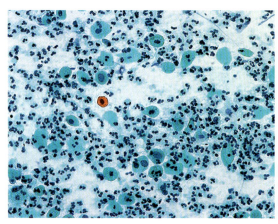

図 A-21 | 萎縮性腟炎の細胞像
傍基底細胞主体で多数の好中球がみられる．ライトグリーン好性の変性物，オレンジ G 好性の傍基底細胞がみられ，核は破砕像や濃縮像を呈している．（子宮腟部：綿棒　Pap 染色　弱拡大）

大や核縁の肥厚，クロマチン増量を伴うこともある．

## ●萎縮性腟炎（atrophic vaginitis）（図 A-21）

　傍基底細胞が主体で，多数の好中球などの炎症細胞，顆粒状のライトグリーン好性の変性物を認める．乾燥変性によって傍基底細胞の細胞質がオレンジ G 好性化，核が濃縮状，破砕状を呈することがある．

## ●濾胞性頸管炎（follicular cervicitis）（図 A-22, 23）

　小型（成熟）リンパ球を主体とし，中〜大型の分化段階の未熟リンパ球が多数出現する．また異物を貪食した組織球（tingible body macrophage）も認められる．リンパ腫との鑑別を要する．リンパ腫ではクロマチンの増量や核小体を認め，腫瘍細胞は均一に出現し，tingible body macrophage を認めないことが多い．

> **注意**
> 　萎縮性腟炎では，背景のライトグリーン好染の変性物を壊死物質やトリコモナスと，濃縮状核を扁平上皮癌の核所見としないよう鑑別を要する．

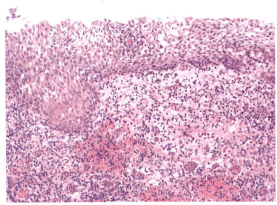

図 A-22 濾胞性頸管炎の組織像
浮腫状にみえる重層扁平上皮内および間質に、リンパ球主体の炎症細胞浸潤がみられる。(HE染色　強拡大)

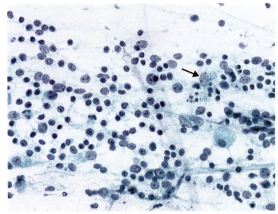

図 A-23 濾胞性頸管炎の細胞像
多数のリンパ球と tingible body macrophage (↑) を認める。(子宮腟部：綿棒　Pap染色　強拡大)

## 3) 感染症

### ●ヒトパピローマウイルス (human papilloma virus；HPV) 感染

　HPV感染症は性感染症として、また子宮頸癌の原因として重要である。HPVの型としては、16、18、31、51などが発癌と関係している。細胞診判定上のポイントは、コイロサイト (p.63参照)、二核細胞、不鮮明 (smudgy) 核、錯角化細胞の存在をみつけることである。

### ●カンジダ (*Candida albicans*) (図 A-24)

　エオジンに好染する仮性菌糸と分芽胞子からなる。仮性菌糸は2〜3μm程度の太さで、そのつなぎ目はくびれている。分芽胞子は楕円形で、一部分がごくわずかに白く抜ける。

### ●腟トリコモナス (*Trichomonas vaginalis*) (図 A-25)

　15〜30μm程度の洋梨形〜類円形の原虫であり、孤立散在性または扁平上皮細胞の周囲に群がって出現する。虫体はその辺縁が不明瞭で、細胞質はライトグリーン好性、赤色の小顆粒を認めることがある。核は小さく三日月形〜類円形で、染色性がきわめて不明瞭なのが特徴的である。さらに炎症性変化として、細胞質の好酸性化、核の周囲明庭、軽度腫大や無染色化を伴う扁平上皮細胞が観察される。

### ●単純ヘルペスウイルス (herpes simplex virus) (図 A-26)

　細胞融合により多核化したN/C比の高い大型細胞である。核は腫大し、互いに圧排して密集した状態で観察される。クロマチンが核縁に付着凝集するため、核はスリガラス状 (無構造化) を呈する。核内に好酸性封入体や好塩基性封入体が観察されることがある。

> **メモ**
>
> 錯角化 (parakeratosis) 細胞
> 　小型の扁平上皮細胞で、エオジンないしオレンジGに細胞質が染まる。濃縮上の核を呈することが多い。

> **メモ**
>
> キャノンボール
> 　腟トリコモナス感染症では、背景に多数の好中球、デーデルライン桿菌に代わって球菌状の雑菌が認められることが多い。また、キャノンボールと称される好中球の球状集塊が観察されることもある。

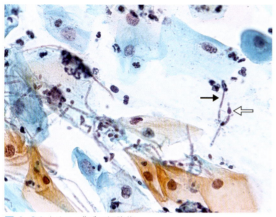

図 A-24 | カンジダの細胞像
赤褐色の仮性菌糸（↑）と芽胞（⇧）を認める．菌糸のつなぎ目が白く抜けてみえる．背景の扁平上皮細胞には，細胞質の好酸性化，核の周囲明庭と軽度腫大などの炎症性変化がみられる．（子宮腟部：綿棒　Pap 染色　強拡大）

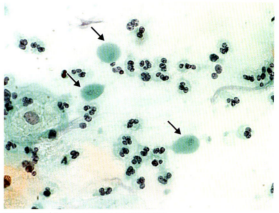

図 A-25 | 腟トリコモナスの細胞像
虫体（↑）を多数認める．青灰色の偏在する不明瞭な核がみられる．背景の扁平上皮細胞には細胞質の好酸性化，核の周囲明庭と軽度腫大や無染色化などの炎症性変化がみられる．（子宮腟部：綿棒　Pap 染色　強拡大）

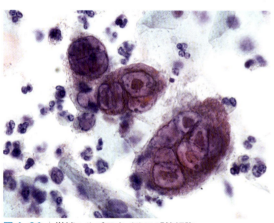

図 A-26 | 単純ヘルペスウイルス感染細胞
多核，圧排像を認める大型の細胞である．核はスリガラス状で，核縁は不均等に肥厚している．好酸性の核内封入体を認める．（子宮腟部：綿棒　Pap 染色　強拡大）

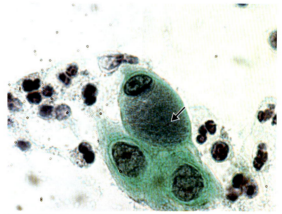

図 A-27 | クラミジア感染細胞
扁平上皮化生細胞の細胞質に星雲状封入体（↑）を認める．（子宮腟部：綿棒　Pap 染色　強拡大）

● クラミジア（*Chlamydia trachomatis*）（図 A-27）

化生細胞，修復細胞，頸管腺細胞の細胞質内に星雲状封入体と称されるヘマトキシリン好性の細顆粒の集合体として観察される．

> **メモ**
>
> **星雲状封入体（nebular inclusion；NI）**
>
> クラミジア粒子を含み，ヘマトキシリンに淡染する細胞質内封入体．クラミジア封入体のことで，化生細胞や修復細胞の細胞質内にみられる．星空に浮かぶぼんやりとした雲（星雲）のような塊のことから命名された．

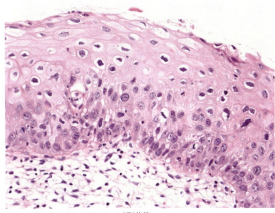

図 A-28 | LSIL/CIN1 の組織像
子宮腟部の重層扁平上皮に軽度の核腫大，核形不整，クロマチン濃染を示す異型扁平上皮細胞がみられる．表層では核の周囲にコイロサイトの特徴である「空洞」形成があり，深層（上皮層の下 1/3 位）では N/C 比大の異型細胞が数層みられる．（HE 染色　強拡大）

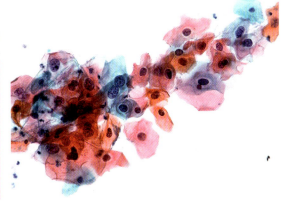

図 A-29 | LSIL/CIN1 の細胞像
表層〜中層細胞に相当する細胞の核は肥大し，クロマチン増量を認める．（子宮腟部：綿棒　Pap 染色　強拡大）

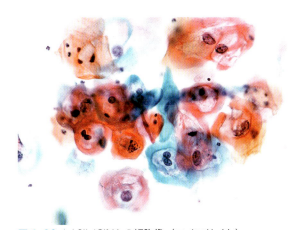

図 A-30 | LSIL/CIN1 の細胞像（コイロサイト）
核異型に加えて，核周囲の細胞質が白く明瞭に抜け，細胞質辺縁が濃染している．（子宮腟部：綿棒　Pap 染色　強拡大）

## 4）扁平上皮系病変

### ● LSIL/CIN1（軽度異形成）

**(1) 組織所見**（図 A-28）

図 A-28 では，子宮腟部の重層扁平上皮に軽度の核腫大，核形不整，クロマチン濃染を示す異型扁平上皮細胞がみられる．表層では核の周囲にコイロサイトの特徴である「空洞」形成があり，深層（上皮層の下 1/3 位）では N/C 比大の異型細胞が数層みられる．

**(2) 細胞所見**（図 A-29）

表層細胞型の核異型細胞が主体で観察される．核異型は中層細胞核の 3 倍程度の核腫大と微細顆粒状のクロマチンの増量がある．

**コイロサイト**（図 A-30）：LSIL 相当の核異型に加えて，核周囲の細胞質が

---

> **重要**
>
> **ベセスダシステム**
>
> 異形成と上皮内癌を扁平上皮内病変（squamous intraepithelial lesions）とし，HPV 感染に特徴的な所見を示すものおよび軽度異形成を軽度扁平上皮内病変（low grade squamous intraepithelial lesions；LSIL），また中等度異形成，高度異形成，上皮内癌（carcinoma in situ；CIS）を高度扁平上皮内病変（high grade squamous intraepithelial lesions；HSIL）とする．

| 異形成 | 軽 | 中 | 高 | CIS |
|---|---|---|---|---|
| CIN | 1 | 2 | 3 |
| ベセスダ | LSIL | HSIL |

2009 年「ベセスダシステム 2001 準拠 子宮頸部細胞診報告様式」が発表されてから，この方式が用いられるようになってきた．新しい表記法として，NILM，ASC-US，ASC-H，LSIL，HSIL，SCC，AGC，AIS などがある．

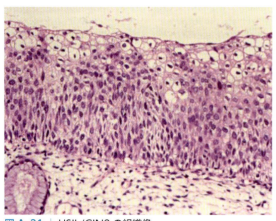

**図 A-31** HSIL/CIN2 の組織像
重層扁平上皮の下方に,中層までN/C 比大の異型扁平上皮が増殖し,表層にはCIN1と同様のコイロサイトがみられる.(HE 染色　強拡大)

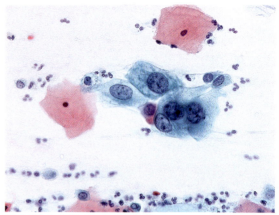

**図 A-32** HSIL/CIN2 の細胞像
中層細胞に相当する細胞に核腫大とクロマチン増量を認める.(子宮腟部：綿棒　Pap 染色　強拡大)

白く明瞭に抜け,細胞質辺縁が濃染した細胞をコイロサイトと呼ぶ.HPV 感染に特徴的な細胞である.グリコーゲンを蓄積した中層細胞と鑑別を要するが,核異型を伴わない細胞はコイロサイトではない.

## ● HSIL/CIN2（中等度異形成）

### (1) 組織所見（図 A-31）

重層扁平上皮の下方に,中層までN/C 比大の異型扁平上皮が増殖し,表層にはCIN1と同様のコイロサイトがみられる.

### (2) 細胞所見（図 A-32）

中層細胞型の核異型細胞が主体で観察される.核異型は中層細胞核の3倍程度の核腫大と微細顆粒状のクロマチンの増量がある.LSIL に比べてN/C 比が高い.

## ● HSIL/CIN3（高度異形成）

### (1) 組織所見（図 A-33）

N/C 比大の異型扁平上皮が重層扁平上皮の2/3以上を占める.表層にわずかに分化傾向がみられる.上皮下結合組織への浸潤性増殖はみられない.

### (2) 細胞所見（図 A-34）

傍基底細胞型の核異型細胞が主体で観察される.核異型は中層細胞核の3倍程度の核腫大と微細顆粒状のクロマチンの増量があり,核形不整が目立つことが多い.

---

**重要**

**CIN 分類**
異形成と上皮内癌を一括して子宮頸部上皮内病変（cervical intraepithelial neoplasia；CIN）としたもので,CIN1 は軽度異形成,CIN2 は中等度異形成,CIN3 は高度異形成および上皮内癌に相当する.

**メモ**

WHO（2014）分類ではCIN 2がCIN 3と一括して高度扁平上皮内病変（HSIL）として扱われているが,わが国の子宮頸癌取扱い規約（第4版）ではCIN 2とCIN 3を分けている.CIN 2の場合,患者は20歳代後半に多くみられ,特に流産や頸管狭窄などの外科的切除によるリスクを避けるために,CIN 3とは分けて臨床的取扱いをしている施設が多いためと考えられる.

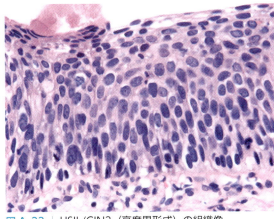

図 A-33 │ HSIL/CIN3（高度異形成）の組織像
N/C比大の異型扁平上皮が重層扁平上皮の2/3以上を占める．表層にわずかに分化傾向がみられる．上皮下結合組織への浸潤性増殖はみられない．（HE染色　強拡大）

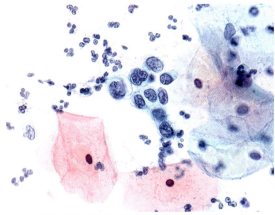

図 A-34 │ HSIL/CIN3（高度異形成）の細胞像
傍基底細胞に相当する細胞に核腫大，核形不整とクロマチン増量を認める．（子宮腟部：綿棒　Pap染色　強拡大）

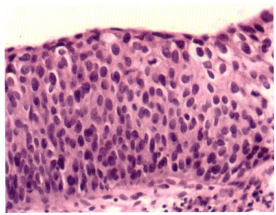

図 A-35 │ HSIL/CIN3（上皮内癌）の組織像
N/C比大の異型扁平上皮系細胞が上皮層のほぼ全層にみられ，表層付近まで分裂像がみられることもある．（HE染色　強拡大）

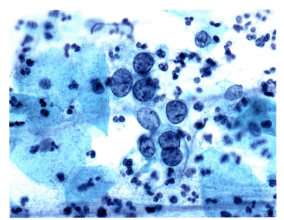

図 A-36 │ HSIL/CIN3（上皮内癌）の細胞像
N/C比がきわめて高く，核の緊満感を伴う傍基底細胞が観察される．（子宮腟部：綿棒　Pap染色　強拡大）

● HSIL/CIN3（上皮内癌）

(1) 組織所見（図 A-35）

　N/C比大の異型扁平上皮系細胞が上皮層のほぼ全層にみられ，表層付近まで分裂像がみられる．

(2) 細胞所見（図 A-36）

　傍基底細胞〜基底細胞型の異型細胞が主体で，孤立散在性〜集塊状に観察される．細胞質はライトグリーン淡染で不明瞭，核は類円形で緊満感があり，N/C比80%以上の裸核様を呈することが多い．クロマチンは細〜粗顆粒状で不均等に分布し淡染する．

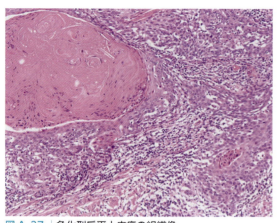

図 A-37 | 角化型扁平上皮癌の組織像
異型扁平上皮の増生があり，中心に角化物のある癌真珠がみられる．（HE 染色　弱拡大）

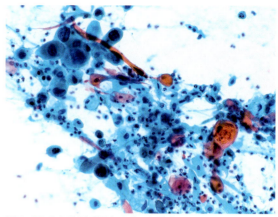

図 A-38 | 角化型扁平上皮癌の細胞像
腫瘍性背景に，腫瘍細胞は散在性に出現し，細胞の形状はオタマジャクシ型や線維型など多彩である．オレンジ G に好染した角化を示す細胞が認められる．（子宮腟部：綿棒　Pap 染色　強拡大）

## ●角化型扁平上皮癌

### (1) 組織所見（図 A-37）

異型のある扁平上皮集塊が浸潤性増殖を示し，角化傾向がある．また，しばしば中心に角化物を有する癌真珠（cancer pearl）を形成する．

### (2) 細胞所見（図 A-38）

背景に炎症細胞や赤血球，壊死物質を多数認め，腫瘍性背景である．腫瘍細胞の大きさ，形状（線維形，おたまじゃくし形），染色性は多彩で孤立散在性に出現しやすい．細胞質はオレンジ G に濃染して厚みがある．核は円形〜楕円形で中心性に位置し，大小不同，核形不整があり，クロマチンは細〜粗顆粒状で不均等に分布し，著しく濃染する．

## ●非角化型扁平上皮癌

### (1) 組織所見（図 A-39）

扁平上皮の形態を有する異型細胞が胞巣を形成して増生する．分化傾向はなく，角化はみられない．低分化型の腺癌との鑑別が問題となる．

### (2) 細胞所見（図 A-40）

腫瘍性背景のなかに，多稜形や類円形で N/C 比の高い細胞が集塊状〜孤立散在性に観察される．集塊で出現した際は，一定方向に流れるような層状集塊として観察される．細胞質はライトグリーンに好染し，層状構造を確認できるときもある．核は円形〜楕円形で中心性に位置し，大小不同，核形不整があり，クロマチンは細〜粗顆粒状で不均等に分布し濃染する．不整形の核小体を有することも多い．

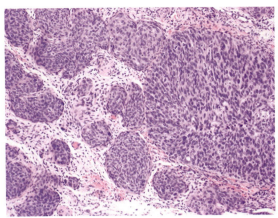

図 A-39 非角化型扁平上皮癌の組織像
(HE染色　強拡大)

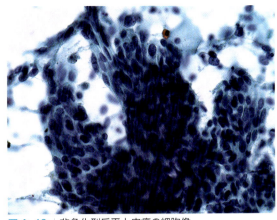

図 A-40 非角化型扁平上皮癌の細胞像
クロマチン増量が著しい小型の紡錘形の腫瘍細胞からなる集塊である．流れるような方向性を示す．(子宮腟部：綿棒　Pap染色　強拡大)

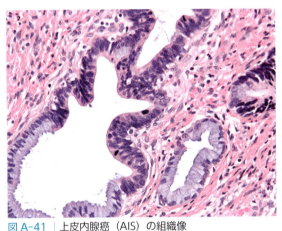

図 A-41 上皮内腺癌（AIS）の組織像
上方の上皮内腺癌と下方の正常頸管腺上皮はフロントを形成して接している．(HE染色　強拡大)

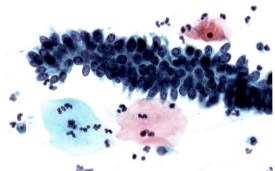

図 A-42 上皮内腺癌（AIS）の細胞像
クロマチン増量を伴う高円柱状の細胞が軽度の重積性を示し，集塊辺縁は羽毛状である．(子宮頸部：サイトブラシ　Pap染色　強拡大)

## 5) 腺系病変

### ●上皮内腺癌（adenocarcinoma *in situ*；AIS）

#### (1) 組織所見（図 A-41）

既存の頸管腺の構造を残しているが，その上皮が異型を示す．核は腫大し，クロマチンは増量する．核形も不整となり，配列の乱れを伴う．腺構造の破壊はなく，上皮内腺癌と正常頸管腺上皮とはフロントを形成する．

#### (2) 細胞所見（図 A-42）

きれいな背景に細胞が密集したヘマトキシリン好染性集塊として観察される．集塊は柵状配列やロゼット配列を示す高円柱状細胞から構成され，その辺縁部では軽度に腫大した類円形の核が重積し，細胞質から突出し羽毛状にみえる．クロマチンは正常細胞に比べ増量するが，核小体は目立たない．アポトーシスや核分裂像がみられることがある．

> **メモ**
> フロント
> 正常上皮から悪性上皮へ移行する部分をフロントと呼ぶ．その悪性腫瘍が転移でなく原発であることを示唆している．

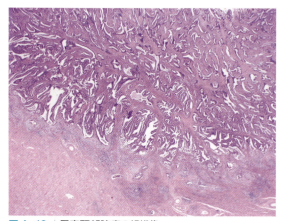

図 A-43 | 子宮頸部腺癌の組織像
腺管状から乳頭状に増殖する腺癌が子宮頸部間質に浸潤性に増殖している．(HE染色　弱拡大)

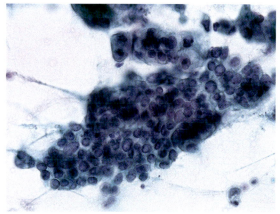

図 A-44 | 子宮頸部腺癌の細胞像
細胞質は泡沫状で胞巣状配列が認められる．正常頸管腺細胞に比べ核の大小不同がみられ，核間距離も不均等である．(子宮頸部：サイトブラシ　Pap染色　強拡大)

● 腺癌

(1) 組織所見（図 A-43）

　腺管状から乳頭状に増殖する異型腺管が子宮頸部間質に浸潤性に増殖する．核異型，構造異型が高度である．

(2) 細胞所見（図 A-44）

　腫瘍性背景は高分化型では認めないこともあるが，中〜低分化型では認めることが多い．高〜中分化型は立体的な重積性集塊〜シート状集塊，低分化型では小集塊〜孤立散在性に出現することが多い．集塊内には，高円柱〜円柱状細胞の柵状配列や腺腔形成を認め，細胞質はレース状でライトグリーンに淡染し，粘液を認めるものある．高分化型では核の腫大や大小不同性は軽度で，均一な形状を示すことが多いため，ときに反応性の頸管腺細胞との鑑別を要する．クロマチンは細顆粒状〜粗顆粒状で不均等に分布し，淡染する．核小体は中〜低分化型で目立つ．

### 6）放射線照射による細胞変化（図 A-45）

　放射線によって細胞は多核化を起こし，散在性や集塊で出現する．細胞と核はともに増大するが，もとのN/C比は保持されている．細胞質は多染性を示し，空胞化を示すことが多い．クロマチンは微細顆粒状のものから融解状に濃染するものもある．

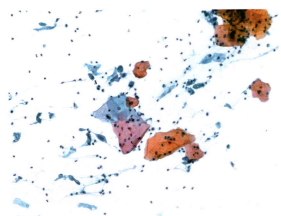

図 A-45 | 放射線照射による細胞変化
放射性照射を受けた細胞はもとのN/C比を保ちつつ巨大化を示し，細胞質の多染性も認められる．（子宮腟部：綿棒　Pap染色　強拡大）

## 6 婦人科疾患（子宮体部）の臨床・病理・細胞診

### 1）臨床

　子宮体部の疾患のなかで，細胞診の対象となるのは子宮体癌，増殖症，間質病変，肉腫，絨毛癌などである．最も重要なのは子宮体癌で，原因としてエストロゲンの影響が大きい．そのため，中高年，初経が早い，出産歴がない，肥満，高血圧などでリスクが高くなる．わが国では，食生活の変化，少子化などの要因で，子宮体癌の発生率が増加している．

### 2）子宮内膜の正常組織および正常細胞・良性成分

#### ●増殖期内膜（proliferative phase endometrium）

　性周期においてエストロゲンの分泌が優位な時期である．

#### (1) 組織所見（図 A-46）

　内膜腺上皮は，初期は単層性だが，後期には偽重層性に配列する．腺管も増殖期初期には直線状，後期には拡張，迂曲する．間質細胞は比較的密に存在している．

#### (2) 細胞所見（図 A-47）

　きれいな背景に，内膜上皮細胞は管状，シート状の集塊でみられることが多い．核は円〜楕円形で，核密度が高く，若干の重積を伴う．周囲には内膜間質細胞の付着を伴うことが多い（図 A-47）．

　増殖後期の内膜上皮細胞には，しばしば核分裂像が認められる．子宮内膜間質細胞を集塊の中心に伴い，それを内膜上皮細胞が取り巻くドーナツ状内膜細胞集団がみられることもある．月経期や増殖初期に出現しやすい集塊で，腟部・頸部スメアに混入するときは「エクソダス（exodus）（脱出の意味）」と表現される．

> **メモ**
>
> エクソダス（exodus）
> 　旧約聖書にある民族の大移動のことで，脱出〜移動と訳される．細胞診では月経前後に出現する特異な細胞集塊のことを示している（p.124 参照）．

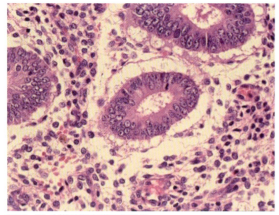

**図 A-46 増殖期内膜の組織像**
偽重層性の円柱上皮からなる内膜腺管．腺管内腔の拡張や分泌期像はみられない．(HE 染色　強拡大)

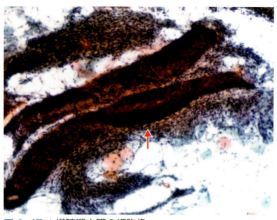

**図 A-47 増殖期内膜の細胞像**
増殖期の子宮内膜上皮・間質細胞集塊．管状集塊で内膜上皮細胞がみられる(↑)．周囲には内膜間質細胞が集塊状に取り巻いている．(Pap 染色　弱拡大)

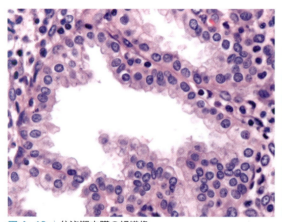

**図 A-48 分泌期内膜の組織像**
子宮内膜腺を形成する1層の円柱上皮には分泌像がみられる．(HE 染色　強拡大)

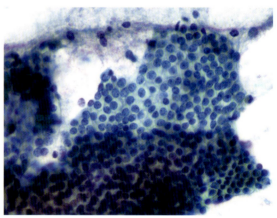

**図 A-49 分泌期内膜の細胞像**
分泌期の内膜上皮細胞．核の重積は，ほとんどみられない．細胞質は増殖期に比べ広く，境界が明瞭となる．(Pap 染色　強拡大)

## ●分泌期内膜 (secretory phase endometrium)

性周期においてプロゲステロンの分泌が優位の時期であり，それに相当する細胞の出現は，性周期が存在することを示唆する．

### (1) 組織所見 (図 A-48)

表 A-1 (p.52) で示すように，分泌期内膜は周期とともに毎日のように変化する．腺上皮は初期は偽重層性であるが，後期では図 A-48 のように1層性で分泌像がみられる．

### (2) 細胞所見 (図 A-49)

きれいな背景に内膜上皮細胞が，管状，シート状の集塊でみられることが多い．分泌中期以降の細胞集塊は，核の重積がほとんどみられない．核は円形で，増殖期の核より大きい．細胞質は広く境界が明瞭になる (図 A-49)．分泌初期の内膜上皮集塊においては，核下空胞がみられることもある．内膜

> **メモ**
> **核下空胞**
> 分泌期初期の子宮内膜腺上皮にみられる変化で，細胞質内の空胞は分泌期初期から後期にかけて次第に核下から核上部に移動してくる．

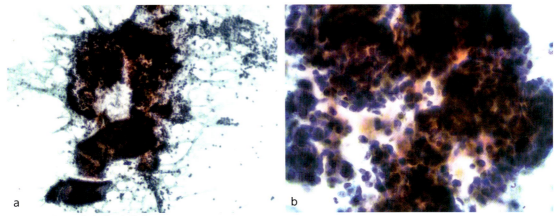

**図 A-50** 月経期内膜の細胞像
月経期の内膜間質・上皮集塊.
a：上方に集塊状の内膜間質細胞（凝集間質），下方に主に内膜上皮細胞の集塊．（Pap 染色　弱拡大）
b：a 上部の拡大（凝集間質）．N/C 比の上昇した内膜間質細胞．規則性のない配列であり，重積も強い．（Pap 染色　強拡大）

間質細胞は組織球に類似する細胞や N/C 比の上昇した細胞がみられる．

## ●月経期内膜（menstrual phase endometrium）

　性周期において，女性ホルモンの分泌ピークがプロゲステロンからエストロゲンに移行する時期に相当する．内膜間質内の螺旋動脈の破裂により出血し，内膜機能層（内膜上皮・間質）が血液とともに流出される．そのため，血液中に剥離された内膜上皮細胞，内膜間質細胞が浮遊した状態になる．

### (1) 細胞所見（図 A-50）

　背景が出血性で，しばしば炎症を伴うことがある．内膜間質細胞は，核が小型で N/C 比が高く，変性濃染核を呈する．それらが集塊状で出現した場合は「凝集間質」と表現される．内膜上皮細胞のように配列の規則性がない（図 A-50）．内膜上皮細胞は，増殖期と分泌期が混在することが多い．

## ●萎縮内膜（atrophic endometrium）

　閉経に関与するホルモン環境は，プロゲステロン分泌の停止，さらにエストロゲン分泌低下に伴う状態である．

### (1) 組織所見（図 A-51）

　内膜の萎縮像では腺管の拡張がみられることがある．拡張していない腺管も含めて，上皮細胞は 1 層性で立方状から扁平化している．

### (2) 細胞所見（図 A-52）

　きれいな背景である．内膜上皮細胞は核が小型になり，重積性も乏しく，平面的な配列を示す集塊が多い（図 A-52）．内膜間質細胞の出現量は少ない傾向にあり，背景や内膜上皮集塊に裸核状の濃縮核として付着する場合が多い．また，閉経初期などの内膜上皮細胞は，わずかに分泌されるエストロゲンにより，軽度の核腫大・重積がみられることが多い．

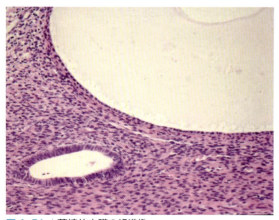

図 A-51 | 萎縮体内膜の組織像
子宮体内膜の萎縮像では腺管の拡張がみられることがあるが，増殖症の拡張腺管と異なり，上皮細胞が1層性で立方状〜扁平化している．（HE 染色　強拡大）

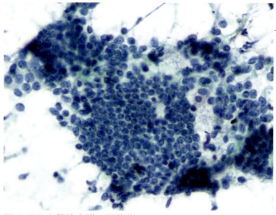

図 A-52 | 萎縮内膜の細胞像
萎縮内膜上皮細胞集塊．小型の円形核が整然とした配列を示す．核の重積はない．（Pap 染色　強拡大）

## 3）炎症を伴う子宮内膜（endometritis）

### ●子宮留膿腫（pyometra）

　子宮内膜における慢性炎症は通常少ない．しかし，内膜が剝離される月経，分娩，子宮内膜搔爬などの操作やIUD（intrauterine device）の装着者に炎症を伴うことがある．

　化膿性炎症疾患として子宮留膿腫が存在し，閉経後の高齢者に多く，子宮体内膜腔に膿汁が貯留した状態となる．この病変は単なる慢性炎症のこともあるが，子宮体癌でもしばしば併発する．したがって，炎症性背景が顕著の場合は，体癌を見落とさないよう慎重なスクリーニングが必要となる．

#### （1）組織所見（図 A-53）

　間質に多くの好中球を含む炎症細胞が浸潤し，子宮内膜上皮に好酸性細胞質を有する良性異型内膜上皮がみられる．

#### （2）細胞所見（図 A-54）

　背景に好中球が多くみられる炎症性で，壊死物質や組織球の増加を伴うこともある．内膜上皮細胞においては，細胞質に白血球の取込み像がみられることもある．炎症に伴う子宮内膜上皮の修復性変化や細胞質変化（化生）を伴う場合は，細胞異型を伴うことがあるので，癌細胞と過大評価しない注意が必要である．

### ●炎症を伴う類内膜癌（G1）（endometrioid carcinoma G1 associated with inflammation）

#### （1）組織所見（図 A-55）

　子宮体癌でも子宮留膿腫を併発することがあり，不規則に密集した腺管内に好中球を主体とする炎症細胞の貯留がみられる．

> **注意**
>
> **修復性変化・化生変化**
> 　内膜上皮細胞は核の腫大，核小体の明瞭化など核異型的な核所見や，ライトグリーン好性の重厚な細胞質を有するが，配列の乱れはなく，核の重積も少なく構造異型に乏しい（図 A-54）．

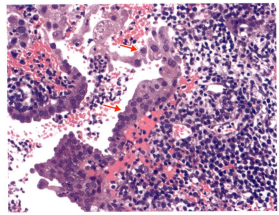

図 A-53 | 子宮留膿腫の組織像
間質に多くの炎症細胞が浸潤し，子宮内膜上皮に好酸性細胞質を有する良性異型内膜上皮（↑）がみられる．（内膜生検組織　HE染色　弱拡大）

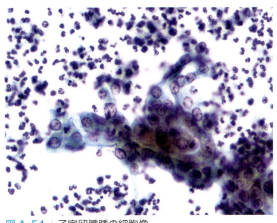

図 A-54 | 子宮留膿腫の細胞像
子宮留膿腫に出現した良性異型内膜上皮細胞．多数の好中球を背景に，核の腫大，核小体の目立つ異型内膜上皮集塊をみるが，重積性は乏しい．（Pap染色　強拡大）

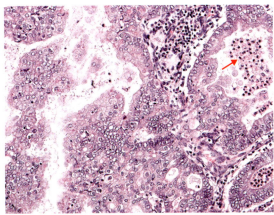

図 A-55 | 炎症を伴う類内膜癌（G1）の組織像
不規則に密集した腺管内に炎症細胞の貯留がみられる（↑）．（手術検体　HE染色　強拡大）

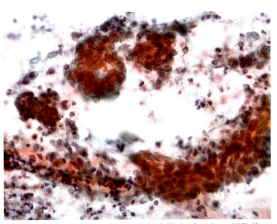

図 A-56 | 炎症細胞を多く伴う類内膜癌（G1）の細胞像
好中球主体の炎症性背景に，断片化した大小の集塊で出現する類内膜癌由来の異型内膜細胞．不規則重積が顕著である．（Pap染色　強拡大）

### (2) 細胞所見（図 A-56）

好中球主体の炎症性背景を伴って，断片化した大小の集塊で，類内膜癌由来の異型内膜上皮細胞がみられる．異型上皮細胞の不規則重積が顕著である．

## 4）無排卵性ホルモン不均衡内膜

### ●子宮内膜腺・間質破綻（endometrial glandular and stromal breakdown；EGBD）

無排卵性ホルモン不均衡内膜のなかに，子宮内膜腺・間質破綻（EGBD）が存在する．ホルモン環境の異常による良性病変であり，不正出血を主訴に子宮内膜細胞診が実施されることが多い．

EGBDは閉経期や月経開始前に多い病変である．ホルモン環境はプロゲステロンの分泌が停止し卵巣に黄体の形成ができない状態となり，その際，エ

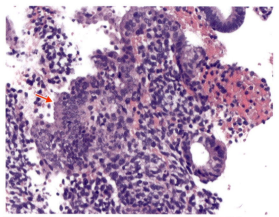

図 A-57 | 子宮内膜腺・間質破綻（EGBD）の組織像
N/C 比が上昇した内膜間質の外層に細胞質の好酸性変化（化生）を伴う内膜上皮細胞が多層性（↑）に増生している．（内膜生検組織　HE 染色　強拡大）

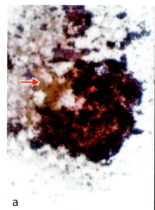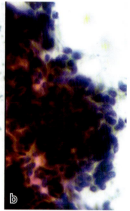

図 A-58 | 子宮内膜腺・間質破綻（EGBD）の細胞像
a：血性背景に出現する凝集間質集塊．配列に規則性がない集塊である．集塊の左に黄褐色のフィブリン様物質（↑）がみられる．ライトグリーンや黄褐色に染まる場合が多い．間質内の出血が示唆される．（Pap 染色　弱拡大）
b：a の拡大．N/C 比の上昇した内膜間質集塊であり，それらが凝集した像である．集塊のどこをみても不規則重積性を示し，内膜上皮細胞集塊の整然とした配列とは異なる像である．（Pap 染色　強拡大）

ストロゲン分泌のみが持続するため内膜上皮・間質は増殖するが，分泌期に移行されないため出血する疾患といわれている．

### (1) 組織所見（図 A-57）

好酸性変化を伴う内膜上皮細胞が多層性に増生する部分があり，凝集した間質成分と混在してみられる．

### (2) 細胞所見（図 A-58）

内膜間質成分の割合がきわめて高く，それらは裸核状あるいは N/C 比が上昇した状態の濃縮核で出現し，その集塊は凝集間質と表現される（図 A-58）．背景には好中球が多いこともある．

子宮内膜腺・間質破綻（EGBD）は，月経期と類似する像でもあるが，内膜上皮細胞は増殖期様の像を呈し，分泌期様の像がみられないことが月経期との鑑別点になる．細胞質変化（化生）を伴う内膜上皮細胞の混在，特に好酸性変化（化生）を伴う頻度が高い[1]．

## 5）IUD による子宮内膜細胞像の変化（図 A-59, 60）

IUD（intrauterine device）は避妊器具の一つであり，近年，子宮筋腫・子宮腺筋症におけるホルモン補充療法（hormone replacement therapy；HRT）として，IUD から黄体ホルモンが放出されるシステム（intrauterine system；IUS）も存在する．IUD は子宮体内膜腔に留置されるため，内膜上皮・間質細胞に種々の変化が存在する．

細胞像は炎症を伴う頻度も高く，石灰化物質（図 A-59），多核巨細胞（異物巨細胞）（図 A-60）が認められることが多い．内膜間質細胞は，ときに核

**注意**

好酸性変化（化生）を伴う内膜上皮細胞の乳頭状集塊や，内膜上皮細胞と凝集間質が混在した場合は，重積が強くなるため，ときに子宮内膜増殖症や類内膜癌と誤認されやすい場合がある．その鑑別点は凝集間質と内膜上皮細胞集塊の形態を把握し鑑別することと，さらに内膜上皮集塊の重積が乏しいことなど，標本全体の総合所見で判断すれば過大評価は防げる．

**メモ**

IUD 装着に伴う細菌感染として，放線菌（Actinomycetes）が子宮内膜・子宮頸部の検体に出現することがある．

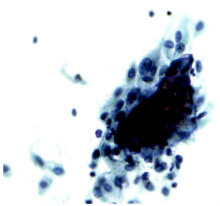
図 A-59 | IUD による子宮内膜細胞像の変化①
石灰化物質の周囲に核腫大を伴う間質細胞がみられる．類上皮様変化がうかがえる．(Pap 染色　強拡大)

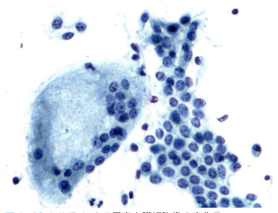
図 A-60 | IUD による子宮内膜細胞像の変化②
多核巨細胞（左）と分泌期内膜上皮集塊（右）．(Pap 染色　強拡大)

が大きくなり類上皮様の変化（図 A-59）を伴う場合もある．

内膜上皮細胞も，反応性変化として核の腫大や細胞質が厚くなるなど，扁平上皮性変化（化生）が出現することもある．

## 6）子宮内膜の細胞質変化（化生）：良性内膜～癌にみられる

エストロゲンに刺激されている子宮内膜上皮には，しばしば細胞質変化（化生）が認められる．またエストロゲンを用いた治療（HRT）でもみられる現象である．そのなかで細胞質変化（化生）が多くみられる病変としては，特に子宮内膜腺・間質破綻（EGBD），内膜ポリープ，子宮内膜増殖症，子宮内膜異型増殖症，癌などで目立つことが多い[2]．

細胞像でわかりやすい代表的な細胞質変化（化生）は，扁平上皮性，好酸性，粘液性，線毛性・卵管上皮性などがあげられる．

子宮内膜増殖症～癌に出現する場合の細胞質変化（化生）の特徴は以下のとおりである．

・不規則重積などの内膜上皮細胞集塊の構造異型を伴う．
・細胞質変化を伴う内膜上皮細胞量が多い．
・多彩な種類の細胞質変化を示す内膜上皮細胞が多い．

### ●扁平上皮化生（squamous metaplasia）

#### (1) 組織所見（図 A-61）

子宮内膜腺上皮（円柱上皮）を置換するように扁平上皮化生様の変化がみられることがある．

#### (2) 細胞所見（図 A-62）

扁平上皮性変化は，多辺形，線維状，類円形の細胞質が，重厚なライトグリーン好性としてみられることが多い．しばしばオレンジ G 好性の角化細胞として出現することもある．また，未熟な扁平上皮性変化として，桑実胚様

> **注意**
> 細胞質変化を伴う内膜上皮細胞は大型になる傾向があるので，この単独所見だけで子宮内膜増殖症～類内膜癌の評価をすると過剰判断となることがある．したがって，細胞質変化を伴う内膜上皮細胞集塊が出現した場合，内膜上皮集塊の構造異型の有無を確認したうえで異常度の判断をすることが賢明である．

> **メモ**
> **桑実胚様細胞巣（morula）**
> 子宮内膜上皮における未熟な扁平上皮性変化（化生）である．その細胞像はライトグリーン好性のやや重厚な細胞質を有する紡錘状の細胞が主体となる．核の異型は弱い傾向にある．その細胞が同心円状配列や核が一定方向に流れる配列を示す所見が，扁平上皮への分化を示唆する像となる．したがって，個々の細胞所見よりも集塊の構造に特徴を有するが，細胞像での把握は難しい場合もある．

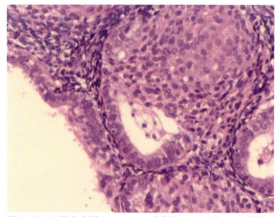

図 A-61 | 子宮内膜の morula（扁平上皮化生）の組織像
（HE 染色　強拡大）

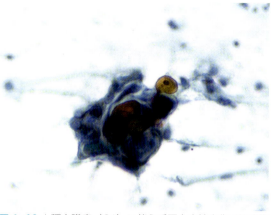

図 A-62 | 類内膜癌（G1）に伴う扁平上皮性変化の細胞像
重厚なライトグリーン好性の細胞質を有する集塊．オレンジ G 好性の角化が示唆される細胞も混在する．扁平上皮細胞への分化を示唆する．（Pap 染色　強拡大）

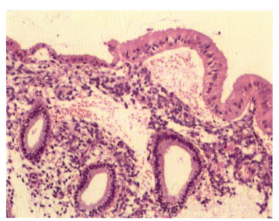

図 A-63 | 子宮内膜上皮の好酸性化生の組織像
腺細胞の細胞質が好酸性である．（HE 染色　強拡大）

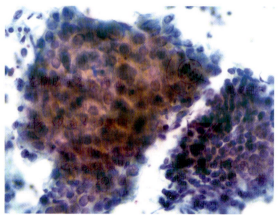

図 A-64 | 類内膜癌（G1）の好酸性変化の細胞像
細胞質の好酸性変化を伴う類内膜癌の細胞．核異型や配列の乱れを伴う．（Pap 染色　強拡大）

細胞巣（morula）も存在する．

### ●好酸性変化（化生）（eosinophilic metaplasia）（図 A-63, 64）

　好酸性変化の「好酸性」とは，病理組織 HE 染色標本において，エオジンが濃く染まるための表現である．それに相当する Papanicolaou 染色の細胞像は，ライトグリーンに好染する厚い細胞質を有する．良性病変の好酸性変化は子宮内膜腺・間質破綻（EGBD）に多くみられるが，類内膜癌に出現する場合は核異型・構造異型がともに強い（図 A-64）．

　好酸性変化の細胞質が重厚な点は，扁平上皮性変化にも類似する．しかし好酸性変化を示す細胞は，円形や立方形の細胞形態を示し，多辺形や線維状の細胞が出現する扁平上皮性変化とは若干異なる．また，細胞質の重厚度は扁平上皮性変化より程度が弱く，オレンジ G 好性を示すなどの明らかな角化細胞はみられない．

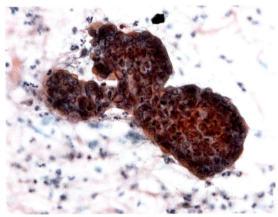
図 A-65 | 類内膜癌（G1）に伴う粘液性変化の細胞像
炎症性背景に，細胞質に粘液を含む細胞が不規則重積を伴う小乳頭状集塊でみられる．構造異型が示唆される．細胞質への好中球取込み像もみられる．（Pap 染色　強拡大）

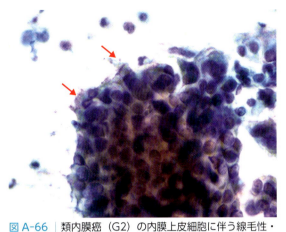
図 A-66 | 類内膜癌（G2）の内膜上皮細胞に伴う線毛性・卵管上皮性変化の細胞像
集塊辺縁に刷子縁がみられ，短い線毛がみられる（↑）．（Pap 染色　強拡大）

### ●粘液性変化（化生）（mucinous metaplasia）（図 A-65）

細胞質に粘液を含む所見は，頸管腺細胞に類似する変化であるが，内膜上皮細胞にもみられる．良性内膜上皮の部分的変化や類内膜癌の細胞に伴うこともしばしばみられる（図 A-65）．その異常度の判断は，不規則な配列を基本とした構造異型の把握や，炎症，壊死などの背景も重要となる．

### ●線毛性・卵管上皮性変化（化生）（ciliated metaplasia・tubal metaplasia）（図 A-66）

細胞質辺縁に線毛を有する現象で，卵管上皮細胞に類似する像である．実際の細胞像では線毛よりもむしろ明瞭な刷子縁の存在が，線毛性・卵管上皮性変化として把握しやすい（図 A-66）．

### 7）子宮内膜増殖症（endometrial hyperplasia）

エストロゲンの過剰刺激による変化であり，通常の増殖期に比べ内膜腺が優位に多い病変である．その内膜上皮細胞は増殖期の像に類似する．

#### （1）組織所見（図 A-67）

正常内膜組織に比べ内膜腺の占める割合が多く，大小の腺管を含む複雑な形態を示す．核異型や構造異型は目立たない．

#### （2）細胞所見（図 A-68）

正常内膜（増殖期内膜）と比較した子宮内膜増殖症の細胞所見は，以下のとおりである．
- きれいな背景に構造異型を伴う内膜細胞（上皮・間質）集塊が出現する．
- 構造異型を伴う内膜細胞（上皮・間質）集塊は，内膜間質細胞に対し内膜上皮細胞の割合が多くなる．
- 管状の腺管で出現する集塊は，有端集塊の出現数が多くなり，拡張する

> **メモ**
> 子宮内膜増殖症は，以前は単純型，複雑型に分類されていたが，臨床的取扱い，予後など生物学的態度が類似しており，現在ではこれらを区別する必要はない．

> **重要**
> 子宮内膜増殖病変をとらえる重要ポイントは，①構造異型を伴う集塊の内膜上皮細胞と内膜間質細胞との関連や量的なバランスの判断，②内膜上皮細胞集塊の形や，腺密集像などの構造異型をとらえることである．

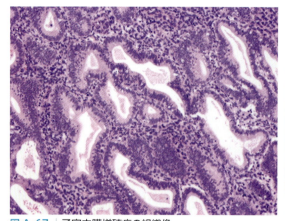

図 A-67 | 子宮内膜増殖症の組織像
正常内膜組織に比べ内膜腺の占める割合が多く，大小の腺管を含む複雑な形態を示す．（内膜生検　HE 染色　弱拡大）

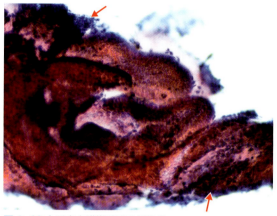

図 A-68 | 子宮内膜増殖症の細胞像
管状腺管が隣接している．腺管の増生が示唆される．集塊表面には濃縮核を示す内膜間質細胞（↑）の付着がみられる．（Pap 染色　強拡大）

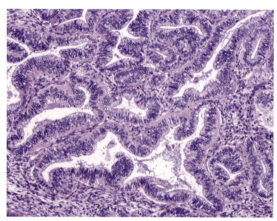

図 A-69 | 子宮内膜異型増殖症の組織像
複雑な腺管の異常増加をみるが，腺管はわずかな内膜間質に囲まれている．（手術検体　HE 染色　弱拡大）

集塊が目立ち，分岐や隣接した腺管がみられる頻度が高くなる．
・開口した腺管で出現する集塊では，腺管の拡張（大小不同）や腺管同士の密度が高くなる．
・細胞質変化（化生）を伴う内膜上皮細胞がしばしばみられる．

## 8）子宮内膜異型増殖症（endometrial atypical hyperplasia）

　異型増殖症は類内膜上皮内腫瘍（endometrioid intraepithelial neoplasia；EIN）ともいわれ，その診断においては腫瘍性変化があることが大切である．類内膜腺癌の前駆病変として注目されている．組織像では径1mm以上の広がりをもつ異型上皮からなる腺管の密な増殖がみられる[3]．

### （1）組織所見（図 A-69）

　複雑な腺管の異常増加をみるが，腺管周囲にはわずかな内膜間質がみられる．

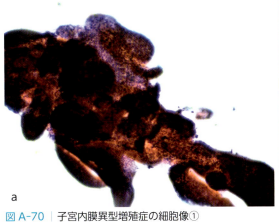
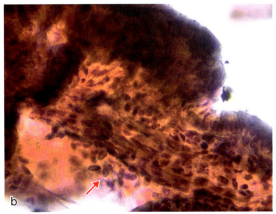

**図 A-70 | 子宮内膜異型増殖症の細胞像①**
a：管状腺管が絡み合い，分岐も多い．また腺管の隣接もみられる腺密集像である．(Pap 染色　弱拡大)
b：a の拡大．集塊内の一部にわずかな内膜間質細胞がみられる（↑）．(Pap 染色　強拡大)

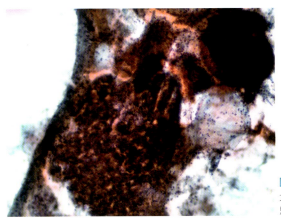

**図 A-71 | 子宮内膜異型増殖症の細胞像②**
大型の内膜上皮集塊に開口した小さな腺管が密集する．篩状構造を思わす腺密集像である．(Pap 染色　弱拡大)

### (2) 細胞所見（図 A-70, 71）

子宮内膜増殖症の細胞像に加え，構造異型はより複雑な構造となり，内膜上皮細胞の細胞異型も強い傾向にある．

子宮内膜増殖症と比較した子宮内膜異型増殖症の細胞像は，以下のとおりである．

- 構造異型を示す集塊の内膜上皮細胞がより優位な像であり，わずかな内膜間質細胞を伴っていることが多い．
- 内膜上皮細胞は核腫大傾向を示し，核クロマチン濃染傾向を示すことが多い．
- 腺密集像においては篩状構造が目立つことがある．
- 細胞質変化（化生）を伴う場合が多い．

> **メモ**
> **篩状構造**
> 子宮内膜における篩状構造とは，子宮内膜上皮細胞で構成される腺密集像であり，小型の開口した腺腔が隣接して多くみられる像（篩状）である．内膜上皮細胞の強い増生が示唆される所見である．

## 9）類内膜癌（endometrioid carcinoma）grade 1（G1）～ grade 2（G2）

エストロゲン依存性（Ⅰ型）の体癌である．したがって，癌病巣の背景に

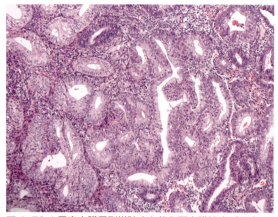

図 A-72 子宮内膜異型増殖症を伴う類内膜腺癌（G1）の組織像
内膜間質の残存をみるが，腺管の癒合を示す部分が認められる．（HE 染色　弱拡大）

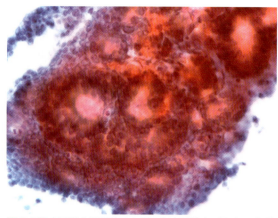

図 A-73 子宮内膜増殖症を伴う類内膜腺癌（G1）の細胞像
開口した腺管が隣接してみられ，篩状構造が示唆される．（Pap 染色　強拡大）

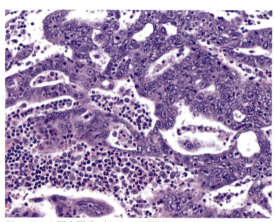

図 A-74 類内膜癌（G1）の組織像
腺管内に炎症細胞・壊死物質がみられる所見は，細胞像の背景に反映する．（HE 染色　強拡大）

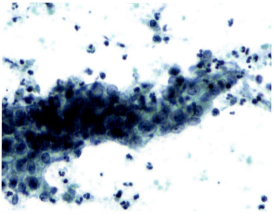

図 A-75 類内膜癌（G1）の細胞像
炎症・壊死性背景に，不規則重積を伴う不整形の異型内膜細胞集塊．わずかな核腫大，核の淡明化，核小体の明瞭化など，内膜上皮細胞としての核異型がみられる．細胞質は好酸性変化（化生）を示す．（Pap 染色　強拡大）

は，増殖期内膜，子宮内膜増殖症や子宮内膜異型増殖症を伴う場合が多い（図 A-72, 73）．

背景は炎症・壊死を示す場合（図 A-74, 75）があるが，類内膜癌（G1）はきれいな背景を示すことも少なくない．炎症・壊死性背景がみられる場合は，内膜上皮の細胞質・集塊内に，白血球取込み像がしばしばみられる．

扁平上皮化生は，類内膜癌の特徴である（図 A-76, 77）．細胞像はライトグリーン好性の重厚な細胞質を有する多辺形〜紡錘形の細胞や，オレンジ G 好性の明らかな角化を示唆する細胞が混在し出現する．また，集塊で出現する場合に，層状構造（一定方向に流れる配列）を示す．

細胞診で G1 と G2 の鑑別は難しいことがあるが，G2 の細胞は G1 に比べ，核異型が強い傾向にある．

### メモ

子宮内膜癌は，臨床病理学的にエストロゲンに依存性を示す I 型と非依存性の II 型に分けられる．I 型は G1（〜G2）の類内膜癌，II 型は漿液性癌，明細胞癌と G3 の類内膜癌が含まれる．

I 型子宮体癌は閉経前後に好発し，子宮体癌のなかで発生頻度の高い高分化類内膜癌が代表的である．これらは比較的予後が良好といわれている．それに対し

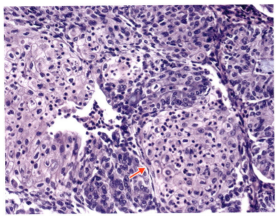

**図 A-76** | 扁平上皮への分化を伴う類内膜癌（G2）の組織像
扁平上皮性変化を伴う細胞が胞巣状に増殖している．矢印はmorula．（HE 染色　強拡大）

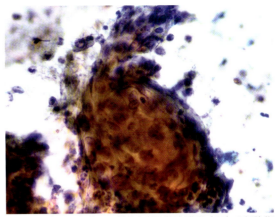

**図 A-77** | 扁平上皮への分化を伴う類内膜癌（G2）の細胞像
扁平上皮への分化を伴う，重厚な細胞質を有する細胞が層状の集塊でみられる．（Pap 染色　強拡大）

### (1) 類内膜癌（G1）の特徴

- 正常の増殖期内膜上皮細胞に比べ，わずかな核の腫大，核の淡明化あるいは，核の濃染，核小体の明瞭化などが内膜上皮細胞としての核異型（図A-75）が存在する．しかし，核の大小不同は乏しいことが多く，異型として感じない場合がある．したがって，構造異型をあわせて判断することが必要となる．
- 細胞異型は軽微なことが多い．
- 異常集塊は，子宮内膜増殖症や子宮内膜異型増殖症に比べ，内膜間質細胞は目立たない．
- 内膜上皮集塊の構造異型：重積を伴う内膜上皮の不整形集塊，腺密集像，乳頭状集塊，集塊からのほつれ，線維性血管間質と内膜上皮細胞の関連，内膜上皮細胞の細胞質への白血球取込み像，化生，多彩性など．

## 10）子宮内膜増殖症および類内膜癌（G1）を見落とさないための構造異型のみかた

　子宮内膜異型増殖症や子宮体癌の多くを占める類内膜癌（G1）は，個々の細胞異型が弱い傾向にある．したがって，細胞像で捕捉すべき所見としては，細胞異型よりも組織の異常構築が反映される内膜上皮細胞の構造異型について多くの検討と取り組みがなされてきた[4]．

### (1) 不整形集塊（不整形突出集塊）（図 A-78）

　内膜上皮の増生部分から細胞が採取される際に，重積した内膜上皮集塊の辺縁が腺管の切れ端や乳頭状増殖の部分に相当するため，集塊辺縁が不整形〜ほつれになることが推定される（図 A-78）．

---

Ⅱ型子宮体癌は，エストロゲン非依存性の体癌であり，閉経後の高齢女性に好発する傾向にある．代表的な組織型としては漿液性癌や明細胞癌が相当し，これらはⅠ型子宮体癌に比べ悪性度が高く予後不良といわれている．

**注意**
　類内膜癌の不整形集塊（不整形突出集塊）は，ほとんどが内膜上皮細胞で構成されていることが前提であり，内膜間質細胞が多く混在した重積集塊は，構造異型と判断しないことが重要である．

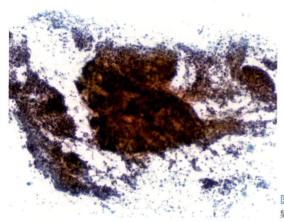

図 A-78 類内膜癌（G1）に出現した大小の不整形集塊
集塊が不整形でほつれが目立つ．（Pap 染色　弱拡大）

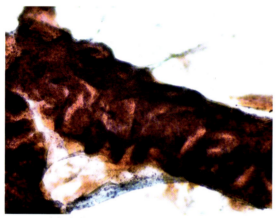

図 A-79 類内膜癌（G1）に出現した開口した腺管の腺密集像
大小の開口した腺管が隣接してみられる．（Pap 染色　弱拡大）

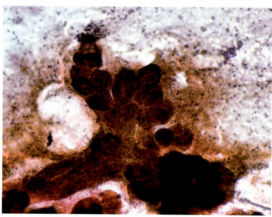

図 A-80 類内膜癌（G1）に出現した管状腺管の腺密集像
管状の腺管が複雑な分岐や，腺管同士が隣接している．（Pap 染色　弱拡大）

## （2）腺密集集塊（図 A-79, 80）

　腺管の異常増加した部分の集塊は，腺管の増加が示唆される像（腺密集集塊）である．その腺管の見え方は，開口した腺管，管状の腺管の2種類がある．

### ①開口した腺管集塊（図 A-79）

　粘膜内腔面から腺管を観察している状態である．不規則重積集塊のなかに，大小の開口腺管が隣接して出現している場合は，子宮内膜増殖症〜類内膜癌の可能性が想定される．小さな開口する腺管が隣接（密集）して出現している場合は篩状構造が示唆され，子宮内膜異型増殖症や類内膜癌の可能性が高くなる．

### ②管状の腺管集塊（図 A-80）

　内膜間質側から観察している状態に相当する．その集塊は管状（筒状）の構造を呈し，集塊の中心部は中空になっている．この集塊は内膜間質と内膜腺の関連が観察しやすいので，子宮内膜増殖症，子宮内膜異型増殖症，類内膜癌の鑑別に有用である．

> **注意**
> 　増殖期内膜が組織片様の大型集塊で採取された場合は，小さな開口した腺管や細長い管状の腺管がみられることがある．それらの腺管は均等に分布し腺管の大小がないので，腺密集像とは判断しない．

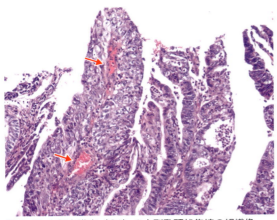

図 A-81 | 類内膜癌（G1）の大型乳頭状集塊の組織像
血管（↑）を芯とする内膜上皮の乳頭状増殖．（手術検体　HE 染色　弱拡大）

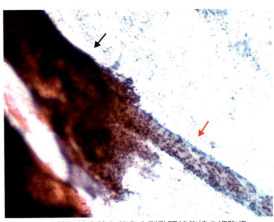

図 A-82 | 線維性血管を伴う大型乳頭状集塊の細胞像
線維性血管間質（赤矢印）を茎にした重積を伴う内膜上皮細胞（黒矢印）の大型集塊．（Pap 染色　弱拡大）

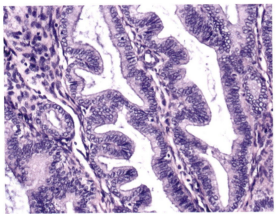

図 A-83 | 類内膜癌（G1）の小型乳頭状集塊の組織像
腺腔内に内膜上皮の乳頭状増殖がみられる．（手術検体　HE 染色　強拡大）

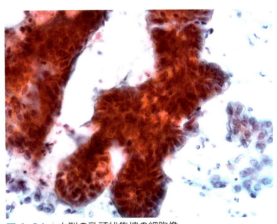

図 A-84 | 小型の乳頭状集塊の細胞像
小型の乳頭状構造を呈する不規則重積集塊．図 A-83 の細胞像が反映される像である．（Pap 染色　強拡大）

### (3) 乳頭状集塊（図 A-81〜84）

乳頭状集塊は，大型の乳頭状集塊，小型の乳頭状集塊の 2 種類がある．

#### ①大型の乳頭状集塊

組織所見（図 A-81）：血管を芯とする内膜上皮の乳頭状増殖がみられる．

細胞所見（図 A-82）：重積を伴う内膜上皮腺細胞が，線維血管性間質を茎として観察される構造である．血管を茎として直接，内膜上皮細胞（重積を伴う）が関連する場合は，類内膜癌の可能性が高い．

#### ②小型の乳頭状集塊

組織所見（図 A-83）：腺腔内に内膜上皮の乳頭状増殖がみられる．

細胞所見（図 A-84）：内膜腺管内や粘膜被覆内膜上皮の表面に，上皮細胞が乳頭状に増殖する病変が考えられる．

> **注意**
> 有端管状集塊を乳頭状集塊と誤認することがある．有端管状集塊の末端は丸く乳頭状にみえるが，集塊内部が中空である点が，乳頭状集塊との鑑別となる．

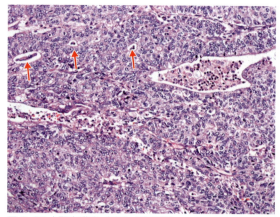

図 A-85 | 類内膜癌（G3）の組織像
充実性増殖が顕著であるが，大小の腺管（↑）がわずかにみられる．（HE 染色　弱拡大）

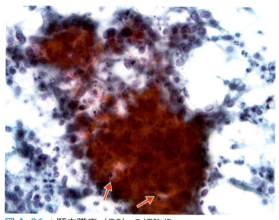

図 A-86 | 類内膜癌（G3）の細胞像
炎症・壊死性背景に，ほつれを伴う不規則重積集塊がみられる．集塊のなかには，小型の開口腺管がみられる（↑）．個々の細胞は小型であるが，N/C 比が高く，濃染核である．核形不整や核小体の目立つ細胞もみられる．（Pap 染色　強拡大）

## 11）類内膜癌（endometrioid carcinoma）grade 3（G3）

　低分化の類内膜癌であり，エストロゲン非依存性の癌も含まれる[5]．類内膜癌（G1）に比べ，個々の細胞異型は強いため，細胞診で悪性と判断することは容易である．

### （1）組織所見（図 A-85）
　充実性増殖が目立ち，腺管形成はわずかにみられる．核異型は強い．

### （2）細胞所見（図 A-86）
　炎症・壊死性背景が多い．個々の細胞異型が強く，大型の細胞や小型の N/C 比が高い異型細胞が出現する．核クロマチンは濃染し，核小体が目立つことが多い．充実性を思わす不規則重積集塊に小型の腺管がみられることが多い．不規則重積集塊から，ほつれや散在細胞がみられる頻度が高い．

> **注意**
> 類内膜癌（G3）における不規則重積集塊は重積が強く，集塊中の小型腺管を弱拡大だけでは捕捉できないことがある．したがって，強拡大で丁寧に観察することが必要である．

## 12）粘液性癌（mucinous carcinoma）（図 A-87, 88）

　細胞診では，出現する腫瘍細胞のほとんどに粘液が含まれる腺癌に該当する[5]．

　粘液性背景や炎症性背景をみることが多い．個々の細胞は細胞質に粘液を有し，微細な核クロマチンを呈するなど，頸管腺細胞や内膜上皮細胞の粘液性変化にも類似する．細胞（核）異型が弱い傾向があるので，集塊の重積，不規則な配列や腺密集像などの構造異型を把握することが重要となる．

## 13）漿液性癌（serous carcinoma）

　卵巣の漿液性癌と同様の細胞異型の強い癌である．漿液性癌はエストロゲン非依存性のⅡ型の体癌である．エストロゲン依存性のⅠ型体癌に比べ，より高齢者に多く，悪性度の高い癌である．炎症・壊死性の背景が多い．

> **メモ**
> 漿液性癌は *p53* 遺伝子変異を示す例が多く，組織診での免疫化学的検索では p53 染色が有効である．

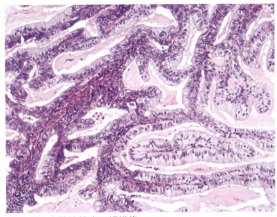

**図 A-87** 粘液性癌の組織像
腫瘍細胞の細胞質，腺管内に多量の粘液が認められる．（HE染色 弱拡大）

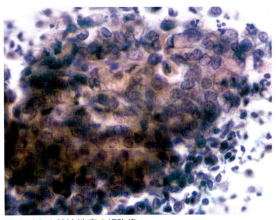

**図 A-88** 粘液性癌の細胞像
炎症性背景に出現する細胞質に粘液が豊富に含まれる粘液性癌の細胞．核が小型でクロマチンが微細である．核異型が弱い印象であるが，重積性や配列の乱れがみられる．（Pap染色 強拡大）

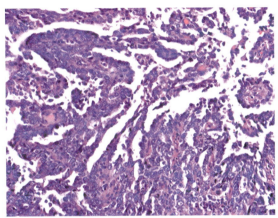

**図 A-89** 漿液性癌の組織像
腫瘍細胞は複雑な乳頭状増殖を示す．（HE染色 弱拡大）

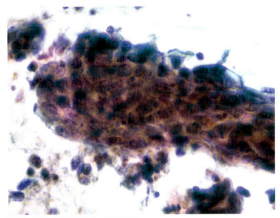

**図 A-90** 漿液性癌の細胞像
小乳頭状集塊で出現する漿液性癌の細胞．核の腫大・大小不同，核クロマチンが濃染し，核小体の目立つ細胞もみられる．（Pap染色 強拡大）

### (1) 組織所見（図 A-89）

腫瘍細胞は複雑な乳頭状増殖を示す．

### (2) 細胞所見（図 A-90）

乳頭状集塊で出現する場合が多いが，管状集塊で出現することもある．核は腫大・大小不同を示し，核クロマチンは濃染し，核小体が目立つ．しばしば石灰化小体を伴う．

## ●漿液性内膜上皮内癌（serous-endometrial intraepithelial carcinoma；S-EIC）

S-EIC は，漿液性癌の前駆病変あるいは初期の病変である．したがって，エストロゲン非依存性のⅡ型の体癌であり，萎縮内膜上皮から発生する癌である．また子宮内膜ポリープから発生することも多い．S-EIC は病変が小さ

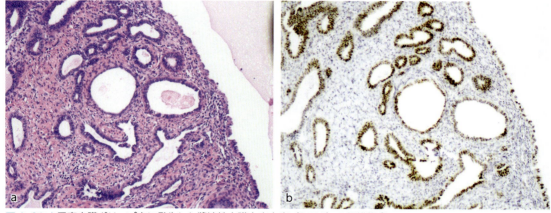

**図 A-91** 子宮内膜ポリープ内に発生した漿液性内膜上皮内癌（S-EIC）の組織像①
a：内膜ポリープ内に核異型を伴う大小の腺管がみられる．（HE 染色　弱拡大）
b：陽性細胞が多くみられ，悪性度の高いことが示唆される．（p53 免疫染色　弱拡大）

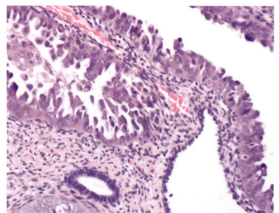

**図 A-92** 漿液性内膜上皮内癌（S-EIC）の組織像②
上方の異型の強い漿液性上皮系細胞からなる腫瘍腺管構造と，下方に萎縮性の異型のない子宮内膜腺管．（HE 染色　強拡大）

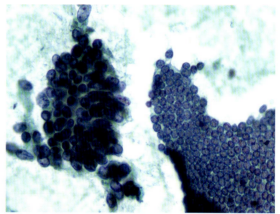

**図 A-93** 漿液性内膜上皮内癌（S-EIC）の細胞像
正常萎縮内膜上皮細胞（右）とともに出現する異型内膜上皮集塊（左）は，腫大・濃染核を呈する細胞で構成される．（Pap 染色　強拡大）

いため，内膜組織生検で腫瘍組織が十分得られないことがあり，早期発見において細胞診が有用となることもある[6]．

### (1) 組織所見（図 A-91, 92）

異型の目立つ漿液性上皮系細胞からなる腫瘍腺管が萎縮性内膜や内膜ポリープの一部にみられる．

### (2) 細胞所見（図 A-93）

漿液性癌の細胞と同様の像であり，個々の細胞は核の腫大や核クロマチン濃染を示すなど核異型は強い．しかし進行した漿液性癌と異なる点は，背景はきれいであり，また正常萎縮内膜上皮集塊とともに混在，あるいは萎縮内膜上皮との移行像を示すこともある．さらに重積に乏しい集塊で出現することもある．

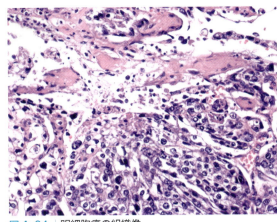

図 A-94 | 明細胞癌の組織像
淡明な細胞質を有する上皮系腫瘍細胞がシート状から乳頭状に増殖している．(HE 染色　強拡大)

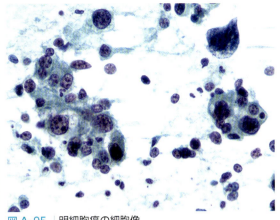

図 A-95 | 明細胞癌の細胞像
小集塊，孤在性に出現する異型細胞．(Pap 染色　強拡大)

## 14) 明細胞癌 (clear cell carcinoma)

　エストロゲン非依存性のⅡ型の体癌である．漿液性癌と同様にエストロゲン依存性のⅠ型体癌に比べ，より高齢者に多く，悪性度の高い癌である．

### (1) 組織所見（図 A-94）

　グリコーゲンに富む淡明な細胞質を有する異型上皮性細胞が，シート状から乳頭状に増殖してみられる．一方で，腺管状〜乳頭状構造を示す上皮が hobnail 状構造をとることもある．

### (2) 細胞所見（図 A-95）

　豊富な細胞質を有する大型異型細胞と，比較的小型で N/C 比の高い異型細胞の 2 種類が存在する．それぞれの細胞がしばしば混在し出現することがある．
　大型異型細胞は，豊富な細胞質を有し，核は円形で腫大，微細な核クロマチン・濃染核を呈する．また核小体も目立つことが多い．さらに裸核細胞が出現する頻度も高い．このような大型異型細胞で構成される細胞像は，明細胞癌を推定しやすい．
　比較的小型で N/C 比の高い異型細胞は，この像だけで明細胞癌と推定することは難しいが，hobnail 状構造やライトグリーン好性の硝子化間質（基底膜様物質）を伴う集塊で出現した場合は，明細胞癌の可能性が高い．

## 15) 混合癌 (mixed carcinoma)

　Ⅰ型の体癌とⅡ型の体癌が混在する病変である．細胞診では，それぞれの形態学的特徴を有する細胞が出現した場合，混合癌を示唆することが可能である．

### (1) 組織所見（図 A-96）

　図 A-96 は類内膜癌と明細胞癌の両方の像を示した子宮内膜癌で，それぞれの組織像が明らかに同一腫瘍内に確認できる．

> **メモ**
> 
> **hobnail 状構造**
> 　組織で腺腔あるいは乳頭状構造を示す部分から，癌細胞が裏打ちする状態を示す構造である．細胞像では集塊から所々に細胞が飛び出している像が把握できれば，hobnail 状集塊と判断できる．(p.108 図 A-143, 144 参照)

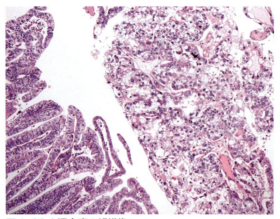
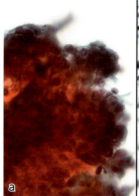
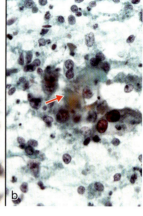

図 A-96 混合癌の組織像
左側は，腺管構造が主体の類内膜癌．右側は，豊富な細胞質を有し，異型核を伴う明細胞癌．（HE 染色弱拡大）

図 A-97 混合癌の細胞像
a：類内膜癌由来の異常集塊．不規則重積を伴う集塊．個々の細胞は核が小型で類内膜癌に相当する．（Pap 染色　強拡大）
b：明細胞癌由来の異型細胞．豊富な細胞質と大型・濃染核を有し，核小体が目立つ異型細胞がみられる．一部にライトグリーン好性の硝子化間質（基底膜様物質）が認められる（↑）．（Pap 染色　強拡大）

### (2) 細胞所見（図 A-97）

　細胞像では，通常の I 型の類内膜癌とともに，II 型の体癌として漿液性癌，明細胞癌や類内膜癌（G3），小細胞癌などの癌細胞が出現する場合が多い．細胞像では，それぞれの割合いを把握することは困難であるが，悪性度の高い II 型の体癌が混在していることを細胞診で確認することが重要である．

## 16）子宮外組織由来の癌（extrauterine carcinoma）

　まれではあるが，子宮内膜細胞診において，子宮以外の原発臓器由来の癌細胞が出現する場合がある．

### (1) 組織所見（図 A-98）

　図 A-98 は卵巣癌が子宮転移した症例である．

### (2) 細胞所見（図 A-99）

　背景はきれいなことが多い．他臓器から子宮内膜細胞診に出現する癌細胞としては，卵巣癌，卵管癌，乳癌，胃癌などがある．
　細胞が出現する過程としては，①卵管を経て子宮体内膜に至る場合，②子宮体内膜へ転移し，その病巣から出現する場合がある．子宮内膜細胞診で，子宮外組織から出現する頻度の高い癌細胞は，卵巣癌・卵管癌であり，それらは漿液性癌のことが多い．

> **メモ**
> 子宮外組織由来の癌細胞と判断する場合は，臨床歴や臨床情報を十分に把握することが前提となる．

## 17）間葉性悪性腫瘍（mesenchymal tumor）

　子宮体部において代表的な間葉性悪性腫瘍は，内膜間質肉腫，平滑筋肉腫などがある．

### ●内膜間質肉腫（endometrial stromal sarcoma）

　子宮内膜間質肉腫は，子宮体内膜間質が発生母地となる病変である．低異

> **メモ**
> 子宮肉腫の組織型鑑別は組織診において，免疫化学的な検索が必要となる．したがって細胞診検体（Papanicolaou 染色）だけで組織型を確定すべきではない．

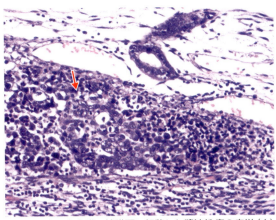

**図 A-98** 子宮内膜の粘膜下に転移した漿液性癌の病巣（↑）
卵巣漿液性癌の子宮転移．（HE染色　強拡大）

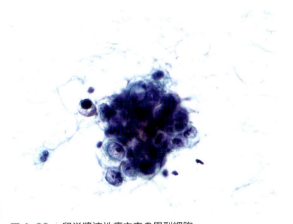

**図 A-99** 卵巣漿液性癌由来の異型細胞
きれいな背景に不規則重積，核の大小不同，核クロマチン濃染，核小体の目立つ漿液性癌由来の異型細胞集塊がみられる．（Pap染色　強拡大）

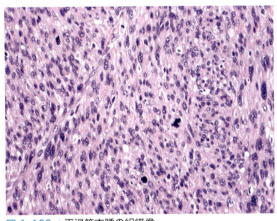

**図 A-100** 平滑筋肉腫の組織像
紡錘状異型核で構成される病変．核異型・核分裂像も多くみられる．（HE染色　強拡大）

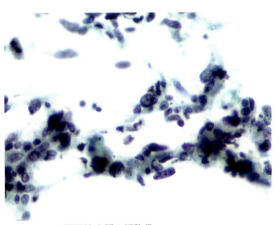

**図 A-101** 平滑筋肉腫の細胞像
紡錘形の細胞が主体である．核の腫大，大小不同，核濃染が顕著である．（摘出腫瘍捺印標本　Pap染色　強拡大）

型度と高異型度に分類されており，基本的には円形細胞が主体で構成される肉腫である．

## ●平滑筋肉腫（leiomyosarcoma）

### ①組織所見（図 A-100）

　核大小不同とクロマチン増量を示す紡錘形細胞が不規則な配列で増生する．細胞配列は平滑筋腫に類似している．細胞質はやや好酸性である．

### ②細胞所見（図 A-101）

　紡錘状の異型細胞が主体となる．細胞質は若干厚みを帯び，核は紡錘形が多く，腫大・大小不同，核クロマチンは微細で濃染し，核小体が目立つことが多い．しばしば核分裂像がみられる．

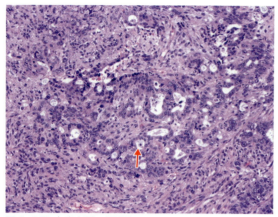

図 A-102 | 癌肉腫の組織像
腺管構造を示す類内膜癌（↑）．その周囲の肉腫成分は α-smooth muscle actin 陽性，CD-10 が一部陽性であった．免疫組織化学的検索では，同所性の肉腫が示唆された．（HE 染色　弱拡大）

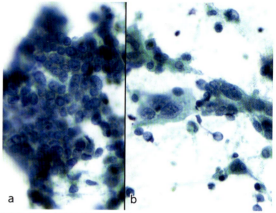

図 A-103 | 癌肉腫の細胞像
a：上皮性結合を示す不規則重積集塊．小型核で構成される類内膜癌に相当する像である．（Pap 染色　強拡大）
b：紡錘状細胞で構成される間葉性を思わす異常集塊．核は紡錘形〜類円形．微細なクロマチンが充満する濃染核，核の大小不同，核形不整もみられる．（Pap 染色　強拡大）

## 18）上皮性・間葉性混合腫瘍（mixed epithelial and mesenchymal tumor）

### ●癌肉腫（carcinosarcoma）

　癌肉腫は癌腫と肉腫成分で構成されており，癌成分は類内膜腺癌が多いが扁平上皮癌，漿液性癌，明細胞癌なども発生する．癌肉腫は上皮性・間葉性混合腫瘍のなかで，最も頻度が高い．同所性（homologous）の肉腫は，内膜間質肉腫，平滑筋肉腫などがあり，異所性（heterologous）の肉腫は，横紋筋肉腫や骨・軟骨肉腫，脂肪肉腫などがある．

### （1）組織所見（図 A-102）

　図 A-102 は類内膜癌と平滑筋肉腫からなる同所性の癌肉腫である．

### （2）細胞所見（図 A-103）

　癌腫成分の細胞は，上皮性結合を示し，腺癌である場合は腺腔形成などの腺への分化を示す重積集塊で出現しやすい．肉腫成分は，集塊状，孤在性でも出現する．集塊状では上皮としての結合・極性（配列の規則性）などの所見が不明瞭となる．ただし，孤在性・裸核状に出現した場合は，癌と肉腫の鑑別が困難なことが多い．

> **メモ**
> かつて上皮性・間葉性混合腫瘍は胎生期の子宮を形成する Müller 管由来と考えられ，Müller 管腫瘍（malignant mixed müllerian/mesodermal tumor；MMMT）とも呼ばれた[7]．

> **重要**
> 上皮性・間葉性混合腫瘍においても，特に非上皮性の組織型鑑別は，組織診において免疫化学的な検索が必要となる．したがって，細胞診検体（Papanicolaou 染色）で組織型を確定すべきではない．ただし，細胞診で癌腫・肉腫成分の判別をする努力はすべきである．生検組織時に採取された組織が少ない場合，細胞像が組織診断の一助になることもある．

## 7　婦人科疾患（外陰，腟）の臨床・病理・細胞診

### 1）正常組織および正常細胞・良性成分

#### （1）組織所見（図 A-104）

　性成熟期の腟粘膜は厚い重層扁平上皮で構成され，通常角化は示さず最表層細胞に核が観察される．小児，産褥・授乳期，更年期以降では重層扁平上皮は萎縮する．

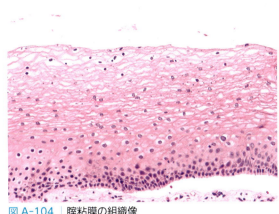

図 A-104 腟粘膜の組織像
(HE 染色　弱拡大)

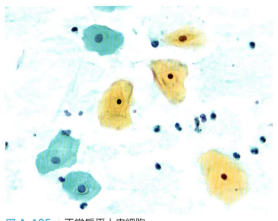

図 A-105 正常扁平上皮細胞
(腟壁擦過, Pap 染色　弱拡大)

外陰は皮膚の表皮と同様の重層扁平上皮で構成されるが，粘膜の性格を保っており角化層が薄い．

### (2) 細胞所見（図 A-105）

エオジンやオレンジGに好性の表層細胞やライトグリーン好性の中層細胞が散見される．

## 2）外陰ヘルペス感染症（性器ヘルペス）（herpes genitalis）

症状は外陰の疼痛，接触痛が多く，肉眼的には外陰表面に小水疱やびらん面ができる．水疱を人工的に破り，そこにガラスを押し当てて以下のような特徴的な細胞が得られる．

### (1) 細胞所見（図 A-106）

多核で，互いの核が圧排所見を呈し，押しくらまんじゅう状にみえるのが特徴である．核縁にクロマチンが凝集しているため肥厚して観察される．核内クロマチンはすりガラス状であり，核内封入体を認めるときがある．

> **メモ**
> 単純ヘルペスウイルスには，口唇に小水疱や口内炎を起こす1型と，性器に感染する2型がある．

## 3）尖圭コンジローマ（condyloma acuminatum）

ヒトパピローマウイルス（human papilloma virus；HPV）の感染により発生する良性病変である．外陰部，肛門周囲，腟などに好発する．

### (1) 組織所見（図 A-107）

外陰表面の重層扁平上皮（表皮）が乳頭状に肥厚増殖し，過角化・錯角化を伴っている．

> **メモ**
> コンジローマは主にHPV6型，11型の感染によって起こる．一方，16型，18型は子宮頸部の扁平上皮癌との関連がある．

> **メモ**
> **腟上皮内腫瘍（VAIN）**
> 腟扁平上皮癌の前駆病変である．CINと同様の基準(p.62)で，VAIN1，VAIN2，VAIN3と3段階に分けるが，VAIN1をlow grade VAIN，VAIN2とVAIN3をhigh grade VAINと呼ぶこともある．VINも同様．

## 4）腟上皮内腫瘍（vaginal intraepithelial neoplasm；VAIN），外陰上皮内腫瘍（vulvar intraepithelial neoplasia；VIN）

それぞれの場所における扁平上皮癌の前駆病変と考えられている．これらの病変の発生には，子宮頸部と同様にハイリスクHPVが関係している．

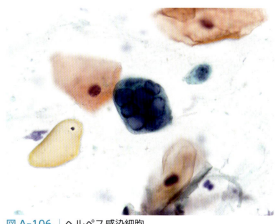
図 A-106 | ヘルペス感染細胞
(外陰擦過, Pap 染色 強拡大)

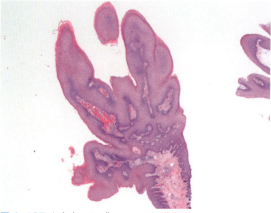
図 A-107 | 尖圭コンジローマの組織像
(HE 染色 弱拡大)

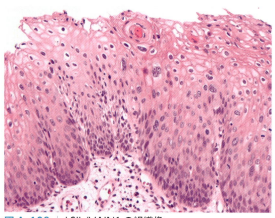
図 A-108 | LSIL/VAIN1 の組織像
上皮下層1/3 に異型細胞が認められる. 表層側には多核細胞やコイロサイト様細胞も認められる. 本症例は, HPV16, 89 の多重感染が検出された. (HE 染色 弱拡大)

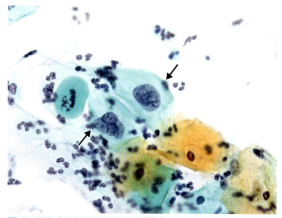
図 A-109 | LSIL/VAIN1 の細胞像
HPV 感染細胞(↑). (腟壁擦過, Pap 染色 強拡大)

### (1) 組織所見（図 A-108）

重層扁平上皮の極性の乱れと核異型がみられる.

### (2) 細胞所見（図 A-109）

表層型の細胞に正常中層細胞核面積の3倍以上の核腫大と細顆粒状クロマチンの増量が認められる. 図 A-109 の矢印の多核細胞は HPV 感染細胞であり, LSIL で出現することが多い.

若年女性でみられる自然退縮する病変は色素沈着を伴い, VIN 2 から VIN 3 相当の組織所見を呈するものは臨床的に bowenoid papulosis という.

## 5) 外陰・腟扁平上皮癌（squamous cell carcinoma）

初期の外陰癌は無症状である. 進行癌では出血や痛みがある. 外陰では小陰唇・大陰唇に多い.

腟癌は腟の上1/3, 後壁に多い. 症例の75％では血性帯下がみられる.

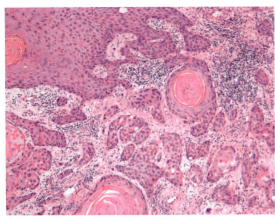

図 A-110 │ 外陰扁平上皮癌の組織像
（HE 染色　弱拡大）

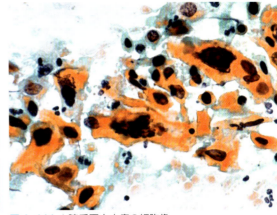

図 A-111 │ 腟扁平上皮癌の細胞像
（腟壁擦過, Pap 染色　強拡大）

### (1) 組織所見（図 A-110）

外陰に発生する扁平上皮癌は図 A-110 のように角化型，高分化型が多い．渦巻きのように癌胞巣の中心に角化（癌真珠）がみられるのが高分化型の特徴である．

### (2) 細胞所見（図 A-111）

壊死性背景に孤立散在性のオレンジ G 好性，核腫大，クロマチン濃染を示す扁平上皮系の異型細胞がみられる．

## 6) 転移性腺癌

### (1) 組織所見（図 A-112）

図 A-112 は卵巣癌の腟転移症例である．腺管を形成する上皮性腫瘍細胞の増殖がみられる．

### (2) 細胞所見（図 A-113）

やや結合性の低下した不規則重積性のクラスターを形成してクロマチン濃染，核縁の肥厚，一部核小体の肥大を示す円柱上皮系の異型細胞がみられる．

## 7) 悪性黒色腫

悪性黒色腫は色素沈着の目立つ結節状病変としてみられるが，色素をもたない症例も 1/4 ほどある．

### (1) 組織所見（図 A-114）

図 A-114 は隆起性の病変を形成した結節状病変で，黒色の色素沈着を伴う腫瘍がみられる．

### (2) 細胞所見（図 A-115）

茶褐色にみえる色素がメラニンである．大型の核，核小体のみられる悪性黒色腫の腫瘍細胞が結合性の少ないシート状集団でみられる．

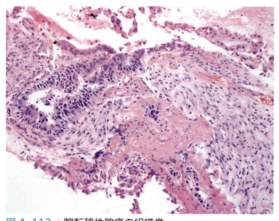

図 A-112 │ 腟転移性腺癌の組織像
腺管構造を示し，偽重層性に配列する上皮性腫瘍細胞がみられ，卵巣癌（おそらく類内膜癌）の腟転移あるいは断端再発と考えられる．(HE 染色　強拡大)

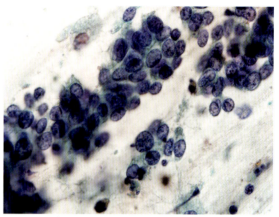

図 A-113 │ 腟転移性腺癌の細胞像
(Pap 染色　強拡大)

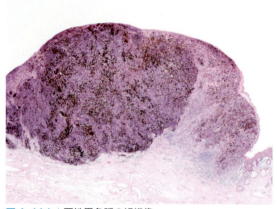

図 A-114 │ 悪性黒色腫の組織像
本症例は性器出血で来院，腟壁に黒色の腫瘤がみられた．非対称性の隆起性病変で，色素沈着を伴っていた．(HE 染色　弱拡大)

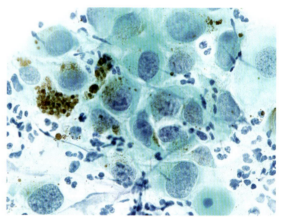

図 A-115 │ 悪性黒色腫の細胞像
(Pap 染色　強拡大)

## 8) 乳房外 Paget 病，Bowen 病

その他，外陰の悪性腫瘍には，乳房外 Paget 病，Bowen 病などがある．

### (1) 組織所見 (図 A-116)

外陰の重層扁平上皮内に淡明な細胞質を有する腫瘍細胞が，1 個あるいは数個の集団で浸潤している．

## 8 婦人科疾患（絨毛性疾患）の臨床・病理・細胞診

### 1) 胎盤の形成 (図 A-117)

受精卵は体細胞分裂により，桑実胚，胞胚となり，子宮体内膜に着床する．胞胚はやがて内側の内細胞塊と外側の栄養膜細胞に分かれ，内細胞塊は 3 胚葉に分かれて胎児を形成する．一方，栄養膜細胞は子宮体内膜に侵入増殖し

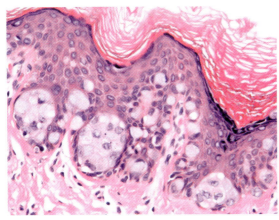

図 A-116 | Paget 病の組織像
外陰の重層扁平上皮内に淡明な細胞質を有する腫瘍細胞が，1 個あるいは数個の集団で浸潤している．（HE 染色　強拡大）

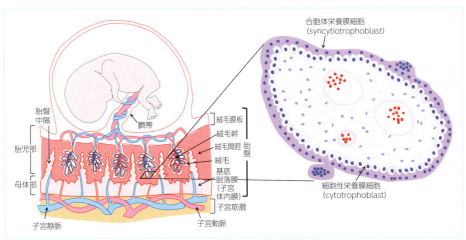

図 A-117 | 胎盤

て絨毛幹を形成する．胎盤は，胎児側の絨毛幹およびこれから伸びた多数の絨毛と母体側の基底脱落膜（子宮体内膜）から構成される盤状の臓器であり，妊娠 4 カ月末に完成する．

　胎盤の絨毛幹および絨毛は外側に合胞体栄養膜細胞（シンチジウム型トロホブラスト），内側に細胞性栄養膜細胞（ラングハンス型トロホブラスト）をもち，内部は臍帯動脈，臍帯静脈と結合組織からなる．絨毛間腔内には母体側の動脈血が満たされており，絨毛を介して胎児側に酸素，栄養素，免疫グロブリンが移行している．

## 2) 正常組織および正常細胞・良性成分

### (1) 組織所見（図 A-118, 119）

　正常絨毛は合胞体性と細胞性の 2 層の栄養膜細胞におおわれている．強拡大（図 A-119）では絨毛間質血管内に有核赤血球がみられる．

### (2) 細胞所見（図 A-120）

　図 A-120 は流産の時にみられた合胞体栄養膜細胞で，多核巨細胞の中央部

**メモ**

**合胞体栄養膜細胞（syncytiotrophoblast）**
　細胞質は濃染して小型の核を有する層で細胞境界は認められない．しばしば絨毛の表面で増殖し結節状に飛び出す．本細胞はヒト絨毛性ゴナドトロピン (hCG) を分泌し，妊娠黄体に作用してプロゲステロン・エストロゲンの分泌を促進し，子宮体内膜の維持（妊娠の維持）の役割を担っている．

**メモ**

**細胞性栄養膜細胞（cytotrophoblast）**
　細胞質は明るく，大型の円形核をもち，細胞境界明瞭である．合胞体栄養膜は細胞性栄養膜を取り込むことにより成長すると考えられている．

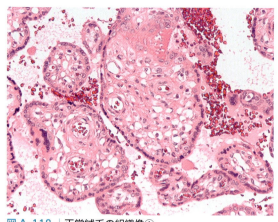

図 A-118 | 正常絨毛の組織像①
（HE 染色　弱拡大）

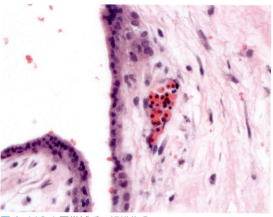

図 A-119 | 正常絨毛の組織像②
妊娠初期の流産物で，栄養膜細胞におおわれた絨毛の間質にある血管内に胎児由来の有核赤血球がみられる．（HE 染色　強拡大）

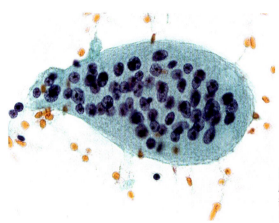

図 A-120 | 切迫流産の細胞像
胎盤絨毛上皮の外層に由来する合胞体栄養膜細胞．核は小型で中央部に集まり，細胞質は厚く，辺縁には微絨毛が発達し境界明瞭である．（子宮頸部擦過，Pap 染色　強拡大）

に核が集まってみえる．

### 3）胞状奇胎

　胞状奇胎とは，絨毛膜組織が異常増殖して多数のブドウ状囊胞を形成する妊娠異常である．

#### (1) 胞状奇胎の種類

##### ①部分胞状奇胎

- 父親からの精子 2 個と母親からの卵子 1 個が受精した 3 倍体から発生する．
- 一部の絨毛が囊胞化する．
- 赤芽球などの胎児成分が混在する．
- 胞状奇胎除去術（子宮内容除去手術）を行う．

##### ②全胞状奇胎

- 父親の精子由来の核（androgenesis）による 2 倍体から発生する．
- anuclear empty egg（空の卵）に 1〜2 個の精子が受精（多くは 46, XX

> **メモ**
> 流産（abortion）とは，妊娠初期から 22 週未満までに妊娠が継続できなくなること．

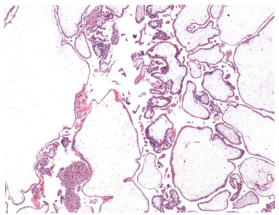

図 A-121 部分胞状奇胎の組織像
中央付近に不規則な形で少し栄養膜細胞の増加がうかがわれる正常大の絨毛がみられ，両側方に大型の腫大した囊胞様の絨毛が認められる．（HE 染色　弱拡大）

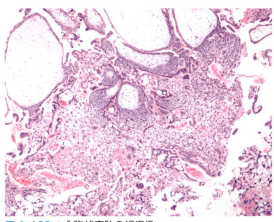

図 A-122 全胞状奇胎の組織像
腫大した絨毛と栄養膜細胞の強い増生を伴っている．（HE 染色　弱拡大）

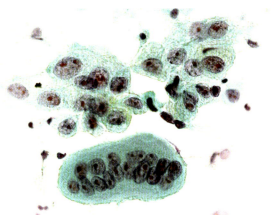

図 A-123 胞状奇胎の細胞像
軽度の核腫大を伴う細胞性栄養膜細胞（上部）と合胞体栄養膜細胞（下部）．（子宮頸部擦過，Pap 染色　強拡大）

か 46, XY）．
- 八ツ頭状の絨毛の輪郭，絨毛間質細胞の増加，核崩壊像．
- p57 の免疫組織化学的染色が役立つ：正常あるいは部分奇胎で陽性を示す細胞性栄養膜細胞と間質細胞が全奇胎では染色されない．

③侵入奇胎

子宮筋層・血管内に奇胎絨毛が存在するもので，絨毛の組織・細胞所見は①部分奇胎，②全奇胎と同様である．

### (2) 組織所見（図 A-121, 122）

囊胞状に腫大した絨毛がみられ，栄養膜細胞が増加する．

### (3) 細胞所見（図 A-123）

図 A-123 は細胞性栄養膜細胞と合胞体栄養膜細胞で，通常の絨毛よりも少し核腫大がうかがわれるが，腫瘍性ではなく，2 種類の栄養膜細胞に著明な異型はみられない．

> **メモ**
>
> **流産の種類**
> 稽留流産：子宮内で胎児が死亡している状態．
> 化学流産：受精後着床できなかった状態．
> 切迫流産：胎児は生存しており，流産の症状があっても正常妊娠への回復が可能な状態．
> 進行流産：子宮内容物が外に出てきている状態（完全流産，不全流産）．
> 習慣流産：3 回以上繰り返す流産．
> 自然流産：胎児や母体の病的な原因による流産（80 %は妊娠初期12 週まで）．
> 人工流産：手術によって行われる人工的な妊娠中絶．

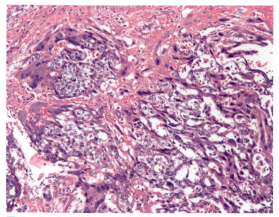

図 A-124 | 絨毛癌（子宮体部絨毛癌）の組織像
細胞性栄養膜細胞と多核の合胞体栄養膜細胞が混在して増殖している．腫瘍間質は乏しく，腫瘍細胞が直接血液と接するようにみえる．胎盤内絨毛癌以外は本症例のように絨毛形態を示さない．（HE 染色　弱拡大）

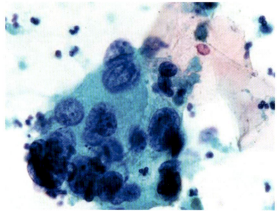

図 A-125 | 絨毛癌の細胞像
子宮頸部細胞診にみられた子宮絨毛癌細胞．体部の病巣から落下してきた絨毛癌細胞と考えられる．多核の大型細胞，N/C 比大の単核細胞がみられ，いずれも核クロマチンが濃染している．（子宮頸部擦過，Pap 染色　強拡大）

### 4) 絨毛癌

#### (1) 組織所見（図 A-124）

細胞性栄養膜細胞と合胞体栄養膜細胞が混在し，増殖する．絨毛形態は認められない．

#### (2) 細胞所見（図 A-125）

絨毛癌では合胞体栄養膜細胞，細胞性栄養膜細胞，中間型栄養膜細胞がみられるが，異型が強く，特に細胞性栄養膜細胞は分裂像が多い．

### 5) 胎盤部トロホブラスト腫瘍（placental site trophoblastic tumor；PSTT）

20〜63 歳（平均 30 歳）に発生し，着床部の中間型栄養膜細胞由来の腫瘍細胞の増殖により，子宮に腫瘍を形成する．2/3 は満期産後，12〜18 カ月でみられる．hCG は軽度から中等度上昇，不正出血や月経異常を主訴とすることが多い．

組織所見・細胞所見：核分裂像は比較的少ない（2〜3/10HPF）．腫瘍細胞は hPL 陽性を示す．

> **注意**
> 鑑別診断
> 　類上皮トロホブラスト腫瘍（epithelioid trophoblastic tumor；ETT），絨毛膜無毛部の中間型栄養膜細胞由来の腫瘍．

## 9 婦人科疾患（卵巣）の臨床・病理・細胞診

### 1) 正常卵巣・正常卵管

#### (1) 組織所見（図 A-126, 127）

組織学的には卵巣表面上皮（卵巣臓側腹膜をおおう中皮細胞）は 1 層の立方状から低円柱状の細胞からなるが，種々の炎症・反応性変化により重層化・扁平上皮化生がみられる．種々の成熟段階の卵胞（図 A-126a, b）・黄体とそ

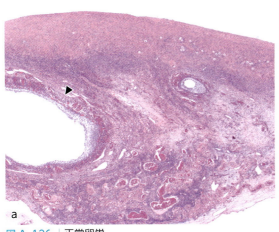
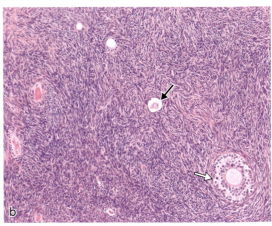

図 A-126 | 正常卵巣
卵巣表面は薄い1層の扁平化した上皮細胞でおおわれ，実質には間質細胞や血管を伴って，原始卵胞，二次卵胞がみられる．▼：グラーフ卵胞，↑：原始卵胞，⇧：二次卵胞．（a, b：HE染色　弱拡大）

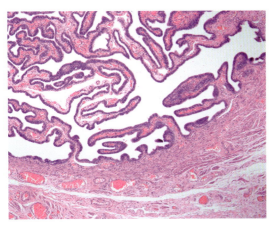

図 A-127 | 正常卵管
卵管膨大部付近で，上方に線毛円柱上皮でおおわれた襞が乳頭状，迷路状に認められ，下方には平滑筋層を含む卵管壁がみられる．（HE染色　弱拡大）

れらの間に支持組織として固有の卵巣間質および血管に富む卵巣門部の間質がある．図 A-126a には，上方の卵巣皮質の部分に原始卵胞，下方にグラーフ卵胞がみられる．

## 2) 卵巣腫瘍の特徴

### (1) 卵巣腫瘍の症状

　良性の場合は多くは無症状，検診などで偶然にみつかることが多い．増大すると頻尿，便秘，下腹部違和感，月経異常などを認めることがある．茎捻転や破裂では急性腹症で緊急手術になることもある．

　卵巣腫瘍は母組織の違いにより分類され，上皮性腫瘍，性索間質性腫瘍，胚細胞腫瘍が代表的である．また，二次性腫瘍として他臓器からの転移性腫瘍もみられる．

　卵巣腫瘍の肉眼所見の観察とその記載に関しては，わが国の卵巣腫瘍・卵管癌・腹膜癌取扱い規約[1]にもあるように，表 A-2 の項目があげられる．

表 A-2 | 卵巣腫瘍の肉眼所見の観察すべき項目

1. 大きさ・重量
2. 被膜面の所見や周囲臓器との関係
3. 割面や内容物の性状
4. 卵管の状態
5. 病変が片側性の場合，対側卵巣または合併切除された臓器の性状

表 A-3 | 卵巣腫瘍の組織学的分類

1. 上皮性腫瘍
2. 間葉系腫瘍
3. 混合型上皮性間葉系腫瘍
4. 性索間質性腫瘍
5. 胚細胞腫瘍
6. 胚細胞・性索間質性腫瘍：性腺芽腫（Gonadoblastoma）など
7. その他：卵巣網の腫瘍，小細胞癌，Wilms 腫瘍，リンパ腫，形質細胞腫，骨髄性腫瘍など

特に囊胞性（単房性ないし多房性）か充実性（一部ないし全部）かの区別は，腫瘍の良悪や組織型の推測に役立つ．また，両側発生の有無が，転移性腫瘍の有無と原発性腫瘍の進行期分類や TNM 分類と関係する場合があり，大切である．

### （2）卵巣腫瘍の組織学的分類

卵巣腫瘍・卵管癌・腹膜癌取扱い規約によれば，卵巣腫瘍の組織学的分類は表 A-3 となる．

## 3）上皮性腫瘍

上皮性腫瘍（表層上皮性・間質性腫瘍）は，排卵による卵巣表面の組織修復過程で生じた卵巣表層上皮の陥入から封入囊胞が形成され，封入囊胞が種々の化生性変化を起こした後に境界悪性病変を経て癌腫になる過程が提唱されてきた．しかし近年，漿液性腫瘍は卵管采に生じた腺癌（上皮内腺癌）が母細胞となる説が提唱され注目されている．

また，類内膜腺癌や明細胞腺癌は卵巣子宮内膜症が発生母地になるとされている．卵巣子宮内膜症の発生には主に移植説（月経血が卵管を逆行して腹腔に至り，月経血中の子宮内膜の組織片が卵巣に生着するという説）と上記の化生説が提唱されている．

### ●漿液性腫瘍

漿液性腫瘍は卵巣上皮性腫瘍のなかで最も頻度が高い組織型であり，約 40～50％を占める．卵管上皮に類似する腫瘍細胞からなり，良性腫瘍では単房性ないし小房性のことが多い．頻度は低いが，表在乳頭型は漿液性腫瘍に特徴的な組織像を示す．

線毛は良性腫瘍の上皮細胞ではしばしば認められるが，境界悪性や悪性腫瘍では頻度が低くなる．境界悪性腫瘍や悪性腫瘍では，良性腫瘍に比べて乳頭状増殖が強く，充実性増殖を形成する．砂粒体の存在は漿液性腫瘍に特徴的であり，組織型推定の有用な指標となる．砂粒体の出現頻度は悪性腫瘍（腺癌）のほうが高いが，良・悪性の鑑別には使用できない．

漿液性癌は低異型度と高異型度に分けられる．低異型度漿液性癌は漿液性癌の数％～10％程度と比較的まれな腫瘍で，緩徐に発育・進行し，予後は比

> **メモ**
> 上皮性腫瘍には，①漿液性腫瘍，②粘液性腫瘍，③類内膜腫瘍，④明細胞腫瘍，⑤Brenner 腫瘍，⑥漿液粘液性腫瘍，⑦未分化癌，などがある．

> **メモ**
> **砂粒体（psammoma body）**
> 石灰化小体と呼ばれる同心円状の構造を示す石灰沈着で，卵巣腫瘍では漿膜性腫瘍で多くみられる．砂瘤体とも記載される．

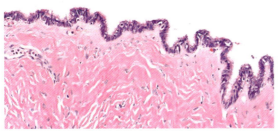

図 A-128 | 良性漿液性嚢胞腺腫の組織像
1層の円柱上皮で内面をおおわれた嚢胞性病変で，下方に膠原線維性の間質がみられるが，間質内に腺管構造を含み，腺線維腫様の病変を形成することもある．（HE 染色　弱拡大）

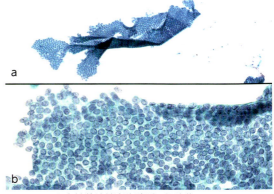

図 A-129 | 良性漿液性嚢胞腺腫の細胞像
（a：Pap 染色　弱拡大，b：Pap 染色　強拡大）

較的良好である．高異型度漿液性癌は漿液性癌の多くを占め，発見時にはすでに卵巣外に広がる癌として発見されることが多く，予後不良である．

### (1) 漿液性嚢胞腺腫，漿液性腺線維腫，漿液性表在性乳頭腫

#### ①臨床所見

若年〜高齢者まで発見年齢の幅は広く，好発年齢は40〜60歳代である．単房性ないし少房性のことが多い．嚢胞性腫瘍の場合は内容液の粘稠性は低く，無色透明か淡黄色調を示す．嚢胞内腔は平坦なこともあれば乳頭状の小隆起をみることもある．間質成分が豊富な場合は充実性主体の腫瘤をつくる（漿液性腺線維腫）．

#### ②組織所見（図 A-128）

漿液性嚢胞腺腫の腫瘍細胞は，卵巣表層上皮または卵管上皮に類似した細胞形態を示す異型のない上皮から構成される．異型が乏しい立方〜円柱上皮ないし線毛を有する上皮細胞が単層性に嚢胞内面をおおう．広い間質を伴う乳頭状増殖を示す場合もある．腺線維腫は，豊富な線維性間質のなかに細胞異型のない上皮から構成される腺管が散在する．表在性乳頭腫では，卵巣表面に隆起性病変を形成する．

#### ③細胞所見（図 A-129）

核異型は乏しく，クロマチン増量のみられない類円形核を示す立方状〜円柱状上皮細胞が単層のシート状集塊を形成する．線毛円柱上皮細胞が観察される場合もある．

### (2) 漿液性境界悪性腫瘍

#### ①臨床所見

悪性（腺癌）に比べて年齢層は低く，30〜40歳代に多い．粘液性境界悪性腫瘍よりは頻度が少ない．

#### ②組織所見（図 A-130）

良性に比べて旺盛な増殖態度を示す低悪性度の腫瘍で，良性腫瘍と悪性腫

> **メモ**
> 卵巣上皮性境界悪性腫瘍の組織型頻度
> 　粘液性腫瘍＞＞漿液性腫瘍＞＞類内膜腫瘍，明細胞腫瘍，漿液粘液性腫瘍

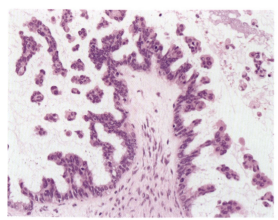 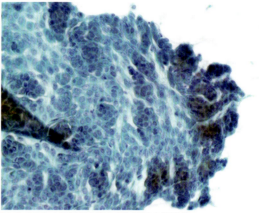

図A-130 | 漿液性境界悪性腫瘍の組織像
やや浮腫状から膠原線維性の間質を中心に表面を立方状〜円柱状上皮でおおわれた乳頭状構造を示す部分．(HE染色　弱拡大)

図A-131 | 漿液性境界悪性腫瘍の細胞像
卵巣腫瘍の捺印標本ではシート状集塊から乳頭状集塊が突出する像がみられる．(Pap染色　強拡大)

瘍の中間的な核異型や多層化を示す上皮が間質を伴って乳頭状に増殖する．すなわち，嚢胞を形成するが良性より多くの上皮成分が乳頭状に増殖し，肉眼的にも乳頭状隆起が絨毛状に観察され，組織学的には間質成分を中心軸として段階的に分枝するようにみえる．嚢胞内腔に細胞集塊が分離増殖（浮遊増殖）する像がみられる．

明らかな間質浸潤がみられない点で漿液性癌と区別されるが，微小浸潤（5mm未満）は起こりうる．砂粒体がしばしばみられる．核分裂像はみられても少ない．

石灰化小体を伴うものもあるが，前述のように，その多寡は良悪の決め手にならないといわれている．

### ③細胞所見（図A-131）

乳頭状集塊を形成するが漿液性癌に比べて細胞密度は低く，軽度の核形不整や核の大小不同がみられる．卵巣腫瘍の捺印標本では，シート状集塊から乳頭状集塊が突出する像をみる場合がある．砂粒体をみる場合がある．

## (3) 漿液性癌（低異型度，高異型度）

### ①臨床所見

平均年齢は50〜60歳代である．わが国では卵巣悪性腫瘍のなかで大部分を上皮性腫瘍が占めるが，そのなかでも漿液性癌の頻度が最も高い．CA125高値を示し，化学療法が奏功する．

### ②組織所見（図A-132, 133）

明らかな破壊性浸潤を示す腫瘍である．乳頭状構造や管状構造を示しながら浸潤性に増殖し，砂粒体の形成される頻度は高い．境界悪性腫瘍に比べて細胞異型が強いが異型の程度は症例ごとに異なり，低異型度漿液性癌（Ⅰ型）と高異型度漿液性癌（Ⅱ型）に分類される．低異型度漿液性癌の核異型は軽度〜中等度で高異型度癌に比べて弱く，核分裂像の頻度も低い．発生頻度は高異型度よりもはるかに低い．

> **メモ**
> 卵巣上皮性悪性腫瘍の組織型頻度
> 漿液性癌＞明細胞癌＞類内膜癌＞粘液性癌＞漿液粘液性癌

> **メモ**
> 卵巣癌が骨盤外の腹膜に播種した場合，TNM分類ではT3に相当し，顕微鏡的播種はpT3a，2 cm以下の腹膜播種はpT3b，2 cmをこえる腹膜播種はpT3cに分類される．

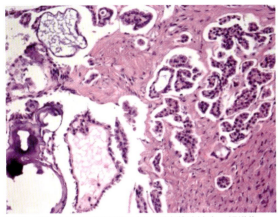

図 A-132 | 間質浸潤を伴う低異型度漿液性癌の組織像
右側に間質浸潤がみられる．一見，漿液性境界悪性腫瘍における微小間質浸潤に類似しているが，その浸潤が5mm以上あるものや，異型の程度が境界悪性よりやや強い場合には低異型度漿液性癌とする．（HE染色　強拡大）

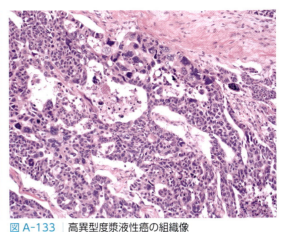

図 A-133 | 高異型度漿液性癌の組織像
N/C比の高い異型の強い腫瘍細胞が乳頭状増殖をするものが多く，樹枝状の配列やスリット状の裂隙を伴って，充実性に増殖することも多い．図A-133の腫瘍成分のうち，上半分の一部にみられる腫瘍細胞の異型の強さ（多形性が目立つ）に注目していただきたい．（HE染色　強拡大）

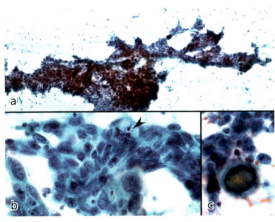

図 A-134 | 漿液性癌の細胞像
a：不整樹枝状から乳頭状集塊の細胞像．（Pap染色　弱拡大）
b：核分裂像（矢印）．（Pap染色　強拡大）
c：砂粒体．（Pap染色　強拡大）

　高異型度漿液性癌は，N/C比が高く異型の強い腫瘍細胞が不規則な樹枝状やスリット状の間隙をつくりながら増殖し，充実性部位を伴う．高頻度に壊死がみられ，異型核分裂を含む核分裂像が容易に認められる．

③細胞所見（図 A-134）

　壊死物質とともにクロマチン増量を示す悪性細胞が不整樹枝状集塊や乳頭状集塊，球状集塊としてみられる．高異型度漿液性癌では異型が強く，核の腫大や大小不同，核形不整が強い．核分裂像もみられる．細胞質は弱酸性〜好酸性を示す．砂粒体をみる頻度も高く，細胞集塊内にみられる場合もあり，類内膜型腺癌との鑑別に有用である．

●粘液性腫瘍（良性，境界悪性，悪性）

　細胞質に粘液を有する粘液性上皮細胞からなる上皮性腫瘍である．多くは良性腫瘍で，境界悪性腫瘍や悪性腫瘍の頻度は低い．以前は異なる臨床病理

学的特徴を示すという理由から，粘液性境界悪性腫瘍を細胞形態から腸型と内頸部様に分類していたが，現在では内頸部様粘液性腫瘍を漿液粘液性腫瘍として独立させた．種々の程度に粘液産生を示す消化管型（主に胃腸管）上皮で構成される．良性のものは奇形腫の一部として，あるいは Brenner 腫瘍に合併してみられることがある．

2016 年に改訂された取扱い規約から微小浸潤（5 mm 未満）を示すものも境界悪性に含まれることとなった．

### (1) 粘液性囊胞腺腫・粘液性腺線維腫
#### ①臨床所見
粘液性腫瘍の大半を占める．多くは片側性，多房性で巨大なものもある．まれに，間質細胞の黄体化によってエストロゲンやアンドロゲン産生による徴候を示すことがある．

#### ②組織所見
異型の乏しい粘液性上皮細胞が囊胞の内面をおおい，間質内に管腔を形成する．乳頭状構造を示すこともあるが，上皮は単層性に配列する．

#### ③細胞所見（図 A-135）
豊富な粘液を有し，核異型の乏しい高円柱上皮細胞が細胞極性の保たれた単層のシート状集塊をつくる．杯細胞やパネート細胞をみる場合がある．

### (2) 粘液性境界悪性腫瘍
#### ①臨床所見
わが国では卵巣境界悪性腫瘍のなかで最も頻度が高い．多房性で囊胞壁の肥厚や結節形成がみられる．

**腸型**：大多数が片側性に発生し，杯細胞やパネート細胞の他に胃の腺窩上皮や幽門腺に類似した上皮がみられる．複雑に分岐する腺管の密な増殖を示す．

#### ②組織所見（図 A-136）
軽度～中等度の核異型を示す粘液性上皮細胞が管状・囊胞状・乳頭状発育を示し，上皮細胞の重積性増殖や内腔への分離増殖を示す．多くの場合，周囲に粘液性腺腫の像がみられる．

#### ③細胞所見
軽度の核異型を示す円柱上皮細胞の細胞密度の高い細胞集塊がみられる．細胞の多層化を示す集塊がみられ，乳頭状ないし腺管状配列を認める．

### (3) 粘液性癌
#### ①臨床所見
片側卵巣に囊胞性部分と充実性部分が混在する大きな腫瘍を形成する．化学療法抵抗性である．

#### ②組織所見（図 A-137）
細胞異型を示す粘液性上皮細胞が管状・乳頭状・篩状を形成しながら増殖し，間質浸潤を伴う．良性病変や境界悪性病変を含み，連続性がみられる．間質浸潤には侵入性（破壊性）浸潤と圧排性（拡大性）浸潤がある．

---

**重要**
粘液性腫瘍は，図 A-136, 137 のように良性～悪性まで種々の異型性を示す腫瘍成分が混在してみられることが多く，診断に際しては多くのブロックを作製し，最も悪性度（異型度）の高い部分で判断する必要がある．

**メモ**
腹膜偽粘液腫
粘液産生を示す腫瘍細胞の腹膜播種によって，腹腔内にゼリー状の粘液が貯留した状態．従来は卵巣粘液性腫瘍が原因と考えられてきたが，腹膜偽粘液腫のほとんどは虫垂原発の粘液性腫瘍である（p.286 参照）．

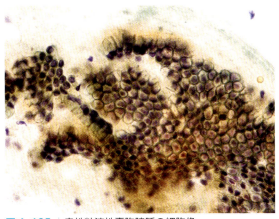

図 A-135 | 良性粘液性嚢胞腺腫の細胞像
シート状に高円柱状で粘液産生をうかがわせる上皮性腫瘍細胞集団がみられる．核異型は少なく，ここでは分裂像はみられない．
(Pap 染色　強拡大)

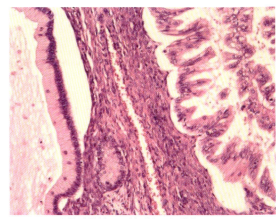

図 A-136 | 粘液性境界悪性腫瘍の組織像
(HE 染色　強拡大)

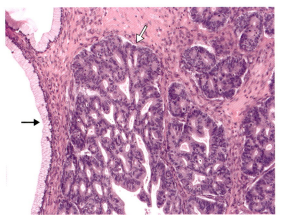

図 A-137 | 良性粘液性腫瘍（↑）と粘液性癌（⇧）の組織像
(HE 染色　強拡大)

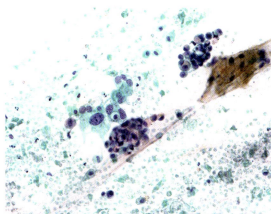

図 A-138 | 粘液性癌の細胞像
(Pap 染色　強拡大)

**侵入性（破壊性）浸潤**：腫瘍細胞が孤立性または不整な形の腺管や小集塊をつくりながら間質内に浸潤し，間質には線維形成性反応や炎症反応がみられる（desmoplasia）．

**圧排性（拡大性）浸潤**：高度の異型を示す腺管が間質の介在を伴わないか，あってもごくわずかな間質の介在を有する back-to-back 配列（腺密集像の一つ）や乳頭状構造を示して増殖し，その領域が径 5 mm 以上の広がりを示す．線維形成性反応はみられない．

③**細胞所見**（図 A-138）

壊死物質とともにクロマチン増量を示し，核の大小不同や核形不整が強い円柱上皮細胞で粘液の産生が認められる．細胞質内粘液の所見に乏しい細胞も混在する．

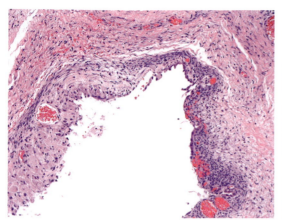

図 A-139 ｜良性子宮内膜症性囊胞の組織像
（HE 染色　弱拡大）

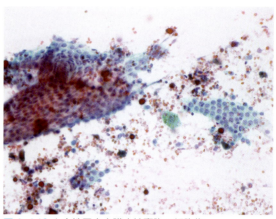

図 A-140 ｜良性子宮内膜症性囊胞の細胞像
（Pap 染色　強拡大）

## ●類内膜腫瘍

　子宮内膜発生の上皮性腫瘍に類似し，組織発生において卵巣子宮内膜症との関連が強い．良性・境界悪性・悪性が存在するが，ほとんどが悪性腫瘍である．扁平上皮化生を伴う場合が多く，漿液性腫瘍との鑑別に有用である．

### （1）類内膜腫瘍（良性，境界悪性，悪性）

　これまでは腫瘍様病変に含まれていた子宮内膜症性囊胞が良性の類内膜腫瘍に含まれることになり，癌肉腫，腺肉腫は混合型上皮性間葉系腫瘍，類内膜間質肉腫は間葉系腫瘍に分類された．

#### ①組織所見（図 A-139）

　囊胞性病変の内面は，1 層の円柱上皮と子宮内膜間質からなる子宮内膜組織でおおわれている．間質には出血やヘモジデリンを貪食した組織球がみられることがある．

#### ②細胞所見（図 A-140）

　子宮内膜間質に類似した間質成分には出血を伴って，泡沫細胞様の組織球の集団がみられる．

### （2）類内膜癌

#### ①臨床所見

　50～60 歳代に好発し，約半数の症例で子宮内膜症との関連がある．化学療法が奏功するが，異型度の高い類内膜癌の予後は不良である．

#### ②組織所見（図 A-141）

　高円柱状の腺上皮が管状～乳頭状の増殖を示しながら密に増殖し，癒合状・篩状腺管をつくる．腫瘍細胞は基底膜に対して垂直方向に配列し，偽重層を示す．腫瘍細胞は扁平上皮化生様，桑実様化生（morular metaplasia）様変化などの扁平上皮分化，粘液細胞化生様変化といった化生様変化がみられるが，扁平上皮分化の頻度が最も高い．

　転移性大腸癌も高円柱状の腫瘍細胞を示すが，細胞形態は比較的均一であ

> **重要**
> 　充実性部位が 5％以下を G1，50％以下を G2，50％を超えるものを G3 とするが，核異型が強い場合は 1 段階ずつ異型度が上がる．高異型度の症例は漿液性腺癌との鑑別が難しくなる．

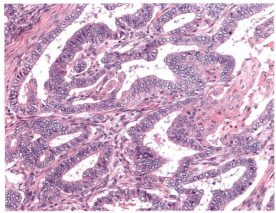

図 A-141 | 卵巣類内膜癌（G1）の組織像
子宮体部の類内膜癌と併存する時には，子宮と卵巣のどちらが原発か，独立して発生したものか判断が困難な場合がある．高円柱状腫瘍細胞が癒合状腺管（左端中央）を含みながら増殖し，一部で扁平上皮化生（右端中央）を伴う．（HE 染色　強拡大）

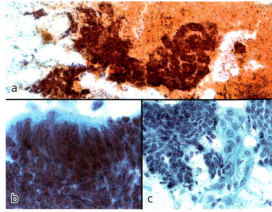

図 A-142 | 卵巣類内膜癌の捺印細胞像
a：クロマチン増量を示す上皮細胞が，細胞重積の強い乳頭状ないし腺管状集塊としてみられる．背景に多量の壊死物質がみられる．（Pap 染色　弱拡大）
b：細胞重積の強い集塊で，集塊辺縁では高円柱状の細胞形態が認められる．（Pap 染色　強拡大）
c：内膜類似の形態を示す細胞集塊に，豊富な好酸性細胞質を示す扁平上皮化生細胞が付随している．（Pap 染色　強拡大）

り，扁平上皮分化がみられる場合は類内膜癌が示唆される．異型度（grade）は充実性部位の割合で決められる．

③細胞所見（図 A-142）

　子宮内膜発生の類内膜癌と同様である．クロマチン濃染した類円形〜楕円形核を示す高円柱状の腫瘍細胞で，N/C 比は比較的高く，乳頭状や不規則な腺管の分岐を示す集塊がみられる．癒合状腺管や篩状腺管の所見も認められる．高分化な類内膜癌では細胞異型は目立たない．

> **重要**
> 扁平上皮化生様の扁平上皮分化が考えられる細胞の存在は，類内膜腫瘍のなかで良性・悪性の鑑別には使用できないが，類内膜癌と漿液性癌との鑑別には有用である．

## ●明細胞腫瘍（良性，境界悪性，悪性）

　ほとんどは悪性腫瘍である．豊富なグリコーゲンにより淡明化した細胞質を示す腫瘍細胞と核が細胞自由面に浮上した鋲釘様腫瘍細胞（hobnail 細胞）を特徴とする腫瘍である．純粋な良性ないし境界悪性腫瘍はきわめてまれである．

　子宮内膜症と関係があり，子宮内膜症や子宮内膜症性囊胞と併存することがある．

### （1）明細胞癌

#### ①臨床所見

　わが国では漿液性腺癌に次いで発生頻度が高い．他の組織型に比べて卵巣子宮内膜症を合併する頻度が高い（50％以上）．化学療法抵抗性である．また，血栓塞栓症や高カルシウム血症を合併することがある．

#### ②組織像（図 A-143）

　腫瘍細胞の基本は，細胞境界が明瞭で豊富なグリコーゲンを細胞質に含む

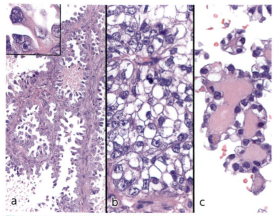
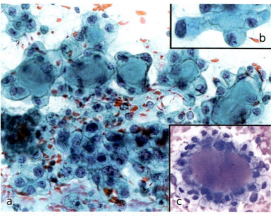

図 A-143 | 卵巣明細胞癌の組織像
a：鋲釘様形態を示す腫瘍細胞が腺腔内に突出するhobnailパターンを示す．左上の写真は，核が細胞自由面に浮上したhobnail細胞．（HE染色　強拡大）
b：異型核と淡明な細胞質を有する腫瘍細胞が細胞境界明瞭な充実性増殖を示す．（HE染色　強拡大）
c：腫瘍細胞がエオジン好性を示す硝子様（基底膜様）物質を取り囲んでいる．（HE染色　強拡大）

図 A-144 | 卵巣明細胞癌の細胞像
a：写真上半分では，ライトグリーン好性の硝子様（基底膜様）物質の周囲を淡明な細胞質をもつ腫瘍細胞が取り囲んでいる．写真下半分では，細胞境界明瞭で淡明な細胞質を示す腫瘍細胞のやや平面的な集塊がみられる．（Pap染色　強拡大）
b：hobnail細胞を示す．（Pap染色　強拡大）
c：Giemsa染色では硝子様（基底膜様）物質は赤紫色に染まり（メタクロマジー），ラズベリー小体と呼ばれる．（Giemsa染色　強拡大）

淡明細胞と，腺腔内に突出するhobnail細胞である．少数の好酸性細胞や細胞質内に濃縮した粘液を入れる印環型細胞（targetoid pattern）をみる場合もある．乳頭状増殖を示す部位では，エオジンに均質に好染する硝子様物質（図A-143c）を伴い，免疫組織化学的にラミニンやtype IVコラーゲンが証明され，基底膜様物質と呼ばれる．

③細胞像（図A-144）

クロマチン増量と明瞭な核小体がみられる核で淡明な細胞質を示す腫瘍細胞とhobnail細胞が特徴的である．

## ● Brenner腫瘍

尿路（移行）上皮に似た腫瘍細胞からなり，大部分は良性Brenner腫瘍で，他に境界悪性Brenner腫瘍，悪性Brenner腫瘍がある．

### （1）良性Brenner腫瘍（図A-145）

線維腫様組織のなかに境界明瞭な上皮細胞巣が散在する．上皮細胞は類円形～短紡錘形核をもち，「コーヒー豆様核」と呼ばれる核縦溝が特徴である．一部の細胞巣の中心に粘液産生円柱上皮細胞からなる腺管がみられる．

尿路上皮に類似した腫瘍細胞からなり，多くは良性である．

### （2）悪性Brenner腫瘍（図A-146）

良性のBrenner腫瘍が悪性化したもので，腫瘍の一部に良性部が混在する．悪性部は移行上皮癌に類似した組織像である．細胞像は，クロマチン増量とN/C比の増大がみられる尿路上皮癌に類似する細胞が，細胞密度の高い集塊を形成する．核形不整の強い大型の細胞など多形性がみられる．

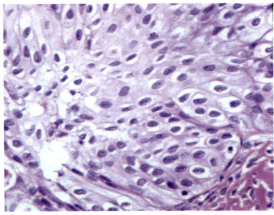

図 A-145 | 良性 Brenner 腫瘍の組織像
核にコーヒー豆様の縦溝を有し，淡明で明瞭な細胞質からなる腫瘍細胞が大小の充実性胞巣を形成して，線維性間質とともに増殖している．（HE 染色　強拡大）

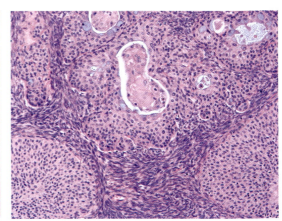

図 A-146 | 悪性 Brenner 腫瘍の組織像
異型のない円形核を有する良性 Brenner 腫瘍の上皮成分と異型の目立つ悪性 Brenner 腫瘍の成分が混在する．（HE 染色　強拡大）

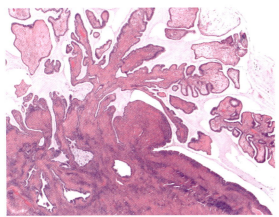

図 A-147 | 良性漿液粘液性腫瘍の組織像①
本症例は異型の乏しい漿液性上皮と粘液性上皮が乳頭状にあるいは囊胞の内面をおおうように認められる．（HE 染色　弱拡大）

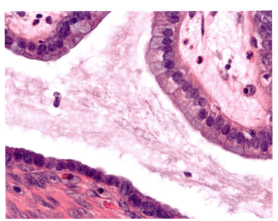

図 A-148 | 良性漿液粘液性腫瘍の組織像②
図 A-147 の強拡大で，上方に子宮内頸部型粘液性上皮，下方に立方状〜低円柱状の漿液性上皮がみられる．（HE 染色　強拡大）

● 漿液粘液性腫瘍

①組織所見（図 A-147〜149）

　複数の Müller 管型上皮を模倣する腫瘍．漿液性上皮，子宮内頸部様粘液性上皮，類内膜上皮，尿路上皮，扁平上皮などが混合，移行する．構成する各上皮成分はそれぞれ 10％以上存在する．組織発生上，子宮内膜症との関連がある．

### 4）性索間質性腫瘍

　性索間質性腫瘍は，顆粒膜細胞，莢膜細胞，線維芽細胞などへの分化を認める腫瘍である．

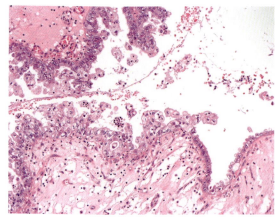

図 A-149 │ 境界悪性漿液粘液性腫瘍の組織像
従来，内頸部様粘液性境界悪性腫瘍（endocervical-like mucinous borderline tumor；EMBT）とされてきた腫瘍である．異型漿液性上皮と異型粘液性上皮が乳頭状に増殖している．間質に好中球浸潤がみられるのも本腫瘍の特徴である．（HE 染色　強拡大）

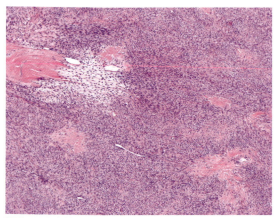

図 A-150 │ 莢膜細胞腫の組織像
核異型の乏しい類円形の腫瘍細胞は，好酸性あるいは泡沫状の細胞質を含み，一部明るくみえる．（HE 染色　弱拡大）

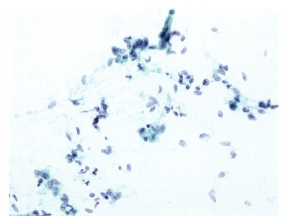

図 A-151 │ 莢膜細胞腫の細胞像
（Pap 染色　強拡大）

## ●線維腫

性索間質性腫瘍では最も多い．膠原線維を産生する紡錘形の腫瘍細胞からなる．間質の線維芽細胞に類似した腫瘍細胞が束状〜花むしろ状に配列する．

## ●莢膜細胞腫

### ①臨床所見

片側性の充実性腫瘍で，割面は黄色調である．莢膜細胞と線維芽細胞がさまざまな割合で混在する良性腫瘍である．顆粒膜細胞腫より平均発生年齢が高く，ほとんどが閉経後に発生する．エストロゲン産生腫瘍である．

### ②組織所見（図 A-150）

腫瘍割面は黄色調を呈する．類円形〜短紡錘形核と脂質を含む淡明な細胞質を有する．線維成分が多い場合は，線維腫との鑑別に脂肪染色（Sudan Ⅲ 染色，oil-red 染色）が有用である．

### ③細胞所見（図 A-151）

短紡錘形〜紡錘形の核が散在性にみられ，細胞質は不明瞭で裸核様である．

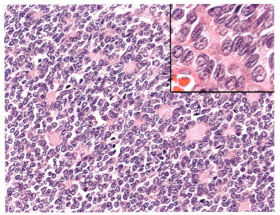

**図 A-152│成人型顆粒膜細胞腫の組織像**
左：小型でN/C比の高い均一な腫瘍細胞が増殖し，エオジン好性の分泌物を取り囲む微小濾胞構造である"Call-Exner body"がみられる．
右上：核縦溝を有する"コーヒー豆様核"を示す．（左右ともHE染色　強拡大）

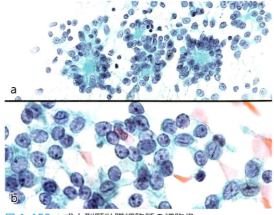

**図 A-153│成人型顆粒膜細胞腫の細胞像**
a：類円形〜卵円形を示すN/C比の高い腫瘍細胞がライトグリーン好性物質を取り囲むCall-Exner bodyを示す．（Pap染色　強拡大）
b：腫瘍細胞は1〜2個の小型核小体を認める核で，一部に核縦溝を有する"コーヒー豆様核"がみられる．（Pap染色　強拡大）

## ●顆粒膜細胞腫（成人型，若年型）

閉経前後に好発する充実性〜嚢胞性の腫瘍．悪性度は不明で，晩期再発もある．境界悪性腫瘍に位置する．しばしばエストロゲンを産生する．

成人型と若年型に分類され，臨床像，組織像，細胞像に差異がみられる．顆粒膜細胞腫の大多数は成人型で中高年に発生しやすく，若年型は顆粒膜細胞腫全体の約5％程度しかみられない．両者ともにエストロゲン産生腫瘍である．小児や若年者では思春期早発症，生殖可能年齢では不正性器出血や月経異常，閉経後では閉経後出血を伴うことが多い．高エストロゲン血症により子宮内膜増殖症や類内膜型癌を伴うこともある．

### (1) 成人型顆粒膜細胞腫

#### ①組織所見（図 A-152）

小型でN/C比の高い均一な腫瘍細胞が好酸性の分泌物を入れた大濾胞，小濾胞，びまん性配列を示す．好酸性無構造物を腫瘍細胞がロゼット状に取り囲む微小濾胞構造である"Call-Exner body"は特徴的である．核は円形ないし類円形で核縦溝を有する「コーヒー豆様核」を示す．

#### ②細胞所見（図 A-153）

均一な小型細胞の出現がみられる．類円形〜卵円形主体で，1〜2個の小型核小体を有する核と弱好酸性の細胞質を有する．一部の核に核縦溝がみられるが，組織像ほど目立たない場合が多い．ロゼット様配列やライトグリーン好性の分泌物を取り囲むCall-Exner bodyが特徴である．

### (2) 若年型顆粒膜細胞腫

大型の濾胞構造を伴うびまん性増殖を示す．核縦溝やCall-Exner bodyは認められない．成人型と比べて核異型が強く，核分裂像も多い．

> **メモ**
> Call-Exner body
> 顆粒膜細胞腫で特徴的に認められる微小濾胞状構造．

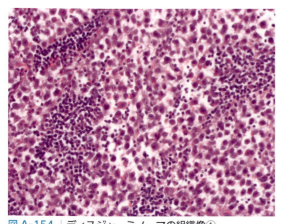

図 A-154 ディスジャーミノーマの組織像①
原始生殖細胞に類似した大型の腫瘍細胞は、明瞭な核小体、大型類円形核とグリコーゲンを含む明るい細胞質を有している。小型のリンパ球が種々の程度に混在している。この細胞の2相性が本腫瘍の細胞診において役立つ。（HE染色　強拡大）

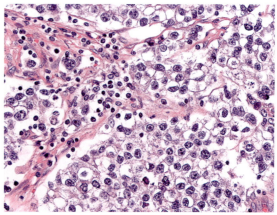

図 A-155 ディスジャーミノーマの組織像②
クロマチンが増量した類円形主体の核と淡明な細胞質を示す腫瘍細胞が、細胞境界明瞭な充実性増殖を示し、小リンパ球の浸潤を伴う"2細胞性パターン"を示す。（HE染色　強拡大）

## ●セルトリ・ライディック細胞腫

良性腫瘍から悪性腫瘍まで存在し、セルトリ細胞とライディック細胞がさまざまな比率で出現する腫瘍である。多くはアンドロゲン産生性で無月経や男性化徴候が現れる。高分化型は良性腫瘍、中分化型は境界悪性腫瘍、低分化型は悪性腫瘍に分類される。

## 5）胚細胞腫瘍

胚細胞腫瘍は卵巣の胚細胞を起源とする腫瘍で、それぞれ特徴的な組織像を示す。未分化な生殖細胞（胚細胞）から発生したと考えられる腫瘍で、さまざまな組織型がある。小児または若年者に多いのが特徴で、抗癌剤が奏功する。2種類以上の組織型が混在する場合を「混合型胚細胞腫瘍」という。

## ●ディスジャーミノーマ（dysgerminoma）/未分化胚細胞腫

原始生殖細胞（始原生殖細胞）に類似した大型の腫瘍細胞で構成される悪性腫瘍である。精巣に発生するセミノーマと同様の組織像を呈する。

### ①臨床所見

血清 LD（乳酸デヒドロゲナーゼ）が高値を示し、α-フェトプロテイン（AFP）は正常である。化学療法や放射線治療の感受性が良好である。

### ②組織所見（図 A-154, 155）

腫瘍細胞は大型の類円形で、細胞境界は明瞭である。細胞質はグリコーゲンを豊富に含むため淡明である。1～2個の明瞭な核小体がみられ、核分裂像は多い。繊細な線維性間質に取り囲まれた胞巣状や索状構造を示す。小型リンパ球（Tリンパ球）の浸潤が特徴で、腫瘍細胞とリンパ球との2細胞性（two cell pattern）を示す。合胞体栄養膜細胞様巨細胞（syncytiotrophoblas-

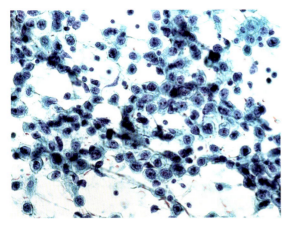

図 A-156 | ディスジャーミノーマの細胞像
明瞭な核小体を認める類円形主体の核と淡明な細胞質を有する腫瘍細胞が，孤立性ないし結合性の緩い集塊としてみられる．小リンパ球の混在が特徴である．（Pap 染色　強拡大）

tic giant cell：STGC）を伴う例があるが，伴わない症例との間に予後の差はない．免疫組織化学的には胎盤性アルカリホスファターゼ（PLAP），CD117（c-kit），D2-40，OCT4 に陽性を示す．STGC はヒト絨毛性ゴナドトロピン（hCG）陽性である．

### ③細胞所見（図 A-156）

クロマチンが増量した大型の円形～類円形核と明瞭な核小体を認め，淡明～弱好酸性の細胞質を示す腫瘍細胞が孤立性または疎な結合を示す集塊としてみられる．細胞境界は明瞭である．捺印標本では小リンパ球との2細胞性が特徴である．

> **注意**
> 胸腹水に腫瘍細胞が出現した場合，体腔液中には小リンパ球が普通にみられるのでこの所見は役立たず，免疫組織化学的手法が有用となる．

## ●卵黄嚢腫瘍（ヨークサック腫瘍：yolk sac tumor）

内胚葉由来の胎芽外成分（卵黄嚢など）と胎芽組織（腸管，肺，肝）への分化を示す．

### ①臨床所見

ほとんどが10～30歳代の若年者に生じ，ほぼ全例が片側性である．AFP 産生が必発で，血清 AFP が高値を示す．化学療法への感受性は高い．

### ②組織所見（図 A-157, 158）

組織構築や細胞像が多彩な腫瘍で，(1) 内胚葉洞型，(2) 微小嚢胞状卵黄嚢型，(3) 肝様型，(4) 腺型に大別される．内胚葉洞型を示す部位には Schiller-Duval 小体がみられる．細胞内外に PAS 陽性，ジアスターゼ消化抵抗性の硝子様小球を認める．グリコーゲンや脂肪に富む明細胞もみられる．免疫組織化学的には AFP 陽性で，腫瘍細胞だけではなく硝子様小球も陽性となる．他に glypican-3（GPC3），SALL4 に陽性を示す．

> **メモ**
> Schiller-Duval（シラー・デュバル）小体
> 腫瘍細胞が血管周囲に配列し，その外側の腫瘍細胞との間に空隙がみられる構造．未熟な腎糸球体の構造に類似する．

### ③細胞像（図 A-159）

クロマチンが増量した異型の強い核と淡明～弱好酸性細胞質を有する悪性細胞の集塊がみられる．細胞内外に緑色～オレンジ色までさまざまな染色態度を示す硝子様小球がみられ特徴的である．ときに明細胞が目立つ場合は，明細胞腺癌との鑑別を要することがある．

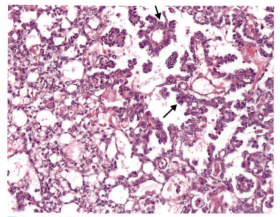

**図 A-157 | 卵黄嚢腫瘍（ヨークサック腫瘍）の組織像①**
網状型では写真のように特徴的な Schiller-Duval 小体（↑）がみられる．好酸性で球状の硝子様小体がみられることが多く，組織・細胞診の際に役立つ．（HE 染色　弱拡大）

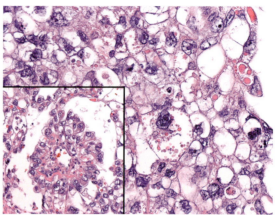

**図 A-158 | 卵黄嚢腫瘍（ヨークサック腫瘍）の組織像②**
右：異型の強い核と，淡明ないし弱好酸性の細胞質を示す腫瘍細胞が充実性に増殖する．細胞質内外にはエオジン好性の硝子様小球が多数みられる．
左下：血管周囲を腫瘍細胞が取り囲み，周囲との細胞間に空隙がみられる Schiller-Duval 小体を示す．（左右とも HE 染色　強拡大）

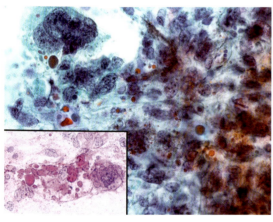

**図 A-159 | 卵黄嚢腫瘍（ヨークサック腫瘍）の細胞像**
右：クロマチンが増量した異型の強い核と淡明〜弱好酸性細胞質を示す腫瘍細胞の集塊で，ライトグリーンやオレンジ G に染色される硝子様小球が多数みられる．（Pap 染色　強拡大）
左下：硝子様小球は PAS 反応陽性で，ジアスターゼ消化抵抗性を示す．（PAS 反応　強拡大）

## ●奇形腫

成熟奇形腫，未熟奇形腫があるが，成熟奇形腫はその構成成分の悪性化がありうる．また，卵巣甲状腺腫（良性・悪性）のように単一の組織成分が腫瘍化すること（単胚葉性奇形腫）もある．

### ①組織所見（図 A-160）

角化を伴う重層扁平上皮で内面をおおわれた嚢胞状病変で，比較的厚い嚢胞壁内に皮脂腺，汗腺などの皮膚付属器がみられる．内腔には角化物，毛髪が認められる．その他，脂肪組織，軟骨，骨，中枢神経組織，甲状腺組織，呼吸上皮，消化管上皮などがみられることがある．

### ②細胞所見（図 A-161）

異型のない扁平上皮細胞とともに，角化物，毛髪などがみられる．

> **メモ**
> 奇形腫では，甲状腺腫性カルチノイドや粘液性カルチノイドもみられることがある．

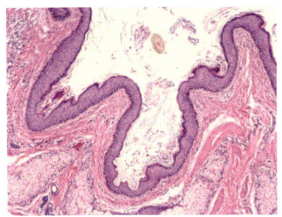

図 A-160 | 成熟嚢胞性奇形腫の組織像
(HE 染色　強拡大)

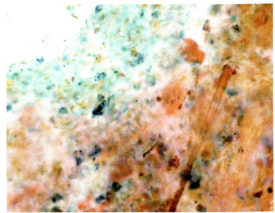

図 A-161 | 成熟奇形腫の細胞像
角化物と毛髪がみられる. (Pap 染色　強拡大)

## ●胎児性(胎芽性)癌

大型の未熟な腫瘍細胞が充実性, 乳頭状, 腺管状に増殖する腫瘍. 純粋型はまれで, 他の胚細胞腫瘍に混在することが多い.

### ①臨床所見

若年者にみられる. 予後不良だが化学療法が奏功する. 血清 hCG-β がしばしば上昇する.

### ②組織像

腫瘍細胞は大型の高円柱状で細胞境界は不明瞭である. 核は長楕円形, 核小体は明瞭で, 核分裂像が多い. 免疫組織化学的には CD30 陽性が特徴的である. 一部の細胞が AFP 陽性を示す場合がある.

### ③細胞像

クロマチン増量と明瞭な核小体を認める大型核と弱好酸性細胞質を示す低分化上皮様細胞の集塊がみられる. N/C 比は高く, 細胞境界は不明瞭で核分裂像がみられる. 他の悪性細胞との鑑別を要し, 免疫組織化学的染色が有用である.

## 6) その他の腫瘍

### ●小細胞癌

卵巣発生の小細胞癌には, 高カルシウム血症型と肺型がある.

#### ①高カルシウム血症型

臨床所見:高カルシウム血症型の発症年齢は比較的若く(平均 20 歳), Ⅰ期で発見されることが多いが, 予後不良である. 約 2/3 の症例で高カルシウム血症を伴う.

組織所見・細胞所見:粗造なクロマチンを示し, 小型の核小体がみられる N/C 比の高い類円型の小型腫瘍細胞が増殖する. 微小嚢胞形成が特徴的である. やや好酸性の細胞質をもつ大型の上皮様, ラブドイド様の腫瘍細胞が混

在する場合がある．
### ②肺型
　臨床所見：肺型の発症年齢は平均60歳と高齢で，進行癌の状態で発見されることが多く，予後不良である．

　組織所見・細胞所見：肺小細胞癌と同様の組織像で，細顆粒状クロマチンで，核小体が不明瞭なN/C比の高い小型腫瘍細胞が増殖する．また，肺に発生する大細胞型神経内分泌癌（LCNEC）も発生しうる．

## ●転移性腫瘍＝二次性腫瘍
### ①臨床所見
　結腸や直腸，子宮などの近接臓器からの転移が多いが，胃・膵癌・胆嚢癌など消化器癌の転移も多い．転移性腫瘍（Krukenberg腫瘍）の原発巣は胃癌であることが多い．
### ②組織・細胞所見
　転移性卵巣腫瘍の割面は充実部が主体で，出血・壊死を含むのが一般的である．Krukenberg腫瘍は通常，両側性で出血・壊死の乏しい硬い充実性腫瘤をつくり，卵巣表面は「八つ頭状」の多結節をつくる．狭義では印環細胞癌のびまん性増殖で線維性間質反応を伴っている状態をさすが，広義には消化器癌の卵巣転移を意味する．

## ●その他
その他の卵巣腫瘍として，
①胚細胞・性索間質性腫瘍：性腺芽腫（gonadoblastoma）など
②その他の卵巣原発性腫瘍：卵巣網の腫瘍，Wolff管腫瘍，小細胞癌，Wilms腫瘍，傍神経節腫，充実性偽乳頭状腫瘍など
③中皮腫瘍
④軟部腫瘍
⑤腫瘍様病変：卵胞囊胞，黄体囊胞，間質過形成，広汎性浮腫など
⑥リンパ性・骨髄性腫瘍：リンパ腫，形質細胞腫，骨髄性腫瘍など
などがある．

# 10 コルポスコピー（子宮腟部拡大鏡検診）

## 1）コルポスコピー（colposcopy）とは
　子宮頸がん検診の細胞診検査において，細胞診の異常所見がある受診者に対し，子宮頸部の精密検査として組織診が施行される．その際コルポスコープが使用され，コルポスコピー異常所見の部位を狙って組織をパンチバイオプシーする．コルポスコープで子宮腟部を観察の際は粘液をよく除去することや，組織診施行直前に細胞採取の際は子宮腟部の観察を妨げる出血をさせないことが必要である．

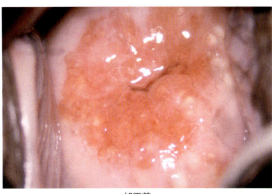
加工前

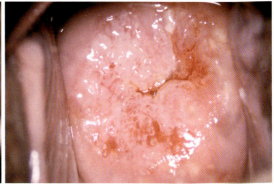
加工後

図 A-162 酢酸加工

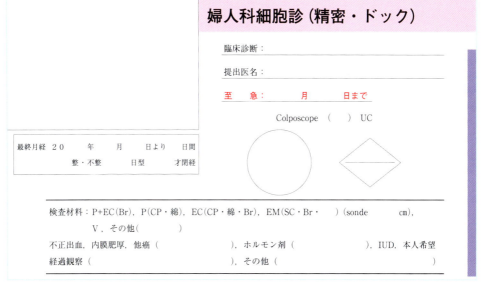

図 A-163 婦人科細胞診の検査用紙（一部抜粋）
○は子宮頸部，◇は頸管部（ピンセットで開いて，なかに異常所見があればその所見を記入する）．

## 2）検査方法

　最初は8～10倍の倍率で子宮頸部を何も処置しないまま観察してから，3%の酢酸液を塗布（酢酸加工）し，約20秒後に観察する（図 A-162）．

## 3）コルポスコピーの報告様式

　婦人科細胞診の検査用紙には，コルポスコピー所見分類にそって所見を記入する欄を設けている場合がある（図 A-163, 164）．
　細胞検体をスクリーニングする場合，コルポスコピー陽性例は特に注意してみる必要がある．

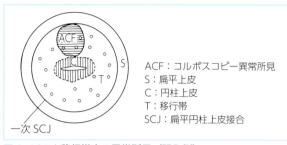

図 A-164 | 移行帯内の異常所見（記入例）

表 A-4 | 改訂コルポスコピー所見分類

| | | |
|---|---|---|
| A) 総合評価　General assessment | | GA |
| 1. 観察可　観察不可（理由：炎症，出血，瘢痕など）Adequate or inadequate for the reason (inflammation, bleeding, scar, etc) | | ADE or INA |
| 2. 扁平円柱境界　Squamocolumnar junction | | SCJ |
| 　可視　Completely visible | | V1 |
| 　部分的可視　Partially visible | | V2 |
| 　不可視　Not visible | | V3 |
| 3. 移行帯　Transformation zone | | TZ |
| 　1型　Type 1 | | TZ1 |
| 　2型　Type 2 | | TZ2 |
| 　3型　Type 3 | | TZ3 |
| B) 正常所見　Normal colposcopic findings | | NCF |
| 1. 扁平上皮　Original squamous epithelium | | S |
| 2. 円柱上皮　Columnar epithelium | | C |
| 3. 化生上皮　Metaplastic squamous epithelium | | T |
| 　ナボット卵　Nabothian cysts | | N |
| 　腺開口　Gland openings | | Go |
| C) 異常所見　Abnormal colposcopic findings | | ACF |
| 1. 概観　General principles | | |
| 　病変の部位：移行帯（内，外）（　時方向）Location of the lesion : inside or outside the transformation zone (clock position) | | |
| 　病変の大きさ：子宮腟部占拠率（　％）Size of the lesion : percentage of cervix the lesion covers | | |
| 2. 軽度所見　Grade 1 (minor) | | |
| 　白色上皮（軽度）　Thin acetowhite epithelium | | W1 |
| 　モザイク（軽度）　Fine mosaic | | M1 |
| 　赤点斑（軽度）　Fine punctation | | P1 |
| 　不規則・地図状辺縁　Irregular, Geographic border | | B1 |
| 3. 高度所見　Grade 2 (major) | | |
| 　白色上皮（高度）　Dense acetowhite epithelium | | W2 |
| 　モザイク（高度）　Coarse mosaic | | M2 |
| 　赤点斑（高度）　Coarse punctation | | P2 |
| 　異常腺開口　Abnormal gland openings | | aGo |
| 　鋭角辺縁，内部境界，尾根状隆起　Sharp border, Inner border, Ridge sign | | B2 |
| 4. 非特異的所見　Nonspecific findings | | |
| 　白斑（角化，過角化）　Leukoplakia (keratosis, hyperkeratosis) | | L |
| 　びらん　Erosion | | Er |
| D) 浸潤癌所見　Suspicious for invasion | | IC |
| 　異型血管　Atypical vessels | | aV |
| 　付随所見　Additional signs : fragile vessels, irregular surface, exophytic lesion, necrosis, ulceration (necrotic), tumor or gross neoplasm | | |
| E) その他の非癌所見　Miscellaneous findings | | MF |
| 1. コンジローマ　Condyloma | | Con |
| 2. 炎症　Inflammation | | Inf |
| 3. 萎縮　Atrophy | | Atr |
| 4. ポリープ（頸管外，頸管内）　Polyp (ectocervical or endocervical) | | Po |
| 5. 潰瘍　Ulcer | | Ul |
| 6. その他　Others | | etc |

（日本婦人科腫瘍学会，2014）

## 4) コルポスコピー所見分類

　コルポスコピーは1930年代に創始者であるドイツのHinselmannを中心にヨーロッパに広まったが，細胞診に比べ世界的普及が遅れた．

　1970年代に国際的なコルポスコピー所見分類が確立された．その後数回の所見分類の改訂を経て，日本では2014年に新たな国際分類に準拠した日本婦人科腫瘍学会の分類が発表された（表A-4）．

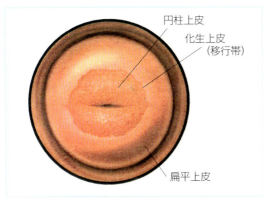

図 A-165 子宮頸部の正常所見像
円柱上皮：子宮口内側に存在し，乳頭状隆起やブドウの房状に突出し，粘液を産生している．
化生上皮：乳頭状突出が互いに融合し，その表面は徐々に平坦化する．
扁平上皮：外側に元から存在する原生の扁平上皮である．

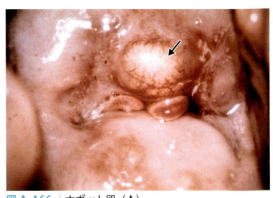

図 A-166 ナボット卵（↑）
頸管粘液が貯留し，嚢胞状に膨隆している．嚢内の粘液圧により血管の拡張がみられる．

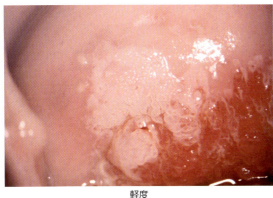

軽度　　　　　　　　　高度

図 A-167 白色上皮
白色調の厚みや占拠面積から，左は LSIL，右は HSIL．

## 5）コルポスコピー正常所見（NCF）（図 A-165）

扁平上皮（S）：外側にある原生の扁平上皮．
円柱上皮（C）：乳頭状，房状表面に円柱上皮が並列している．
移行帯（T）：扁平上皮化生の部位であり，ときに頸管腺の開口部やナボット卵（図 A-166）をみる．

## 6）コルポスコピー異常所見（ACF）

異常所見の代表的な所見として，白色上皮（W），モザイク（M），赤点斑（P）がある（図 A-167〜170）．

異常所見の grade として，grade 1（minor）と grade 2（major）に細分類している．grade 1 は，組織診では LSIL（HPV 感染・軽度異形成）が大半で，ときに中等度異形成を推定する．grade 2 は，組織診では HSIL（中等度・高度異形成や上皮内癌）が大半で，ときに微小浸潤癌を推定する．

異常所見やその他の例を図 A-171〜174 に示す．

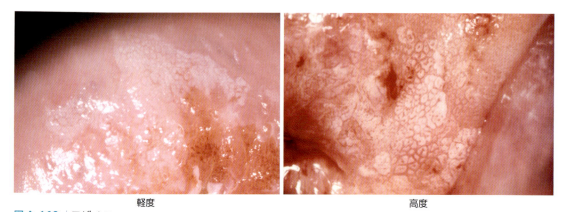

軽度　　　　　　　　　　　　　　　　　　　　高度

図 A-168 | モザイク
血管によって網目が形成され，白色調の厚みや網目の大小不同から，左は LSIL，右は HSIL．

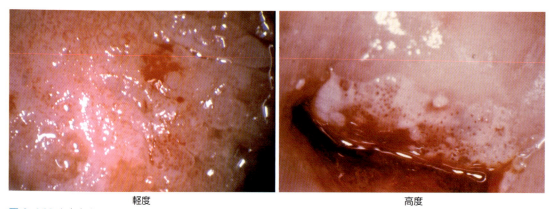

軽度　　　　　　　　　　　　　　　　　　　　高度

図 A-169 | 赤点斑
白色調背景に点状の血管を認め，白色調の厚みや点状血管のバラツキ度から，左は LSIL，右は HSIL．

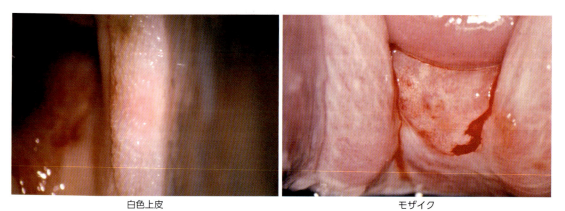

白色上皮　　　　　　　　　　　　　　　　　　モザイク

図 A-170 | 移行帯外所見
右：腟壁の白色上皮，軽度異形成．左：後腟円蓋部のモザイク，上皮内癌．

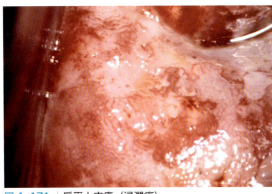
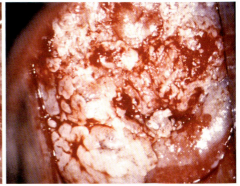

**図 A-171 | 扁平上皮癌（浸潤癌）**
左：コルポスコピー浸潤癌．右：肉眼浸潤癌．
壊死性，出血性で，点状や樹枝状の異型血管をみる．所見の程度により，コルポスコープでみなくても，肉眼的に癌と推定できる場合がある．

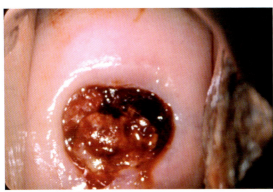
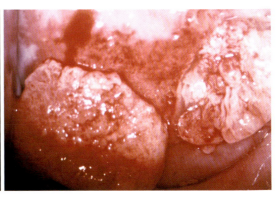

**図 A-172 | 腺癌**
乳頭状やポリープ状隆起，易出血性である．病変が頸管内に限局している場合と内膜癌が頸管に及んでいる場合がある．びらんの乳頭状隆起と違い，頸部腺癌は表面は不整に凸凹していて易出血性である．

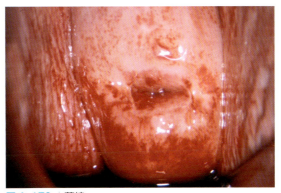

**図 A-173 | 萎縮**
萎縮性腟炎で薄くなった上皮に出血斑を多数認める．

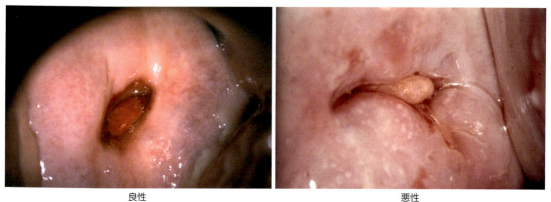

良性　　　　　　　　　　　　　　　　　悪性

図 A-174 | 頸管ポリープ
頸管ポリープはほとんど良性だが，まれに悪性のことがある．

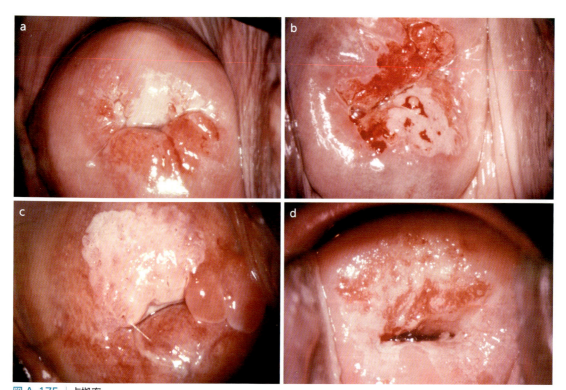

図 A-175 | 占拠率
a：軽度異形成，b：高度異形成，c：上皮内癌，d：微小浸潤癌．
軽度異形成：20％，高度異形成：35％，上皮内癌：50％，微小浸潤癌：85％，と病変が進行するにつれ，異常所見の占拠率が拡大する．

## 7）コルポスコピーと細胞診の関係

①コルポスコピーでは病変が進行するにつれて異常所見の占拠率が上昇し（図 A-175），それだけ病変からガラス表面に塗抹される異常細胞が多くなる．

②コルポスコピー不可視例では頸管内（EC）細胞診が重要となる．

③コルポスコピーは細胞診偽陰性例の補い効果がある．

④細胞診で早期腺系異常病変（AGC）は，コルポスコピーでは異常所見を発見しにくい．

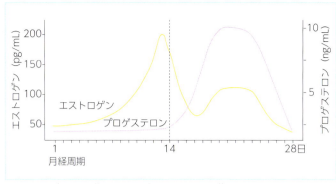

図 A-176 | 月経周期における卵巣ホルモンの分泌

表 A-5 | MI 例

| 例 | MI | |
|---|---|---|
| 新生児 | 0/90/10 | 妊娠期の母体のホルモンの影響 |
| 幼児期 | 80/20/0 | 卵巣が未成熟のため |
| 性成熟期 | 0/10〜90/90〜10 | |
| 閉経前期 | 0/70/30 | エストロゲン分泌低下により黄体期中期の像である |
| 閉経後期 | 100/0/0 | 卵巣ホルモンの分泌停止による |
| 妊娠期 | 0/95/5 | プロゲステロンおよびエストロゲン優位のため |
| 授乳期（産褥期） | 90/10/0 | エストロゲンとプロゲステロンの急激な分泌停止とプロラクチンの分泌による |

##  ホルモン細胞診（ホルモン評価法）

### 1）指数による評価

　患者のエストロゲン，プロゲステロンなどの卵巣ホルモンの分泌状態（図A-176）を把握してスクリーニングすることが，異型細胞を確実にとらえるうえで重要である．過去に，標本に出現する各細胞の比率に基づいて，細胞成熟度指数（maturation index；MI），核濃縮指数（karyopyknotic index；KPI），エオジン好性指数（eosinophilic index）などを用いて患者のホルモン状態を評価していたが，現在は細胞診判定時に，表層，中層，傍基底細胞の出現比率を±，＋，＋＋で表記するにとどまっている．

#### (1) 細胞成熟度指数（maturation index；MI）（表A-5）

　塗抹標本上で細胞が均等に分布している場所を任意で5カ所選び，強拡大で細胞を20個数え，合計が100個になるようにして，傍基底細胞，中層細胞，表層細胞の順で，その数を「傍基底/中層/表層」として表記する．また表層細胞が主体になることを右方移動，中層細胞主体を中央移動，傍基底細胞主体を左方移動と表現することもある．

> **メモ**
> エストロゲン
> 　卵胞ホルモンで，卵巣の卵胞および黄体から分泌される．子宮頸部の重層扁平上皮を表層まで分化させる作用がある．

> **メモ**
> プロゲステロン
> 　黄体ホルモンで，子宮頸部の重層扁平上皮において表層への分化を抑制し，中層までの分化を維持する作用がある．

〈ホルモン異常をきたす疾患〉
　①左方移動をきたすもの：Tuener 症候群，卵巣腫瘍（男化腫瘍・Leydig 腫瘍），Klinefelter 症候群，Chiari-Frommel 症候群
　②中央移動をきたすもの：Cushing 症候群，副腎腫瘍
　③右方移動をきたすもの：顆粒膜細胞腫，莢膜細胞腫，子宮体癌，睾丸女性化症候群

### (2) 核濃縮指数（karyopyknotic index；KPI）

エストロゲンによる表層への分化の状態を計る指数．表層細胞と中層細胞について表層細胞/中層細胞の比率を数字で，また表層細胞のみの比率を％で表記する．

### (3) エオジン好性指数（eosinophilic index）

上記と同様にエストロゲンによる表層への分化の状態を計る指数．細胞質の染色性でエオジン好性細胞/ライトグリーン好性細胞の比率を数字で，エオジン好性細胞のみの比率を％で表記する．

## 2）月経周期（卵巣周期）による細胞像の変化

性成熟女性ではエストロゲンおよびプロゲステロンの子宮頸部への作用により，重層扁平上皮の重層の度合いが周期的（性周期約 28 日間）に変化する．よって擦過により得られた塗抹細胞の種類や背景から，患者のホルモン分泌状態や何期であるか推定することが可能である（図 A-176, 177）．

### (1) 月経期（卵胞期初期）[1～7 日]

多数の赤血球，好中球，組織球を背景に，中層細胞が主体となる．またエクソダス（体内膜腺細胞および間質細胞）が混在する．

### (2) 増殖期初期（卵胞期中期）[7～10 日]

少数の好中球，組織球を背景に中層細胞を主体とし，少数の表層細胞がみられる．またエクソダスが混在する．

### (3) 増殖期中期（卵胞期後期）[10～13 日]

エストロゲン分泌量の増加に伴い，中層細胞に対して表層細胞の割合が増してくる．

### (4) 増殖期後期（排卵期）[13～14 日]

エストロゲン分泌量がピークとなり，きれいな背景にエオジン好性の表層細胞が優勢となり，細胞質にケラトヒアリン顆粒がみられやすくなる．

### (5) 分泌期（黄体期）初期[14～17 日]

エストロゲン代わってプロゲステロンの分泌量が増加すると表層細胞は好塩基性となり，細胞質辺縁に折り返しをもつ．

### (6) 分泌期（黄体期）中期[17～24 日]

プロゲステロン分泌量がピークとなり，グリコーゲンを豊富に蓄えた中層細胞が優勢となる．中層細胞は集塊状で出現し，辺縁の折り返しが著明となる．デーデルライン桿菌（p.58 参照）や好中球も増加する．

---

**メモ**

**エクソダス**
月経開始から 12 日目頃までに子宮頸部標本にみられる体内膜細胞と間質細胞をエクソダスと呼ぶ．月経によって剥がれた細胞のため，変性によって細胞はクロマチンの増量を伴い，集塊状に出現しやすい．

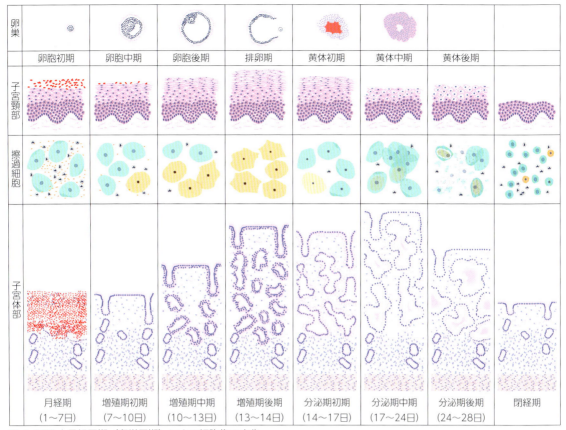

図 A-177 | 月経周期（卵巣周期）による細胞像の変化

### (7) 分泌期（黄体期）後期［24〜28日］

　グリコーゲンを豊富に蓄えた中層細胞が優勢のままは変わらず，加えて細胞融解が著しくなり，細胞質の断片や裸核が多数みられる．背景には多数のデーデルライン桿菌や好中球もみられる．

## 3）閉経期における細胞像の変化

　卵巣機能低下によってエストロゲンおよびプロゲステロンの分泌が停止し，重層扁平上皮の分化が行われなくなり，傍基底層までの萎縮した重層扁平上皮となる．塗抹標本は傍基底細胞主体の像（萎縮像）となる．しかし閉経後，数カ月の内に萎縮像となる人もいれば，長い間，周期性変化を起こす人もおり，個人差がある．

### (1) 閉経初期

　黄体中期に似ており，中層細胞が主体となる．デーデルライン桿菌や細胞融解像も認められる．

### (2) 閉経中期

　エストロゲンおよびプロゲステロン分泌低下により，傍基底細胞が混在するが，中層細胞が主体である．デーデルライン桿菌，細胞融解像も認める．

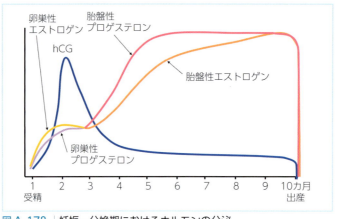

図 A-178 | 妊娠〜分娩期におけるホルモンの分泌

### (3) 閉経後期（図 A-177）

卵巣ホルモンの分泌が停止するため，傍基底細胞が主体となり，シート状集塊または孤立散在性に出現する．デーデルライン桿菌の消失によって自浄作用が低下するため，雑菌の増殖によって炎症細胞が多数みられることがある．また，粘液分泌能の低下による腟内乾燥によって，傍基底細胞の核の濃縮化，細胞質のエオジンまたはオレンジ G 好性化が生じることがある．

## 4）妊娠，分娩，産褥期における細胞像の変化

受精卵が体内膜に着床して形成された胎盤からヒト絨毛性腺刺激ホルモン（human chorionicgonadotropin；hCG）が分泌され，その作用により，卵巣黄体は萎縮せずに増大してエストロゲン，プロゲステロンの分泌を続け，排卵および月経を阻止する．3 カ月以後は hCG の分泌は減少し，黄体も萎縮するが，胎盤からエストロゲンおよびプロゲステロンの分泌が次第に増加する．非妊娠時に比べるとエストロゲンは約 50 倍，プロゲステロンは約 5〜10 倍に増加する．そして分娩とともに，エストロゲンとプロゲステロンの急激な分泌停止とプロラクチン（乳汁分泌ホルモン）の分泌が始まる（図 A-178）．

### (1) 妊娠初期
黄体期に類似した細胞像である．

### (2) 妊娠 3 カ月以降
大量のプロゲステロン分泌によって，中層細胞が主体となる．舟状細胞（navicular cell）と称される細胞質辺縁が肥厚し，大量のグリコーゲンを蓄えた細胞が多数観察される．また細胞融解像，デーデルライン桿菌を多数認める．

### (3) 分娩・産褥期初期
分娩後 10 日ぐらいまでに，傍基底細胞主体となる．産後細胞（postpartum cell）と称されるグリコーゲンを有する傍基底細胞が多数観察される．

表 A-6 | 子宮頸部細胞報告様式

| | スクリーニング結果 | 推定病変 | 従来の日母分類 | 推定組織診断 |
|---|---|---|---|---|
| 扁平上皮系異常 | 異型細胞陰性 | NILM (Negative for intraepithelial lesion or malignancy) | Ⅰ, Ⅱ | 非腫瘍性変化, 炎症 |
| | 意義不明な異型扁平上皮細胞 | ASC-US (Atypical squamous cells of undetermined significance) | Ⅱ, Ⅲa | 非腫瘍性変化, 炎症 LSIL/CIN1 (軽度異形成) |
| | 軽度扁平上皮内病変 | LSIL (Low grade squamous intraepithelial lesion) | Ⅲa | LSIL/CIN1 (軽度異形成) |
| | 高度扁平上皮内病変を除外できない異型扁平上皮細胞 | ASC-H (Atypical squamous cells cannot exclude HSIL) | Ⅲa, Ⅲ, Ⅲb | HSIL/CIN2〜3 (中等度異形成) (高度異形成) (上皮内癌) |
| | 高度扁平上皮内病変 | HSIL (High grade squamous intraepithelial lesion) | Ⅲa, Ⅲb, Ⅳ | HSIL/CIN2〜3 (中等度異形成) (高度異形成) (上皮内癌) |
| | 扁平上皮癌 (初期浸潤癌も含む) | SCC (Squamous cell carcinoma) | Ⅴ | 扁平上皮癌 |
| 腺系異常 | 異型腺細胞　特定不能な異型 | AGC-NOS (Atypical glandular cells - not otherwise specified) | Ⅱ, Ⅲ | 腺異型, 腺癌疑い |
| | 　　　　　腫瘍性を示唆する異型 | AGC-FN (Atypical glandular cells - favor neoplastic) | | |
| | 上皮内腺癌 | Adenocarcinoma in situ | Ⅳ | 上皮内腺癌 |
| | 腺癌 | Adenocarcinoma | Ⅴ | 腺癌 |

### (4) 産褥期後期

授乳中の約 4 カ月間は，プロラクチンの作用で下垂体前葉から卵胞刺激ホルモンおよび黄体形成ホルモンの分泌が抑制され，閉経状態である．非授乳の場合，閉経状態は約 1〜2 カ月間であり，月経周期の回復とともに表層細胞，中層細胞が出現してくる．

##  婦人科細胞診の報告様式

### 1) 子宮頸部細胞新報告様式

子宮頸部の細胞診報告は 2009 年 4 月に日母分類から「ベセスダシステム 2001 準拠子宮頸部細胞診報告様式」に変更された．この報告様式の特徴は，①標本の適否（適正，不適正）を明確に示すこと，②推定病変を記述的に記載することである．②において上皮異常は扁平上皮内病変と腺系病変を区別し，また扁平上皮内病変は LSIL と HSIL に 2 分類することである．表 A-6 に報告様式を示す．

## 2）子宮内膜細胞報告様式

　一般的に子宮内膜細胞診の判定は，陰性，疑陽性，陽性の3段階の判定が用いられている．近年では，LBC法を用いた記述式子宮内膜細胞診結果報告様式なども検討されている．

#### 文献

<6. 婦人科疾患（子宮体部）の臨床・病理・細胞診>
1) 清水恵子：ホルモン不均衡内膜および細胞質変化（化生）の細胞像．「子宮内膜細胞診の実際」清水恵子（編），pp.60-71，近代出版，2012．
2) 日本産科婦人科学会・日本病理学会（編）：子宮体癌取扱い規約　病理編　第4版．pp.33-34，金原出版，2017．
3) 笹島ゆう子：子宮腫瘍のトピックス　子宮内膜増殖症，子宮内膜異型増殖症とEIN．病理と臨床，36(8)：759-765，2018．
4) 則松良明・他：子宮増殖症および類内膜腺癌grade-1の細胞像に関する検討─細胞集塊の形態異常を中心に─．日本臨床細胞学会誌，37：650-659，1998．
5) 柳井広之：─類内膜腺癌・粘液性腺癌─．「腫瘍病理鑑別診断アトラス　子宮体癌」．柳井広之（編），pp.27～42，文光堂，2014．
6) 　Yasuda M. et al.：Endometrial intaepithelial carcinoma in association with polyp：review of eight cases. Diagn Pathol.：15, 8：25, 2013．
7) 　柳井広之・吉野　正：子宮の病理Ⅱ─子宮体部─上皮・間質性および間質性腫瘍（平滑筋腫瘍以外）．病理と臨床，26(4)：380-384,2008．

<9. 婦人科疾患（卵巣）の臨床・病理・細胞診>
1) 日本産科婦人科学会・日本病理学会（編）：卵巣腫瘍・卵管癌・腹膜癌取扱い規約　病理編．pp. 4-6, 金原出版, 2016．
2) Robert J. Kurman, et al.：WHO classification of tumours of female reproductive organs 4th Edition. pp.11-86, International Agency for Research on Cancer, Lyon, 2014．


　　　　　　　　　　（1～9，11～12：九島巳樹・笹井伸哉・大塚重則・大河戸光章・
　　　　　　　　　　　　　　　　　　西村由香里・太田善樹・須藤結花）
　　　　　　　　　　　　　　　　　　　　　　　　　　　（10：伊藤良彌）

# B 呼吸器

## 組織発生

　内胚葉由来で，胎生3週頃に前腸から食道と呼吸器の原基が出現する．呼吸器の原基は胎生4週頃に左右に分かれた肺芽を形成し，2分岐を繰り返しつつ偽腺状期，細管期を経て，出生時には終末嚢期となる．この時期には肺胞上皮に界面活性物質が含まれている．出生までは肺内は羊水で満たされているが，出生時の呼吸運動により空気と置換される．出生後から8歳頃までは肺胞期と呼ばれている．

> **重要**
>
> **界面活性物質（サーファクタント）**
> 肺胞の開きを保つ物質でホスフォリピッド，グリコプロテインなどからなる．未熟児に起きる硝子膜症は，この物質が欠乏しているためといわれている．

## 構造と機能（図B-1, 2）

　呼吸器は，気道系と肺胞領域に分けられる．気道系は，気管が左右の主気管支に分岐したあと，平均16の分岐を行い終末気管支となる．さらに肺胞道，肺胞嚢へ分岐するが，気道系と肺胞領域の移行部は呼吸細気管支と呼ばれている．気道系は空気のクリアランスを行い，肺胞領域はガス交換を行う．肺には4つの血管が分布しており，ガス交換に携わる肺動脈，肺静脈と，気管支の栄養を司る気管支動脈，気管支静脈がある．肺動脈内には静脈血が流れており，肺胞領域の毛細血管で酸素を取り入れたのち動脈血となって肺静脈へ至る．

> **メモ**
>
> 気管支動脈は，大動脈，鎖骨下動脈などから分岐する平滑筋型の血管である．気管支などを養ったあと気管支静脈となり，多くは肺静脈へ流入する．

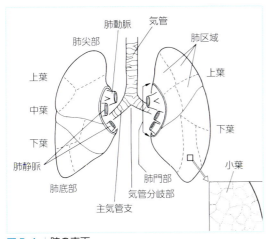

**図 B-1** 肺の表面

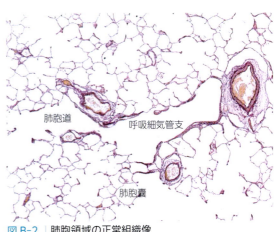

**図 B-2** 肺胞領域の正常組織像
（HE染色　弱拡大）

# 3 細胞診検体の採取・処理法

　呼吸器の細胞診検査に用いられる検体は，喀痰と病巣から直接採取された検体の2種類に大きく分けられる．喀痰は主に自然剝離した細胞が喀出された検体で，病巣直接採取検体は，気管支鏡や胸部X線・CTなどを用いて病巣から直接擦過や針穿刺を行い細胞採取した材料である．病巣から直接採取した場合には，標本の乾燥を避けるために，ただちに塗抹・固定を行うことが重要である．

## 1) 喀痰

　検体の色調や粘稠性などの性状を観察し，血痰の場合には血液成分とその境界部分など，性状の異なる数カ所の部位から採取し塗抹する．塗抹はすり合わせ法で行うのが一般的であるが，すり合わせ回数が多いほど細胞破壊や核線が生じるため，3～4回程度に抑えることが望ましい．塗抹後はただちに95％アルコールにて固定する．数日分の喀痰を保存液のなかに採取し，混和したものから一部を塗抹する蓄痰法などもある．

## 2) 気管支擦過

　気管支鏡下で，ブラシやキュレット（鋭匙）などを用いて直接病巣部から細胞を採取する方法である．

## 3) 気管支洗浄

　生理食塩水を用いて目的とする気道内を洗浄し，回収した洗浄液を遠心して細胞を採取する方法である．粘液成分が多い場合には粘液融解剤，血液成分が多い場合には溶血剤を添加し，沈渣をすり合わせ法などを用いて塗抹する．

## 4) 穿刺吸引

　病巣が気管支粘膜下や気管・気管支の壁外に存在し，ブラシやキュレットで細胞を採取できない場合に経気管支鏡的穿刺吸引細胞診が用いられる．また，肺の末梢病変で気管支鏡的に細胞採取が不可能な場合には，X線透視下ないしはCTガイド下にて経皮的な穿刺吸引が行われる．

## 5) その他

- 細胞採取に用いた擦過器具，穿刺針，注射筒などの洗浄液
- 生検や切除検体からの捺印
- 胸水や胸腔洗浄液
- 液状化検体細胞診（liquid-based cytology：LBC）

## 4 呼吸器疾患の特徴

### 1) 臨床的特徴
　呼吸器疾患の症状としては，咳嗽，痰・血痰，呼吸困難，喘鳴，胸痛などがある．問診では既往歴，喫煙歴や住宅環境，職業歴，家族歴を聞くことが必要である．身体所見としては視診，聴診，打診が重要であることは他の疾患と変わりはない．検査としては血液検査，呼吸機能や細菌培養，PCR，内視鏡的検査などがある．放射線画像診断は病理，細胞診をみてゆくために欠かせない分野である．

### 2) 発生要因
　先天性奇形や内因性遺伝的疾患もあるが，呼吸器系は外気を吸うことによる外因性要因が数知れず存在する．肺癌では喫煙や環境汚染，遺伝子の突然変異などがあげられる．感染症には細菌，真菌，寄生虫，ウイルスによるものがある．また，膠原病をはじめとする全身疾患に伴う肺疾患も多く存在する．

### 3) 病理学的特徴
　良性腫瘍性疾患として，肺過誤腫，硬化性肺胞上皮腫が代表的である．悪性腫瘍としては，腺癌，扁平上皮癌，神経内分泌癌，肉腫などがあげられる．肺炎は，気道系を介して広がる肺胞性肺炎と，間質を炎症の主座とする間質性肺炎に分けられる．肺胞性肺炎の多くは細菌感染である．間質性肺炎の多くは膠原病が関与しているが，原因不明なことが多い．職業的疾患としてはアスベスト，珪肺などがある．循環障害では肺血栓塞栓症，肺胞出血，肺硬塞，肺うっ血，肺水腫がある．まれな疾患として，アミロイドーシス，肺胞蛋白症がある．

## 5 呼吸器疾患の臨床・病理・細胞診

### 1) 正常組織および正常細胞，良性成分

#### (1) 組織所見（図B-3）
　気管，気管支の上皮は，線毛を有する円柱上皮と杯細胞（goblet cell）からなる．杯細胞の数は線毛細胞の1/5と少ないが，慢性気管支炎などでは増加し粘液を分泌する．上皮下には基底細胞，基底膜がある．末梢側では呼吸細気管支から肺胞道，肺胞囊へとつながる．呼吸細気管支の上皮は線毛細胞，Clab細胞からなり，肺胞囊が混在している．肺胞上皮はⅠ型肺胞上皮とⅡ型肺胞上皮からなるが，健常者での組織標本では剥離し確認が困難である．

#### (2) 細胞所見
　線毛円柱上皮細胞（図B-4）：核は類円形で偏在し，対側に線毛を認める．線毛の付着部は終末板といい，線状に濃染してみられる．

> **メモ**
> 痰の多くは気管・気管支の間質に存在する気管腺・気管支腺から分泌されている．この腺は粘液を含む細胞と漿液を含む細胞からなる混合腺である．

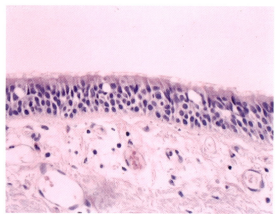

図 B-3 ｜ 気道上皮の正常組織像
(HE 染色　強拡大)

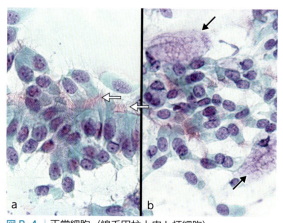

図 B-4 ｜ 正常細胞（線毛円柱上皮と杯細胞）
⇧：線毛円柱上皮細胞の線毛，⬆：杯細胞．

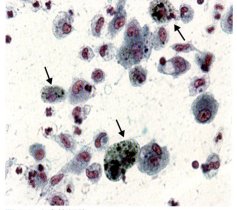

図 B-5 ｜ 塵埃細胞
↑：塵埃細胞．（喀痰　Pap 染色　強拡大）

　**杯細胞**（図 B-4）：線毛円柱上皮より数は少なく，大型で核偏在性，細胞質に粘液を有することでヘマトキシリンに淡染する．

　**塵埃細胞**（図 B-5）：炭粉を貪食したマクロファージで，肺胞内に存在することから標本中にみられた場合は唾液や鼻汁ではない喀痰である根拠となる．核は類円形や楕円形など，一定ではない．

## 2）前浸潤性病変

### (1) 腺系前浸潤性病変

#### ①腺系前浸潤性病変の臨床所見

　異型腺腫様過形成（atypical adenomatous hyperplasia；AAH）と上皮内腺癌（adenocarcinoma *in situ*；AIS）があり，AAH は通常 0.5 cm 以下，AIS は 3 cm 以下の限局性病変である．CT ですりガラス状陰影を示し，特に AAH は近年の画像診断の向上で発見される頻度が増えている．

### 重要

**Clab 細胞（旧 Clara 細胞）**
　小胞体やミトコンドリアが多く，線毛を欠き分泌を行う．Ⅰ型肺胞上皮細胞は気腔と毛細血管のガス交換に関与し，Ⅱ型肺胞上皮細胞は胞体内に層状小体を有しておりサーファクタントを分泌している．Ⅰ型肺胞上皮細胞は抵抗力が弱く，肺障害があるとⅡ型肺胞上皮細胞が分裂しⅠ型に分化するといわれている．

### メモ

　上皮内腺癌は，今まで細気管支肺胞上皮癌とされていた組織型であるが，肺癌取扱い規約第 8 版からは，前浸潤性病変の上皮内腺癌として取り扱われるようになった．

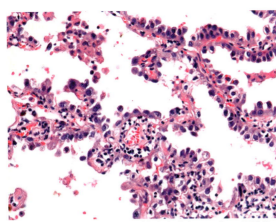

図 B-6 | 腺系前浸潤性病変（上皮内腺癌：AIS）の組織像
（HE 染色　強拡大）

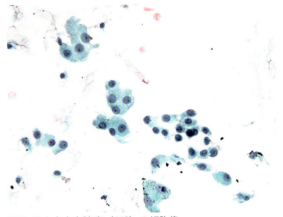

図 B-7 | 上皮内腺癌（AIS）の細胞像
（経皮的針穿刺　Pap 染色　強拡大）

### ②腺系前浸潤性病変の組織所見（図 B-6）

　AAH および AIS では，Ⅱ型肺胞上皮細胞や Clab 細胞に類似した腫瘍細胞が既存の肺胞上皮を置換するように増殖し，浸潤は認められない．AIS では細胞密度が高く，核の重積性を伴っている．

### ③上皮内腺癌（AIS）の細胞所見（図 B-7）

　核腫大した多辺形の異型上皮細胞が，シート状または軽度の重積性を伴う小さな集塊や孤立性に出現している．細胞質はライトグリーンに淡染し，ヘマトキシリンに濃染性を示す核は円形～楕円形で，一部には軽度の核形不整がみられる．Ⅱ型肺胞上皮細胞に類似した均一な細胞で構成されている．出現する異型上皮細胞の数が少なく，核異型が軽度なため，腺癌と診断することは容易でない場合が多い．

## (2) 扁平上皮系前浸潤性病変

### ①扁平上皮系前浸潤性病変の臨床所見

　異形成と上皮内扁平上皮癌がある．上皮層の厚さ，細胞や核の性状などから異形成（軽度，中等度，高度）と上皮内扁平上皮癌に分けられ，比較的太い気道では両者の連続性を確認できる場合がある．喫煙者で頻度が高いが，肺生検などで診断される機会は少ない．

### ②扁平上皮系前浸潤性病変の組織所見

　中等度異形成（図 B-8）：異型細胞が基底層から 2/3 の高さまで増殖している．

　上皮内扁平上皮癌（図 B-9）：全層性に異型細胞が増殖しているが，浸潤は認められない．

## 3）腺癌

### (1) 臨床所見

　腺上皮への分化を示す悪性上皮性腫瘍で，肺癌のなかで最も発生頻度が高い（約 40％）．男女比は 2：1 であるが，他の組織型と比べて女性の比率が高

---

**メモ**

病変の大きさ，腫瘍細胞の大きさ，細胞密度，核の重積性および異型度などが AAH と AIS の鑑別点としてあげられているが，実際の鑑別は困難な場合がある．

**メモ**

AIS は粘液非産生性と粘液産生性に分類されるが，ほとんどが前者であり，後者はまれである．

**メモ**

　上皮内腺癌は，腫瘍の全体像を把握できない生検組織や細胞診検査では使用できない組織型となっている．しかし，特徴的な画像所見（すりガラス状陰影を呈する小型末梢の腫瘤性病変）とともに，上記の細胞像が得られた場合には，「置換性増殖を示す腺癌」を疑うことは可能である．

**メモ**

　近年，肺腺癌の遺伝子検索が進み，*EGFR* 遺伝子変異，融合遺伝子（*ALK*, *ROS1*）が検出され，分子標的治療が行われている．

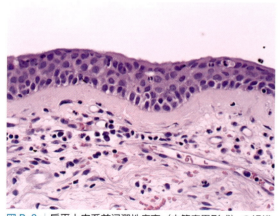

図 B-8 扁平上皮系前浸潤性病変（中等度異形成）の組織像
（HE 染色　強拡大）

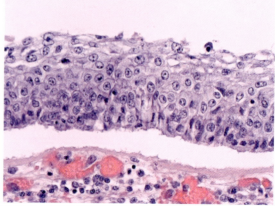

図 B-9 扁平上皮系前浸潤性病変（上皮内扁平上皮癌）の組織像
（HE 染色　強拡大）

い．末梢発生が多く，浸潤に伴い嗄声，血痰，咳嗽などが認められるが，近年の CT 検診の普及により無症状での発見が増えている．血行性，リンパ行性，気腔性に転移し，特に気腔性は肺腺癌に特徴的な転移経路である．

### (2) 組織所見

**置換型腺癌**（図 B-10a）：II 型肺胞上皮や Clab 細胞に類似した腫瘍細胞が，既存の肺胞上皮を置換するように増殖する．

**乳頭型腺癌**（図 B-10b）：血管を有する線維性間質を軸として，腫瘍細胞が肺胞腔内に乳頭状に増殖する．

**腺房型腺癌**（図 B-10c）：線維性の間質を背景に，腫瘍細胞が管状構造を呈して増殖する．

**微小乳頭型腺癌**（図 B-10d）：腫瘍細胞が花冠状ないしリング状管状構造を呈して増殖する．乳頭型腺癌でみられるような血管を有する線維性間質を欠く．

**浸潤性粘液性腺癌**（図 B-11a）：粘液を有する高円柱状の腫瘍細胞が，肺胞上皮置換性ないし乳頭状に増殖している．

**腸型腺癌**（図 B-11b）：高円柱状の腫瘍細胞からなる管状腺管の増殖を認め，壊死を伴っており，大腸癌に類似している．

### (3) 細胞所見（図 B-12）

軽度の重積性を伴う異型上皮細胞の集塊が出現している．細胞集塊の辺縁は円滑で，一部に乳頭状の突出像がみられる．細胞集塊のなかには腺腔様の配列も認められる．細胞質は狭くレース状ないし泡沫状で，核は偏在傾向（核が細胞質から飛び出すような所見）を示し，軽度の核形不整が認められる．

**浸潤性粘液性腺癌**（図 B-13）：粘液様物質を背景に，細胞質内にもエオジンおよびヘマトキシリンに淡染する粘液を有する異型上皮細胞がシート状ないしは重積性を伴う集塊として出現している．核は粘液に圧排されることなく腫大し，軽度の核形不整と小さな核小体が認められる．細胞境界は明瞭で

> **重要**
> 肺癌取扱い規約第 8 版では，腺癌は上皮内腺癌，微少浸潤性腺癌，浸潤性腺癌および特殊型腺癌に分類され，浸潤性腺癌は形態から置換型，乳頭型，腺房型，微小乳頭型および充実型に亜分類される．
> 実際はこれらの混在したものが多く，最も優位な亜分類を診断名とする．

> **重要**
> 微少浸潤性腺癌は肺癌取扱い規約第 8 版で採用された新しい分類で，置換性増殖を優位とする 3 cm 以下の孤立性腫瘍で，脈管侵襲や胸膜浸潤がなく，浸潤部の最大径は 0.5 cm 以内である．

> **メモ**
> 主腫瘍の辺縁を超えるような気腔内の腫瘍細胞の分離増殖を spread through air spaces（STAS）といい，肺癌取扱い規約第 8 版で癌の進展様式の 1 つとして提唱された．

> **メモ**
> 肺癌取扱い規約第 8 版では，特殊型腺癌は浸潤性粘液性腺癌，粘液・非粘液混合腺癌，コロイド腺癌，胎児型腺癌および腸型腺癌に分類されている．

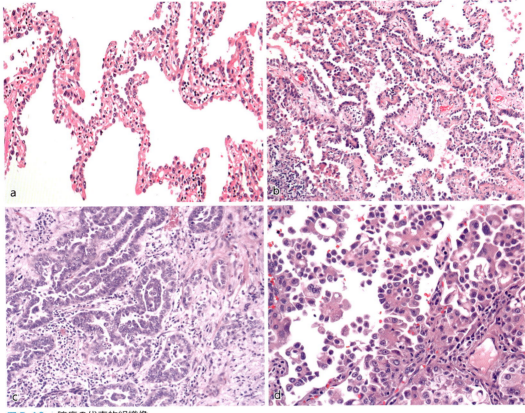

図 B-10 腺癌の代表的組織像
a：置換型腺癌（HE 染色　弱拡大），b：乳頭型腺癌（HE 染色　弱拡大），c：腺房型腺癌（HE 染色　弱拡大），d：微小乳頭型腺癌（HE 染色　強拡大）

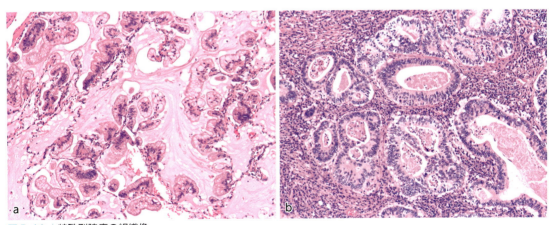

図 B-11 特殊型腺癌の組織像
a：浸潤性粘液性腺癌（HE 染色　弱拡大），b：腸型腺癌（HE 染色　弱拡大）

ある．細胞集塊内に線毛円柱上皮細胞の混在が認められないことが，杯細胞の集塊ないしは過形成との鑑別点になる．

> **メモ**
>
> 浸潤性粘液性腺癌は，以前は粘液性細気管支肺胞上皮癌に分類されたが，臨床所見や遺伝子学的背景が非粘液性と異なり，広範に検

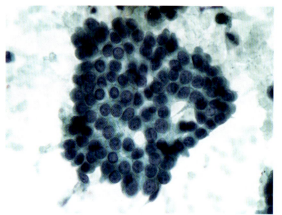
図 B-12 | 腺癌の細胞像
（気管支擦過　Pap 染色　強拡大）

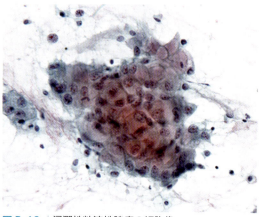
図 B-13 | 浸潤性粘液性腺癌の細胞像
（気管支擦過　Pap 染色　強拡大）

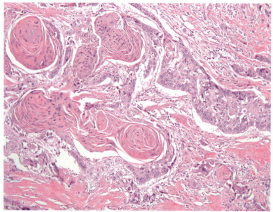
図 B-14 | 角化型扁平上皮癌の組織像
（HE 染色　弱拡大）

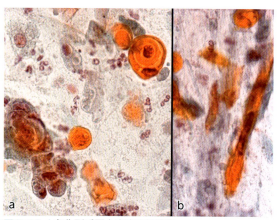
図 B-15 | 角化型扁平上皮癌の細胞像
（a, b：喀痰　Pap 染色　強拡大）

## 4）扁平上皮癌

### （1）臨床所見

　角化あるいは細胞間橋を呈する悪性上皮性腫瘍で，喫煙との関連が強いが，最近の喫煙率の低下に伴って減少傾向にある．肺癌全体の約 30％を占め，男性に多く，腺癌と比べて高齢者に多い．中枢発生と末梢発生があり，中枢発生が主体であったが，近年，末梢発生が増加している．気道閉塞に伴う症状が主体で，咳，喘鳴，呼吸困難などがみられる．

### （2）角化型扁平上皮癌

①組織所見（図 B-14）

　不整な充実性胞巣の増殖からなり，角化を認め，癌真珠を伴う．

②細胞所見（図 B-15）

　無核のゴースト細胞とオレンジ G に好染する細胞を認める．細胞形態は不整で多彩性を示し，一部には細胞相互封入像をみる．

索すると浸潤部の確認される頻度が高く，肺癌取扱い規約第 8 版では浸潤癌の特殊型腺癌に分類された．

### 重要

　腺癌の特徴的な構造所見は，辺縁が平滑な細胞集塊，不規則な重責性と細胞集塊からの核の突出像，乳頭状集塊，微小乳頭状構造，腺腔様構造などがあげられる．細胞所見としては，核の偏在性，核小体の腫大，細胞質内の粘液などである．単一の所見のみでなく，総合的な所見を加味して診断を行うことが重要である．

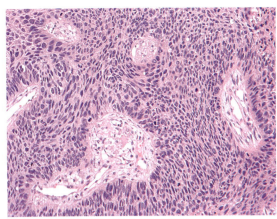

図 B-16 非角化型扁平上皮癌の組織像
（HE 染色　強拡大）

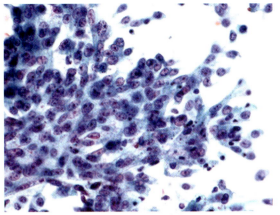

図 B-17 非角化型扁平上皮癌の細胞像
（気管支擦過　Pap 染色　強拡大）

### (3) 非角化型扁平上皮癌

#### ①組織所見（図 B-16）

不整な充実性胞巣の増殖からなり，角化は認められない．

#### ②細胞所見（図 B-17）

擦過材料における非角化型扁平上皮癌の集塊は平面的で，ときに流れるような配列を示す．集塊辺縁の細胞は核の飛び出しはなく細胞質内に収まる．また，紡錘形態や細胞相互封入像を認めることもある．角化を示す細胞が混在しないときは，腺癌との鑑別が困難な場合がある．

## 5）神経内分泌癌（小細胞癌）

### (1) 臨床所見

肺癌全体の 10〜20％ を占め，わが国では男性に多く，喫煙との相関が強い．中枢発生が多い．増殖が速く，早期に遠隔転移を起こし，手術適応例は少ないが，放射線療法や化学療法に反応しやすい．

### (2) 組織所見（図 B-18）

比較的小型で N/C 比の高い腫瘍細胞の密な増殖からなり，核クロマチンは微細顆粒状で，核小体は目立たない．ロゼットの形成がみられる．

### (3) 細胞所見（図 B-19）

小型裸核状の異型上皮細胞が，結合性の緩い集塊ないしは孤立性に出現している．細胞質は狭く，不整形の核と核が圧排性の結合を呈している．核小体は目立たない．

## 6）神経内分泌癌（大細胞神経内分泌癌）

### (1) 臨床所見

重喫煙歴のある高齢の男性に多い．臨床的には小細胞癌と共通性が多く，悪性度が高く，進行も早い．予後は不良であるが，化学療法への感受性は高い．

---

**重要**

非角化型扁平上皮癌の診断には p40，CK5/6 による免疫組織化学が有用で，陽性を示す．また，腺癌との鑑別には TTF-1，napsin A が用いられ，扁平上皮癌では陰性である．

**重要**

肺癌取扱い規約第 8 版では大分類として神経内分泌腫瘍が設けられ，亜型として小細胞癌，大細胞神経内分泌癌，定型および異型カルチノイド腫瘍，びまん性特発性肺神経内分泌細胞過形成がある．

**メモ**

神経内分泌への分化が認められるが，診断に際して免疫染色などによる証明は必須でなく，光顕のみで診断可能である．特に細胞診は有用性が高い．

**メモ**

小細胞癌は，壊死性背景を伴うことが多い．また，気管支擦過塗抹標本では，塗抹時のアーチファクトとして腫瘍細胞が核線（核が壊れて線状にみられること）として認められることがある．

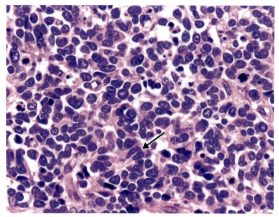

図 B-18 | 小細胞癌の組織像
↑：ロゼットの形成．（HE 染色　強拡大）

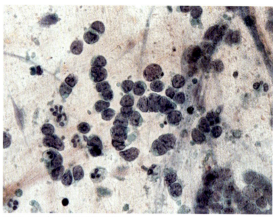

図 B-19 | 小細胞癌の細胞像
（喀痰　Pap 染色　強拡大）

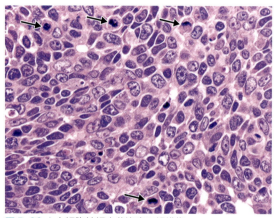

図 B-20 | 大細胞神経内分泌癌の組織像
↑：核分裂像．（HE 染色　強拡大）

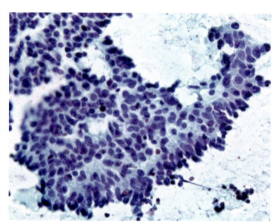

図 B-21 | 大細胞神経内分泌癌の細胞像
（穿刺吸引　Pap 染色　強拡大）

## （2）組織所見（図 B-20）

　不整な充実性胞巣を形成し，壊死や胞巣辺縁の柵状配列を伴うことが多い．腫瘍細胞は大型で，豊富な細胞質と核小体を有する腫大核を認める．核分裂像が目立つ．

## （3）細胞所見（図 B-21）

　壊死を背景に，腫瘍細胞が孤立性〜集塊状に出現する．個々の細胞は N/C 比が高く，軽度核の大小不同を示す．孤立性の細胞は裸核状，集塊では核の鋳型状やロゼット様配列，柵状配列を認める．小細胞癌に比べやや大型で，細胞質が明瞭，核の多彩性がある．

## 7）神経内分泌腫瘍（カルチノイド腫瘍）

### （1）臨床所見

　低〜中間悪性度に相当する神経内分泌細胞腫瘍で，原発性肺癌の約1％とまれで，45〜50歳に好発し，性差はみられない．核分裂像の数と壊死の有無

### 重要

　診断には免疫組織化学（chromogranin A, synaptophysin, CD56 など）などによる神経内分泌への分化の確認が必要である．

### メモ

　大細胞神経内分泌癌は生検や細胞診での診断は困難で，もっぱら手術検体での診断となる．

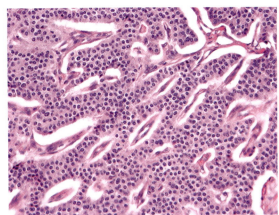

図 B-22 定型カルチノイドの組織像
（HE 染色　弱拡大）

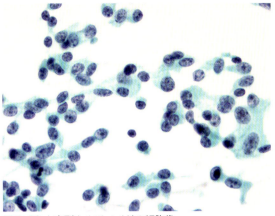

図 B-23 定型カルチノイドの細胞像
（捺印　Pap 染色　強拡大）

により，定型カルチノイドと異型カルチノイドに分けられる．定型カルチノイドの約10％にリンパ節転移，約5％に遠隔転移を認めるが，異型カルチノイドでは転移の頻度が高く，予後も不良である．

### （2）組織所見

**定型カルチノイド**（図 B-22）：好酸性の胞体とクロマチンの増量した円形核を有する均一な腫瘍細胞が，索状ないし胞巣状に増殖する．

**異型カルチノイド**：核形不整を伴う腫瘍細胞が密に増殖し，構築も乱れる．壊死を伴う．

### （3）細胞所見（図 B-23）

小型円形核を有する異型細胞が，結合性の緩い集団ないしは孤立性に出現している．細胞質は広く顆粒状から小空胞状で，細胞境界は不明瞭である．核は小型で偏在性，核クロマチンは顆粒状で salt and pepper 状のパターンが特徴的である．

> **重要**
> 定型カルチノイドは2 mm$^2$（約10HPF）あたり核分裂像が2個未満で，壊死を伴わない．異型カルチノイドは2 mm$^2$（約10HPF）あたり核分裂像が2～10個，あるいは壊死を伴う．

## 8）硬化性肺胞上皮腫

### （1）臨床所見

気道上皮に由来する良性腫瘍で，80％以上が女性であり，平均年齢は40歳代である．ほとんどが無症状で，検診などで偶然に発見されることが多い．画像上は境界明瞭・均等な円形陰影を末梢肺野（特に右肺）に認め，約90％は単発である．術中迅速診断で腺癌との鑑別が問題になることが多い．

### （2）組織所見（図 B-24）

乳頭状ないし充実性の増殖を認め，表層立方上皮と円形細胞の2種類の細胞からなり，硝子化を伴う硬化性線維性間質や血管腫様の構造を伴う．

### （3）細胞所見（図 B-25）

上皮細胞が乳頭状集塊としてみられることから腺癌と鑑別を要する．

器質化間質を伴う乳頭状集塊や充実性集塊，シート状集塊，散在性など多彩な出現パターンを示す．核の大小不同をみるが，クロマチンは均等に分布

> **メモ**
> 硬化性変化および血管腫様の構築がみられることから硬化性血管腫と呼ばれてきたが，腫瘍細胞はⅡ型肺胞上皮由来であり，硬化性肺胞上皮腫に変更された．

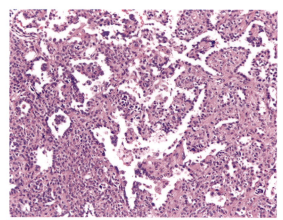

図 B-24 | 硬化性肺胞上皮腫の組織像
(HE 染色　弱拡大)

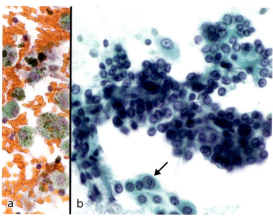

図 B-25 | 硬化性肺胞上皮腫の細胞像
a：ヘモジデリンを貪食した組織球．
b：Ⅱ型肺胞上皮細胞の核内空胞（↑）がみられる．
（a：Pap 染色　強拡大，b：捺印　Pap 染色　強拡大）

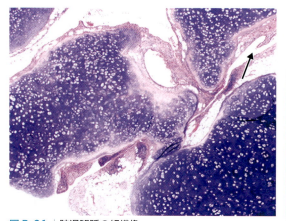

図 B-26 | 肺過誤腫の組織像
↑：上皮成分の裂隙状彎入．(HE 染色　弱拡大)

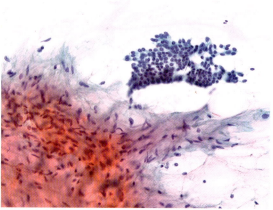

図 B-27 | 肺過誤腫の細胞像
(経皮的針穿刺　Pap 染色　弱拡大)

し，核小体は目立たない．核内封入体をみることがある．ヘモジデリンを貪食した組織球の出現も特徴の一つである．

## 9) 肺過誤腫

### (1) 臨床所見

中年の男性に好発し，気管支内発生が約 10％，末梢発生が約 90％である．気管支内発生では血痰，喘息様症状，閉塞性肺炎などが認められるが，末梢発生ではほとんどが無症状で，検診などで偶然に発見される．

### (2) 組織所見（図 B-26）

硝子軟骨が主体で，上皮成分の裂隙状彎入を認める．硝子軟骨とともに脂肪成分がみられる．

### (3) 細胞所見（図 B-27）

軟骨基質および軟骨細胞とともに，未分化な間葉系細胞集団（粘液様基質

### メモ

経気管支鏡的に穿刺吸引された検体には，正常の気管支軟骨や気管支上皮細胞が混入することがある．細胞採取方法を含めた臨床からの情報提供が必要である．

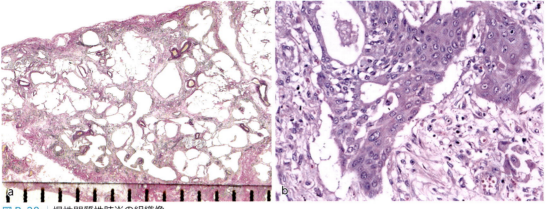

図 B-28 | 慢性間質性肺炎の組織像
(a：EVG 染色　スケールは 1 目盛 1 mm，b：HE 染色　強拡大)

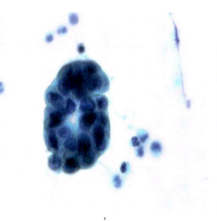

図 B-29 | 慢性間質性肺炎でみられた異型細胞①
(気管支洗浄　Pap 染色　強拡大)

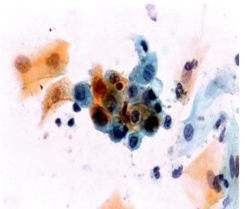

図 B-30 | 慢性間質性肺炎でみられた異型細胞②
(喀痰　Pap 染色　強拡大)

とともに出現する紡錘形細胞の集団）や上皮細胞（線毛円柱上皮細胞，Ⅱ型肺胞上皮細胞）の集団が認められる．

## 10) 間質性肺炎

### (1) 臨床所見

　肺胞壁を主体とする非特異的な炎症である．急性と慢性に分けられる．

　急性の病理所見はびまん性肺障害（diffuse alveolar damage；DAD）であるが，臨床的に原因が明らかな場合は急性呼吸圧迫症候群（acute respiratory distress syndrome；ARDS)，原因が不明な場合は急性間質性肺炎（acute interstitial pneumonia；AIP）と呼ばれている．

　慢性では線維化を呈する．膠原病が関与していることが多いが，原因が明らかでないものも多い．

　画像，病理，臨床所見を合わせ，総合的な診断が治療に結びつく．間質性肺炎に特徴的な細胞像はない．慢性間質性肺炎の5〜30%に肺癌が合併するとされ，肺癌の危険因子とする報告もある．

間質性肺炎では，腫大した肺胞上皮や異型扁平上皮をみることがある．

### (2) 組織所見（図B-28）

図B-28aは，慢性間質性肺炎のルーペ像である．肺胞の虚脱を伴う線維化が加わっており，肺の構造が単純化されている．

慢性間質性肺炎では腫大したⅡ型肺胞上皮の増生をみることが多く，腺様化生と呼ばれている．

図B-28bは腺様化生から移行したと思われる扁平上皮化生である．

### (3) 細胞所見（図B-29, 30）

間質性肺炎の症例にみられた核腫大した腺系細胞（図B-29）と異型扁平上皮細胞（図B-30）である．腺癌や扁平上皮癌を疑いたくなる細胞である．間質性肺炎では往々にしてみられることが多く，臨床，画像所見と合わせた診断が必要である．

## 11）抗酸菌感染（mycobacterial infection）

### (1) 臨床所見

抗酸菌感染は，結核菌（*Mycobacterium tuberculosis*）と非結核性抗酸菌（non-tuberculosis mycobacteria）によるものに分けられる．

結核は化学療法の進歩で死亡率，罹患率は減少しているが，欧米に比べ発生頻度は高い．HIV感染発症者でも時折経験する．結核は結核発症の患者からの空気感染で，結核菌を含む飛沫核を吸い込むことで感染する．感染初期はマクロファージ，リンパ球が主体で，時間の経過とともに中心部に乾酪壊死を形成し被包され，壊死周囲に類上皮肉芽腫が形成される．時間とともに石灰化や骨化を呈する．

非結核性抗酸菌の多くは*Mycobacterium avium-intracellulare* complex（MAC）で，ヒトからヒトへの感染はなく，土壌や水から感染するといわれている．組織像は結核と類似している．結核との鑑別はPCRなどによる．

### (2) 組織所見（図B-31）

図B-31aでは，中心部に乾酪壊死を認め，周囲にみられる淡明な領域は類上皮細胞の集簇で，さらにその周囲は小円形炎症細胞浸潤からなる．図B-31bはLanghans型巨細胞を混在した紡錘形の配列を呈する類上皮細胞である．

### (3) 細胞所見（図B-32, 33）

類上皮細胞の核は類円または紡錘形で細長く，一部はくの字型を呈し集簇してみられる．Langhans型巨細胞は核が外側に花冠状に配列するのが特徴で，類上皮細胞が融合してできたものである．

## 12）アクチノマイセス症（actinomycosis）

### (1) 臨床所見

放線菌網，アクチノマイセス属に分類されている嫌気性放線菌である．Gram染色陽性で，糸状形態を呈し，口腔内に常在し嚥下により肺病変を呈することがある．

---

**メモ**

**肺の実質と間質**

末梢肺の実質とは気腔と肺胞上皮をさし，基底膜に挟まれた肺胞壁を間質という．

**重要**

**肺炎と間質性肺炎**

肺炎は肺実質を主体として起きる炎症で，経気道的に起きることが多く，細菌性肺炎が代表である．肺胞性肺炎ともいう．間質性肺炎は肺胞壁に起きる炎症で，肺臓炎とも呼ばれる．

**メモ**

**初期感染と初期変化群**

肺にはじめに感染した部位を初感染巣と呼び，所属リンパ節に病変を形成した場合，両者を合わせ初期変化群という．

**メモ**

**粟粒結核**

大量の結核菌が血行性に肺以外の臓器に散布された状態をいう．

**重要**

**肉芽腫**

マクロファージの集簇を主体とする炎症．肉芽腫を形成する炎症を特異性炎症とも呼び，抗酸菌感染，サルコイドーシス，梅毒などがある．

**重要**

**類上皮細胞**

肉芽腫のなかでマクロファージが上皮細胞に類似した配列を呈したもの．

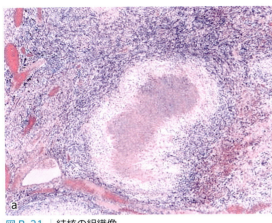
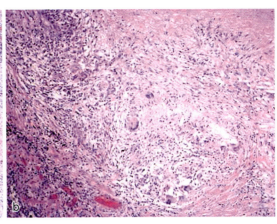

図 B-31 | 結核の組織像
（a：HE 染色　弱拡大，b：HE 染色　強拡大）

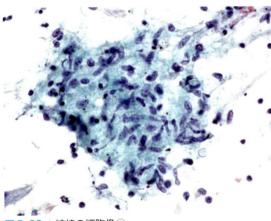

図 B-32 | 結核の細胞像①
（気管支擦過　Pap 染色　強拡大）

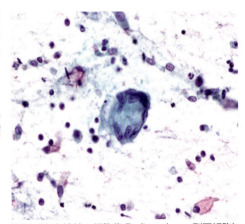

図 B-33 | 結核の細胞像②（Langhans 型巨細胞）
（気管支擦過　Pap 染色　強拡大）

### (2) 組織所見（図 B-34）

放射状の集簇が特徴であり，短桿状から線維状の桿菌様形態を示す．Gram 染色陽性である．

## 13) ノカルジア症（nocardiosis）

### (1) 臨床所見

放線菌網，ノカルジア属に分類されている．好気性放線菌で有機物に富む土壌に認められるが，口腔内にも存在する．免疫抑制剤の使用により免疫能が低下した場合に感染することが多い．Gram 染色陽性で，糸状形態を呈しアクチノマイセスに類似するが，Fite 染色（Ziehl-Neelsen 染色変法）で陽性を呈することで鑑別できる．

### (2) 組織所見（図 B-35）

Gram 陽性で糸状形態を呈しており，Fite 染色で陽性を示す．

**重要**

**日和見感染**
　ステロイドや抗癌剤，免疫抑制剤の使用により免疫能が低下したときにかかる感染のことで，多くは弱毒菌であることが多い．

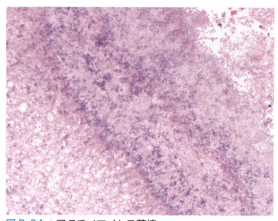

図 B-34 | アクチノマイセス菌塊
(HE 染色　弱拡大)

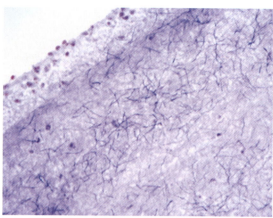

図 B-35 | ノカルジア菌塊
(Gram 染色　強拡大)

## 14) アスペルギルス症 (aspergillosis)

### (1) 臨床所見

　肺組織を破壊して広がる侵襲型と，結核後遺症による空洞や拡張した気管支内に塊を形成する菌球型，気管支内腔に増殖しアレルギー反応を呈するアレルギー性気管支肺アスペルギルス症がある．侵襲型は日和見感染によることが多い．

### (2) 組織所見 (図 B-36)

　胞子が黒色を呈する場合は *Aspergillus niger* である．図 B-36a には頂のうや分生子頭の形成（矢印），右に足細胞をみる．頂のうはアスペルギルス属にみられる特徴ある形態である．図 B-36b は足細胞の集簇からなっている．

### (3) 細胞所見 (図 B-37)

　アスペルギルスの菌体は隔壁を有し，太さは一様でくびれや折れ曲がりはなく，Y 字型に 2 分岐する．生体では菌糸で増殖する場合が多く，頂のうや分生子頭をみることは少ない．

## 15) ニューモシスチス肺炎 (pneumocystis pneumonia)

### (1) 臨床所見

　真菌である *Pneumocystis jirovecii* により引き起こされる．健常者では肉芽腫を形成するとされているが，非常にまれである．多くは日和見感染であるが，早期発見により死亡率は低下している．培養は不可能で，経気管支生検や気管支洗浄液で形態学的もしくは遺伝子検査が主体となる．また，Grocott 染色で確認が容易である．喀痰では量的にみつけることが困難である．

### (2) 組織所見 (図 B-38)

　肺胞腔内に好酸性の泡沫状集簇をみる．Grocott 染色で直径 5～8 μm の囊子の集簇が観察される．

### (3) 細胞所見 (図 B-39)

　Papanicolaou 染色では，ライトグリーンに好染する泡沫状ないしは小空胞

> **メモ**
>
> *Pneumocystis jirovecii*
> 　以前は原虫の一種とされ，*Pneumocystis carinii* と呼ばれていたが，現在は真菌の一種で *Pneumocystis jirovecii* と呼ばれる．

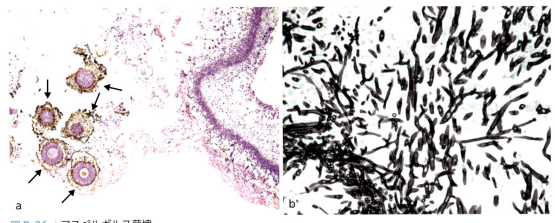

図 B-36 アスペルギルス菌塊
(a：HE 染色　強拡大，b：Grocott 染色　強拡大)

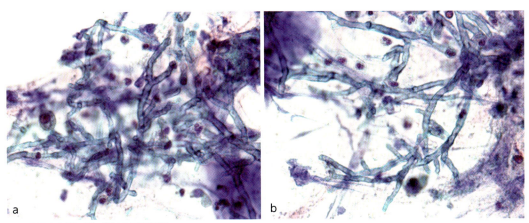

図 B-37 アスペルギルスの細胞像
(a, b：喀痰　Pap 染色　強拡大)

状の球状集塊として認められる．Grocott 染色では，黒褐色の類円形菌体として確認できる．菌体の一部が潰れて三日月状にもみられる．

## 16) クリプトコッカス症 (cryptococcosis)

### (1) 臨床所見

ハトなどの糞便中に生息し，経気道的に感染する．不顕性感染もあり，健常者では肉芽腫を形成するが，免疫不全者では細胞反応が弱く髄膜炎を併発しやすい．

### (2) 組織所見

図 B-40 は，健常者で確認された経気管支鏡的肺生検である．多核巨細胞内に半透明な菌体をみる．

Grocott 染色で確認することが可能である．ポリサッカライドからなる莢膜を有しており，ムチカルミン染色でも確認することができる．

> **メモ**
> クリプトコッカスは 5〜10 μm 大の類円形菌体で，均一な大きさではなく，大小不同を示す菌体として認められることもある．酵母様真菌である．

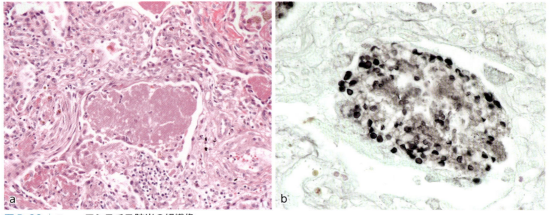

図 B-38 ニューモシスチス肺炎の組織像
(a:HE 染色　強拡大, b:Grocott 染色　強拡大)

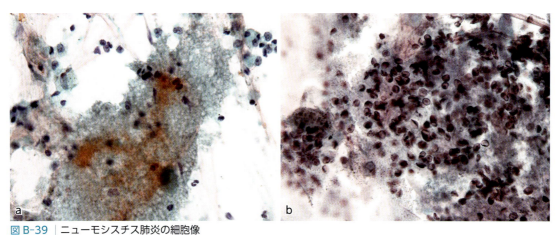

図 B-39 ニューモシスチス肺炎の細胞像
(a:気管支洗浄液　Pap 染色　強拡大, b:気管支洗浄液　Grocott 染色　強拡大)

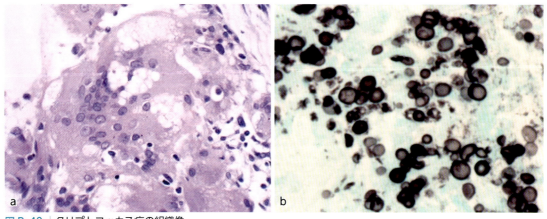

図 B-40 クリプトコッカス症の組織像
(a:HE 染色　強拡大, b:Grocott 染色　強拡大)

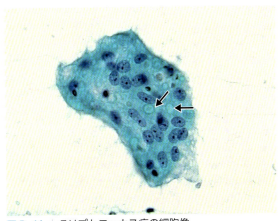

図B-41 クリプトコッカス症の細胞像
↑：クリプトコッカス．（気管支擦過　Pap染色　強拡大）

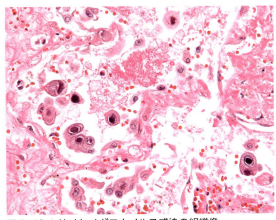

図B-42 サイトメガロウイルス感染の組織像
（HE染色　強拡大）

### (3) 細胞所見（図B-41）

多核組織球の細胞質に，ライトグリーン好性の円形から楕円形の小型菌体が多数認められる．菌体の内部は透明感があり，辺縁部は濃く縁取りされている．PAS反応では菌体は半透明な弱陽性を呈している．

## 17）サイトメガロウイルス（cytomegalovirus；CMV）

### (1) 臨床所見

ヘルペスウイルス科に属するDNAウイルスである．CMVは幼少期に母乳，尿や唾液を介し不顕性感染する．その後，潜伏感染に移行し，体内に存在する．CMV感染症は初感染，再感染，再活性化により起こされる．健常者が発症することはまれであるが，未熟児，臓器移植，AIDSなどの免疫不全状態では肺，網膜，消化管，中枢神経に及ぶ重篤な感染症を引き起こす．

### (2) 組織所見（図B-42）

CMVが感染した細胞は20〜40 μmと円形肥大化し，Cowdry A型と呼ばれる特有の核内封入体を形成する．「ふくろうの目」とも呼ばれている．封入体が明らかでない場合には免疫染色が有用である．

## 18）単純ヘルペス（herpes simplex virus；HSV）

### (1) 臨床所見

DNAウイルスであり　初回感染後，神経節に潜伏感染しており，熱性疾患，心因性ストレス，免疫能低下により周期的に症状を引き起こす．1型と2型があり，1型は主に口腔粘膜，角膜炎を引き起こし，2型は性器病変を起こす．肺に感染することはまれであるが口腔内病変を起こすので，喀痰では混入に注意が必要である．

### (2) 組織所見（図B-43）

気管支上皮の扁平上皮化生を呈した上皮に，すりガラス状の核内封入体をみる．

> **メモ**
>
> **不顕性感染**
> 感染したときに症状が出ない状態．
>
> **潜伏感染**
> 感染はしているが，症状を示さずに体内に潜伏し続けている状態．

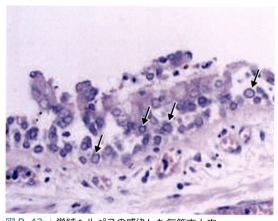
図 B-43 │ 単純ヘルペスの感染した気管支上皮
↑：核内封入体．(HE 染色　強拡大)

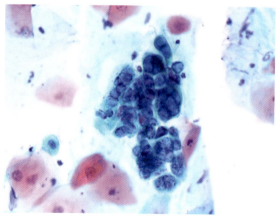
図 B-44 │ ヘルペス感染細胞
(喀痰　Pap 染色　強拡大)

### (3) 細胞所見（図 B-44）

　ヘルペスウイルス感染では多核化，核の圧排像，すりガラス状のクロマチン，核内好酸性封入体などがみられる．明瞭な halo を伴う核内好酸性封入体も特徴とされるが，頻度は少ない．

## 19) 肺胞蛋白症（pulmonary alveolar proteinosis）

### (1) 臨床所見

　肺胞腔内にリポ蛋白様物質が貯留する疾患であり，特発性（自己免疫性），続発性，先天性がある．特発性は血清中に抗 GM-CSF 抗体が陽性となることから，抗 GM-CSF 抗体による肺胞マクロファージの機能障害をきたし，サーファクタントを処理できず貯留すると考えられている．続発性は骨髄異形成症候群を含めた血液疾患が基礎疾患となることが多い．肺胞洗浄液が乳白色調（米のとぎ汁状）を呈することで診断が可能である．

### (2) 組織所見（図 B-45）

　気腔内を充満する好酸性の蛋白物質をみる．蛋白は PAS 反応陽性を呈する．

### (3) 細胞所見（図 B-46）

　肺胞蛋白はライトグリーンを呈する無構造物として認められる．マクロファージの胞体内にも確認される．PAS 反応陽性を呈する．

## 20) 石綿肺（asbestosis）

### (1) 臨床所見

　造船業，炭鉱や建築業者に多い．石綿粉塵を経気道的に吸引することにより，長く肺内に留まる．大量の石綿粉塵を吸引した場合は，肺の呼吸細気管支周囲に線維化が形成され，びまん性の線維化へと進行する．

---

**メモ**
GM-CSF (granulocyte macrophage-colony stimulating factor：顆粒球単球コロニー刺激因子) は多能性造血幹細胞の分化を起こすサイトカインの一種．

**メモ**
肺生検は基本的にはシリンジ内で陰圧をかけて膨らませるが，肺胞蛋白症では蛋白が流出しやすく，肺生検で確認するためには陰圧をかけてはいけない．

**重要**
石綿粉塵吸入により引き起こされる疾患には，石綿肺のほか，肺癌，中皮腫，壁側胸膜の限局性肥厚（胸膜プラーク），円形無気肺が含まれる．

**メモ**
**アスベスト小体**
　アスベストとは自然界に存在する繊維状の珪酸塩の鉱物で，繊維の周囲に数珠状にヘモジデリンが沈着したものである．グラスファイバーなどでも同様の形態を呈するため，総称して含鉄小体 (ferruginous body) と呼ばれる．アスベストと同定するには工学的解析が必要である．

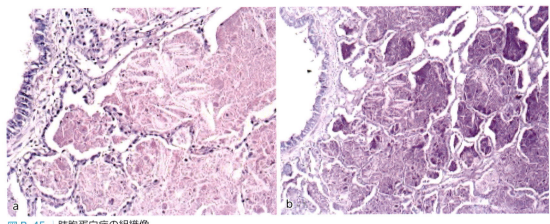

図 B-45 | 肺胞蛋白症の組織像
(a:HE 染色　弱拡大, b:PAS 反応　弱拡大)

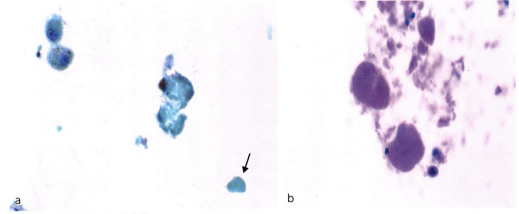

図 B-46 | 肺胞蛋白症の細胞像
↑:肺胞蛋白. (a:気管支洗浄　Pap 染色　強拡大, b:気管支洗浄　PAS 反応　強拡大)

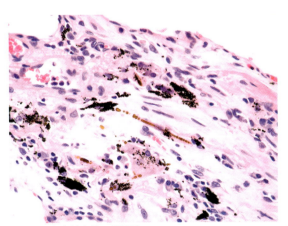

図 B-47 | 含鉄小体の組織像
(HE 染色　強拡大)

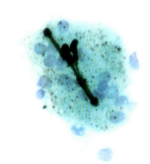

図 B-48 | 含鉄小体の細胞像
(気管支擦過　Pap 染色　強拡大)

### (2) 組織所見（図 B-47）

肺内では鉄を含む蛋白で被覆された，さまざまな形の含鉄小体として確認される．鉄染色ではより観察がしやすい．

### (3) 細胞所見（図 B-48）

棍棒状の形態を示す含鉄小体．喀痰，洗浄細胞診でみられることはまれである．

> メモ
> 石綿肺では，現在では労災による救済制度が行われている．

## 6 呼吸器細胞診の報告様式

標本の適正評価，判定区分，推定組織型からなる．

### 1）標本の適正評価

#### (1) 検体不適正：標本作製不良

乾燥・固定不良・細胞の挫滅や破壊・末梢血混入・塗抹の厚い標本．または，病変を推定するに足りる細胞が採取されていないため，診断が著しく困難な標本．

また，喀痰では標本上に組織球が認められない場合は，判定不能材料として取り扱う．

#### (2) 検体適正

細胞診標本として十分な細胞が採取されており，塗抹・固定などが適正に行われたものをさし，判定区分の記載を行う．

### 2）判定区分

次の3つの区分によって判定する．Papanicolaou の class 分類は使用しない．

① **陰性**：悪性腫瘍細胞や良性・悪性の判断が困難な異型細胞を認めない．
② **疑陽性**：悪性腫瘍細胞が疑われる異型細胞，あるいは良性・悪性の判断が困難な異型細胞を認める．
③ **陽性**：悪性腫瘍細胞を認める．

### 3）細胞診断と推定組織型

陽性あるいは疑陽性と判定された場合，細胞の特徴が明らかな場合は腺癌，扁平上皮癌，小細胞癌などの推定組織型を記載する．

特徴が明らかではない場合は非小細胞癌にとどめる．

カルチノイド，腺様嚢胞癌，粘表皮癌，肉腫，転移性肺腫瘍など可能なものは推定する．

陰性と判定された場合でも，真菌症，ウイルス感染症，結核症など悪性疾患以外の病変が推定しうるときには当該診断名を記述する．

> メモ
> 肺がん検診における喀痰細胞診の判定基準と指導区分の詳細は，肺癌取扱い規約第8版を参照のこと．

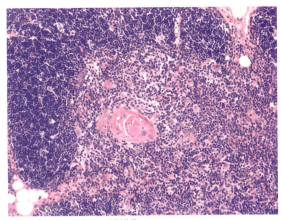

図 B-49 | 正常胸腺の組織像
(HE 染色　弱拡大)

## 7 縦隔腫瘍

### 1) 正常胸腺組織（図 B-49）

#### (1) 組織所見

リンパ球の密度が高い領域の皮質と淡い領域の髄質からなり，髄質には同心円状の上皮集塊（Hassall 小体）がみられる．

### 2) 胸腺腫

#### (1) 臨床所見

前縦隔腫瘍では最も頻度が高く，50〜60 歳代に好発し，やや女性に多い傾向がある．非浸潤型ではサイズが大きくなってもほぼ無症状であるが，浸潤型で周囲組織に浸潤すると胸痛，咳，呼吸困難などの症状を示す．約 40% の患者で自己免疫疾患（重症筋無力症，赤芽球癆，低または高ガンマグロブリン血症など）を合併し，重症筋無力症の頻度が最も高い．

#### (2) 組織所見

A 型胸腺腫（図 B-50a）：紡錘形から卵円形の腫瘍細胞が束状ないし充実性に増殖する．核異型は乏しい．

AB 型胸腺腫（図 B-50b）：紡錘形から円形の上皮細胞の増殖が優位な領域（図右側）とリンパ球が優位な領域（図左側）からなる．

B1 型胸腺腫（図 B-50c）：豊富なリンパ球のなかにやや大型の上皮細胞が少数みられる．

B2 型胸腺腫（図 B-50d）：B1 型胸腺腫に比べてリンパ球の密度は低く，多角形の上皮細胞が認められる．

B3 型胸腺腫（図 B-50e）：多角形の上皮細胞の密な増殖が優位で，リンパ球はほとんどみられない．

#### (3) 細胞所見

図 B-51 は B2 型に相当する胸腺腫の細胞像である．多数のリンパ球ととも

> **重要**
>
> 胸腺腫は A 型胸腺腫，AB 型胸腺腫，B 型胸腺腫，リンパ性間質を伴う小結節性胸腺腫，化生性胸腺腫などに分類されるが，主体は A 型胸腺腫，AB 型胸腺腫，B 型胸腺腫であり，その他の組織型はまれである．B 型胸腺腫はさらに B1 型，B2 型および B3 型に分けられる（臨床・病理縦隔腫瘍取扱い規約参照）．

> **メモ**
>
> B 型胸腺腫に伴うリンパ球のほとんどは，TdT，CD1a，CD99 陽性の幼若な T リンパ球で，胸腺扁平上皮癌では幼若 T リンパ球は認められず，鑑別のポイントになる．なお，A 型胸腺腫に随伴するリンパ球の多くは成熟 T リンパ球である．

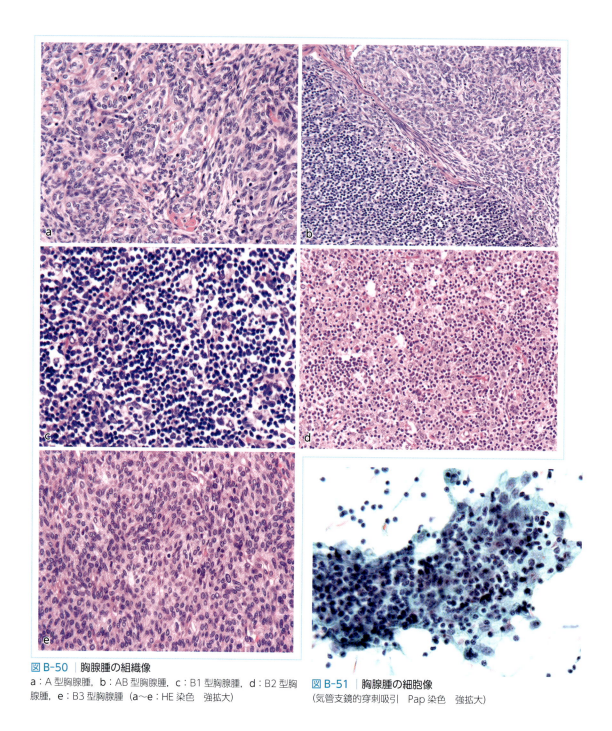

図 B-50 | 胸腺腫の組織像
a：A型胸腺腫，b：AB型胸腺腫，c：B1型胸腺腫，d：B2型胸腺腫，e：B3型胸腺腫（a〜e：HE染色　強拡大）

図 B-51 | 胸腺腫の細胞像
（気管支鏡的穿刺吸引　Pap染色　強拡大）

に，類円形〜楕円形核を有する上皮様細胞の集団が認められる．上皮様細胞の核は大型で小さな核小体がみられるが，クロマチンの増量や核形不整は目立たない．

**重要**

細胞診の判定区分では，良悪性の鑑別困難に分類される．

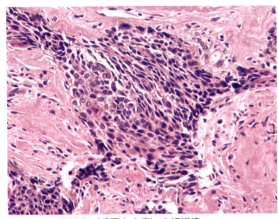
図 B-52 ｜胸腺癌（扁平上皮癌）の組織像
（HE 染色　強拡大）

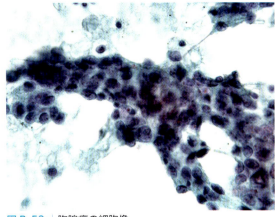
図 B-53 ｜胸腺癌の細胞像
（気管支鏡的穿刺吸引　Pap 染色　強拡大）

## 3）胸腺癌

### (1) 臨床所見

中年の男性に多く，胸腺腫より年齢が高い．前縦隔に好発する．主訴として胸痛が多く，咳嗽，発熱，疲労感などの全身症状を伴うこともあり，上大静脈の閉塞ないし狭窄をきたした場合には上大静脈症候群を生じる．胸腺腫でみられるような自己免疫疾患の合併は少ない．

### (2) 組織所見（図 B-52）

硝子化を伴う幅の広い線維性間質を伴った異型の強い多角上皮細胞の充実性増殖からなり，一部で角化を伴っている．

### (3) 細胞所見（図 B-53）

N/C 比が高く，核濃染，核形不整を示す異型上皮細胞の集塊が出現している．核の大小不同や核小体が目立つ．細胞集塊の一部には，核の流れ状配列が認められる．組織型の推定は難しいが，扁平上皮癌が鑑別にあげられる所見である．

（植草利公・畑中一仁・山田正人・上野喜三郎・三宅真司）

**メ モ**

胸腺癌には扁平上皮癌，類基底癌，粘表皮癌などの組織型があり，扁平上皮癌の頻度が最も高い（臨床・病理縦隔腫瘍取扱い規約参照）．

**メ モ**

胸腺腫や他臓器からの扁平上皮癌の浸潤・転移と鑑別を要する場合があり，免疫染色で胸腺の扁平上皮癌は CD5，Bcl-2，CD117（c-kit）に陽性を示すことが多く，鑑別に有用である．

**メ モ**

胸腺扁平上皮癌の細胞像は，他の臓器の扁平上皮癌と同様である．

# C 唾液腺

頭頸部病変の細胞診としては，日常業務において甲状腺や頸部リンパ節の穿刺吸引などがよく行われている．しかし，この領域に発生する腫瘍および腫瘤形成性病変は，他に唾液腺，口腔上気道，歯原性組織，骨・軟部組織由来のものなど実に多彩にみられる．最近では特に耳鼻咽喉科および口腔外科領域において，徐々に唾液腺の穿刺吸引細胞診が行われるようになってきた．

> **メモ**
> 唾液腺の穿刺吸引細胞診は1950年頃より北欧，特にスウェーデンで行われるようになった．21世紀になりわが国でも積極的に行う施設が増えている．

## 1 組織発生

口腔は外胚葉由来の口腔原基と内胚葉由来の前腸頭側端が融合して形成され，外胚葉部分は口唇，頬，歯肉粘膜となり，内胚葉部分は舌，口腔底，咽頭粘膜となる．唾液腺においては，耳下腺，口唇腺，頬腺および口蓋腺は外胚葉由来，また顎下腺，舌下腺および舌腺は内胚葉由来とされる．

唾液腺の原基は口窩上皮の一部が増殖肥厚することによって形成され，そしてそれが索状になって間葉組織内に分枝するとともに管腔状となり，次第に形態的，機能的分化をきたす．その形成時期は各唾液腺で異なり，耳下腺では胎生4週頃，顎下腺では6週頃，舌下腺では8週頃，小唾液腺では12週頃といわれている．原基が生じるのは耳下腺が最も早いが，腺構造を形成し被膜に包まれるのは，顎下腺と舌下腺のほうが早い．耳下腺周囲組織の形成は胎生後期になって起こるため，周囲リンパ節が耳下腺内に入り込んだり，耳下腺組織がリンパ節内に迷入することがある（図C-1）．

## 2 構造と機能 （図C-2）

唾液腺は大唾液腺と小唾液腺に大別される．大唾液腺は耳下腺（parotid gland），顎下腺（submandibular gland），舌下腺（sublingual gland）があり，小唾液腺は口腔粘膜に散在し，口唇腺，頬腺，臼歯腺，口蓋腺および舌腺などがある．分泌物の性状により漿液腺，粘液腺，混合腺に区別される．耳下腺は漿液腺のみからなり，顎下腺と舌下腺は混合腺で，顎下腺は漿液腺優位，舌下腺は粘液腺優位である．一方，小唾液腺では口蓋および舌底腺のみが粘液腺で，他は混合腺である．

腺房細胞の漿液腺は唾液アミラーゼのもとであるチモーゲン（zymogen）顆粒に富み，HE染色ではやや暗くみえる．粘液腺はムチンのもとであるム

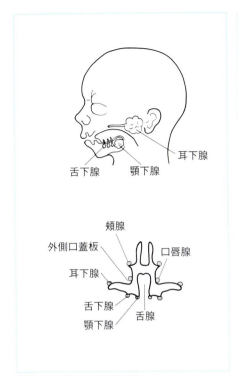

図 C-1 唾液腺の組織発生

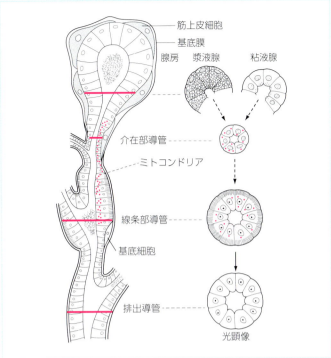

図 C-2 唾液線の構造

チノゲン（mucinogen）顆粒を含み明るくみえる．筋上皮細胞（篭細胞）は腺房細胞や介在部導管の上皮細胞と基底膜の間に接してあり，その分布は介在部導管に最も多く，線条部導管になるに従って減少し，次第に基底細胞に移行するとされる．細胞内にはミオフィラメント，飲小胞，デスモゾームおよびトノフィラメントなどを含み，その収縮によって分泌に関与していると考えられている．介在部導管は腺房に直接接し，導管の起始部である．耳下腺では長く，舌下腺では短い．細胞質は両染性から好酸性である．線条部導管は介在部導管よりも太くて大きい．特に顎下腺では長くみられる．細胞質はミトコンドリアが豊富で好酸性に染まり，基底膜側の長軸方向に沿って細かい線状構造をみる．これは基底膜がヒダ状嵌入を示すとされる．

　唾液は腺房（終末部）で分泌され，介在部導管（単層扁平上皮，単層立方上皮）でその性状が等張性となり，線条部導管（単層円柱上皮）では低張性，アルカリ性を示し，排出導管を通り，口腔内に排出される．1日の唾液量は1～1.5 L で，その 5/6 は大唾液腺から，1/6 は小唾液腺から分泌される．

## 3 唾液腺疾患の特徴

### 1）唾液腺疾患の臨床

　唾液腺は比較的身体の表在部にあるので，症状が出やすく早期に発見されることが多い．また，表在性であることから，乳腺やリンパ節などと同様に穿刺吸引細胞診の対象となる．発生年齢と症例との関係では，流行性耳下

**メモ**

腫瘍の発生は，腺房細胞より腺房細胞癌，介在部導管系予備細胞より多形腺腫，腺様嚢胞癌，基底細胞腺腫，腺癌，上皮筋上皮癌など．線条部導管系予備細胞より Warthin 腫瘍，オンコサイトーマなど，排出導管系予備細胞より粘表皮癌，唾液腺導管癌，扁平上皮癌などをみるとされる．

炎（おたふく風邪）は小児に多いが，他の大部分の唾液腺疾患は腫瘍も含め成人に多く発生する．また，唾液腺腫瘍は悪性であっても比較的予後が良好なものが多いが，少数であるが低分化癌（小細胞癌）のように予後が非常に悪いものもある．

## 2）唾液腺疾患の病理

唾液腺疾患は炎症性疾患と腫瘍性疾患に分類され，後者はさらに良性腫瘍と悪性腫瘍に分けられる．

### （1）炎症性疾患

唾液腺の炎症性疾患としては，細菌による感染症や流行性耳下腺炎（おたふく風邪）に代表されるウイルスによる感染症，導管に石ができる唾石症，自己免疫疾患などがある（表C-1）．

唾液腺病変として特記すべきことは，炎症性病変でありながら腫瘤を形成する疾患があることである．以前はミクリッツ病と呼ばれたものや硬化性唾液腺炎と呼ばれたものの多くがこれに相当するが，医学の進歩に伴い，最近はIgG4関連疾患やSjögren症候群，木村病（軟部好酸球性肉芽腫）などの疾患に再分類されるようになった．それぞれに診断基準があるので，参照してほしい．

### （2）腫瘍性疾患

唾液腺腫瘍の分類（WHO分類第4版，2017）を表C-2に示す．唾液腺腫瘍の特徴は，①腫瘍の種類が他の臓器に比較して多いこと，②1つの腫瘍のなかに他の組織像が複数混在しうることである．また，発生部位が身体の表面に近いこともあり，悪性腫瘍でも取り切れれば予後は悪くないものが少なくない．しかし，小細胞癌のように発見された時には脳や肺への転移を示すような悪性度の高い腫瘍もある．

#### ①唾液腺腫瘍の特徴

唾液腺腫瘍の発生頻度は，耳下腺が64～80％，小唾液腺9～23％，顎下腺7～11％であり，舌下腺は1％以下ときわめて少ない．一般的に悪性腫瘍よりも良性腫瘍の発生頻度が高く，この腫瘍の分類には2017年改訂のWHO分類（『Pathology and Genetics of Hand and Neck Tumours』）が最新で国際基準になると考えられる．組織学的に発生の多い順からあげると，良性腫瘍として多形腺腫，Warthin腫瘍そして基底細胞腺腫，悪性では粘表皮癌，腺様嚢胞癌，腺房細胞癌そして多形腺腫由来癌などで，これら以外はきわめて発生頻度が少ない．

腫瘍の生物学的態度や予後の観点から，組織型別に低悪性度，中悪性度，高悪性度に分けることが可能である．低悪性度は粘表皮癌（低悪性），腺房細胞癌など，中悪性度は粘表皮癌（中悪性），腺様嚢胞癌（篩状・管状）など，高悪性度は粘表皮癌（高悪性），腺様嚢胞癌（充実型），多形腺腫由来癌（浸潤型），唾液腺導管癌などがある．また，唾液腺腫瘍は多形腺腫を代表とする筋上皮・基底細胞関連腫瘍とWarthin腫瘍を代表とする筋上皮・基底細胞非

> **メモ**
> **IgG4関連疾患**
> 炎症性偽腫瘍または形質細胞肉芽腫とも呼ばれ，真の腫瘍とよく間違われる．組織学的には線維化，リンパ濾胞，形質細胞の増加がみられ，特にIgG4陽性細胞が増加する．唾液腺のほか，膵，肝，肺，涙腺など全身でみられる．診断基準は，血清のIgG4値：135mg/dL以上，組織のIgG4陽性細胞：10/HPF以上，IgG4/IgG：40％以上．

> **メモ**
> **Sjögren症候群**
> Sjögrenはスウェーデンの眼科医．自己免疫病の一つで，唾液腺や涙腺のリンパ濾胞形成性炎症疾患である．臨床的に唾液腺が腫脹し，唾液や涙液の分泌減少による症状が出る．男女比は，1：14で女性に多い．唾液や涙液の分泌能低下，血清の抗SS-A, B抗体増加，組織学的に50個以上のリンパ球集簇/4mm$^2$．

> **メモ**
> **軟部好酸球性肉芽腫（木村病）**
> 「木村病」は報告者の一人である木村哲二（東京慈恵会医科大学の病理学名誉教授，1884-1969）の名に由来する．耳下腺を含む頭頸部に好発する軟部腫瘤性病変．組織学的にリンパ濾胞や好酸球の増加を伴う．別名を軟部好酸球性肉芽腫というが，本来の好酸球性肉芽腫はLangerhans細胞の病変なので，これには異論も少なくない．血中の好酸球も増加する．原因は不明である．

表 C-1 | 唾液腺の非腫瘍性疾患

粘液嚢胞
唾液腺炎（ウイルス性，細菌性）
唾石症
リンパ上皮性唾液腺炎
Sjögren 症候群
IgG4 関連疾患
軟部好酸球性肉芽腫

表 C-2 | 唾液腺腫瘍の組織型分類（WHO 分類，2017 年）

### 1. 良性腫瘍

| | | |
|---|---|---|
| 多形腺腫 | オンコサイトーマ | 導管乳頭腫 |
| 筋上皮腫 | リンパ腺腫 | 脂腺腺腫 |
| 基底細胞腺腫 | 嚢胞腺腫 | 細管状腺腫とその他の |
| Warthin 腫瘍 | 乳頭状唾液腺腫 | 導管腺腫 |

### 2. 悪性腫瘍

| | | |
|---|---|---|
| 粘表皮癌 | 腺癌 NOS | 癌肉腫 |
| 腺様嚢胞癌 | 唾液腺導管癌 | 低分化癌 |
| 腺房細胞癌 | 筋上皮癌 | リンパ上皮癌 |
| 多型腺癌 | 上皮筋上皮癌 | 扁平上皮癌 |
| 明細胞癌 | 多形腺腫由来癌 | オンコサイト癌 |
| 基底細胞腺癌 | 分泌癌 | 境界悪性腫瘍 |
| 導管内癌 | 脂腺腺癌 | 唾液腺芽腫 |

表 C-3 | 唾液腺の免疫組織学的マーカー

| | 免疫組織学的マーカー |
|---|---|
| 漿液性腺房細胞 | amylase, secretory component, lactoferin, DOG1 |
| 粘液性腺房細胞と介在部導管細胞 | carcinoembryonic antigen (CEA) |
| 筋上皮細胞 | vimentin, α-smooth muscle actin (SMA), S-100 protein, calponin, P-63 |
| 基底細胞 | cytokeratin 14, p63 |
| 介在部導管細胞 | lysozyme, EMA |
| 線条部導管細胞・Oncocyte | 抗 mitochondria 抗体 |
| 導管癌細胞 | Androgen receptor, GCDFP-5 |
| 分泌癌 | S-100 protein |

関連腫瘍に分けることができる（診断の補助として弾性線維染色，粘液染色，免疫染色などが行われている）．

② 唾液腺腫瘍の免疫組織学的特徴

　唾液腺腫瘍は導管細胞，腺房細胞，筋上皮細胞などから発生し，これらの成分が種々の程度に混在することもある．腫瘍に特徴的な成分もあり，腫瘍の発生母地を免疫染色で特定することは非常に重要な診断手段となる．唾液腺および唾液腺腫瘍に応用される免疫染色を表 C-3 に示す．

## 4 穿刺吸引細胞診の見方

　唾液腺病変の穿刺吸引細胞診は 1950 年以降，Eneroth らにより本格的に行われはじめ，その正診率は約 90％と当時としては画期的なものであった．それ以後，この検査法の診断率の高さ，手技の容易さ，安全性から，欧米において積極的に行われ，わが国でも行う施設が増えている．

　この臓器に発生する病変は多種であり，しかも多彩な細胞形態を示すことから，細胞診断としては臨床所見（年齢，性別，発生場所，腫瘍の大きさなど）を念頭に入れ，Papanicolaou 染色と May-Giemsa 染色（特に間質性粘液の異染性変化と炎症性細胞など）で詳細な細胞所見をとることが大切である．

そして，出現細胞からどのような組織型が想定されるかを考え，報告様式につなげていくことが重要である．この分野の細胞診は病理組織像に精通することで理解が深まる．

## 5 唾液腺疾患の臨床・病理・細胞診

### 1）正常組織および正常細胞

#### (1) 組織所見（図C-3）

細胞質内に赤紫色のチモーゲン顆粒を含みやや暗い漿液性腺房細胞と，細胞質内に粘液を含み明るい粘液性腺房細胞，その間に管状配列を示す介在部導管細胞を認める．

#### (2) 細胞所見（図C-4）

図C-4aのPapanicolaou染色では，中央の淡い顆粒をもつ漿液性腺房細胞は小型類円形核が偏在し，ブドウの房状にみられる．また，腺房細胞に接して左上に介在部導管細胞を認め，周囲に短紡錘形核の筋上皮細胞の付着をみる．図C-4bのMay-Giemsa染色では腺房細胞は黒色の細顆粒をもち，やや暗くみえる．

### 2）リンパ上皮性唾液腺炎（lymphoepithelial sialadenitis）

#### (1) 臨床所見

片側または両側の耳下腺腫脹を特徴とする非腫瘍性病変である．Sjögren症候群と関係があり，30～50歳代の女性に好発する．自己抗体が陽性を示すことが多く，経過が長い場合はリンパ腫（MALTリンパ腫）を発症することもある．

#### (2) 組織所見（図C-5）

図C-5では，腺房実質の消失と高度の小型リンパ球および形質細胞浸潤がみられ，中心部には小型腺細胞と筋上皮細胞の集簇を示すリンパ上皮性病変（上皮筋上皮島）の形成をみる．

#### (3) 細胞所見（図C-6）

図C-6では，多数の小型リンパ球および形質細胞を背景に，中心部には濃縮短紡錘形核の筋上皮細胞集塊を認める．細胞集塊中には小型リンパ球が混在してみえる．腺房および導管細胞の出現はみられない．

### 3）多形腺腫（pleomorphic adenoma）

#### (1) 臨床所見

唾液腺腫瘍の約60％を占める良性腫瘍である．好発年齢は30～50歳で，女性の耳下腺，顎下腺および小唾液腺（口蓋腺，口唇腺）に好発する．発育は緩慢で，周囲組織との境界は明瞭である．

しかし腫瘍摘出が不十分であれば再発することがある．また，経過が長くなればまれに癌化（多形腺腫由来癌）することもある．

---

**注意**

Papanicolaou染色では，正常唾液腺細胞は腺房細胞，介在部導管細胞，そして脂肪細胞が小集塊を形成して採取されることが多い．漿液性腺房細胞はブドウの房状配列で，細胞質は細顆粒状で，核は偏在する．粘液性腺房細胞の細胞質はピンク色を呈し，壊れやすい．筋上皮細胞は腺房細胞周囲に付着するように存在するが，小型濃縮核のため，腺房細胞の核と鑑別が困難なことがある．

**注意**

リンパ上皮性唾液腺炎の鑑別ポイントと問題点
リンパ球を背景に少数の導管細胞が変化を示してみられる場合には，Warthin腫瘍との鑑別が必要である．Warthin腫瘍の好酸性上皮細胞は通常腺管形成がなく，背景にはリンパ球のほか囊胞内産生物質などを認め，筋上皮細胞の出現は認めない．

**注意**

多形腺腫の鑑別ポイントと問題点
①上皮細胞に異型がみられるときは，多形腺腫由来癌との鑑別が必要である．

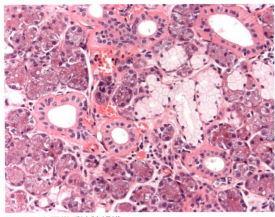

図 C-3 | 正常唾液腺組織
漿液腺，粘液腺，介在部導管がある．（HE 染色　強拡大）

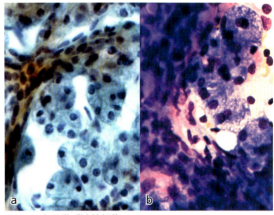

図 C-4 | 正常唾液腺細胞
（a：Pap 染色　強拡大，b：May-Giemsa 染色　強拡大）

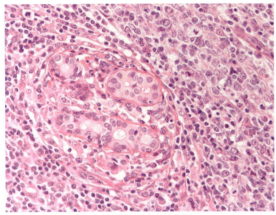

図 C-5 | リンパ上皮性唾液腺炎の組織像
島状の腺組織をとりまくように，リンパ球や形質細胞が浸潤している．（HE 染色　強拡大）

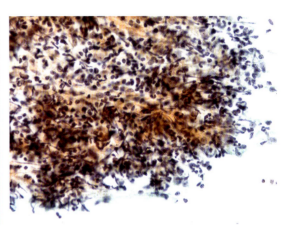

図 C-6 | リンパ上皮性唾液腺炎の細胞像
筋上皮と炎症細胞が混在している．（Pap 染色　弱拡大）

### (2) 組織所見（図 C-7）

腫瘍周囲は被膜でおおわれている．腫瘍は，2層性の細胞からなる腺管構造の部分と，紡錘形ないし星状形の細胞からなる粘液腫様部分，および軟骨基質に囲まれ小窩（lacuna）の形成のある円形細胞からなる軟骨腫様形態の部分が混在する多彩な像を示す．ときに骨化形成をみることもある．

### (3) 細胞所見（図 C-8）

間質性粘液物質は，May-Giemsa 染色で metachromasia を呈し赤紫色を認める．物質内および周囲には短紡錘形から濃染核の細胞を散在性または集合性にみられる．その他に形質細胞様細胞（筋上皮細胞由来），ときに腺細胞，多核細胞，扁平上皮化生細胞および硝子様物質などを認める．

②間質性粘液物質が乏しく，上皮細胞の密度が多い cellular type をとる例では筋上皮腫や基底細胞腺腫と，逆に③間質性粘液物質の混在が強い例では腺様嚢胞癌や多型腺癌と誤診したりする．④嚢胞形成を主体とする例では組織球を伴い，細胞成分が乏しい．また，⑤基質化，石灰化傾向の強い例では細胞採取不能となることもあるので，腫瘍の異なる部位数カ所から穿刺吸引することが必要である．

## 4) Warthin 腫瘍（Warthin tumor）

### (1) 臨床所見

多形腺腫に次いで発生頻度が高い良性腫瘍である．喫煙歴のある50歳以上

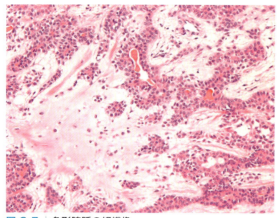

図 C-7 | 多形腺腫の組織像
軟骨基質と筋上皮，腺管構造からなる．(HE 染色　弱拡大)

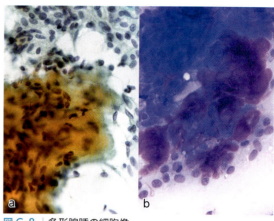

図 C-8 | 多形腺腫の細胞像
図 a の左下の間質性粘液物質は，図 b の May-Giemsa 染色で metachromasia を呈し，赤紫色を認める．(a：Pap 染色　強拡大，b：May-Giemsa 染色　強拡大)

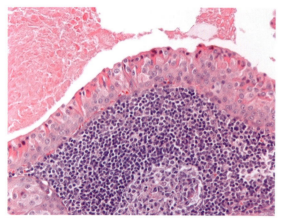

図 C-9 | Warthin 腫瘍の組織像
好酸性の腺上皮細胞とその下のリンパ球増生からなる．(HE 染色　強拡大)

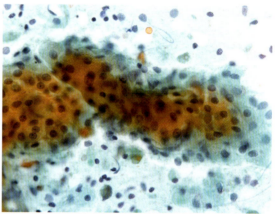

図 C-10 | Warthin 腫瘍の細胞像
リンパ球を背景に好酸性顆粒を有する腺細胞集塊がみられる．(Pap 染色　強拡大)

の男性の耳下腺に好発する．両側性に発生することがあり，また片側性でも多発する傾向にある．腫瘍の大きさは2〜5cm大のものが多く，きわめて軟らかい．囊胞形成を示し，穿刺にて茶褐色の泥状分泌物を吸引することが多い．

### (2) 組織所見（図 C-9）

　腫瘍は被膜を有し，上皮細胞とリンパ組織からなる．上皮細胞の配列は2層性を示し，核の2層性配列がみられ，好酸性の細胞質を認め，好酸性細胞と呼ばれる．腺管の内腔は高円柱状で線毛（cilia）を有さず，外側は立方状に，また囊胞の部分では乳頭状増殖を示す．好酸性細胞の外側には分泌された囊胞内容物を認める．上皮細胞の内側に接し胚中心形成を伴う多数のリンパ組織を認める．また，まれではあるが，扁平上皮癌や粘表皮癌の腫瘍内発生をみることがある．

> **注意**
>
> Warthin 腫瘍の鑑別ポイントと問題点
> ①好酸性上皮細胞が主体で採取された場合は，オンコサイトーマとの鑑別．②リンパ球が主体で採取された場合は，慢性唾液腺炎，リンパ上皮性唾液腺炎，リンパ腫（MALToma）などとの鑑別．③上皮細胞に杯細胞が混在してみられた場合には粘表皮癌との鑑別が必要である．

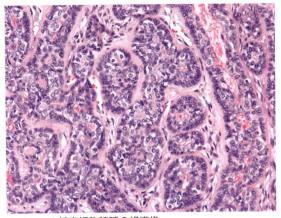

図 C-11 | 基底細胞腺腫の組織像
腫瘍細胞は辺縁の基底細胞様細胞と内側の腺細胞からなる．周囲に基底膜様構造がある．（HE 染色　強拡大）

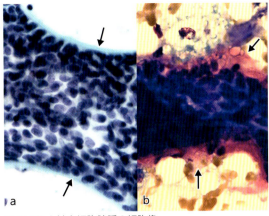

図 C-12 | 基底細胞腺腫の細胞像
腫瘍細胞は単一な短紡錘型細胞からなるが，特徴的所見は細胞集塊周囲に厚い基底膜様物質（↑）がみられることである．この物質は Pap 染色ではライトグリーン好染の厚い膜様で，May-Giemsa 染色ではメタクロマジーを示す．（a：Pap 染色　強拡大，b：May-Giemsa 染色　強拡大）

### (3) 細胞所見（図 C-10）

変性した嚢胞内容物を背景に，多数のリンパ球（小型リンパ球主体で，ときに中型リンパ球）と細胞質の広い好酸性上皮細胞（oncocyte）集塊を認め，その細胞質内には好酸性顆粒（mitochondria）をもつ．その他，扁平上皮化生細胞，杯細胞，組織球およびコレステリン結晶などをみることがある．

## 5）基底細胞腺腫（basal cell adenoma）

### (1) 臨床所見

60歳以上の高齢者の耳下腺に発生しやすい．やや女性に多く，まれに口腔内にもみる．緩慢な増殖を示し，多くは3 cm 以下でみられる．腫瘤は被膜を有し境界明瞭で，内部には種々の程度の嚢胞性変化を伴うことがある．

### (2) 組織所見（図 C-11）

基底細胞に類似した細胞の充実性，胞巣状，索状および腺管形成を示す2相性の増殖からなる．胞巣周囲には基底膜様物質を伴う．まれに浸潤性増殖，壊死および核分裂の強い癌化（基底細胞腺癌）をみることがある．

### (3) 細胞所見（図 C-12）

腫瘍細胞は，クロマチン増量を示す単一な類円形核で構成された上皮細胞集塊として認められる．集塊は結合性が強く，N/C 比が高く，辺縁の一部で核は柵状配列を示す．細胞質辺縁には厚い付着物である基底膜様物質を認める．May-Giemsa 染色で，基底膜様物質は metachromasia（異染性）を示して赤紫色を呈する．その他，扁平上皮化生細胞や背景には少数の組織球をみることもある．

> **注意**
> 基底細胞腺腫の鑑別ポイントと問題点
> 　筋上皮腫との鑑別が必要．筋上皮腫は核の柵状配列や基底膜様物質を認めない．

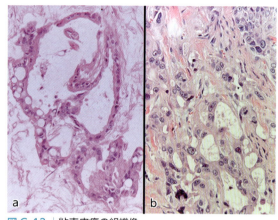

図 C-13 | 粘表皮癌の組織像
a：低悪性度例，b：高悪性度例．（a, b：HE 染色　強拡大）

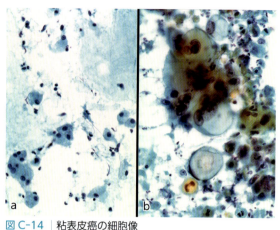

図 C-14 | 粘表皮癌の細胞像
a：低悪性度例，b：高悪性度例．（a, b：Pap 染色　強拡大）

## 6）粘表皮癌（mucoepidermoid carcinoma）

### (1) 臨床所見

　耳下腺発生が最も多く，次いで小唾液腺（口蓋）に好発する．やや女性に多く，低悪性度のものが多い．好発年齢は30～50歳代であるが，小児の唾液腺腫瘍としてもみられる．発育は比較的緩慢であり，小囊胞形成または充実性増殖を示す．穿刺吸引にて半透明の粘液を吸引することもある．

### (2) 組織所見（図 C-13）

　腫瘍は，被膜を欠落していることが多い．腫瘍細胞は腺管内腔に接して粘液著明な円柱状細胞と扁平上皮系細胞の2種類が主体となり，その中間型細胞もみられる．種々の割合で混在増殖し，嚢胞，腺管腔および充実性の胞巣形成をみる．この腫瘍は実質細胞の異型度により，粘液産生細胞の多い高分化型（低悪性度），扁平上皮系細胞の多い低分化型（高悪性度），そして中間細胞の多い中悪性度の3型に分けられる．

### (3) 細胞所見（図 C-14）

　上皮性粘液と組織球を背景に，腫瘍細胞は細胞質に粘液腔胞［PAS（＋），アルシアン青（＋）］を有する粘液産生細胞または杯細胞様細胞，扁平上皮系細胞（非角化型で，ときに細胞間橋を認める）およびその中間型の小型類円形細胞などがみられる．図 C-14a の低悪性度例では嚢胞性腫瘍で粘液産生細胞を多く認め，細胞異型は乏しい．反面，図 C-14b の高悪性度例では充実性腫瘍で壊死を背景に，粘液産生細胞とともに強い細胞異型を示す扁平上皮系細胞が多くみられる．角化細胞は乏しい．

> **注意**
>
> 粘表皮癌の鑑別ポイントと問題点
> ①低悪性度例：粘液産生細胞の多い例では扁平上皮系細胞がわずかしか認められないことがあり，粘液囊胞との鑑別が必要である．
> ②高悪性度例：扁平上皮癌との鑑別が必要であり，粘液産生細胞の存在を見つけ出すことが重要である．

## 7）腺様囊胞癌（adenoid cystic carcinoma）

### (1) 臨床所見

　唾液腺腫瘍の5～10％を示し，粘表皮癌に次いで発生頻度の高い悪性腫瘍である．好発年齢は40～60歳で，小唾液腺（特に口蓋）に多く，次いで顎下

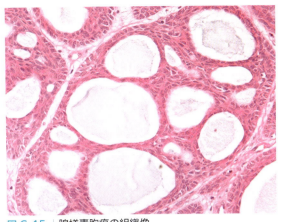

図 C-15 | 腺様嚢胞癌の組織像
大小の嚢胞からなる篩状構造がみられる．(HE 染色　強拡大)

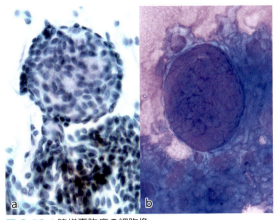

図 C-16 | 腺様嚢胞癌の細胞像
ボール状細胞集塊（ball like structure）．（a：Pap 染色　強拡大，b：May-Giemsa 染色　強拡大）

腺，耳下腺にみられる．発育は比較的緩慢であるが，痛みや顔面神経麻痺によって来院することが多い．転移はリンパ行性よりも血行性が多く，特に肺，骨への転移を示す．

### (2) 組織所見（図 C-15）

被膜を認めず，腫瘍胞巣内に大小の小嚢胞状および篩状構造を示すのが特徴的である．また発育先端部では腺管状腔が形成される．腫瘍細胞は，小型の類円形細胞と卵円形の筋上皮様細胞からなる．間質にはしばしば硝子化を伴う．周囲組織に浸潤性に増殖し，また神経線維束周囲への浸潤をみることが多い．

### (3) 細胞所見（図 C-16）

腫瘍細胞は篩状および管状配列（cribriform and tubular pattern），そしてボール状細胞集塊（ball like structure）を認め（図 C-16a），しばしばなかに間質性粘液物質および硝子様物質［mucoid and hyaline globule, PAS（+），アルシアン青（+）：May-Giemsa 染色で metachromasia（図 C-16b）］をみる（中悪性度）．間質性粘液物質を認めない充実性腫瘍細胞集塊（sheet like and solid pattern）では，壊死性背景で細胞境界は不明瞭である．核は楕円から短紡錘形でクロマチンは濃染し，分裂像もみられる（高悪性度）．

## 8）腺房細胞癌（acinic cell carcinoma）

### (1) 臨床所見

耳下腺に好発するが，小唾液腺にもみられる．30～50 歳の女性に多く，小児腫瘍としてもみられることがある．腫瘍は通常境界明瞭な結節性病変として認められ，腫瘍内に小嚢胞形成をみることがある．

### (2) 組織所見（図 C-17）

腫瘍は被膜を有し，細胞は腺房構造を形成し，細胞質は好塩基性を示す（ジアスターゼ消化 PAS 反応陽性のチモーゲン顆粒を有する）．間質成分は乏し

---

**注意**

腺様嚢胞癌の鑑別ポイントと問題点

この腫瘍との鑑別を必要とするものには，①篩状配列を示す基底細胞腺腫，②間質性粘液物質を背景にみる多形腺腫がある．

**メモ**

cribriform pattern

篩（ふるい）状の意味であるが，本来は大小の砂などを細かく分別するために使用する篩の網目に似ていることから呼ばれる．乳癌や前立腺癌などにもみられる．

**メモ**

分泌癌（secretory carcinoma）

腺房細胞癌と診断されていたもののなかに，腫瘍細胞が微小嚢胞状，濾胞乳頭状増殖を示し，細胞質内にチモーゲン顆粒が欠如または乏しい腫瘍として，分泌癌が 2010 年に提唱された．ETV6-NTRK3 融合遺伝子をもつ．乳腺の分泌癌に類似し，以前は mammary analogue secretory carcinoma（MASC）と呼ばれた．2017 年の WHO 分類にはじめて分泌癌が掲載された．

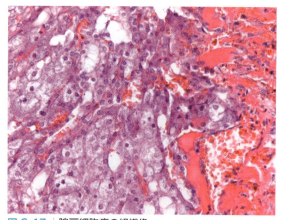

図 C-17 | 腺房細胞癌の組織像
腫瘍細胞質内にはチモーゲン顆粒がある．(HE 染色　強拡大)

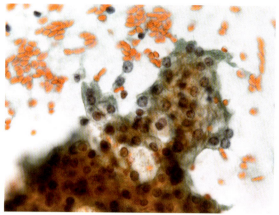

図 C-18 | 腺房細胞癌の細胞像
細顆粒状細胞質を有する細胞集塊．(Pap 染色　強拡大)

い．組織構造として充実性を示すのが特徴的である．また，微小嚢胞状，乳頭・嚢胞状，濾胞状および腺状構造を示す．

### (3) 細胞所見 （図 C-18）

出血性および泡沫細胞を背景に，弱い結合性を示し，淡いライトグリーン好性の細顆粒状細胞質を示す細胞集塊をみる．細胞質内にチモーゲン顆粒［PAS（＋），アルシアン青（－）］を有する．ときに May-Giemsa 染色にて異染性顆粒を認める．また，毛細血管が付着してみられたり，砂粒体をみることがある．核は異型が乏しく，正常腺房細胞に比べやや腫大傾向がある．核小体の出現がみられる．また，背景に腫瘍細胞の核が散在して裸核状にみられる．核分裂像はほとんど認められない．

## 9) 多形腺腫由来癌 (carcinoma ex pleomorphic adenoma)

### (1) 臨床所見

多形腺腫が長年（2～50 年，平均 20 年間）にわたって存在し，急にその大きさが増して来院する患者が多い．50 歳以上の高齢者で 5 cm 以上の腫瘍であることが多い．耳下腺に最も好発し，次いで顎下腺，小唾液腺などである．

### (2) 組織所見 （図 C-19）

多形腺腫の成分に混在して明らかな癌成分を認める．多くは周囲組織へ浸潤性増殖を示すが，癌成分が多形腺腫内に限局してみられる非浸潤型のものもある．生物学的態度より非浸潤型，微小浸潤型および浸潤型に分類され，前二者は予後良好で，浸潤型はきわめて予後不良とされる．癌細胞の組織型は唾液腺導管癌，低分化腺癌，未分化癌などを示すことが多く，扁平上皮癌，粘表皮癌，腺様嚢胞癌および筋上皮癌などもまれに認められる．

### (3) 細胞所見 （図 C-20）

多形腺腫内の腺細胞および筋上皮細胞の悪性化であるため，従来の間質性粘液物質を認める多形腺腫の細胞出現パターンに混在して，壊死性背景で細

> **注意**
>
> **腺房細胞癌の鑑別ポイントと問題点**
>
> 正常漿液性腺房細胞との鑑別が必要である．腺房細胞癌は，①穿刺吸引にて腫瘍細胞成分に富み，背景に脂肪細胞の混在が乏しい．②細胞集塊の境界は不明瞭で導管への移行の欠如．③集塊を形成する細胞の核は単一性で極性が乱れ，細胞密度が高いなどがある．
>
> 分泌癌との鑑別が必要である．分泌癌は，①細胞質内にチモーゲン顆粒が乏しい．②小濾胞，小嚢胞形成を示す．③背景に分泌物を認める．

> **注意**
>
> **多形腺腫由来癌の鑑別ポイントと問題点**
>
> （良性）多形腺腫との鑑別が必要．多形腺腫由来癌は，①臨床的に高齢者で腫瘍が急速に増大してくる．②腫瘍が 5 cm 大と大きくなるため，場所を変え数カ所より穿刺して細胞採取することが重要．③従来の多形腺腫とともに異型の強い明らかな癌細胞を探し出すことが必要である．

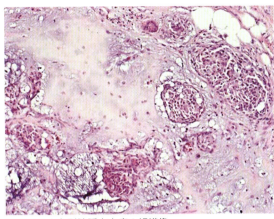

図 C-19 | 多形腺腫由来癌の組織像
異型のない軟骨基質と腺癌組織がある．(HE 染色　弱拡大)

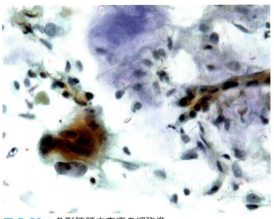

図 C-20 | 多形腺腫由来癌の細胞像
間質性粘液と腺癌細胞がみられる．(Pap 染色　強拡大)

表 C-4 | 唾液腺細胞診新報告様式（2004年廣川らにより提案）

**検体不適正**
　理由を記載し診断は記載しない
**検体適正**
　良性
　良・悪性鑑別困難
　悪性疑い
　悪性
**精度管理**
　検体不適正は全検体の 10% 以下
　良・悪性鑑別困難は検体適正の 10% 以下
　悪性疑いは後の組織学的検索で 70% 以上悪性

表 C-5 | 唾液腺細胞診国際報告様式ミラノシステム（2015年ヨーロッパ細胞学会）

| 　 | 診断カテゴリー | 悪性リスク | 治療方針 |
|---|---|---|---|
| 1 | 診断不能 | 10〜25% | 再検 |
| 2 | 非腫瘍性 | 0〜10% | 症例により診断的切除 |
| 3 | 意義不明な異型 | 　 | 再検または診断的切除 |
| 4 | 腫瘍 | 　 | 　 |
| 　 | 　良性腫瘍 | 0〜7% | 経過観察，保存的手術 |
| 　 | 　良悪性不明な腫瘍 | 20〜40% | 保存的手術 |
| 5 | 悪性疑い | 60〜70% | 画像所見を考慮して手術 |
| 6 | 悪性 | 85〜95% | 悪性度により術式決定 |

胞異型が強く，核分裂像などを認める明らかな癌細胞がみられる．

 **唾液腺穿刺吸引細胞診の報告様式**

　2004 年第 45 回日本臨床細胞学会総会で，廣川らによって新報告様式が提案された．標本の適否と 4 つの判定区分からなり，乳腺や甲状腺の報告様式と似ているが，異なる部分もある．報告内容は細胞所見，可能であれば推定組織型，必要であれば臨床へのコメントを記載する．精度管理として診断カテゴリーのなかには頻度（%）を限定したり，報告後の組織学的検索が求められるものもある（表 C-4）．

　2015 年イタリア（ミラノ）でのヨーロッパ細胞学会において国際報告様式ミラノシステムが提案され，米国細胞病理学会と国際細胞学会の支援の下に運用が進められている．病理診断の根拠に基づき，臨床の治療につながる報告様式として現在，運用が注目されている（表 C-5）．

〔水口國雄・加藤　拓〕

# D 消化器

　消化器は，口から始まって肛門に終わる1本の約6mの消化管と，これから派生した唾液腺や膵臓と肝臓などの各種の腺によって構成されている（図D-1）．消化器は口腔を経て体外から取り入れた食物を消化し，これを栄養分として主に小腸で吸収し，腸間膜静脈や門脈などの血流やリンパ管を介して肝臓に貯蔵する器官系である．消化管の始まりである口腔は，その前方の約3/4は体表の外胚葉の陥凹で外胚葉上皮におおわれており，口腔の後方の約1/4およびそれ以下から直腸までは内胚葉上皮におおわれている．直腸と肛門管の境界に歯状線があり，以下は外胚葉由来である．消化液は唾液腺からのものは導管を介して口腔に，胃液は胃粘膜の固有胃腺から腺窩を介して胃

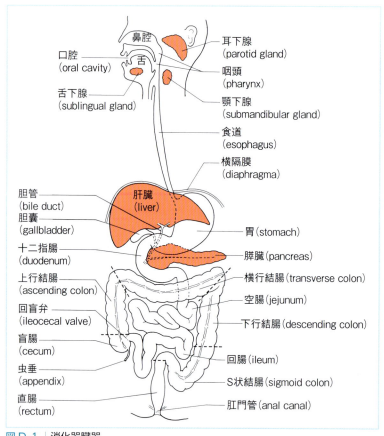

図 D-1 ｜ 消化器臓器

内腔に排出される．膵液は膵臓の外分泌腺から膵管を介し，肝細胞から産生された胆汁は胆道を介し，膵管と胆管は十二指腸Vater乳頭で合流して排出される．

口腔，咽頭，食道の大部分は重層扁平上皮におおわれ，鼻部咽頭粘膜のみ円柱上皮におおわれている．食道胃接合部と肛門管に腺扁平上皮境界があり，胃から直腸は腺上皮におおわれている．食道から直腸までの消化管には粘膜固有層，粘膜筋板，粘膜下層と固有筋層の層構造を認める．

口腔や咽頭領域では擦過細胞診が行われているが，咽頭から肛門管にかけての消化管の領域では内視鏡診断が主流になっており，超拡大内視鏡（endocytoscopy）による生体内細胞観察が行われている．

# I 口腔，咽頭

## 1 構造と組織

口腔は，口唇と口峡との間の腔で消化管の起始部である．口蓋により鼻腔と隔てられて，ともに後方の咽頭に開く．咽頭は，鼻腔および口腔と食道および喉頭との間にある管状構造で，消化管と呼吸器の共通の通路である．輪状軟骨のレベルで食道に移行する．口腔と口腔底の大部分を占める舌は角化のない重層扁平上皮におおわれている．舌根部の両側には口蓋扁桃と呼ぶリンパ組織がある．

## 2 口腔領域の細胞採取法

口腔粘膜の検体採取は，擦過塗抹法が施行される．採取器具は綿棒や歯間ブラシなどが用いられ，擦過後は，採取器具をスライドガラス上で転がすように塗抹し，1秒以内にアルコール固定液に浸漬する．綿棒に比べ細胞採取量の多い歯間ブラシが推奨されている．また，採取器具に残った細胞を効率よく回収する手段としてLBC法も導入され始めている．

## 3 口腔疾患の臨床・病理・細胞診

### 1）口腔正常扁平上皮細胞

核が小型で，クロマチンは細顆粒状である．細胞質は豊富で，エオジンあるいはライトグリーンに好染し，多辺形である（図D-2）．

### 2）口腔感染症

真菌ではカンジダ症が多く，仮性菌糸，胞子と反応性異型細胞が出現する．単純ヘルペス1型感染で水疱，びらん，潰瘍の形成があり，すりガラス状核や多核・核内封入体を有するウイルス感染細胞が出現する．

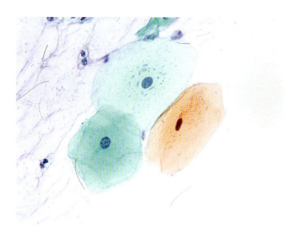

**図 D-2** 口腔正常扁平上皮細胞
核が小型で，クロマチンは細顆粒状．細胞質はエオジンあるいはライトグリーンに好染し，多辺形である．（Pap 染色　強拡大）

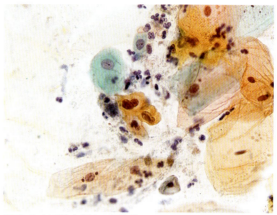

**図 D-3** 口腔白板症の細胞像
クロマチン構造が細顆粒状で，核は軽度に腫大し，細胞質はエオジンに好染する異型細胞を認める．（Pap 染色　強拡大）

### 3）皮膚粘膜疾患

　扁平苔癬は，扁平上皮下の高度の帯状 T リンパ球浸潤や基底細胞層の融解変性などがある．慢性炎症で，免疫異常も疑われる．尋常性天疱瘡は，中高年者に多い自己免疫性水疱性疾患である．扁平上皮内水疱が破れてびらんや潰瘍を形成し，棘融解細胞（Tzanck 細胞）が出現する．

### 4）口腔白板症（leukoplakia）

#### (1) 臨床所見

　歯肉や舌縁に多い扁平上皮の肥厚や角化を示す白色の斑状の病変で，40 歳以上の男性に好発する．舌にあるものは癌化する可能性が高く，癌化率は 3.1〜16.3％程度と扁平苔癬より高い．まれに発生する赤色斑である紅板症では 50％以上で癌化する．

#### (2) 組織所見

　扁平上皮に厚い角化層と明瞭な顆粒層をみることが多く，上皮突起の延長や肥厚などもみるが，細胞異型は乏しい．

#### (3) 細胞所見

　クロマチン構造は細顆粒状で，核は軽度に腫大する．細胞質はオレンジ G に好染する．異型細胞は多形性に乏しい（図 D-3）．

### 5）口腔上皮内腫瘍

　扁平上皮の不整な層構造ならびに細胞の異型から腫瘍と判定される上皮内病変である．

### 6）悪性腫瘍

#### (1) 臨床所見

　口腔癌の 90％以上は扁平上皮癌（squamous cell carcinoma）で，舌（舌

> **メモ**
> サイトケラチン CK13 は正常な口腔扁平上皮に陽性で，上皮内腫瘍で陰性．CK17 は正常な口腔扁平上皮には陰性で，上皮内腫瘍で陽性になる傾向がある．また，Ki-67 が上皮内腫瘍で扁平上皮の基底側に多層化した陽性像を呈する所見などより，口腔の扁平上皮内腫瘍の補助的診断が行われている．

> **メモ**
> 口腔癌患者に同時性あるいは異時性に重複癌が発生することがあり，頭頸部癌患者における重複癌の 60〜70％は上部消化管・食道または肺に認められる．

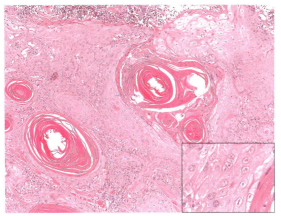

図 D-4 | 舌癌の組織像
高分化型扁平上皮癌．明瞭な角化や層状分化，癌真珠がみられ，明瞭な細胞間橋と核小体を有する．表層分化傾向の強い癌．（HE 染色　左：弱拡大，右下：強拡大）

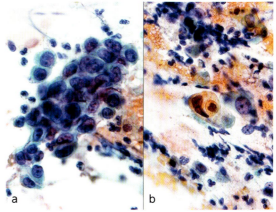

図 D-5 | 口腔扁平上皮癌の細胞像
a：クロマチン構造が顆粒状で，細胞質はライトグリーンに濃染し，N/C 比の高い腫瘍細胞．（Pap 染色　強拡大）
b：クロマチン構造が顆粒状で，細胞質はオレンジ G に好染する腫瘍細胞．（Pap 染色　強拡大）

表 D-1 | 口腔ベセスダシステム

| | 判定 | 推定病変名 |
|---|---|---|
| NILM | 正常<br>反応性・良性病変 | 炎症，潰瘍，感染症，扁平苔癬，錯角化症（白板症），上皮過形成，乳頭腫，尋常性天疱瘡など |
| LSIL（OLSIL） | 低異型度上皮内腫瘍 | 軽度・中等度上皮異形成 |
| HSIL（OHSIL） | 高異型度上皮内腫瘍 | 高度上皮異形成<br>上皮内癌 |
| SCC | 扁平上皮癌 | 扁平上皮癌 |
| IFN | 鑑別困難 | 腫瘍性か非腫瘍性かの判断が困難 |

（日本臨床細胞学会（編）：細胞診ガイドライン 5　消化器．金原出版，2015）

縁）に多く，角化型・高分化型・表層分化型が多い（図 D-4）．その他は小唾液腺に由来する腺癌や，肉腫，リンパ腫，転移性癌などがある．

### （2）扁平上皮癌の組織所見

層構造が明瞭で角化を伴う癌が多く，表層分化が明瞭であっても深部では浸潤していることが多い．

### （3）扁平上皮癌の細胞所見

核小体を有し，クロマチン構造は顆粒状で，核は腫大する．細胞質はライトグリーンに濃染し，多辺形や紡錘形を呈する．N/C 比は高い．背景にはオレンジ G やエオジンに好染する輝度の高い異型細胞や壊死物質が出現する（図 D-5）．

## 4　口腔領域の細胞判定

Papanicolaou 分類に加え，口腔ベセスダシステムが導入されている．口腔ベセスダシステムは，標本の適否を評価した後に判定区分に沿って細胞診断を行う（表 D-1）．ただし，上皮異形成（SIL）の判定基準は十分に確立され

> **メモ**
> 口腔癌の危険因子として，喫煙，飲酒，慢性の機械的・化学的刺激，ウイルス感染・HPV 感染などがある．

ていないため，その評価は必ずしも容易ではなく，OLSIL のなかには少なからず SCC が含まれることが指摘されている．

##  その他の疾患の臨床・病理・細胞診

### 1）咽頭悪性腫瘍

中咽頭には扁平上皮癌があり，HPV 感染に関連するもの（p16 陽性）と陰性のものがある．口蓋扁桃や咽頭扁桃などの Waldeyer 咽頭輪から B 細胞性を主とするリンパ腫も発生する．上咽頭には EB ウイルス感染に伴う未分化～低分化型の扁平上皮癌が発生し，リンパ球の増生が目立つことからリンパ上皮腫と呼ばれる．

### 2）喉頭腫瘍

喉頭には良性の扁平上皮乳頭腫や声帯ポリープが発生し，悪性腫瘍としては扁平上皮癌ができる．

### 3）歯原性腫瘍

#### （1）組織所見

エナメル上皮腫（ameloblastoma）が最も頻度が高い．囊胞状と充実性のものがある．円柱状に配列するエナメル上皮様の細胞や扁平上皮の像を呈する細胞などにより構成される．

#### （2）エナメル上皮腫の細胞所見

核は円形から楕円形で，細胞質はライトグリーン好性で N/C 比が高く，小型円形の基底細胞様細胞やエナメル上皮由来の立方～円柱状細胞からなる柵状配列を示す細胞集塊，エナメル髄由来の多辺形で豊富な細胞質を有する扁平上皮化生様細胞が出現する．

# II 食道

 構造と組織

食道は，咽頭に連なる約 25 cm の管状器官である．上端起始部，大動脈・左主気管支の交差部と横隔膜貫通部に生理的狭窄がある．内腔は角化のない重層扁平上皮におおわれており，上皮下の粘膜固有層間質や粘膜下層にリンパ管や網目状に血管が多く走行する．粘膜固有層下に粘膜筋板を有し，粘膜下層に粘液腺よりなる食道腺があり，導管を介して食道内腔に開口する．固有筋層は内側の輪状筋と外側の縦走筋よりなり，咽頭に連なる上部食道では横紋筋で構成されるが，下部では平滑筋に移行する．固有筋層の外側には疎な結合織などで構成される外膜があり，漿膜はない（p.172，図 D-6）．

##  食道疾患の臨床・病理・細胞診

### 1）食道炎・潰瘍

原因としては熱い食物と飲料，胃や十二指腸からの消化液の逆流による逆流性食道炎が多く，感染症としてはカンジダが多い．アレルギー性の好酸球性食道炎もみる．扁平上皮には再生異型をみる傍基底細胞が出現，潰瘍辺縁などでは表層型や基底細胞型の異型細胞も出現するので扁平上皮癌との鑑別を要する．

### 2）Barrett 食道

逆流性食道炎の経過中に，食道胃接合部の胃から連続性に食道粘膜上皮が腺上皮に置き換わった状態である．全周性に 3 cm 以上の範囲を示す long segment Barrett's esophagus（LSBE）と 3 cm 未満や非全周性の short segment Barrett's esophagus（SSBE）があり，わが国では後者が多い．円柱上皮下の粘膜下層の食道固有腺や導管の存在，円柱上皮内の扁平上皮島，円柱上皮下の粘膜筋板の二重構造や柵状血管などの所見がみられる．Barrett 粘膜には不完全型腸上皮化生のある円柱上皮，胃噴門腺類似の粘膜，胃底腺粘膜に類似する粘膜などがある．

### 3）良性上皮性腫瘍

扁平上皮乳頭腫や，まれに腺腫がある．

### 4）上皮内腫瘍

扁平上皮内腫瘍で，扁平上皮の層構造の不整や細胞異型と正常上皮との境界線フロント形成などのある上皮内腫瘍性病変．

### 5）食道癌

60 歳以上の高齢者で男性に多く，中部食道・胸部食道に多い．約 90％が扁平上皮癌で，類基底細胞（扁平上皮）癌，癌肉腫や Barrett 食道に発生する腺癌などが残りを占める．粘表皮癌やカルチノイド，内分泌細胞癌などの他の組織型はまれ．

早期食道癌の定義は，原発巣の壁深達度が粘膜内にとどまる癌で，リンパ節転移の有無を問わない．表在食道癌は癌巣の壁深達度が粘膜下層までにとどまるもので，リンパ節転移の有無を問わない．

### 6）良性非上皮性腫瘍

平滑筋腫が下部食道などに比較的よく発生する．顆粒細胞腫（図 D-7〜9），線維腫，脂肪腫，血管腫なども発生するが，まれ．

---

メモ

欧米では Barrett 食道腺癌の頻度が扁平上皮癌よりも高くなっている．

メモ

顆粒細胞腫は皮膚や舌などにみるが，食道は好発部位の一つ．細胞質に PAS 陽性顆粒を有し，免疫染色で S-100 蛋白陽性となる．電顕的にはライソゾームの形態で CD68 が陽性である．

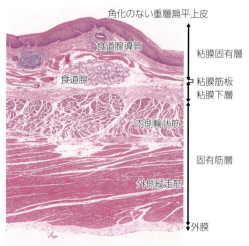

図 D-6 | 食道の層構造
(HE 染色　弱拡大)

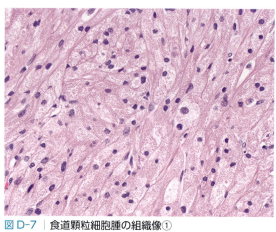

図 D-7 | 食道顆粒細胞腫の組織像①
大型類円形腫瘍細胞で，微細顆粒状の細胞質をみる．(HE 染色　強拡大)

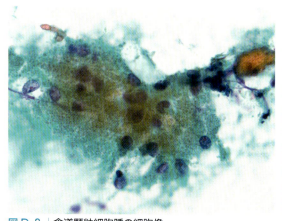

図 D-8 | 食道顆粒細胞腫の細胞像
豊かな細胞質にライトグリーンに好染する顆粒を認める．(Pap 染色　強拡大)

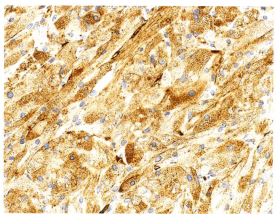

図 D-9 | 食道顆粒細胞腫の組織像②
細胞質に S-100 蛋白の陽性像．(免疫染色　強拡大)

### 7) 悪性非上皮性腫瘍

　B細胞性リンパ腫や消化管間質腫瘍 (gastrointestinal stromal tumor；GIST) などもあるが，まれ．

## III　胃

### 構造と組織

　胃は，食道と十二指腸の間にある囊状の拡大した部分である．食道との境界部は食道胃接合部と呼び，胃噴門部・胃底部・胃体部・幽門部とする区分や，上部・中部・下部の3つの領域に分け，全周を小弯・大弯，前壁・後壁

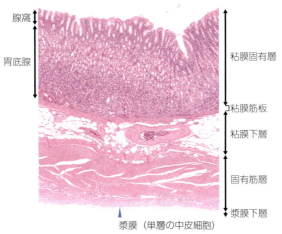

**図 D-10　胃の層構造（胃底腺粘膜領域）**
（HE 染色　弱拡大）

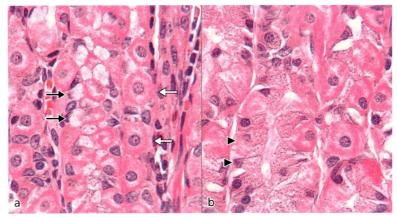

**図 D-11　胃底腺組織**
副細胞（➡）：粘液産生，壁細胞（⇦）：塩酸と内因子（B12 吸収）産生，主細胞（▶）：ペプシノゲンⅠ産生．（a, b：HE 染色　強拡大）

と区分する．胃の出口には高度に厚い固有筋層である**幽門括約筋**があり，激しい胃の蠕動運動でも胃内容が十二指腸に流出しない構造となっている．

　胃壁は，内腔面から粘膜固有層，粘膜筋板，粘膜下層，内側の斜走筋・中輪状筋，外側の縦走筋よりなる固有筋層，漿膜下層，最外層に中皮細胞におおわれる漿膜より構成される（図 D-10）．粘膜固有層は単層の被覆腺上皮におおわれ，固有層内に粘液腺である噴門腺と幽門腺および胃に特徴的な胃底腺をみる．胃底腺は塩酸や内因子を産生する壁細胞，ペプシノゲンを産生する主細胞と粘液産生する副細胞で構成され，腺窩に連なり胃液が分泌される（図 D-11）．セロトニンやガストリンを産生する内分泌細胞もある．胃粘膜は粘液により保護されている．

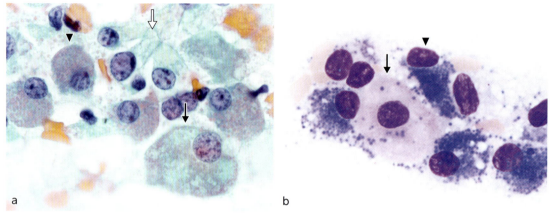

**図 D-12 | 胃底腺の細胞像**
a：主細胞（▼）は細胞質に顆粒を有する小型細胞．壁細胞は（↓）細胞質が細顆粒状を示す大型細胞．副細胞（⇩）は細胞質が泡沫状を示す小型細胞．（捺印　Pap 染色　強拡大）
b：Giemsa 染色では主細胞（▼）の顆粒は好塩基性顆粒として青藍色に観察され，壁細胞（↓）の細胞質は淡桃色を呈する．（捺印　Giemsa 染色　強拡大）

## 2　胃疾患の臨床・病理・細胞診

### 1）胃底腺の正常細胞

　主細胞は核偏在性を示す小型の類円形細胞で，細胞質に顆粒を有する．壁細胞は核中心性の大型細胞で，細胞質はミトコンドリアを豊富に有して細顆粒状を呈し，Giemsa 染色で淡桃色に染まる．副細胞は粘液を分泌する小型細胞で，細胞質は泡沫状を示す（図 D-12a, b）．

### 2）胃炎

　原因として，*Helicobacter pylori* やアニサキスなどの感染，自己免疫性やアレルギー性の好酸球性胃炎と薬剤などがある．

### 3）腸上皮化生

#### （1）組織所見

　固有胃腺の減少や消失を伴い，胃粘膜上皮が腸上皮に置き換わった状態．加齢や *Helicobacter pylori* 感染などによる慢性炎症の持続からの生体防御反応などの見方がある．胃腺窩上皮細胞に杯細胞が混在する不完全型（胃腸混合型）腸上皮化生や，微絨毛を有する吸収上皮細胞や腺管深部にパネート細胞の出現する完全型（小腸型）腸上皮化生などがある（図 D-13）．

#### （2）細胞所見

　微絨毛を有する吸収上皮細胞からなる平面的な細胞集塊に，杯細胞が混在する．細胞集塊の結合性は保たれ，細胞異型は認めない（図 D-14）．

### メモ

　*Helicobacter pylori* は胃内に生息する Gram 陰性桿菌で鞭毛を有する．ウレアーゼ活性を有して胃の強酸内で生育する．菌体内の外毒素により胃上皮細胞を障害し，胃炎や胃潰瘍の原因となる．発がん蛋白質 CagA などにより胃腺癌の原因となる．MALT リンパ腫などリンパ腫の発生にも関与する．Giemsa 染色，HE 染色，トルイジンブルー染色や Warthin- Starry 染色と免疫染色などで染色される．菌は腸上皮化生粘膜や高度萎縮粘膜には通常認めない．

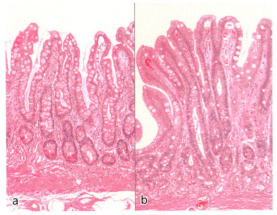

図 D-13 | 胃の腸上皮化生の組織像
a：完全型腸上皮化生（小腸型），b：不完全型腸上皮化生（胃腸混合型）．(a, b とも HE 染色　弱拡大）

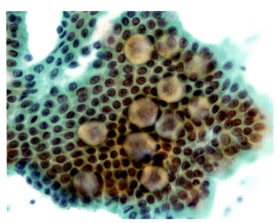

図 D-14 | 胃不完全型腸上皮化生の細胞像
胃腺窩上皮細胞集塊に杯細胞が混在している．（捺印　Pap 染色　弱拡大）

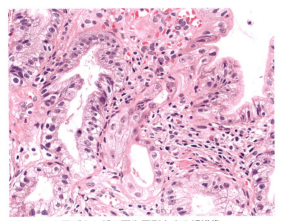

図 D-15 | 胃びらん部の再生異型上皮の組織像
早期胃癌に多くみられる肉眼型分類の表面陥凹型・0-Ⅱc に類似するため鑑別が重要である．（HE 染色　強拡大）

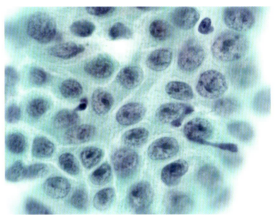

図 D-16 | 胃再生異型上皮細胞
核腫大や大型核小体を認めるが，核形不整や核クロマチンの増量はみられない．（捺印　Pap 染色　強拡大）

## 4）胃びらん・潰瘍

### (1) 組織所見

　原因として，ガストリン増加に伴う胃酸高値などによる消化性と *Helicobacter pylori* 感染が重要である．潰瘍辺縁の再生粘膜には核の腫大や大型核小体をみる再生異型上皮細胞が出現する（図 D-15）．

### (2) 細胞所見

　潰瘍辺縁などの再生粘膜にみられる再生異型上皮細胞は，細胞結合性の保たれた平面的な細胞集塊で出現する．核の腫大や大型核小体がみられるが，核形不整や核クロマチンの増量は目立たない（図 D-16）．

## 5）腫瘍様病変

　過形成性ポリープは，腺窩上皮と同様か，大型の円柱上皮が腺管状や乳頭状に増生する．核は基底に位置し，小型で類円形，大型の核小体を有する大

> **メモ**
> 好酸球性胃腸炎の診断基準の一つは，生検標本で好酸球数が 20 個/HPF（高倍率）以上あることである．

型核も再生性変化により出現する．胃底腺ポリープは，胃底腺の囊胞状拡張を伴う過形成性変化による．粘膜下異所性胃腺は，粘膜筋板も含むことのある胃粘膜構成成分を憩室様に粘膜下組織にみる状態である．異所性膵は，膵臓の構成成分を主に幽門から幽門輪部分の胃壁内にみる．炎症性線維状ポリープは，幼弱な間葉系細胞と毛細血管が増生し，好酸球浸潤が目立つ．

### 6）消化管ポリポーシス

通常は100個以上のポリープが多発する状態．Peutz-Jeghers症候群は，過形成性腺管と粘膜筋板から連続する平滑筋線維の樹枝状の走行と増生を特徴とする．過誤腫性ポリープが多発する胃腸管ポリポーシスと皮膚や粘膜の色素斑（メラニン）をみる常染色体優性遺伝性疾患．

Cronkhite-Canada症候群は，腺管の囊胞状拡張を伴う過形成性変化と，浮腫性間質の増生よりなる過誤腫性ポリープの多発，脱毛や爪の萎縮と皮膚の色素沈着を示す．若年性ポリポーシスは，腺窩上皮の過形成性変化や浮腫性間質の増生のある過誤腫性ポリープが多発する常染色体優性遺伝性疾患．

> **注意**
> Peutz-Jeghers症候群や若年性ポリポーシスは，消化管を含む悪性腫瘍発症の高危険群とされ，定期的な検査が必要．

### 7）胃腺腫

#### (1) 組織所見
腸型腺腫は，高円柱状細胞の管状構造の増生を示す．胃型腺腫は，幽門腺ないし頸部粘液細胞に分化する細胞からなる腺管の増生で胃上部に多い．

#### (2) 腸型腺腫の細胞所見
高円柱状細胞からなる細胞結合性の強い重積性集塊が出現する．核は長楕円形で，核形不整や核クロマチンの増量は認めず，核の配列に乱れはない．

### 8）胃癌

#### (1) 臨床所見
日本など東アジアに多い癌．現在，わが国では，60歳代から増加し70歳以上の高齢者に多く，若年層では減少している．男性2：女性1の比率．腺癌が大部分を占める．

早期胃癌は，癌の壁深達度が粘膜下組織までにとどまり，所属リンパ節転移の有無は問わない，遠隔転移のない癌で，肉眼型は粘膜の浅い陥凹を呈する0-Ⅱc型が多い．進行癌では肉眼型は潰瘍形成のある2型や3型が多い．

#### (2) 組織所見
管状腺癌（図D-17）や印環細胞癌と低分化腺癌などが代表的な組織型である．印環細胞癌（図D-19）は胃に多くみられる特徴的な組織型である．乳頭腺癌や粘液癌もみる．特殊型として，カルチノイド腫瘍（自己免疫性胃炎に関連するものがある），内分泌細胞癌，リンパ球浸潤癌（EBウイルス関連），胎児消化管類似癌（AFP産生），肝様腺癌（AFP産生），胃底腺型腺癌，腺扁平上皮癌，扁平上皮癌（純粋なものは非常にまれ），未分化癌などがある．

> **注意**
> 管状腺癌は分化型胃癌とも呼ばれ，腸上皮化生粘膜を背景に発生する．印環細胞癌と低分化腺癌は未分化型とも呼ばれ，胃固有粘膜を背景に発生することが多い．

> **重要**
> カルチノイド腫瘍や内分泌細胞癌は，chromogranin A, synaptophysin, CD56が陽性マーカーである．

> **注意**
> 胃腺癌は胃上皮細胞や胃癌細胞の粘液に含まれる蛋白質の成分などにより，胃型と腸型やそれらが混在する胃腸混合型などに分類される．胃型では腺窩上皮型で，MUC5ACやHGM (human gastric mucin)と幽門腺型や副細胞にみるMUC6が陽性である．腸型（小腸型）では杯細胞に染色されるMUC2や小腸上皮の刷子縁にも染色されるCD10が陽性となる．

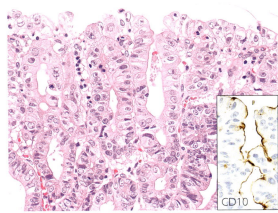

図 D-17 | 胃高分化管状腺癌の組織像
管腔構造からなる小腸型腺癌．核の極性や配列が乱れている．
（左：HE 染色　強拡大，右下：管腔面の刷子縁に CD10 陽性）

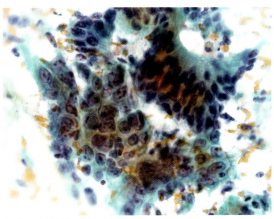

図 D-18 | 胃管状腺癌の細胞像
核異型のみられる腫瘍細胞が重積性や柵状配列を示す細胞集塊で出現している．（捺印　Pap 染色　弱拡大）

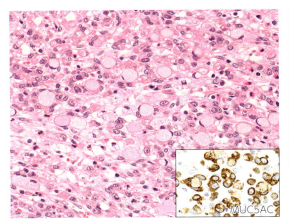

図 D-19 | 胃印環細胞癌の組織像
細胞質内に粘液（胃型粘液が多い）が充満し，核が極度に偏在している．小型の好酸性細胞質を有するものもみる．（左：HE 染色　強拡大，右下：細胞質に胃型粘液 MUC5AC が陽性）

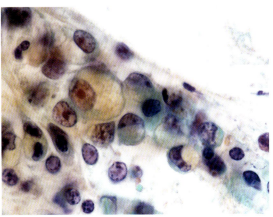

図 D-20 | 胃印環細胞癌の細胞像
核小体の目立つ核偏在性の腫瘍細胞を認める．細胞質は粘液を有することにより黄色調に観察される．（捺印　Pap 染色　強拡大）

### (3) 細胞所見

　分化型腺癌は，高円柱状の腫瘍細胞が柵状配列を示す集塊状に出現し，重積性や極性の乱れを認める（図 D-18）．印環細胞癌は細胞質に粘液を有する核偏在性の腫瘍細胞で，小型集塊や散在性に出現する．細胞質は泡沫状や空胞状を呈し，核は類円形から楕円形であるが，核形不整や核クロマチンの増量がみられ，腫大した核小体を認める．細胞異型が乏しい腫瘍細胞の場合，組織球や腸上皮化生（杯細胞）などとの鑑別が必要となる（図 D-20）．

### (4) 胃癌の腹腔洗浄細胞診

　進行胃癌手術の開腹直後に腹水がある場合は腹水を，ない場合には生理食塩水を腹腔内に注入し，ダグラス窩より洗浄液を採取する．癌細胞が明らかな場合に CY1 と判定し，腹膜転移陽性と同等となる．

> **注意**
> 腹腔洗浄細胞診で疑陽性の場合は CY0 とする．

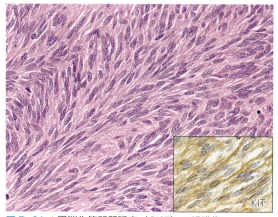
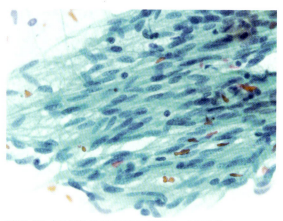

図 D-21 | 胃消化管間質腫瘍（GIST）の組織像
紡錘形細胞が束状に配列して錯綜している．（左：HE 染色　強拡大，右下：KIT（CD117）陽性）

図 D-22 | 胃消化管間質腫瘍（GIST）の細胞像
紡錘形の腫瘍細胞が流れるような配列を示す細胞集塊で出現している．核は楕円形で，核クロマチンは細顆粒状，一部に小型の核小体を認める．（捺印　Pap 染色　強拡大）

## 9）良性非上皮性腫瘍

平滑筋腫の頻度が高い．神経鞘腫などもみる．

## 10）悪性非上皮性腫瘍

消化管間質腫瘍の他に平滑筋肉腫や悪性神経鞘腫などもある．

### ●消化管間質腫瘍（GIST）
#### （1）臨床所見

悪性非上皮性腫瘍では，消化管間質腫瘍（gastrointestinal stromal tumor；GIST）が最も多く，粘膜下腫瘍の形でみる．多くは中高年の消化管に発生し，胃が約 70％，小腸が約 20％，大腸は約 5％で，食道にはまれに発生する．

#### （2）組織所見

紡錘形細胞が束状となり錯綜して増殖する腫瘍で，細胞質に免疫染色で KIT（CD117）や CD34 と DOG1 が陽性（図 D-21）．腫瘍の大きさ，核分裂数や Ki-67 陽性核数などの細胞増殖能などを組み合わせて悪性度の指標とする．類上皮細胞型もある．

#### （3）細胞所見

楕円形の核を有する紡錘形細胞が流れるような配列を示す集塊状や散在性に出現する．細胞質はライトグリーンに淡染し，細胞境界は不明瞭である．核には軽度の核形不整を認め，核クロマチンは細顆粒状から粗顆粒状を示し，核小体は小型である（図 D-22）．

### ●リンパ腫
#### （1）組織所見

びまん性大細胞型 B 細胞性リンパ腫と MALT リンパ腫（B 細胞性で免疫グロブリン遺伝子再構成や染色体転座がある）（図 D-23），濾胞性リンパ腫

### 注意

GIST は消化管蠕動運動のペースメーカー的細胞である．Cajal 介在細胞由来と考えられている．

### メモ

MALT リンパ腫は，粘膜関連リンパ組織由来のリンパ腫で，濾胞中心細胞に類似する異型の低いリンパ腫細胞が増殖する．70～90％は H.pylori 感染による慢性胃炎を背景とするため，まず除菌療法が行われる．

### メモ

消化管に発生するリンパ腫は節外性リンパ腫のうち最も多く，胃に発生するものが 60～80％を占める．小腸は 20～30％，大腸は 3～15％程度であり，食道ではまれ．

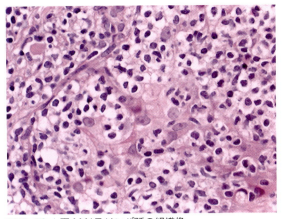

**図 D-23 | 胃 MALT リンパ腫の組織像**
リンパ濾胞中心細胞に類似するリンパ球（centrocyte-like cell）はくびれ核を有し，腺組織の破壊性浸潤像（lymphoepithelial lesion）をみる．（HE 染色　強拡大）

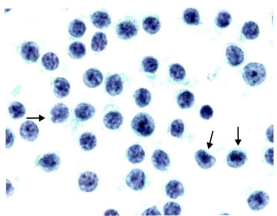

**図 D-24 | 胃 MALT リンパ腫の細胞像**
小型から中型の腫瘍細胞が孤立散在性に出現している．核には切れ込み（↓）がみられ，クロマチン構造は粗造，腫大した核小体を認める．（捺印　Pap 染色　強拡大）

やマントル細胞リンパ腫など，B 細胞性の頻度が高い．T 細胞性リンパ腫（HTLV-1 関連）もあるが頻度は低い．

### (2) 細胞所見

リンパ腫は，N/C 比が高い腫瘍細胞からなる単調な細胞像を呈する．上皮性結合はみられず，孤立散在性に出現する．核は類円形であるが切れ込みなどの核形不整がみられ，核クロマチンは細顆粒状から粗顆粒状，複数の核小体を認める（図 D-24）．

# Ⅳ　小腸，大腸

## 1　構造と機能

　小腸と大腸は管状器官である．胃幽門部から連なる十二指腸には主乳頭部で膵管と胆管が開口しており，膵液と胆汁の消化液により胃で粥状になった内容物がさらに消化される．十二指腸には粘膜下層に粘液腺である十二指腸腺（ブルンネル腺）がある．栄養の吸収は十二指腸に連なる空腸が中心で，粘膜にみられる小腸絨毛は丈が高く，吸収上皮の特徴である刷子縁・微絨毛がよく発達している．小腸には腺底部にパネート細胞がある（図 D-25a）．空腸に連なる回腸の終末部には多数のリンパ濾胞などリンパ組織がよく発達しており，消化管の感染に対応する免疫に関与している．回腸と大腸の境界には回盲弁（バウヒン弁）があり，消化管内容の逆流を防いでいる．大腸は口側から盲腸，上行結腸，横行結腸，下行結腸，S 状結腸から直腸までで，盲腸の先端に虫垂がある．大腸粘膜には絨毛がなく粘液を分泌する杯細胞に富んだ管状腺・陰窩が発達しており，水分と塩類の吸収を行う（図 D-25b）．大腸では肛門側方向への蠕動運動に伴い，内容物が便となり運ばれる．

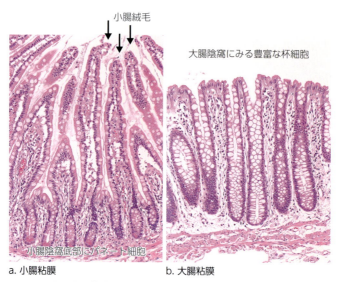

a. 小腸粘膜　　b. 大腸粘膜

図 D-25 ｜ 正常腸粘膜
（a, b ともに HE 染色　弱拡大）

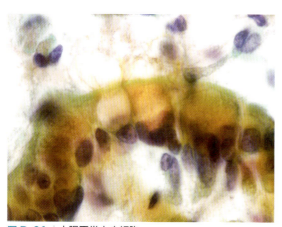

図 D-26 ｜ 小腸正常上皮細胞
（小腸捺印　Pap 染色　強拡大）

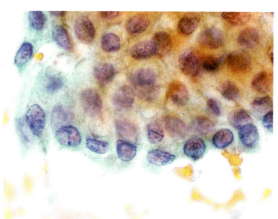

図 D-27 ｜ 大腸正常上皮細胞
（大腸捺印　Pap 染色　強拡大）

## 2 小腸・大腸疾患の臨床・病理・細胞診

### 1）小腸正常細胞

　高円柱状の吸収上皮細胞で，刷子縁を有する．杯細胞は細胞質に粘液を有し，核は粘液に圧排され偏在性で変形している．核偏在性で細胞質に好酸性顆粒を有するパネート細胞がみられることもある（図 D-26）．

### 2）大腸正常細胞

　吸収上皮細胞は核偏在性の高円柱上皮細胞．杯細胞は細胞質に粘液を有し，核は粘液に圧排され変形している．小腸より杯細胞に富む（図 D-27）．

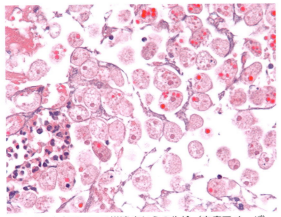
図 D-28 | 大腸アフタ様潰瘍からの生検（赤痢アメーバ）
赤痢アメーバ栄養体で，胞体内に貪食した赤血球をみる．大きさは 15～30μm 程度で円形核をみる．（HE 染色　強拡大）

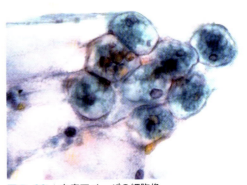
図 D-29 | 赤痢アメーバの細胞像
ライトグリーン好性の組織球様の虫体．（Pap 染色　強拡大）

## 3）感染症

### （1）組織所見

　一般細菌や抗酸菌，寄生性の原虫である赤痢アメーバ（便中や大腸のびらんや潰瘍部からの PAS 陽性の栄養体）（図 D-28）やジアルジア症（ランブル鞭毛虫）などでは感染症法による届け出が必要．偽膜性大腸炎では，抗生物質の長期投与などによる菌交代現象で増加した *Clostridium difficile* の産生する毒素により傷害された粘膜びらん部に壊死組織を含む偽膜をみる．

### （2）赤痢アメーバの細胞所見

　細胞質が泡沫状の円形細胞．細胞質内に赤血球の貪食像をみる（図 D-29）．

## 4）炎症性腸疾患

　Crohn 病は 10 歳代～20 歳代の若年者に好発し，男性 2：女性 1 の比率で近年増加している．小腸と大腸の特に小腸末端部が好発部位で，縦走潰瘍や非乾酪性類上皮細胞肉芽腫が特徴的．痔瘻，痔瘻癌などの肛門病変もみる．

　潰瘍性大腸炎（ulcerative colitis）は 20 歳代に好発するが高齢者までみる．男性 1：女性 1 の比率で近年増加している．大腸の特に直腸の粘膜が障害され，びらんや潰瘍を形成する．広範囲（全大腸炎型）の長期経過例などで異形成や腺癌が発生する．

## 5）腫瘍様病変

　過形成性ポリープは大腸に好発する．腺管の延長や拡張や上皮の鋸歯状増生のある非腫瘍性病変．大型の高円柱上皮や杯細胞よりなる．

　無茎性鋸歯状腺腫/ポリープ（sessile serrated adenoma/polyp：SSA/P）は主に右側結腸に好発し，明らかな腫瘍とは判定できない鋸歯状病変である．

　若年性ポリープは小児から成人まで発症する．浮腫や炎症細胞浸潤を伴う間質の拡大と腺管の囊胞状拡張をみる過誤腫性ポリープ．

> **メモ**
> sessile serrated adenoma/polyp（SSA/P）は増加している右側大腸癌の前癌病変と考えられており，*BRAF* 遺伝子変異やマイクロサテライト不安定性などによる発癌過程が提唱されている．

> **メモ**
> 過形成性ポリープ，SSA/P と鋸歯状腺腫は腺管上皮の鋸歯状構造が特徴的で，鋸歯状病変と分類されている．

子宮内膜症では，臨床的に大腸癌との鑑別がときに問題となる．

## 6）大腸腺腫
### (1) 臨床所見
　大腸に好発する良性上皮性腫瘍．多くは隆起性病変，ポリープの形状を示す．管状腺腫（腺腫のなかで最も発生頻度が高い），管状絨毛腺腫，絨毛腺腫（発生頻度は低いが高率に癌化），鋸歯状腺腫がある．構造や細胞の異型の度合いにより低異型度と高異型度や両者の混在するものに分けられる．

### (2) 組織所見（図D-30）
　高円柱状細胞からなり，核は類円形から長円形，核の横径の増加やクロマチンの増量と粗大化，核小体の増大，核配列と極性の不整などが異型の度合いの指標となる．

### (3) 細胞所見（図D-31）
　核は類円形〜長楕円形で，核偏在性の高円柱状細胞からなり，柵状配列を呈する．個々の細胞形態は均一で，大小不同は目立たない．

**重要**　高異型度腺腫内には腺癌の発生頻度が高い．

## 7）大腸癌
### (1) 臨床所見
　食生活やライフスタイルの欧米化などにより，わが国で急激に増加して，近年日本人に発生する悪性腫瘍のうちで罹患数が多く，死亡率が高く死亡数も多い癌である．腺腫を介して発癌するadenoma-carcinoma sequenceが主な経路と考えられている．

### (2) 組織所見（図D-30）
　腺癌が大部分で，高〜中分化管状腺癌など分化型が多い．面積的に最も優勢な組織型で分類する．大型の円柱上皮で，核は類円形から長円形で横径の増大やクロマチンの粗大顆粒状で不均一なパターンと大型核小体をみる．

　他の腺癌として，乳頭腺癌や低分化腺癌，粘液癌，印環細胞癌，髄様癌と腺扁平上皮癌などがある．内分泌細胞癌は腺癌と共存することがある．

### (3) 細胞所見（図D-32）
　核の大小不同や核型不整を有し，核クロマチンの増量した高円柱状細胞をみる．核の位置が一定でなく，極性が保たれていない．

**注意**　大腸癌の好発部位はS状結腸や直腸が70％程度と多く，上行結腸など右側の発生が増加している．

**メモ**　内分泌細胞癌は高悪性度腫瘍．

## 8）カルチノイド腫瘍
### (1) 臨床所見
　神経内分泌腫瘍（neuroendocrine tumor；NET）は消化器に多い．膵臓や直腸に好発し，日本人では直腸下部に多い．粘膜深層に発生して粘膜下層主体に増殖する．

### (2) 組織所見（図D-33）
　小型で均一な円形ないし円柱状細胞が索状，胞巣状や腺管様の増殖を示す．

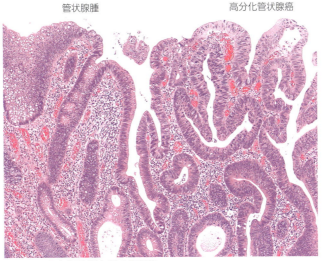

図 D-30 | 大腸腺腫内癌の組織像
管状腺腫内の高分化管状腺癌.（HE 染色　弱拡大）

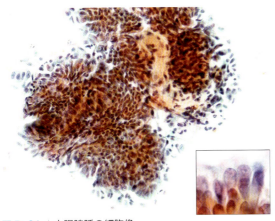

図 D-31 | 大腸腺腫の細胞像
柵状配列を呈する高円柱状細胞からなり，円形〜長楕円形核を有する．個々の細胞形態は均一で，大小不同は目立たない．（大腸捺印　Pap 染色　左：弱拡大，右下：強拡大）

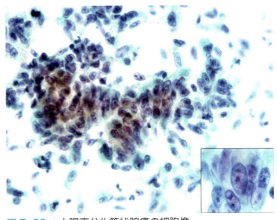

図 D-32 | 大腸高分化管状腺癌の細胞像
核の大小不同や核型不整を有し，核クロマチンの増量した高円柱状細胞をみる．柵状配列を呈するが，核の配列や極性の不整をみる．（大腸捺印　Pap 染色　強拡大）

**(3) 細胞所見**（図 D-34）

核は円形で核クロマチンは顆粒状．細胞質は淡染〜顆粒状で細胞辺縁が不明瞭となる．平面的集塊〜孤立散在性に出現し，ロゼット様配列をみる．

### 9) 家族性腫瘍

常染色体優性遺伝の遺伝性大腸癌として，家族性大腸腺腫症（familial adenomatous polyposis）は大腸の多発性腺腫をもとに若年性に大腸癌を発生する（APC 遺伝子の異常）．Lynch 症候群（ミスマッチ修復遺伝子の異常）では大腸癌の若年発症と多発，子宮内膜癌，卵巣癌や胃癌，小腸癌などの発生率も高く，若年性に発症する可能性がある．

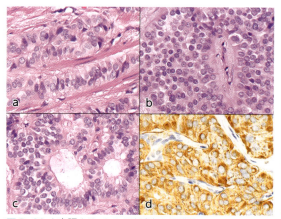

図 D-33 直腸カルチノイド腫瘍の組織像
a：索状配列，b：胞巣状・充実性，c：腺管様構造，d：免疫染色像．(a～c：HE 染色　強拡大，d：chromogranin A 免疫染色強拡大)

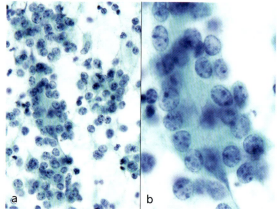

図 D-34 大腸カルチノイド腫瘍の細胞像
核は円形で核クロマチンは顆粒状，細胞質は淡染性で細胞辺縁が不明瞭である．平面的集塊～孤立散在性に出現し，ロゼット様配列をみる．b は a の拡大像．(大腸捺印　Pap 染色　強拡大)

## 10）良性非上皮性腫瘍

平滑筋腫，脂肪腫，神経鞘腫や血管腫などがある．

## 11）悪性非上皮性腫瘍

GIST やリンパ腫と平滑筋肉腫などがあるが，胃や小腸と比べて頻度が低い．

# V 肝臓

## 1 組織発生

肝臓原基は内胚葉である前腸から肝憩室として発生する．肝憩室には頭部と尾部があり，頭部肝憩室では肝芽細胞が肝細胞索と肝内胆管を形成し，ミニ肝臓がつくられる．そこに造血細胞が移入し，造血器官となる．他方，尾部肝憩室からは，胆嚢や肝外胆管が発生する．胎児肝臓では，造血細胞のなかで，肝細胞索，肝内胆管のほか，クッパー細胞，類洞内皮細胞，中心静脈が発達する．

> **メモ**
> クッパー細胞
> 　類洞に存在するマクロファージの一種である．貪食能を有し，ヘモジデリンなどを取り込む．

## 2 構造と機能

肝臓は腹腔内で最大の実質臓器であり，左右の最大径は約 20～23 cm，1,000～1,400 g 前後（成人）の重量を示し，腹腔内の右上部にあり，横隔膜の直下に位置する．

肝臓は右葉，左葉，方形葉，尾状葉に分類され，右葉が最も大きい．また S1～8 までの肝区域にも分けられる（図 D-35）．肝臓の血管系には，肝臓に流入する門脈や，肝臓から流出する肝静脈などの静脈と，肝動脈と呼ばれる

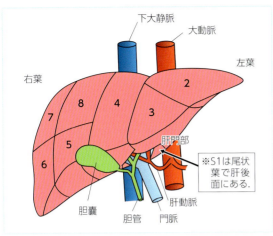

図 D-35 | 肝臓の区域（S1〜S8）

表 D-2 | 肝腫瘍の組織学的分類

| Ⅰ. 上皮性腫瘍 | Ⅱ. 非上皮性腫瘍 |
|---|---|
| A. 良性<br>　1. 肝細胞腺腫<br>　2. 肝内胆管腺腫<br>　3. 肝内胆管嚢腺腫<br>B. 悪性<br>　1. 肝細胞癌<br>　2. 胆管細胞癌<br>　3. 混合型<br>　4. 胆管嚢腺癌<br>　5. 肝芽腫<br>　6. 未分化癌 | 　1. 海綿状血管腫<br>　2. 血管筋脂肪腫<br>　3. 血管肉腫<br>Ⅲ. その他<br>　1. 限局性結節性過形成<br>　2. 癌肉腫<br>　3. リンパ腫<br>　4. 過誤腫<br>　5. 炎症性偽腫瘍<br>　6. 転移性腫瘍 |

**メモ**

**伊東細胞**
　肝臓の類洞周囲腔（Disse腔）に存在する線維芽細胞の一つ．1956年群馬大学医学部の伊東俊夫教授が発見した．肝臓の線維化に関与し，脂肪やビタミンAを取込み貯蔵する．肝硬変，血栓性血小板減少性紫斑病と関係している．

**メモ**

**胆汁酸**
　肝細胞でコレステロールからつくられる胆汁の主成分の一つである．腸管内での脂溶性ビタミンKの吸収に必須である．

動脈がある．胆管系の分類としては，肝臓内にあるものは，毛細胆管→小葉内胆管→肝内胆管に分けられる．肝実質は，グリソン鞘（小葉間結合組織）に分けられた小葉組織の集合からなり，肝小葉は索状に並んだ肝細胞（肝細胞索）と，肝細胞索に併走する毛細血管（類洞），類洞に接してみられるクッパー細胞，伊東細胞および肝細胞に囲まれた毛細胆管からなる．小葉間結合組織内には，静脈，動脈，胆管などがみられる．

肝臓の機能の代表的なものとして，エネルギー代謝，蛋白合成，糖代謝，胆汁酸合成，ビリルビン代謝がある．具体的には，グリコーゲンや糖の合成と貯蔵，アルブミンや血液凝固因子の合成，コレステロールの合成と分解，ビリルビンの抱合（解毒）と胆汁への排泄が主な機能である．

## ③ 肝臓疾患の特徴

### 1）臨床的特徴

症状として倦怠感，食欲不振，黄疸，腹水などが出現する．血液検査では，主にビリルビンの上昇，肝逸脱酵素（ALT，AST）の上昇，胆道系酵素（ALP，γ-GT）の上昇がみられる．免疫グロブリンや特異的抗体の上昇がみられる場合もある．

### 2）発生要因

変性，代謝疾患，炎症性疾患，肝硬変，腫瘍性疾患などに分けられ，原因として，ウイルス感染，自己免疫性，薬剤，アルコールなどがあり，代謝系の異常には，Wilson病のような遺伝性のものが含まれる．また，避妊薬の服用で肝細胞腺腫が発生したり，造影剤のトロトラストで血管肉腫が発生することが知られている．

**メモ**

**ビリルビン**
　赤血球を構成する主要な構成成分の一つで，脾臓で赤血球が分解されることで非抱合型（間接）ビリルビンが生成される．非抱合型（間接）ビリルビンは肝臓でグルクロン酸抱合を受け，抱合型（直接）ビリルビンとなり胆汁中に排出される．

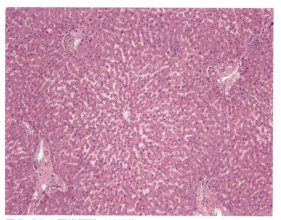

図 D-36 | 正常肝臓の組織像
好酸性の細胞質、小型円形を呈する核を有する肝細胞が索状に配列しており、中央に中心静脈、周囲を取り囲むように門脈域がみられる。(HE 染色　弱拡大)

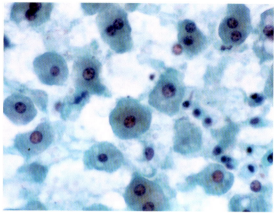

図 D-37 | 正常肝細胞
核は小型で中心に位置する。細胞質は多稜形で、部分的に褐色調である。(肝穿刺吸引　Pap 染色　強拡大)

### 3）病理学的特徴

病変の主座が門脈域にあるか、あるいは小葉にあるかを区別し、炎症、線維化の有無、胆管上皮、肝細胞の腫瘍化などを指標として診断する。腫瘍性肝疾患については表 D-2 のように分類される。

## 4　細胞診検体の採取・処理法

肝臓における細胞診検体は、超音波ガイド下経皮的穿刺吸引法（US-FNAC）や超音波内視鏡ガイド下穿刺吸引法（EUS-FNAC）、または肝生検組織の捺印などの方法で採取される。穿刺吸引法での検体処理法は他の臓器に同様である。塗抹は吹きつけ法、引きガラス法、すり合わせ法、合わせ法などがあり、検体の性状や赤血球の混入量などを見極め選択する。採取器具に付着している細胞の回収は、生理食塩水あるいは液状化検体細胞診の保存液などを利用する。

## 5　肝臓疾患の臨床・病理・細胞診

### 1）正常組織および正常細胞・良性成分

#### (1) 組織所見（図 D-36）

好酸性の細胞質、小型円形を呈する核を有する肝細胞が索状に配列している。中央に中心静脈、周囲を取り囲むように門脈域がみられる。

#### (2) 細胞所見（図 D-37）

核は小型で中心に位置する。細胞質は好酸性顆粒状を示し、一部に緑褐色の胆汁色素を認める。

**重要**

肝細胞の細胞質には粗面小胞体が発達し、ミトコンドリアも豊富である。このため細胞質が好酸性となる。グリコーゲンも多く、PAS 反応陽性である。

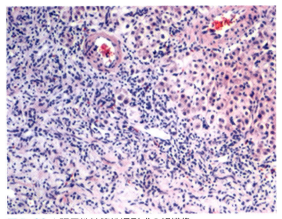

**図 D-38** 限局性結節性過形成の組織像
線維性隔壁部にリンパ球浸潤や異常血管がみられる．(HE 染色 弱拡大)

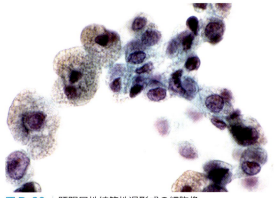

**図 D-39** 肝限局性結節性過形成の細胞像
核は小型で異型のない肝細胞の大型集塊に加えて，核腫大する再生肝細胞や，小型で N/C 比の高い高分化型肝細胞癌と鑑別を要する異型細胞をみる．(肝穿刺吸引　Pap 染色　強拡大)

## 2）限局性結節性過形成

### (1) 臨床所見

　血管形成異常に起因する境界明瞭な過形成病変で，経口避妊薬との関連があるとされる．肝硬変の合併はなく，癌化もしない良性腫瘍．検診で偶然発見されることが多い．

### (2) 組織所見（図 D-38）

　線維性隔壁部にリンパ球浸潤や異常血管がみられる．肝細胞は淡明・腫大化し，この部だけでは肝細胞癌との区別が難しい．

### (3) 細胞所見（図 D-39）

　核は小型で異型のない肝細胞の大型集塊に加えて，核腫大する再生肝細胞や，小型で N/C 比の高い高分化型肝細胞癌と鑑別を要する異型細胞をみる．

## 3）肝細胞癌

### (1) 臨床所見

　肝臓に原発する悪性腫瘍のなかで最も頻度の高い腫瘍．B 型（15〜20％），C 型（70〜80％）肝炎ウイルスによる肝硬変（あるいは慢性肝炎）から移行するものが多い．進行するに従って肝不全症状（肝性脳症，黄疸，出血傾向，腹水，浮腫など）がみられる．

### ●高分化型肝細胞癌

### (1) 組織所見（図 D-40）

　腫瘍細胞は正常肝細胞に比べて小型で，N/C 比は高く，単一で核クロマチンが増加している．細胞密度が高く，細い索状構造をみる．

### (2) 細胞所見（図 D-41）

　再生肝細胞の集塊は平面的で多彩な細胞からなる．個々の細胞は軽度核の腫大を示すが，細胞質は多稜形で N/C 比は低い．

---

**メモ**
肝細胞腺腫も同様に経口避妊薬との関連があるとされる．

**重要**
B 型肝炎ウイルスは DNA ウイルス，C 型肝炎ウイルスは RNA ウイルスである．

**重要**
分化型とは別に，組織構造として，索状型，偽腺管型，充実型，硬化型に分類される．

**メモ**
早期癌の大きさは通常 2 cm 以下で内部に門脈域成分を有する．境界は不明瞭である．

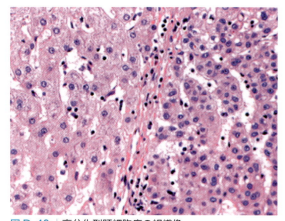

**図 D-40 | 高分化型肝細胞癌の組織像**
右側の核腫大およびクロマチンが増加した肝細胞が,左側の非腫瘍部に比べて密に索状に配列している.(HE 染色　強拡大)

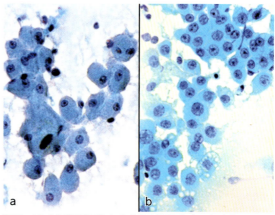

**図 D-41 | 正常肝細胞と高分化型肝細胞癌の細胞像**
a:正常肝細胞.N/C 比は小さく,異型に乏しい細胞からなり,細胞質は微細顆粒状.(Pap 染色　強拡大)
b:高分化型肝細胞癌.小型で均一な異型に乏しい細胞からなり,N/C 比が大きく核小体が目立つ.(Pap 染色　強拡大)

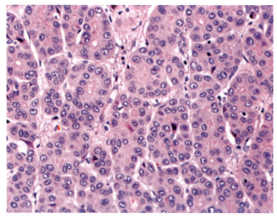

**図 D-42 | 中分化型肝細胞癌の組織像**
核腫大,クロマチンが増加した肝細胞が密に配列し,中型の索状を呈し増殖している.(HE 染色　強拡大)

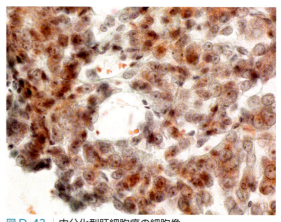

**図 D-43 | 中分化型肝細胞癌の細胞像**
組織構築を反映し,島状の集塊として出現する.集塊の細胞密度は高く,核は腫大し核小体が明瞭で,細胞質は好酸性顆粒状である.ときに,偽腺管様構造をみる.(肝穿刺吸引 Pap 染色　強拡大)

　一方,癌細胞は小型で類円形化し,核の偏在傾向を示し,N/C 比が高い.また,細胞質が明るく小空胞状の脂肪化も認める.

## ●中分化型肝細胞癌
### (1) 組織所見（図 D-42）
　核腫大,クロマチンが増加した肝細胞が密に配列し,中型の索状を呈し増殖する.
### (2) 細胞所見（図 D-43）
　組織構築を反映し,島状の集塊として出現する.集塊の細胞密度は高く,核は腫大し核小体が明瞭で,細胞質は好酸性顆粒状である.ときに,偽腺管様構造をみる.

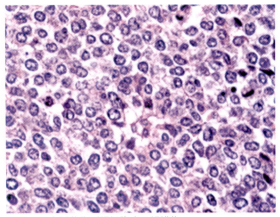

図 D-44 低分化型肝細胞癌の組織像
核異型を伴う肝細胞が充実性に増殖している．（HE 染色　強拡大）

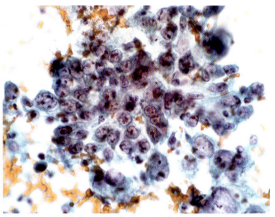

図 D-45 低分化型肝細胞癌の細胞像
核異型が著明で，細胞質の好酸性顆粒は不明瞭である．（穿刺吸引 Pap 染色　強拡大）

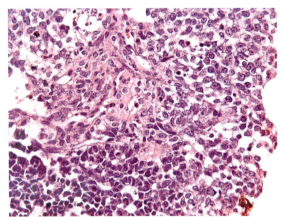

図 D-46 肝未分化癌の組織像
短紡錘形，類円型の異型核を有し，髄様に増殖している．肝細胞を示唆する所見はほとんど失われている．（HE 染色　強拡大）

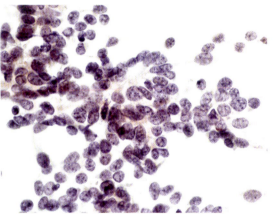

図 D-47 肝未分化癌の細胞像
小型で N/C 比が高く，裸核様で核小体は目立たない．細胞質は不明瞭で肝細胞由来の特徴を見出すことは困難である．（肝捺印 Pap 染色　強拡大）

## ●低分化型肝細胞癌

### (1) 組織所見（図 D-44）

　核異型が強く，肝細胞が充実性に増殖し，巨細胞や多核細胞も混在する．細胞質に微細顆粒があるなど，まだ肝細胞の特徴を多少残している．

### (2) 細胞所見（図 D-45）

　核異型が著明で，細胞質の好酸性顆粒は不明瞭で，多形性が強い．

## ●肝未分化癌

### (1) 組織所見（図 D-46）

　短紡錘形，類円型の異型核を有し，髄様に増殖する．肝細胞を示唆する所見はほとんど失われる．

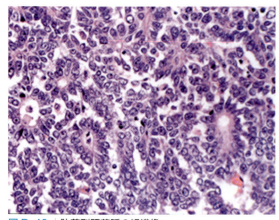

図 D-48 | 胎芽型肝芽腫の組織像
腫瘍細胞が索状構造やロゼット形成を呈している．異型は高度である．（HE染色　強拡大）

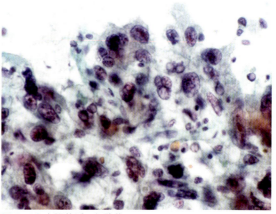

図 D-49 | 肝芽腫の細胞像
核は類円〜短紡錘形で大小不同性を示し異型が強い．大人の中分化型肝細胞癌に相当する．（肝捺印　Pap染色　強拡大）

### （2）細胞所見（図 D-47）

小型でN/C比が高く，裸核様で核小体は目立たない．細胞質は不明瞭で，肝細胞由来の特徴を見出すことは困難である．一部にロゼット様の配列をみる．

## 4）肝芽腫

### （1）臨床所見

5歳以下の正常肝に発生するまれな悪性腫瘍である．通常，腹部腫瘤として触知される．AFPの上昇により診断されることが多い．胎児型，胎芽型，未分化小細胞型，上皮/間葉型などに分類される．しばしば髄外造血を伴う．化学療法に感受性が高い．

### （2）組織所見（図 D-48）

胎芽型肝芽腫では，腫瘍細胞が索状構造やロゼット形成を呈する．異型は高度である．

### （3）細胞所見（図 D-49）

核は小型で，細胞質は脂肪変性により明るい．図 D-49 の背景にみられる小型濃縮核の細胞は，髄外造血による芽球である．

核は類円〜短紡錘形で大小不同性を示し，異型が強い．大人の中分化型肝細胞癌に相当する．

## 5）肝内胆管癌

### （1）臨床所見

肝内の胆管上皮より発生した腺癌．肝細胞癌とは異なり，肝硬変の合併はほとんどみられない．肝門部発生型では閉塞性黄疸を伴うこともあるが，進行するまで症状がない場合もある．通常，胆汁産生は伴わない．原発性肝癌の3〜7%を占める．

メモ

肝芽腫
p.383 も参照．

重要

肝硬変などの慢性肝疾患や肝吸虫感染との関連が示唆されている．

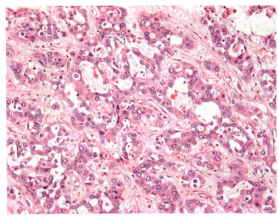

**図 D-50 │ 肝内胆管癌の組織像**
異型腺上皮細胞が大小不規則な腺管構造を示し，部分的に乳頭状増殖を伴っている．（HE 染色　拡大）

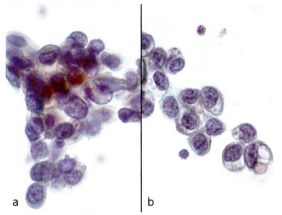

a　　　　　　　　b

**図 D-51 │ 肝内胆管癌の細胞像**
不規則な重積性を示す細胞集塊．クロマチンの増量する核は偏在性で，細胞質に粘液を認める．（肝穿刺吸引　a, b：Pap 染色　強拡大）

### (2) 組織所見（図 D-50）

異型腺上皮細胞が大小不規則な腺管構造を示し，部分的に乳頭状増殖を伴う．

### (3) 細胞所見（図 D-51）

不規則な重積性を示す細胞集塊がみられる．クロマチンの増量する核は偏在性で，細胞質に粘液を認める．

## 6）血管筋脂肪腫

### (1) 臨床所見

血管，平滑筋細胞，脂肪組織が混在したまれな間葉系腫瘍である．発生機序は不明である．中年女性に多い．腹痛，腹部不快感で発見されることがある．

### (2) 組織所見（図 D-52）

淡明あるいは微細顆粒状の細胞質を有する類上皮型平滑筋細胞の増生を認める．

### (3) 細胞所見（図 D-53）

集塊の辺縁は突起状で，細胞密度は低い．核は類円〜単紡錘形で，細胞質は肝細胞と同様に好酸性を示すが，細線維様にみられる．

## 7）血管肉腫

### (1) 臨床所見

血管内皮細胞に由来するまれな悪性腫瘍である．中高年の男性に多い．臨床症状としては肝細胞癌同様，肝不全症状として出現する．原因として，血管造影剤であるトロトラスト（現在は使われていない）や塩化ビニルなどの化学物質とヒ素などと関連があるとされる．

**メモ**

結節性硬化症における腎臓には血管筋脂肪腫が合併しやすいが，肝臓では合併頻度は低い．

**重要**

血管筋脂肪腫の構成成分の平滑筋細胞は HMB45 の発現をみる．

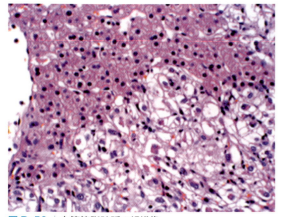

図 D-52 ｜ 血管筋脂肪腫の組織像
淡明あるいは微細顆粒状の細胞質を有する類上皮型平滑筋細胞の増生を認める．（HE 染色　強拡大）

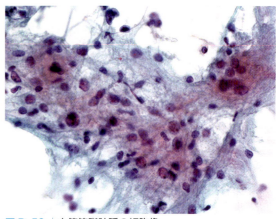

図 D-53 ｜ 血管筋脂肪腫の細胞像
集塊の辺縁は突起状で，細胞密度は低い．核は類円～単紡錘形で，細胞質は肝細胞と同様に好酸性を示すが，細線維様にみられる．（肝穿刺吸引　Pap 染色　強拡大）

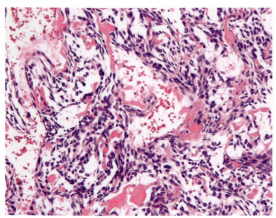

図 D-54 ｜ 血管肉腫の組織像
大型濃染核の異型内皮細胞が増殖している．血管構造は不明瞭である．（HE 染色　弱拡大）

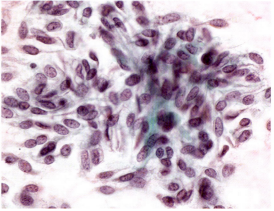

図 D-55 ｜ 血管肉腫の細胞像
紡錘形態を示す肉腫でライトグリーンに染まる間質成分を認める．また，渦巻き様の配列は毛細血管を思わせる．血管肉腫の特徴は紡錘状の血管周皮細胞型と上皮様の内皮細胞型の他に，ヘモジデリン貪食組織球がみられる．（肝捺印　Pap 染色　強拡大）

**(2) 組織所見**（図 D-54）

　大型濃染核の異型内皮細胞が増殖する．血管構造は不明瞭である．

**(3) 細胞所見**（図 D-55）

　紡錘形態を示す肉腫で，ライトグリーンに染まる間質成分を認める．また，渦巻き様の配列は毛細血管を思わせる．血管肉腫の特徴は，紡錘状の血管周皮細胞型と上皮様の内皮細胞型の他に，ヘモジデリン貪食組織球がみられる．

# Ⅵ 胆道・膵臓の臨床と細胞採取法

 臨床

わが国の死因別死亡率トップは悪性新生物であり，その臓器別5年生存率のワースト1位が膵癌，2位が胆囊・胆管癌である．

膵癌や胆管癌が疑われて切除術を行った切除標本に，癌が証明されず炎症性疾患であったとの報告がある．また，適切な化学療法を行うためには，他臓器癌からの転移や神経内分泌腫瘍などとの鑑別が必要である．このような背景により，胆道・膵領域での細胞診への期待は大きくなっている．膵癌や胆管癌の症状は，黄疸，右上腹部痛，体重減少があげられるが，早期癌では無症状のことが多く，血液検査や超音波検査（US），上部内視鏡（乳頭部癌の早期検出に有効）を契機に検出される．

### 1）膵疾患の臨床

① 充実性腫瘤は，超音波内視鏡ガイド下穿刺吸引細胞診（endoscopic ultra sound-guided fine needle aspiration cytology；EUS-FNAC）の対象である．

鑑別すべき主な疾患は，膵癌，神経内分泌腫瘍，腺房細胞癌，漿液性囊胞腺腫，腎癌膵転移，充実性偽乳頭状腫瘍（SPN），自己免疫性膵炎などである．

② 膵管狭窄・途絶は膵管擦過細胞診，膵液細胞診の対象となる．

鑑別すべき主な疾患は，膵癌，膵管内乳頭粘液性腫瘍（IPMN）由来浸潤癌，主膵管に浸潤した神経内分泌腫瘍，慢性膵炎などである．

③ 膵管（主膵管・分枝膵管）拡張のみを認め，膵管狭窄を認めない場合，IPMNが考えられ，膵液細胞診の対象となる．

膵癌発症の危険群として，膵癌の家族歴や遺伝性膵癌症候群，合併疾患として糖尿病，慢性膵炎，遺伝性膵炎，IPMN，膵囊胞および喫煙，大量飲酒の嗜好などがあげられる[1]．

> **メモ**
> 神経内分泌腫瘍
> 　膵液細胞診で腫瘍細胞が採取されにくい．

### 2）胆道疾患の臨床

転移リンパ節などの充実性腫瘤はEUS-FNACの対象，胆管狭窄・途絶は胆管擦過細胞診，胆汁細胞診の対象となる．

胆道癌のハイリスクは，①胆管癌では，膵胆管合流異常，原発性硬化性胆管炎，胆管結石症，②胆囊癌では，膵胆管合流異常と胆囊粘膜の異形成である[2]．

> **メモ**
> 原発性硬化性胆管炎
> 　潰瘍性大腸炎との合併がある．抗好中球細胞質抗体（ANCA）が陽性である．胆管癌の合併がみられる．

 細胞採取法

①穿刺吸引と，②内視鏡的逆行性胆道膵管造影（ERCP）や経皮経肝的胆道ドレナージ（PTBD）ルートからの液状検体採取や擦過がある．穿刺吸引

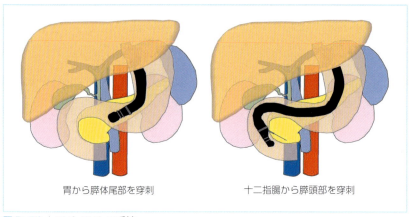

胃から膵体尾部を穿刺　　　　十二指腸から膵頭部を穿刺

図 D-56 ｜ EUS-FNA の手技
作図：石田哲士先生（大阪がん循環器病予防センター 内視鏡検診部部長）

は CT，US，EUS で病変を描出し，穿刺針の位置を確認しながら行う．最近は，画像解像度と即時性に優れた EUS-FNAC の有用性が指摘されている．

## 1）穿刺吸引細胞診（fine needle aspiration cytology；FNAC）

### （1）適応

FNAC の診断結果が，治療法を決定する場合，具体的には，①充実性腫瘤性病変，②切除不能膵癌が疑われる症例の確定診断（化学療法や放射線化学療法を行う場合，細胞組織学的診断をすべきとの考えによる），③膵体尾部病変の術前確定診断（対象とするかは施設，特に外科の方針による），④転移巣（腫大所属リンパ節，副腎病変など転移の有無）の精査目的，⑤微量腹水などが適応となる．

出血傾向は禁忌であり，膵管内乳頭粘液性腫瘍や粘液性嚢胞腫瘍（MCN）などの嚢胞性病変は播種の危険性があるためわが国では適応とされていない．また，胆嚢や肝外胆管の穿刺は，胆汁性腹膜炎のリスクが高いので行うべきではない．

### （2）検査の特徴，使用機器，処置具

頻度の高い EUS-FNAC では，穿刺用超音波内視鏡専用機を用いて，内視鏡を胃や十二指腸まで挿入し（図 D-56），超音波画像で病変を評価し，続いて内視鏡の鉗子孔を通過させた専用の針を用いて病変を穿刺する．吸引して針内に採取した細胞や組織を用いて標本を作製し，顕微鏡で観察する（図 D-57）．使用穿刺針には 19・22・25G の 3 種類の太さがある．特に 25G 針は，細径で安全であり，スコープが屈曲していても針の出し入れがスムーズで穿刺しやすい．

### （3）手技の実際と重要なポイント

ベッドサイド迅速細胞診（rapid on-site evaluation）（図 D-57）を行うこ

> **メモ**
> IPMN の組織学的亜型分類に MUC 染色が有用である．
> 胃型：MUC2 −，腸型：MUC2 ++ で，両者の鑑別に MUC2 染色が有用．
> 胃型・腸型：MUC1 −，膵胆道型：MUC1 ++，好酸性細胞型：MUC1 + で，前二者と後二者の鑑別に MUC1 染色が有用．

> **重要**
> EUS-FNAC：嚢胞性病変には行わない．

> **メモ**
> 膵粘液性嚢胞腫瘍：膵液細胞診では診断できない．

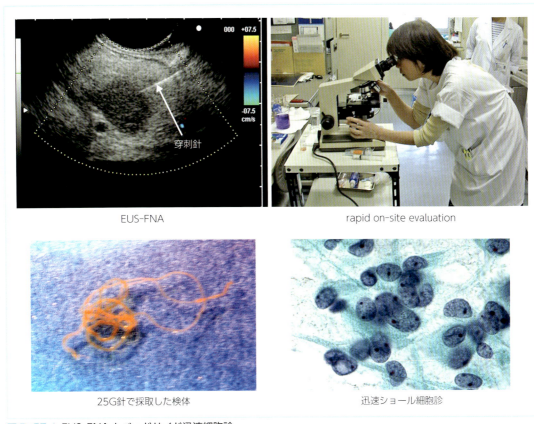

図 D-57 | EUS-FNA とベッドサイド迅速細胞診

とで少ない穿刺回数で正診できるなどの有用性が報告されている．良好な検体採取の確認のためには，迅速細胞診を実施するのが理想的だが，肉眼によるミミズ状灰白色検体の確認も有用である．高分化型腺癌の診断は難しい場合もあり，迅速判定は仮報告にとどめる．

膵小低エコー腫瘤を画像のみで膵炎か膵癌か鑑別することは困難なことが多いため，EUS-FNA を行う意義は高い．

また，セルブロックを作製し，免疫染色を行うことで，原発巣の推定も行える場合がある．

### (4) 診断成績，偶発症

膵癌診断の感度 80～97％，特異度 82～100％．胆道癌の感度 84％，特異度 100％と報告されている．膵癌の腫瘍径別診断成績を検討すると，小膵癌では，組織採取率が低下するものの，細胞診の診断成績は比較的良好である．

偶発症は充実性病変では 2％以下，囊胞性病変では 14％と報告されている．具体的には，出血，急性膵炎，感染症，膿瘍形成，消化管穿孔，穿刺経路播種などがある．

## 2）膵液，擦過
### (1) 適応
　①膵管に狭窄・拡張がみられ悪性が疑われる症例，②EUSで穿刺可能な腫瘤像が描出されない場合，③さまざまな理由で穿刺を避けたい症例，④上皮内膵癌を疑う場合（膵管拡張・狭窄，膵嚢胞）などが適応となる．

　上皮内癌は，各種画像検査で膵癌を疑うことが困難な場合が多いので注意が必要である．予後の悪い膵癌の成績向上のために膵癌の早期診断が重要であり，膵液細胞診による上皮内癌診断が期待されている．

　細胞組織学的確定診断のためだけにPTBDを行った症例の56％に穿刺経路再発を認めたとの報告があり，推奨されない．

> **メモ**
> 膵上皮内癌
> 　EUS-FNACでは診断できない．

> **メモ**
> 　膵液細胞診でIPMNと膵上皮内腫瘍性病変の鑑別は難しい．

### (2) 検査の特徴，使用機器，処置具
#### ①自然剥離細胞診（貯留胆汁や排液胆汁・膵液）
　剥離後の時間経過が長い細胞は変性しており，核クロマチンの凝集・濃縮が強調され，細胞形態の判定は比較的難しい．新鮮な剥離細胞採取の工夫が望ましい．

#### ②擦過細胞診（胆管・膵管）
　新鮮な細胞が採取されるので，細胞形態の判定は比較的容易である．細胞の変性が少なく，核の濃染は目立たない．ただし，病変部を適切に擦過することが容易ではない場合も少なくない．ガイドワイヤー誘導下にブラシを挿入する器具が頻用されている．

　膵上皮内癌の場合，必ずしも狭窄部に癌上皮が存在しておらず，このような場合，擦過細胞診陰性，膵液細胞診陽性となる．

### (3) 手技の実際と重要なポイント
　後方斜視内視鏡を十二指腸まで挿入し，内視鏡の鉗子孔から出したチューブを十二指腸乳頭部から胆管または膵管に選択的に挿入し，チューブを介して造影剤を胆管または膵管に注入し，X線透視や撮影を行う．その後チューブを介して陰圧をかけて胆汁または膵液を採取する．

　従来はセクレチン刺激下で膵液を十分採取することで，比較的良好な膵液細胞診の成績が得られていた．しかし，2004年にセクレチン製剤の製造が中止となったため，現在は主に以下の3種類の工夫が行われている．

#### ①膵管洗浄液細胞診
　ERCPに際し膵管異常部をブラシで擦過後，3ルーメンバルーンカテーテルを膵管内に楔入し，造影ルーメンよりシリンジで滅菌生理食塩水を0.5 mLずつ注入し，同時にガイドワイヤールーメンより弱い陰圧で吸引する（今村ら，2003）[3]．

#### ②内視鏡的経鼻膵管ドレナージ（ENPD）チューブ留置下膵液細胞診
　5Fr ENBDチューブを用い，チューブを複数日留置して，バッグ内の貯留膵液ではなく，新鮮な膵液を複数回採取する（木村ら，2011）[4]．

#### ③リコンビナントセクレチンの使用
　輸入した合成ヒトセクレチン製剤を静注し，膵外分泌を刺激することで，

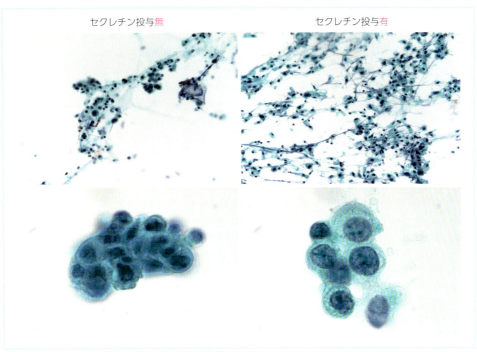

図 D-58 セクレチン投与の有無による膵液細胞像の違い

10分程度で30 mL程度の膵液を採取でき，多くの新鮮な膵管上皮細胞数が採取できる（中泉ら，2009）[5]．セクレチンを投与すると，膵液細胞診標本において細胞数の増加と核内構造の明瞭化がみられる（図 D-58）．

#### （4）診断成績，偶発症

膵液細胞診の膵癌診断の感度は30～79％，特異度は91.4～100％で，胆汁細胞診の感度は6～48％，正診率22～91％と報告されている．成績の大きな幅は工夫の有無が影響している．ERCP下ブラシ擦過細胞診の感度は30～88％，特異度は100％である．

偶発症として，ERCP後膵炎・胆管炎，内視鏡的乳頭切開術（EST）を行った場合は，出血，穿孔，腹膜炎が報告されている．

# Ⅶ 肝外胆管，胆囊

## 1 組織発生

胆道系の発生は，胎生4週頃に前腸下端の十二指腸領域の部位から肝の原基である肝憩が出現し，この末端部の尾側方向から胆管が形成される．また肝憩の基部には胆囊窩が出現，胆囊や胆囊管の原基となる．

> **メモ**
> 胆管発生初期には管腔をみるが，胎生6週までに閉鎖し，その後再疎通し胆管を形成する．

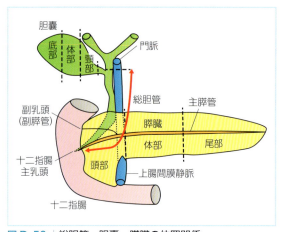

**図 D-59** ｜ 総胆管・胆嚢・膵臓の位置関係
胆嚢は底部・体部・頸部・胆嚢管，膵臓は頭部・体部・尾部に区分される．

## 2 構造と機能（図 D-59）

　肝外胆管は肝細胞から産生された胆汁が十二指腸内に流出するまでの排出経路であり，左右の肝管が肝臓の外で合流し，さらに胆嚢管と合流し三管合流部を形成，総胆管として十二指腸 Vater 乳頭部に開口する．胆嚢は肝右葉の下面（肝床部）に付着している．胆道系は肝外胆管，胆嚢，乳頭部に区分され，肝外胆管は肝門部領域胆管・遠位胆管，胆嚢は底・体・頸部，胆嚢管に分類されている．乳頭部は Oddi 括約筋で囲まれた部位である．

> **メモ**
> 　胆嚢は胆汁を貯蔵し，粘膜上皮が水分などを吸収し濃縮する．胆嚢はコレシストキニンにより収縮し，胆汁を排出する．
> 　胆汁は脂肪の消化を助け，吸収を促進する．

## 3 細胞診検体の処理法

　胆汁検体の標本作製の基本は遠心し，沈渣をすりあわせ法にて塗抹する方法である．しかし，粘稠性の高い検体や胆汁色素により，沈渣を確認できない検体もある．生理食塩水や保存液を加え，再度遠心することで細胞回収率は上がる．

　胆管擦過検体では臨床医がスライドガラスに塗抹する施設もあるが，乾燥標本が多くなる．スライドガラスに塗抹後，または直接，ブラシを生理食塩水などで洗浄する方法もあり，この方法ではブラシの繊維間に残っている細胞も回収できる．

　また，スライドガラスに塗抹し乾燥の可能性がある検体は 95％アルコールに浸さず，完全に乾燥させ再水和法を行う．再水和法は乾燥後，生理食塩水に 10 秒浸水した後，95％アルコールで固定する方法である．

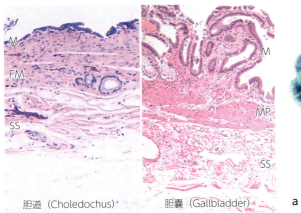

図 D-60 | 胆道系の正常組織
左：胆道．総胆管粘膜（M），線維筋層（FM），漿膜下層（SS），漿膜の4層に分かれ，線維筋層は疎な平滑筋線維束からなる．
右：胆囊．粘膜層（M），固有筋層（MP），漿膜下層（SS），漿膜からなり，粘膜筋板や粘膜下層は有していない．

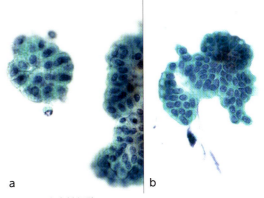

図 D-61 | 良性細胞
a：胆汁（Pap 染色　強拡大），b：胆管擦過（Pap 染色　強拡大）

##  胆道疾患の臨床・病理・細胞診

### 1）正常組織および正常細胞・良性成分

#### (1) 組織所見（図 D-60）

　胆道と胆囊は単層円柱上皮でおおわれる．消化管とは異なり粘膜筋板を欠くので，粘膜下層は存在しない．粘膜層，固有筋層（胆道は線維筋層），漿膜下層，漿膜の4層に分かれる．

#### (2) 細胞所見（図 D-61）

　細胞集塊はシート状，平面的で核の配列は規則正しい．胆汁に出現する細胞集塊はやや重積を示すが，辺縁の細胞質は保たれており，個々の細胞の細胞質も保たれている．細胞の大小不同はなくクロマチンは均一であり，核縁は薄い．胆管擦過による細胞は平面的で核間距離は均一である．

### 2）胆道の炎症性疾患

#### (1) 臨床所見

　肝外胆管炎は胆囊炎や総胆管結石を合併することが多いが，胆汁うっ滞や細菌感染により起こり，癌によるものもある．胆囊炎は急性・慢性に分けられ，しばしば胆石症を合併する．また，胆道癌との鑑別が問題となる硬化性胆管炎があり，原発性と IgG4 関連性がある．

　急性胆囊炎の多くは胆囊管に結石が嵌頓することにより発症し，慢性胆囊炎の原因の大部分も胆石症である．総胆管胆石症，肝外胆管炎，総胆管癌や膵頭部癌の胆管浸潤などは，胆道閉鎖の要因となり，黄疸を引き起こす．

#### (2) 組織所見（図 D-62）

　慢性胆囊炎では，粘膜上皮は萎縮性から過形成性までさまざまで，しばし

> **メモ**
> 胆石はコレステロール系（胆汁中の過剰コレステロールの結晶化）とビリルビン系結石（大腸菌の感染などによる）に大別され，わが国では前者が多い．

> **重要**
> 胆石症は女性に多く発生し，肥満や糖尿病が危険因子である．

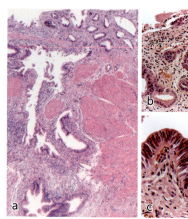
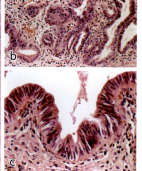

図 D-62 | 慢性胆囊炎の組織像
a：粘膜から漿膜下織までRASに沿って炎症が波及している．（HE染色　弱拡大）
b：胆嚢炎粘膜には再生異型上皮がみられ，c：また異型上皮を認めることもある．（b，cともHE染色　強拡大）

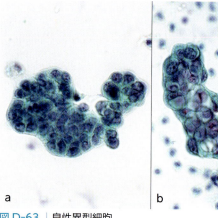

図 D-63 | 良性異型細胞
a：腺筋腫過形成（Pap染色　強拡大），b：結石（Pap染色　強拡大）
炎症などにより杯細胞の増生や扁平上皮化生が起こり，胆汁中に過形成細胞や再生異型を伴う細胞が出現する．核密度が上がり，細胞の大小不同も認め，核小体も明瞭になるが，細胞集塊の辺縁の細胞質は保たれており，クロマチンの増量は少なく均一である．背景に多数の炎症細胞の出現も一助となる．

ば化生（杯細胞，幽門腺）を伴い，上皮内癌との鑑別を要する再生異型上皮をみる．粘膜層の憩室様陥入（Rokitansky-Aschoff sinus；RAS）もみられる．

### (3) 細胞所見（図 D-63）

杯細胞の増生や扁平上皮化生が起こり，胆汁中に過形成細胞や再生異型を伴う細胞が出現する．核密度が上がり，細胞の大小不同も認め，核小体も明瞭になるが，細胞集塊の辺縁の細胞質は保たれており，クロマチンの増量は少なく均一である．背景にみる多数の炎症細胞も診断の一助となる．

### 3) 先天性胆道奇形

胆道閉鎖症および胆道拡張症がある．胆道拡張症は女児に多く，膵・胆管合流異常症を合併し，膵液が胆道系へ逆流，総胆管拡張の要因ともなり，拡張した胆管内にはしばしば癌が発生する．また，胆管拡張症を伴わない非拡張型の合流異常症は胆嚢癌の危険因子である（図 D-64）．

### 4) 胆道の腫瘍と腫瘍様病変

良性腫瘍として，腺腫（管状腺腫など）がある．胆嚢の腫瘍様病変としてはコレステローシス，コレステロールポリープおよび腺筋腫症（adenomyomatosis）が多くみられ，他に肉芽，リンパ性，過形成ポリープなどが発生する（図 D-65）．腺筋腫症は限局またはびまん性病変で，RASの過形成や集簇とともに，これを取り巻くように平滑筋線維の増殖を認める．胆道系ではまれに，粘液嚢胞性腫瘍および，前癌・初期癌病変とされている胆道内乳頭状腫瘍（IPNB）と胆管内上皮内腫瘍（BilIN）が発生する．

> **メモ**
> 先天性胆道閉鎖症（CBA）は肝外胆管の閉鎖を起こす疾患であり，女児にやや多い．

> **重要**
> 膵・胆管合流異常症は，膵管と胆管が十二指腸壁（固有筋層）外で合流する先天性奇形である．胆道癌の危険因子である．

> **重要**
> 総胆管拡張症は，高率に膵・胆管合流異常症を合併する．

> **注意**
> 胆嚢腺筋腫症の癌化はほとんどない．

> **重要**
> 原発性硬化性胆管炎（PSC）は，胆管壁の肥厚や胆管狭窄をきたし，胆管癌の危険因子である．

> **重要**
> 胆嚢の広基性ポリープは，悪性の可能性が高い．

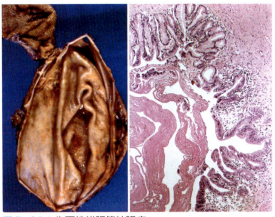

**図 D-64 | 先天性総胆管拡張症**
左：肉眼像．胆管は著明な囊胞状拡張を示しており，膵・胆管合流異常症を合併している．
右：組織像．胆管粘膜はびらん状で，再生上皮や過形成（上部）がみられ，異型上皮（下部）も認める．（HE 染色　弱拡大）

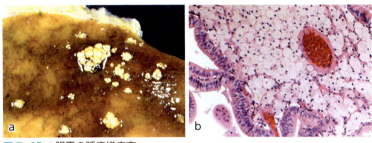

**図 D-65 | 胆囊の腫瘍様病変**
a：胆囊コレステロールポリープの肉眼像．黄色調の桑実状・有茎性ポリープ．
b：胆囊コレステロールポリープの組織像．間質には脂質を貪食した泡沫細胞集簇をみる．
（HE 染色　強拡大）

## 5）胆道癌の前癌病変および初期癌病変

### ●胆道内乳頭状腫瘍（intarductal papillary neoplasm of the biliary tract；IPNB）

#### (1) 臨床所見

　画像を含めた臨床診断が重要な腫瘍である．肝外胆管および胆囊に発生する乳頭状腫瘍性病変で，胆管が拡張（ときに囊胞状）し，粘液貯留を伴うことがある．

#### (2) 組織所見

　胆道上皮が乳頭状に増殖し，管状構造もみられる．腫瘍上皮は軽度～中等度異型（境界病変），高度異型（高分化型腺癌，上皮内癌）に分類され，さらには浸潤性胆道内乳頭状腫瘍に進展する．

#### (3) 細胞所見（図 D-66）

　細胞像のみで胆道内乳頭状腫瘍と判定することは困難であるが，腺腫様細

> **重要**
> IPNB では粘液産生がみられる．

> **メモ**
> IPNB の亜分類として，胆管固有上皮，化生腸上皮，オンコサイト型上皮，胃型上皮がある．

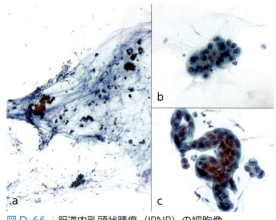

図 D-66 | 胆道内乳頭状腫瘍（IPNB）の細胞像
（a：Pap 染色　弱拡大，b, c：Pap 染色　強拡大）

胞，腺癌細胞が混在して出現する症例や粘液を含む腺癌細胞を認めた症例はIPNB も否定できないので，細胞所見を詳細に記載することが重要である．

● 胆管内上皮内腫瘍（biliary intraepithelial neoplasia；BilIN）
(1) 組織所見

顕微鏡下で同定される胆管上皮の腫瘍性の平坦あるいは微小な乳頭状病変．BilIN-1（軽度異型），BilIN-2（中等度異型），BilIN-3（高度異型，上皮内癌）に分類される．

## 6) 胆道癌
(1) 臨床所見

胆道系には通常の消化管にみられる癌が発生する．肝外胆管癌や特に Vater 乳頭部癌は閉塞性黄疸で発症することが多いが，胆嚢癌は自覚症状に乏しく，早期発見が難しいので予後不良なことが多い．

肝外胆管癌は肝門部領域胆管に多く発生する．また，胆嚢癌は高齢女性に好発し，胆嚢底部に多く発生し，しばしば胆石症を合併する．臨床的に胆石症で切除された胆嚢には異型上皮や粘膜内癌がみられることがある．十二指腸開口部には Vater 乳頭部癌が発生する．肉眼的に粘膜面からは乳頭型・結節型・平坦型など，割面では膨張型・浸潤型に分類される．

(2) 組織所見（図 D-67, 68）

胆道癌で最も頻度の高い組織型は管状腺癌（高・中・低分化型）であり，比較的分化のよい腺癌が多い．乳頭腺癌や腺扁平上皮癌も比較的多く発生する．他に，扁平上皮癌，未分化癌，癌肉腫や神経内分泌腫瘍などがある．

(3) 細胞所見（図 D-69, 70）

「悪性」癌を確実に見落とさないための判定基準として，日本臨床細胞学会胆汁細胞診研究班では「貯留胆汁細胞診の判定基準」(2007) を作成している．

---

**重要**
胆嚢粘膜には粘膜筋板がなく，癌が浸潤しやすい．

**注意**
胆嚢癌と胆石症の因果関係は不明である．

**重要**
胆道系の腺癌には，粘液癌や印環細胞癌もみられる．

**メモ**
胆道の腺扁平上皮癌では，扁平上皮成分が1/4以上を占めるものである．

**重要**
十二指腸乳頭部癌の予後は肝外胆管癌より良好である．

**重要**
神経内分泌腫瘍は，核分裂像数と Ki-67 index で grade 分類（NETG1, G2, NEC）を行う．

**重要**
カルチノイド腫瘍は，神経内分泌腫瘍（NET）の G1 に含まれる．

**メモ**
胆管内上皮内腫瘍（biliary intraepithelial neoplasia；BilIN）は，顕微鏡レベルでの上皮内異型病変である．肉眼的には，平坦または微小乳頭状の形態を示す．BilIN-1（軽度異型），BilIN-2（中等度異型），BilIN-3（高度異型，上皮内癌）に分類される．

**重要**
胆汁細胞診で良悪の鑑別に有用な所見には，核形不整，核の配列不整，核クロマチンの増量，集塊辺縁の凹凸不整などがある．

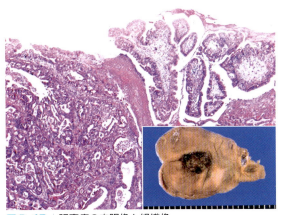

図 D-67 | 胆嚢癌の肉眼像と組織像
右：肉眼像．胆嚢体部に乳頭膨張型腫瘍を認める．
左：組織像．組織学的には表層部は乳頭腺癌で，浸潤部は異型細胞が小腺管を形成する中分化型腺癌をみる．（HE 染色　弱拡大）

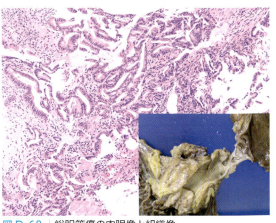

図 D-68 | 総胆管癌の肉眼像と組織像
右：肉眼像．膵頭十二指腸切除標本では，遠位胆管に結節浸潤型の腫瘍を認めた．
左：組織像．十二指腸乳頭部生検では異型細胞が比較的明瞭な腺管を形成する高分化管状型腺癌がみられる．（HE 染色　強拡大）

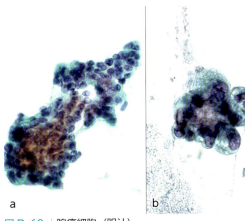

a　　　　　　　　b

図 D-69 | 腺癌細胞（胆汁）
a：大型集塊（Pap 染色　弱拡大），b：個々の細胞（Pap 染色　強拡大）

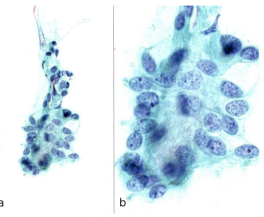

a　　　　　　　　b

図 D-70 | 腺癌細胞（胆管擦過）
採取法により細胞像の違いがある．基本は「貯留胆汁細胞診の判定基準」であるが，胆管擦過による細胞像は平面的になり，不規則重積の所見が明瞭でない症例もある．重要な所見は核の配列不整（核の極性の乱れや核間距離の不整），核の腫大である．（a：Pap 染色　弱拡大，b：Pap 染色　強拡大）

　「大きな細胞集塊（50個以上を目安）では，①不規則な重積（シート状にみられない），②核の配列不整（核の極性の乱れや核間距離の不整），③集塊辺縁の凸凹不整（核の飛び出し，分岐不整），の3項目すべて満たしたものを悪性とする．個々の細胞（10個程度の小集塊）では，①核の腫大（正常核の約2倍以上，核の大小不同やN/C比の増大），②核形不整（核の切れ込みや不整），③クロマチンの異常（クロマチンの増量や不均等分布），の3項目すべて満たしたものを悪性とする」という判定基準である．この判定基準を満たさなくとも「悪性」の細胞は存在する．
　他に，壊死性背景や異型細胞集塊が多彩（単個〜集塊）な出現，細胞密度

**重要**
再生異型細胞は核小体が明瞭になる細胞も存在し，判定基準に核小体所見を入れていない．

**注意**
胆嚢癌での術中腹水洗浄細胞診陽性は遠隔転移とは判定されない．

の増加などが鑑別所見にあげられる．また，良性細胞集塊の所見を十分に把握する必要がある．

## 5 その他

胆汁の細胞は変性が強く，判定は困難とされ，施設間での正診率の格差は大きい．しかし，細胞診が最終診断となる症例も多く，細胞診の診断は重要である．

高分化な腺癌も多く，小型で異型の弱い細胞集塊を見落とさないことがスクリーニングの注意点である．疑陽性の判定には良性を疑うのか，悪性を疑うのかの記載をすることが望ましい．

# Ⅷ 膵臓

## 1 組織発生

膵臓は，十二指腸の内胚葉上皮に由来する2つの膵原基が癒合することにより形成される．胎生6～7週目に腹側膵原基は総胆管とともに右側に回転し，背側膵原基の下方に移動，腹側と背側膵原基の遠位部の管が融合し主膵管が形成され，背側膵原基の近位部は副膵管となる．

> **メモ**
> 膵の先天性奇形としては異所性膵，輪状膵，膵管癒合不全，囊胞線維症などがある．

## 2 構造と機能

膵臓は十二指腸に付着する15 cm長ほどの細長い臓器で，胃後方の後腹膜に位置する．膵頭部・体部・尾部の3部位に分けられ，頭部と体部の境界は上腸間膜静脈・門脈の左縁，体部と尾部の境界は大動脈の左縁である（図D-59）．主膵管は膵内を走行する遠位胆管とともに十二指腸固有筋層を貫いたのち合流し，十二指腸に開口する．膵実質は，消化酵素（膵液）を分泌する腺房細胞からなる外分泌腺と，その膵液を十二指腸に送り出す膵管，およびランゲルハンス島（膵島）と呼ばれる内分泌腺で構成される．

> **メモ**
> 消化酵素にはアミラーゼ，リパーゼ，トリプシノーゲン（分泌時の前駆体，十二指腸でトリプシンとなる）などがある．

## 3 細胞診検体の処理法

膵液検体の標本作製は胆汁検体（p.198）と大きな差はない．ただ，ERCPの造影剤の混入があると細胞の回収が悪いため，臨床側に膵液の採取の際，試験管の本数を数本に分けて採取するよう依頼する．粘液の多い検体では胆汁と同様に，生理食塩水や保存液を加える．

膵管擦過検体では胆管擦過検体と同様に，スライドガラスに塗抹後，または直接，ブラシを生理食塩水などで洗浄する．また，スライドガラスに塗抹し乾燥の可能性がある検体は95％アルコールに浸さず，完全に乾燥させ再水

> **注意**
> 急性膵炎時の細胞採取は禁忌であり，ERCPなどによる細胞採取後に急性膵炎を発生することがある．

和法を行う．

　膵領域では近年，超音波内視鏡ガイド下穿刺吸引法（EUS-FNA）が施行されるようになった．EUS-FNAの検体では血液成分の混入が多く，直接スライドガラスに押し出すと溶血による凝固や乾燥が起こりやすい．そこで，生理食塩水を入れた深めの容器（シャーレなど）に検体を浸すことにより，良質な標本作製が可能となる．その一部をスライドガラスに載せたうえですり合せ法（圧挫法）にて2枚の標本を作製する．また，正診率の向上，検査時間の短縮のため，オンサイト細胞診を施行している施設も増えてきたが，判定報告の方法や人員の確保など問題は残る．オンサイト細胞診での迅速染色法は，Giemsa染色系とPapanicoloau染色系があるが，実際に関係する検査士などが熟練している方法が最適と考える．

## 4 膵疾患の特徴

### 1）臨床的特徴

　炎症性膵疾患は急性・慢性膵炎に大別される．急性膵炎は膵液中の消化酵素による膵実質が自己融解され，急激な炎症が起こる．慢性膵炎では炎症の繰り返しにより，膵組織が徐々に破壊され，線維化を伴い硬化する．他に，膵腫大や主膵管狭窄を伴う自己免疫性膵炎（autoimmune pancreatitis；AIP）がある．

　膵腫瘍には外分泌，内分泌細胞を由来とするさまざまな分化を示すものがある．外分泌腫瘍のうち悪性腫瘍の多くは膵管上皮を発生母地とする通常の腺癌で，悪性度が高い．また，膵に特有の腫瘍としては漿液性嚢胞腫瘍や粘液性嚢胞腫瘍，膵管内乳頭粘液性腫瘍や腺房細胞腫瘍などがある．膵島由来の神経内分泌腫瘍には，ホルモン産生性（インスリン，グルカゴンなど）の機能性および非機能性腫瘍がある．さらに分化方向の不明な上皮性腫瘍には充実性偽乳頭状腫瘍，膵芽腫がある．

### 2）発生要因

　膵炎の主な要因はアルコール，胆石であるが，原因不明（特発性）のものもある．膵癌の危険因子としては糖尿病，慢性膵炎，喫煙などがある．浸潤性膵管癌の前駆病変としては，膵上皮内腫瘍性病変，膵管内乳頭粘液性腫瘍などがある．

### 3）病理学的特徴

　急性膵炎は出血や脂肪壊死を起こし，慢性膵炎ではリンパ球浸潤や線維化とともに膵管上皮の高円柱状化，杯細胞・扁平上皮化生やまれに異型上皮を認める（図D-71）．自己免疫性膵炎ではIgG4陽性の形質細胞浸潤がみられる（図D-72）．

> **重要**
> 自己免疫性膵炎（AIP）では血中のIgG4が高値であり，膵実質にはリンパ球，IgG4陽性形質細胞浸潤を認める（IgG4関連疾患）．

> **重要**
> AIPは腫瘤を形成し，臨床的に膵癌との鑑別を要することがある（腫瘤形成性膵炎）．

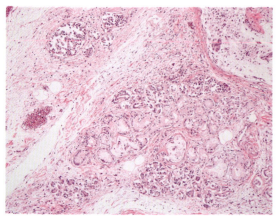

図 D-71 | 慢性膵炎の組織像
腺房細胞の萎縮あるいは消失と，ランゲルハンス島の残存および膵管上皮の化生を認める．間質には線維化やリンパ球浸潤をみる．（HE 染色　弱拡大）

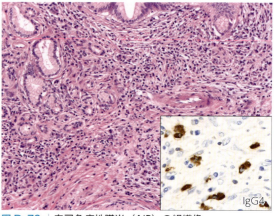

図 D-72 | 自己免疫性膵炎（AIP）の組織像
左：膵管を取り囲む様にリンパ球，形質細胞浸潤を認め，線維化を伴い腺房細胞は消失している．（HE 染色　弱拡大）
右下：形質細胞は IgG4 陽性である．（IgG4 免疫染色　強拡大）

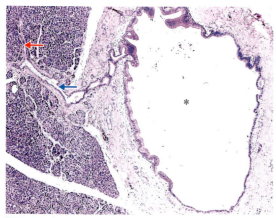

図 D-73 | 正常膵組織（膵管の構造）
膵外分泌部は腺房，介在部（赤矢印）および導管（青矢印）からなり，腺房細胞で分泌される膵液（消化酵素）は主膵管（＊）に運ばれ，十二指腸に排出される．主膵管は単層円柱上皮でおおわれている．（HE 染色　弱拡大）

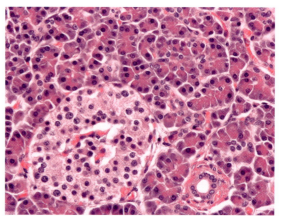

図 D-74 | 正常膵組織（膵実質）
腺房細胞の胞体は好塩基性，チモーゲン顆粒を認める．膵島の内分泌細胞は小型，円形核を有し，胞体は微細顆粒状である（左下部）．小膵管は立方上皮でおおわれ，基底側に小型，円形核をみる（右下部）．（HE 染色　強拡大）

##  膵疾患の臨床・病理・細胞診

### 1）正常組織および正常細胞・良性成分

#### （1）組織所見（図 D-73, 74）

腺房細胞は円柱状〜円錐状で，基底部に小型の円形核を有し，胞体にはチモーゲン顆粒を認める．膵管は単層円柱上皮からなり，基底部に小型円形核を有する．膵島は内分泌細胞の集団であり，核は小型円形，胞体は微細顆粒状である．

#### （2）細胞所見（図 D-75）

洗浄法や擦過法で得られる細胞は，ほとんどが膵管由来の円柱上皮細胞である．また穿刺吸引細胞診（EUS-FNAC）では，上記細胞以外に腺房細

**重要**

膵島の内分泌細胞は，グルカゴン（A 細胞），インスリン（B 細胞），ソマトスタチン（D 細胞），膵ポリペプチド（PP）を産生し，B 細胞が多い．

ランゲルハンス島は膵全体に分布するが，膵尾部に多い．

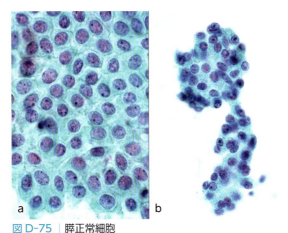

図 D-75 膵正常細胞
a：膵管上皮細胞（Pap染色　強拡大），b：腺房細胞（Pap染色　強拡大）

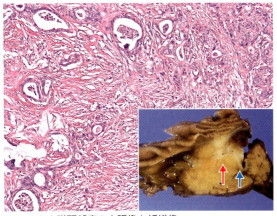

図 D-76 膵頭部癌の肉眼像と組織像
右：肉眼的には灰白色調の硬い腫瘍（赤矢印）で，総胆管（青矢印）や十二指腸に浸潤している．
左：組織学的には中分化型腺癌と低分化型腺癌（右上）が混在している．間質には線維増生をみる．（HE染色　弱拡大）

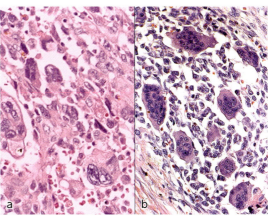

図 D-77 退形成癌の組織像
a：多形細胞型．大型核や多核の異型性が強い癌細胞を認める．（HE染色　強拡大）
b：破骨型多核巨細胞を伴う型．大部分が単核の組織球様細胞および多核の破骨細胞様細胞からなる．（HE染色　強拡大）

（チモーゲン顆粒含む）や膵島を構成する内分泌細胞が出現する．膵炎や膵石症などの膵液中には核腫大，核濃染を伴う膵管上皮細胞をみることがある．

## 2）浸潤性膵管癌（invasive ductal carcinoma；IDC）

### (1) 臨床所見

通常型膵管癌は膵腫瘍の80％以上を占め，好発年齢は60〜70歳代で，男性にやや多く発生する．発生部位は2/3程度が膵頭部で，総胆管や十二指腸に浸潤する．他の消化器癌と比べ予後不良であり，特に膵尾部癌では発見が遅れ切除不能なことが多い．

### (2) 組織所見（図 D-76）

腺癌は腺管形成の度合により高・中・低分化型の3型に分類される．他に腺扁平上皮癌（腺癌と扁平上皮癌成分が混在），粘液癌（癌細胞が粘液に浮

**重要**
膵管癌では90％以上にK-ras遺伝子の変異が検出される．

**メモ**
膵腺扁平上皮癌は，扁平上皮成分が腫瘍全体の30％以上を占めるものである．

**メモ**
膵腺扁平上皮癌では粘表皮癌やほとんどが扁平上皮癌のものも含まれる．

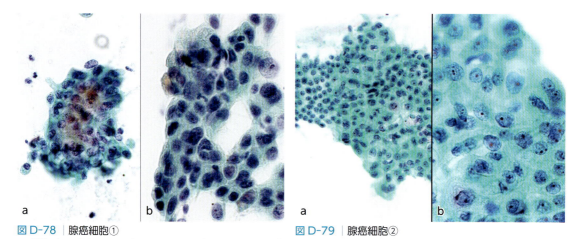

図 D-78 | 腺癌細胞①
a：膵液（Pap染色　強拡大），b：膵管擦過（Pap染色　強拡大）

図 D-79 | 腺癌細胞②
a, b：EUS-FNA（a：Pap染色　弱拡大，b：Pap染色　強拡大）

遊），退形成癌（類円形〜紡錘形の単核細胞および多核巨細胞が混在）がある（図 D-77）．

### (3) 細胞所見（図 D-78, 79）

膵液に出現する腺癌細胞は一般の腺癌と同様で，重積性，細胞配列の乱れや核の大小不同などの有無により判定する．しかし高分化型では出現細胞が比較的小型で，核クロマチン増量や核小体の腫大が軽度のこともあり，注意を要する．また，膵管擦過細胞像では平面的配列を示し，不規則重積の所見は不明瞭になる．

核の極性の乱れや核間距離の不整が重要な細胞所見となる．

EUS-FNACで悪性と診断される検体の多くは，浸潤性膵管癌（腺癌）である．そのなかで高分化型腺癌は細胞が小型で異型性に乏しく，悪性との診断に躊躇する場合もしばしばである．重要な診断基準は，①核間距離の不整（核が不規則に配列，重積），②核の腫大（核の大小不同，核密度の増加），③核形不整（核の切れ込み，しわ）の3点である．一般的な細胞診で腺癌の特徴とされる核小体明瞭化やクロマチン異常などは，高分化型腺癌では明瞭でないことも多いので上記の3点は重要である．

### 3）膵管内腫瘍

### ●膵管内乳頭粘液性腫瘍（intraductal papillary mucinous neoplasms；IPMNs）

#### (1) 臨床所見

膵管内腫瘍の一型であり，中高年の膵頭部に好発する．粘液産生性腫瘍とも呼ばれ，粘液貯留の目立つ拡張した膵管の増生が特徴である．肉眼的には主膵管型（土管状のびまん性拡張）と分枝膵管型（ブドウの房状）および混合型に分類される．

#### (2) 組織所見（図 D-80）

腺腫および上皮内癌に相当する非浸潤性，嚢胞壁に浸潤する浸潤性腺癌に

**注意**
膵粘液癌には印鑑細胞癌が含まれる．

**メモ**
膵退形成癌は多形細胞型・紡錘細胞型・破骨細胞型に分類される．

**重要**
膵管内乳頭粘液性腫瘍（IPMN）の胃型は，異型度が低く，他の型よりも予後が良い．

**注意**
IPMNの主膵管型は分枝膵管型よりも悪性度が高く，予後が悪い．

**重要**
IPMNの亜型分類には粘液コア蛋白の種類によるMUC免疫染色が有用である．

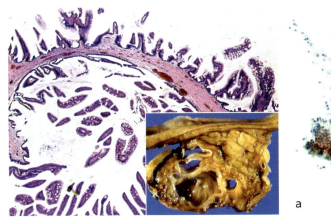
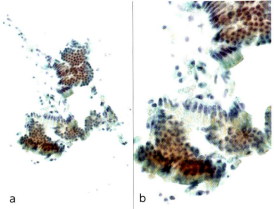

図 D-80 | 膵管内乳頭粘液性腫瘍（IPMN）の肉眼像と組織像
右：肉眼像．ブドウの房状に拡張した膵管の増生からなる分枝膵管型 IPMN．
左：組織像．拡張した膵管内腔にはさまざまな異型を呈する円柱上皮が乳頭状に増殖している．（HE 染色　弱拡大）

図 D-81 | 膵管内乳頭粘液性腺腫（IPMA）の細胞像
（a：Pap 染色　弱拡大，b：Pap 染色　強拡大）

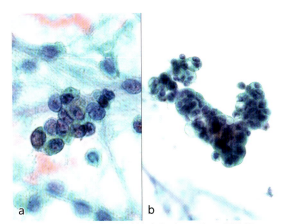

図 D-82 | 膵管内乳頭粘液性腺癌（IPMC）の細胞像
a：小型集塊（Pap 染色　強拡大），b：大型集塊（Pap 染色　強拡大）

分類される．

拡張した膵管内腔は粘液性上皮が乳頭状に増殖し，腺腫での細胞異型は軽度～高度までさまざまである．浸潤癌では粘液癌の形態を示すことがある．腫瘍上皮は胃型・腸型・膵胆道型・好酸性細胞型の 4 亜型に分類される．

### （3）細胞所見

IPMN は膵管内乳頭粘液性腺腫から膵管内乳頭粘液性腺癌の連続病変であり，多くの良性細胞に混じり，さまざまな異型をもつ細胞が出現する．膵管内乳頭粘液性腺腫（intraductal papillary mucinous adenoma；IPMA）（図 D-81）の細胞は粘液を含む細胞が規則的に並び，平面的～やや重積を示す．

膵管内乳頭粘液性腺癌（intraductal papillary mucinous carcinoma；IPMC）（図 D-82）の細胞は従来の腺癌と同様な細胞所見を示すが，異型細胞が小型であり，ごく少数しか出現しないことも多く，スクリーニングを慎重に行う

**注意**
IPMN 由来の浸潤癌の他に，IPMN では通常型膵癌が合併することがある．

**重要**
膵液細胞診で IPMN と膵上皮内腫瘍病変との鑑別は困難である．

**メモ**
膵管内管状乳頭腫瘍（ITPN）は，管内増殖型の腺房細胞癌や IPMN との鑑別を要する．ITPN では腺房細胞マーカー（トリプシン），胃型マーカー（MUC5AC）が陰性である．

表 D-3 | 膵管内乳頭粘液性腫瘍（IPMN）の［細胞診の判定区分］に相当する組織像・細胞像

| 陰性/良性 IPMA | 異型/鑑別困難（favor benign）IPMA | 異型/鑑別困難（others） | 陽性/悪性 IPMC 非浸潤癌 |
|---|---|---|---|
| low-grade dysplasia | intermediate-grade dysplasia | high-grade dysplasia（同義語 WHO2010） | |

膵管内乳頭粘液性腫瘍の［細胞診，判定区分］は4つに分類される．
良性を支持する細胞所見は軽度の凹凸を有する辺縁スムーズな大型〜中型集塊の出現である．細胞集塊の結合は保たれ，ほつれは認めないが，重積を示したり，まれに核形不整をみることもある．
IPMA（腺腫）はWHO分類ではIPMN with low- or intermediate-grade dysplasia 相当である（緑円は低異型度，赤円は中等度異型のIPMA）．黄円は高度異型病変で，多くが非浸潤癌に相当する．
IPMNの細胞診断で最も重要なことは，非浸潤癌/high-grade 細胞を見落とさないことである．
大型異型細胞の見落としは少ないと思われるが，小型異型細胞集塊を認識する必要がある．

必要がある．また，壊死性背景を伴い，著明な異型を示す大小さまざまな集塊や細胞質に粘液を含む印環細胞様の細胞が多数出現していれば浸潤性IPMCを示唆するが，非浸潤癌IPMCとの鑑別は難しいとされている．背景に粘液を伴い，IPMAの細胞が出現していれば浸潤性膵管癌（腺癌）よりIPMCの可能性が高い．細胞判定とともに，背景，細胞所見を詳細に記載することを推奨する（表D-3）．

## ●膵管内管状乳頭腫瘍（intraductal tubulopapillary neoplasms；ITPNs）

### （1）臨床所見

従来の膵管内管状腺癌に相当する腫瘍であり，軽度拡張した膵管内に鋳型状に発育する充実性結節性病変である．

### （2）組織所見

IPMNと異なり，明瞭な粘液産生を示さず，主に細胞異型の強い細胞から

> メモ
> 膵管内腫瘍にはIPMNとITPNの他に，膵上皮内腫瘍性病変がある．

> メモ
> 膵上皮内腫瘍性病変（Pancreatic intraepithelial neoplasia；PanIN）では，膵管拡張の弱い膵管内に限局した異型過形成から上皮内癌までの病変である．PanINは低異型度（low-grade PanIN）と高異型度（high-grade PanIN）に分類される．

表 D-4 | IPMN の組織亜型・ITPN と MUC（ムチン・コア蛋白）発現

| | MUC1 | MUC2 | MUC5AC |
|---|---|---|---|
| 胃型 IPMN | − | − | + |
| 腸型 IPMN | − | + | + |
| 胆膵型 IPMN | + | − | + |
| オンコサイト型 IPMN | +/− | − | + |
| ITPN | + | − | − |

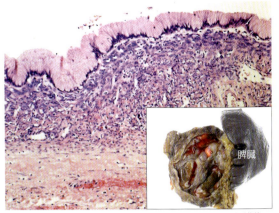

図 D-83 | 膵粘液性嚢胞腺腫（MCA）の肉眼像と組織像
右：肉眼像．膵尾部に被膜を有する多房性腫瘍を認め，内容液は粘液性である．
左：組織像．嚢胞内腔は，ごくわずかな核腫大を示す高円柱上皮でおおわれ，嚢胞壁には卵巣様間質（ovarian-like stroma）をみる．（HE 染色　強拡大）

なる膵管増生を示す膵管内腫瘍で，非浸潤性と浸潤性に分類される．膵管拡張は軽度で，大きさの揃った管状異型腺管が密に増殖している．

### （3）細胞所見

細胞学的には異型の強い腺癌細胞集塊として出現するが，細胞像のみでは ITPN とするのは困難である．臨床像や免疫所見などを重視する（表 D-4）．

## 4）粘液性嚢胞腫瘍（mucinous cystic neoplasms；MCNs）

### （1）臨床所見

ほとんどが中〜高年女性（男女比；1：20）の膵尾部に発生する，比較的厚い線維性被膜を有する多房性腫瘍である．

### （2）組織所見

組織学的には嚢胞内腔にみられる腫瘍細胞は膵管内乳頭粘液性腫瘍（IPMN）とほぼ同様であり，腺腫，非浸潤性，浸潤性腺癌に分類される．嚢胞壁には特徴的な卵巣様間質（ovarian-type stroma）を認める（図 D-83）．

### （3）細胞所見

細胞学的にも粘液を背景に細胞質内に粘液を含む円柱状細胞の異型細胞集塊が出現するが，細胞像のみで粘液嚢胞性腫瘍の診断は困難である．膵液に出現することは，膵管との交通がほとんどなくまれである．

## 5）漿液性嚢胞腫瘍（serous cystic neoplasms；SCNs）

### （1）臨床所見

中年女性の膵体尾部に好発する，線維性被膜を有する境界明瞭な小嚢胞からなる多房性嚢胞である．大部分は腺腫であるが，肝転移などをきたす腺癌がある．

**メモ**
粘液性嚢胞腫瘍の内容液は粘液性〜粘血性であり，内腔は平滑，顆粒状である．

**メモ**
卵巣様間質細胞には ER（estrogen receptor），PgR（progesteron receptor）がしばしば陽性である．

**重要**
膵管内乳頭粘液性腫瘍（IPMN）との鑑別には，好発年齢，性別，発生部位，共通する被膜，卵巣様間質の有無などを考慮する必要がある．

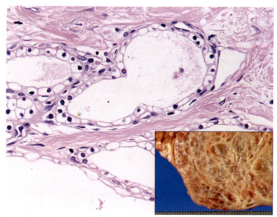

**図 D-84** 膵漿液性嚢胞腺腫（SCA）の肉眼像と組織像
右：肉眼像．線維性被膜を有する境界明瞭な腫瘤で，内容液は漿液性，小嚢胞状，スポンジ状である．
左：組織像．淡明な胞体を有する腫瘍細胞が腺腔を形成し増殖している．（HE 染色　強拡大）

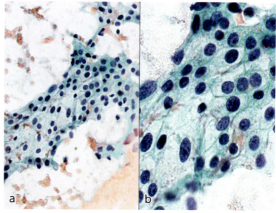

**図 D-85** 膵漿液性嚢胞腺腫（SCA）の細胞像
（a：Pap 染色　弱拡大，b：Pap 染色　強拡大）

**表 D-5** 膵嚢胞性腫瘍の特徴

|  | 膵管内乳頭粘液性腫瘍（IPMN） | 膵粘液性嚢胞腫瘍（MCN） | 膵漿液性嚢胞腫瘍（SCN） |
| --- | --- | --- | --- |
| 好発年齢 | 高年（60〜70歳） | 中年（40〜50歳） | 中年（40〜70歳） |
| 性別 | 男＞女 | 男≪女 | 男＜女 |
| 好発部位 | 頭部＞体尾部 | 体尾部 | 体尾部＞頭部 |
| 画像 | 多房性．膵管分枝型では嚢胞状，「ブドウの房」状を呈する． | 単房性，多房性　嚢胞は大きい | 類球形，境界明瞭．スポンジ様で小さい腔から構成されている．内容液は無色透明な液． |
| 膵管との交通 | あり | なし | なし |
| 石灰化 | まれ | 隔壁や辺縁部 | 中心部 |

## （2）組織所見（図 D-84）

組織学的には漿液性嚢胞腺腫（serouc cystadenoma：SCA）の嚢胞内腔は 1 層で，比較的小型，均一な核をもち，グリコーゲンの豊富な淡明な胞体を有する腫瘍細胞でおおわれる．

## （3）細胞所見（図 D-85）

細胞学的には SCA の腫瘍細胞の集塊はシート状に配列し，細胞は立方状〜扁平で，細胞質は広く，淡明である．核は小型，均一，核縁は整で，クロマチンは細顆粒状，均等に分布し，小型の核小体を認める．良性細胞と比較すると，核は大小不同を示し，配列の乱れがある．

膵嚢胞性腫瘍は画像所見が重要である（表 D-5）．

## 6）膵神経内分泌腫瘍（neuroendocrine tumor；NET）

### （1）臨床所見

機能性（症候性）と非機能性（非症候性）に分類され，機能性の膵消化管ホルモン産生性腫瘍にはインスリノーマ，グルカゴノーマ，ソマトスタチノ

**重要**
組織・細胞学的に漿液性嚢胞腺腫と腺癌の鑑別は困難である．

**メモ**
SCA の内容液は水様透明である．

**注意**
SCA には大きな嚢胞を形成するものや充実性の肉眼像を呈するものがある．

**注意**
膵神経内分泌腫瘍では，ホルモン産生性の頻度は非機能性よりも低い．

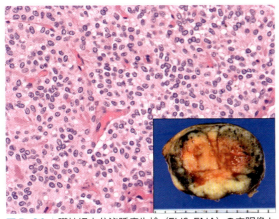

図 D-86 | 膵神経内分泌腫瘍生検（EUS-FNA）の肉眼像と組織像
右：肉眼像．肉眼的には白色調充実性で，境界明瞭な結節性腫瘍である．
左：組織像．胞体は淡好酸性で，小型，均一な核を有する腫瘍細胞が索状～腺房状に増殖している．（HE 染色　強拡大）

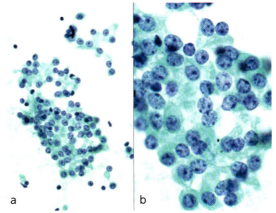

図 D-87 | 膵神経内分泌腫瘍（NET）の細胞像
（a：Pap 染色　弱拡大，b：Pap 染色　強拡大）

ーマ，ガストリノーマなどがあり，インスリノーマ以外は悪性のものが多い．他の消化器の神経内分泌腫瘍と同様に，高分化（NET G1, G2）・低分化（neuroendocrine carcinoma；NEC）の 3 型に分類される．

### （2）組織所見（図 D-86）

NET では比較的小型，均一な腫瘍細胞が索状・リボン状・ロゼット様構造を示し増殖するが，細胞異型度からは良悪の判定は難しい．NEC では核異型や核分裂像が強い．

### （3）細胞所見（図 D-87）

結合性が低下した腫瘍細胞の集団が多数採取される．核は小型で類円形，均一，クロマチンは細～粗顆粒状（ゴマ塩状），核縁は薄く，細胞質は淡明，核は偏在傾向にあるが，ときに裸核状になる．ロゼット様配列や索状・リボン状配列を示す．

神経内分泌癌は壊死や核分裂像が目立ち，肺の小細胞癌，大細胞内分泌癌に類似する細胞が出現する．

## 7）膵腺房細胞腫瘍（acinar cell neoplasms；ACNs）

### （1）臨床所見

高齢男性に好発するが，15％は小児に発生する．リパーゼ過剰産生による腫瘍随伴性症候群（皮下脂肪壊死など）を認めることがある．

### （2）組織所見（図 D-88）

大部分が腺房細胞に類似した好酸性で顆粒状の細胞質を有する腫瘍細胞が腺房状増殖を示す腺房細胞癌（acinar cell carcinoma；ACC）で，腺腫はきわめてまれである．

---

**重要**
膵神経内分泌腫瘍は多発性内分泌腫瘍（MEN1）の部分症のことがある．

**重要**
膵神経内分泌腫瘍は chromogranin A, synaptophysin, CD56 陽性である．

**重要**
膵グルカゴノーマは悪性腫瘍の頻度が高い．

**メモ**
腺房細胞癌は免疫染色でトリプシン，BCL10 などが陽性である．

**メモ**
腺房細胞癌は電顕で胞体内に黒色球状のチモーゲン顆粒をみる．チモーゲン（zymogen）は不活性な酵素前駆体でトリプシノゲン，キモトリプシノゲンに相当する．プロテアーゼにより活性化される．

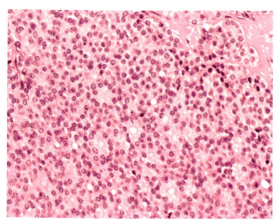

図 D-88 | 膵腺房細胞癌（ACC）の組織像
好酸性の胞体を有し，核分裂像を伴う異型腺房細胞の充実性増殖を認める．（HE 染色　強拡大）
電顕にてチモーゲン顆粒が確認された．

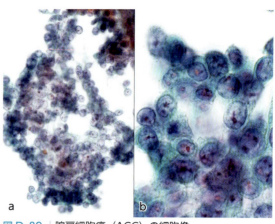

図 D-89 | 腺房細胞癌（ACC）の細胞像
（a：Pap 染色　弱拡大，b：Pap 染色　強拡大）

### （3）細胞所見（図 D-89）

　小型円形細胞からなる腫瘍である．比較的均一な細胞からなり，多くの細胞集塊は腺房状の配列を特徴とし，シート状，乳頭状配列も示す．また，小腺腔様配列を認める．細胞質は豊富でチモーゲン顆粒を有し，顆粒状にみえる．核は円形～類円形を示す．核小体は1個で大きく明瞭なことが多い．粘液は陰性である．

## 8）膵充実性偽乳頭状腫瘍（solid-pseudopapillary neoplasm；SPN）

### （1）臨床所見

　若い女性に好発するまれな腫瘍で，大部分が良性の経過を示すが，リンパ節や肝臓に転移する悪性例もある．比較的厚い線維性被膜を有する結節性腫瘍で，充実性部および腫瘍の増大とともに形成される出血壊死を伴った囊胞状部を認める．

### （2）組織所見（図 D-90）

　組織学的には比較的小型，類円形の好酸性細胞が充実性および偽乳頭状～腺管状構造を示しており，間質には毛細血管が豊富である．腫瘍細胞が乳頭状～シート状に配列し，核は小型円形で偏在し，大小不同には乏しく，クロマチンは濃染するが単調である．

### （3）細胞所見（図 D-91）

　小型円形細胞で構成された大小不同の集塊と血管間質を認める．一見，血管に張りつき，乳頭状増殖を示しているようにみえるが，血管間質の間に腫瘍細胞が集塊をつくっている．細胞の結合は弱い．N/C 比の高い，円形～類円形細胞である．クロマチンは微細顆粒状で，核の切れ込みが認められ，核小体は小型である．

　小型円形細胞からなる腫瘍（NET，ACC，SPN）の鑑別点については表

**重要**
　SPN の大部分は良性の経過を示すが，低悪性度腫瘍に分類される．

**メモ**
　SPN の腫瘍内にはしばしば好酸性の硝子球，泡沫細胞集簇，コレステロール肉芽を認める．

**メモ**
　SPN の免疫染色では CD10 陽性で，β-catenin が核に陽性である．

**重要**
　SPN は神経内分泌腫瘍，漿液性囊胞腫瘍と同様に，細胞所見での良悪の判定が困難である．

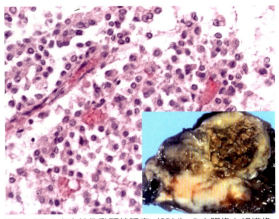

図 D-90 ｜ 充実性偽乳頭状腫瘍（SPN）の肉眼像と組織像
右：肉眼像．線維性被膜を有する球状の腫瘍で，充実部と出血壊死を伴う囊胞化がみられる．
左：組織像．腫瘍細胞は比較的小型，均一で，毛細血管を軸とし偽乳頭状に増殖する．（HE 染色　強拡大）

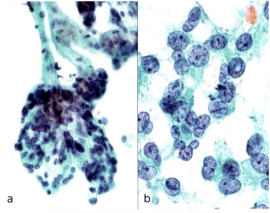

図 D-91 ｜ 充実性偽乳頭状腫瘍（SPN）の細胞像
（a：Pap 染色　弱拡大，b：Pap 染色　強拡大）

表 D-6 ｜ 円形細胞からなる腫瘍の鑑別点

|  | 膵神経内分泌腫瘍（NET） | 膵腺房細胞癌（ACC） | 膵充実性偽乳頭状腫瘍（SPN） |
|---|---|---|---|
| 免疫組織化学 | chromogranin A<br>synaptophysin | トリプシン<br>BCL10 | β-catenin（核陽性）<br>CD10 |
| 電子顕微鏡 | 神経内分泌顆粒 | 胞体内にチモーゲン顆粒 | ミトコンドリアが多く未熟 |
| その他 | 毛細血管に接することや，膵実質と接することもある． | 間質は少なく，腫瘍細胞は富んだ増殖を示す． | 間質は毛細血管性．<br>コレステリン沈着，石灰沈着を伴うこともある． |

D-6 にまとめた．

## 9）膵芽腫（pancreatoblastoma）

### (1) 臨床所見

10 歳以下の男児に好発するまれな小児の膵癌で，肉眼的には充実性腫瘍．

### (2) 組織所見

膵管上皮細胞（渦巻き状の squamoid corpuscle 出現）および腺房細胞（チモーゲン顆粒存在）の両方へ分化を呈する腫瘍である．

### (3) 細胞所見

細胞学的には小型円形〜短紡錘形細胞からなる腫瘍だが，腺房細胞への分化を示す細胞や内分泌細胞，間葉系細胞へ分化する細胞もあり，細胞像のみでの鑑別は困難である．

## 10）転移性腫瘍

### (1) 臨床所見

膵臓の転移性腫瘍には腎細胞癌，肺癌，乳癌，白血病，リンパ腫などがあ

メモ
膵芽腫の多くは AFP 産生性である．

メモ
膵の非上皮性腫瘍として，良性の血管腫およびリンパ腫，平滑筋肉腫などがある．

メモ
膵転移性腫瘍では，血液腫瘍以外では肺癌が最も多い．

り，手術症例として最も頻度の高い腫瘍は腎細胞癌である．

### (2) 組織所見

原発巣と転移部の組織像は異なることがあるので，免疫染色などが必要である．

### (3) 細胞所見

腎細胞癌の転移では，原発巣と同様な所見を示す．細胞質は淡明で広く，核は円形〜類円形，核小体は明瞭である．膵原発の腺房細胞癌や内分泌腫瘍など，異型の軽度な腫瘍との鑑別が必要となる．

 ## その他

細胞を確実に回収し，乾燥など変性の少ない標本を作製することが重要である．膵癌取り扱い規約第7版に「膵領域細胞診の報告様式」が記載されたが，詳細な細胞所見と推定病変を可能な範囲で記載するとある．EUS-FNACにおいて腺癌だけでなく，多くの病変に遭遇する機会が増えた．細胞診においても免疫化学染色を併用するなどの工夫が必要である．また，鑑別困難（疑陽性）例では良性を疑うのか，悪性を疑うのか，その細胞所見も記載することは臨床に役立つ．膵液細胞診は膵管内乳頭粘液性腫瘍（IPMN）の診断に欠かせず，異型度の判定も期待される．最も重要なことは，非浸潤癌の細胞を見落とさないこととあるが，小型であり小集塊で，ごく少数しか出現していない症例もある．多数の腺腫様細胞に惑わされず，慎重なスクリーニングが必要である．

# IX 肛門管

 ## 構造と機能

直腸終末部の膨らみのある膨大部に連続する約3〜4cm長の狭い領域で（外科的肛門管），排便を制御する厚い括約筋で囲まれ肛門皮膚に移行する．直腸粘膜と肛門皮膚の移行帯は，杯細胞のない円柱上皮や立方上皮と角化のない薄い重層扁平上皮などにおおわれている．移行帯の肛門縁から2cm程に肉眼的に凹凸のある歯状線があり，くぼみの肛門陰窩に分泌腺である肛門腺の導管が開口している（図D-92, 93）．歯状線の上下に静脈叢がよく発達している．

 ## 肛門疾患の臨床・病理・細胞診

### 1）肛門管上皮細胞

核偏在性の円柱上皮細胞と核中心性の扁平上皮細胞などをみる．

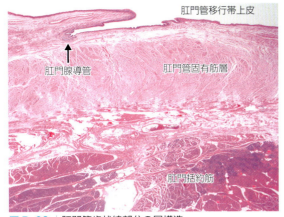

図 D-92 肛門管歯状線部分の層構造
(HE 染色 弱拡大)

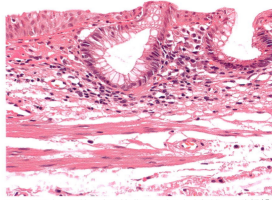

図 D-93 肛門管の大腸粘膜から扁平上皮領域への移行部
(HE 染色 強拡大)

## 2) 良性病変

　肛門腺の炎症による痔瘻，静脈叢のうっ血による痔核や肛門ポリープと尖圭コンジローマなどがある．

## 3) 悪性腫瘍

　腺癌，痔瘻癌（特に Crohn 病に合併）や肛門腺癌，扁平上皮癌，悪性黒色腫と乳房外 Paget 病などがある．

### 文献

〈Ⅵ　胆道・膵臓の臨床と細胞採取法〉
1) 日本膵臓学会膵癌診療ガイドライン改訂委員会（編）：膵癌診療ガイドライン　2016 年版．金原出版，2016．
2) 日本肝胆膵外科学会胆道癌診療ガイドライン作成委員会（編）：エビデンスに基づいた胆道癌診療ガイドライン　改訂第 2 版．医学図書出版，2014．
3) 今村綱男・他：膵管洗浄液細胞診の膵癌診断における有用性―通常型膵管癌の新たな検査法―．*Progress of Digestive Endoscopy*，62：55-59，2003．
4) 木村公一・他：ENPD チューブ留置での連続膵液採取による細胞診の小膵癌診断への有用性の検討．日消誌，108：928-936，2011．
5) 中泉明彦・竹中明美：膵液細胞診・擦過細胞診の判定基準と有用性．病理と臨床，27：1157-1165，2009．

〈Ⅶ　肝外胆管，胆嚢／Ⅷ　膵臓〉
1) 鬼島　浩・福嶋敬宜：腫瘍病理鑑別診断アトラス　胆道癌・膵癌．文光堂，2015．
2) 日本肝胆膵外科学会（編）：胆道癌取扱い規約　第 6 版．金原出版，2013．
3) 日本膵臓学会（編）：膵癌取扱い規約　第 7 版．金原出版，2016．
4) Hruban RH, Pitman MB, et al.：AFIP atlas of tumor pathology. Tumors of the pancreas. ARP, Washington, DC, 2007.
5) Albores-Saavedra J, et al.：AFIP atras of tumor pathology. Tumors of the gallbladder, extrahepatic bile ducts, and vaterian system. ARP, Washington. DC. 2015.


（Ⅰ〜Ⅳ，Ⅸ：山村彰彦・青木裕志・浅見志帆・飯野瑞貴）

（Ⅴ：水口國雄・阿曽達也・山田正人）

（Ⅵ：中泉明彦）

（Ⅶ，Ⅷ：鈴木不二彦・竹中明美）

# E 甲状腺

## 1 組織発生

　甲状腺（thyroid）の原基は，舌根正中部の舌盲孔にある．胎生4週前後に頸部方向に移動しはじめ，気管前方に管状の甲状舌管（thyroglossal duct）が形成される．甲状舌管は前頸部で左右両方向に伸び，甲状腺左葉・右葉ができる．同時に甲状舌管はアポトーシスにより消失してゆく．甲状腺には多数の球状の甲状腺濾胞（thyroid follicle）が形成され，コロイド（colloid）を貯留している．コロイドの主成分は，サイログロブリン（thyroglobulin）である．甲状腺内には鰓弓由来のC細胞（C cell）が入り込み，濾胞上皮細胞（follicular epithelium）の配列のなかに分布する．

## 2 構造と機能

　甲状腺は前頸部正中に蝶が羽を広げたような形で存在する内分泌臓器である．左右に大きく広がった部分が，左葉（left lobe），右葉（right lobe）で，両葉の中間部分が峡（isthmus）である．峡の上方に甲状舌管の退縮が不完全な部分がみられることがあり，これを錐体葉（pyramidal lobe）と呼ぶ（図E-1）．

　上皮性成分には2種の細胞があり，それぞれ別のホルモンを産生する．濾胞上皮細胞は甲状腺ホルモンであるサイロキシン（thyroxine：$T_4$），トリヨードサイロニン（triiodothyronine：$T_3$）を産生する．甲状腺ホルモンは，生体の新陳代謝をコントロールする．C細胞からはカルシトニン（calcitonin）が産生される．血中カルシウム濃度の調節に関与している．

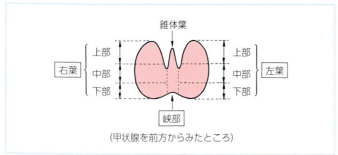

図 E-1 ｜ 甲状腺の領域の分け方と記載法
全体を左葉・右葉・峡部に分ける．両葉は上・中・下部におのおの3分される．錐体葉は峡部に含まれる．

細胞診検体の採取・処理法

　甲状腺細胞診の検体は，穿刺吸引により採取されるものが主体である．検体は直接塗抹による従来法よりも，液状検体処理法（LBC/LBP）によって標本作製を行うほうが利点が多い．これにより不適切検体を減らすことができ，かつ免疫染色や遺伝子関連の検査にも対応することができる．

 甲状腺疾患の特徴

### 1）臨床的特徴

　良性・悪性を問わず甲状腺疾患は女性に多い．特に日本人には微小癌（microcarcinoma）が高頻度に認められる．この現象は甲状腺と前立腺のみに特徴的に観察される．

### 2）発生原因

　放射線高線量被曝は小児甲状腺癌の発生要因であることが，チョルノービリ（チェルノブイリ）原発事故後の調査で明らかにされた．髄様癌の一部や乳頭癌の亜型には，遺伝性発生を示す症例がある．リンパ腫が橋本病患者に発生するのは，甲状腺内に形成されたリンパ濾胞における異常分裂によるとされている．

　この他の疾患では発生要因は明確にされていない．

### 3）病理学的特徴

　甲状腺悪性腫瘍の病理診断では，特徴ある所見の有無が重要視されている．たとえば，核内細胞質封入体，小濾胞構造，アミロイド沈着などがあげられる．核や細胞の大小や形状不整，クロマチンの濃淡や分布の均質性などのグラデーションのある所見が判定の主たる対象ではないので，標本が良好に作製されれば，診断内容は客観性に富み，診断者間のブレは他領域よりも少ない．したがって，習熟すれば的確な診断が下される確率が高いのは，甲状腺疾患の組織診・細胞診に共通した特徴である．

　主な甲状腺疾患は，以下に要約される．
　①腫瘍
　・悪性腫瘍：乳頭癌，濾胞癌，低分化癌，未分化癌，リンパ腫，転移性癌
　・良性腫瘍：濾胞腺腫
　・その他：硝子化索状腫瘍
　②非腫瘍性病変
　・過形成：腺腫様甲状腺腫
　・自己免疫疾患など：Graves病（Basedow病），橋本病（慢性甲状腺炎），亜急性甲状腺炎

 重要

**微小癌の定義**
　甲状腺では直径1cm以下の癌を微小癌という．被膜のある症例では，被膜も含めて計測する．ほとんどは乳頭癌である．細胞診では乳頭癌の判定はできるが，それが微小癌であるとの判定はできない．

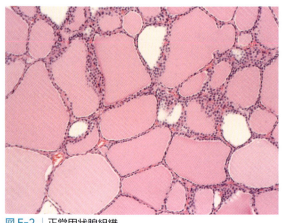

**図 E-2 │ 正常甲状腺組織**
異型のない濾胞上皮細胞が，コロイドの貯留している甲状腺濾胞を囲んで配列している．(HE 染色　弱拡大)

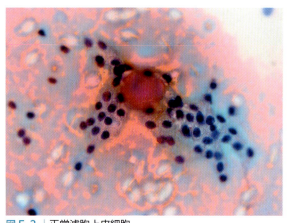

**図 E-3 │ 正常濾胞上皮細胞**
コロイド成分を背景に濾胞形成した小型核の濾胞上皮細胞集塊を認める．平面的部分や裸核状核が散在性にみられる．細胞質は少量である．(腫瘍摘出後正常部からの穿刺像　Pap 染色　強拡大)

## 5 甲状腺疾患の臨床・病理・細胞診

### 1) 正常組織および正常細胞

#### (1) 組織所見（図 E-2）

　甲状腺組織を構成する上皮性成分は，濾胞上皮細胞とC細胞である．このうち大部分を占めるのは濾胞上皮細胞で，細胞は単層かつ球状に配列してコロイドを貯留する濾胞を形成する．C細胞は濾胞上皮細胞と基底膜の間に介在する．その数はきわめて少なく，通常HE染色組織標本では確認できない．甲状腺の非上皮成分は線維細胞や毛細血管が主体であるが，その量はわずかである．

#### (2) 細胞所見（図 E-3）

　正常甲状腺部の穿刺吸引細胞診では，濾胞上皮細胞はきわめて少量が採取される．病理組織像を反映し，コロイドを背景に単層の上皮細胞が濾胞を形成してみられる場合や，小さなシート状集塊と周囲に裸核状に散在して出現することが多い．核は小型でヘマトキシリンに濃染し，リンパ球などと鑑別が困難な場合もある．

### 2) 乳頭癌（papillary carcinoma）

#### (1) 臨床所見

　中年以上の女性に多い悪性腫瘍で，原発性甲状腺癌の80%ないしそれ以上を占める．予後良好で，術後10年生存率でも80%台を示す．リンパ行性転移を起こしやすく，甲状腺外への広がりとしてはまず頸部リンパ節転移が生じることが多い．臨床症状を伴わない微小癌の頻度は高く，日本人の中高年者の10%ないし数十%にはこれらの休眠状態の癌が存在している．

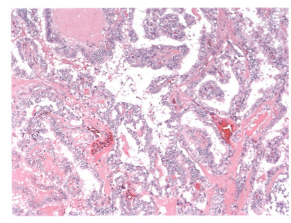

図 E-4 | 乳頭癌の組織像
癌細胞が線維性間質をおおうように配列し，乳頭状構造を形成している．癌細胞の核は重なりあっており，クロマチンは淡い．（HE 染色　中拡大）

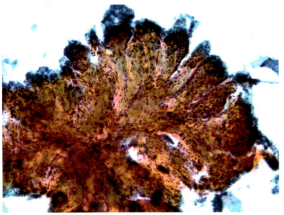

図 E-5 | 乳頭癌の細胞像①
毛細血管や間質成分を軸に乳頭状集塊がみられる．（Pap 染色　弱拡大）

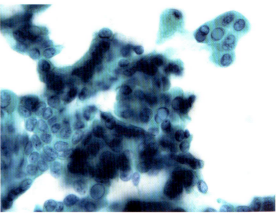

図 E-6 | 乳頭癌の細胞像②
分離した腫瘍細胞集塊はシート状から乳頭状で細胞密度が高く，クロマチンは微細で核の溝や小型核小体，核内細胞質封入体がみられる．（Pap 染色　強拡大）

## （2）組織所見（図 E-4）

組織診断上，乳頭癌に特有な所見としては，
①乳頭状構造
②重畳核（核の重なりあい）
③すりガラス状核
④核の溝
⑤核内細胞質封入体
⑥砂粒体

などがあげられる．このなかでも，すりガラス状核（ground glass nuclei），核内細胞封入体（intranuclear cytoplasmic inclusion），核の溝（nuclear groove），砂粒体（psammoma body）の診断的価値は高い．

　乳頭癌の診断に乳頭状構造の存在は必須ではない．核や細胞の特徴が乳頭癌に合致していれば，乳頭状構造がない症例でも乳頭癌に入れられる．乳頭状構造のない症例は乳頭癌の亜型として扱われ，濾胞型乳頭癌（papillary

> **注意**
> 核内細胞質封入体の診断学的意義
> 　乳頭癌の組織診・細胞診の判定では，核内細胞質封入体は重要な所見である．しかし，髄様癌や硝子化索状腫瘍でも出現するので，注意する必要がある．

> **重要**
> 乳頭癌の特殊型
> 　濾胞型の他に大濾胞型，好酸性細胞型，びまん性硬化型，高細胞型，充実型，篩型などがある．

carcinoma, follicular variant）と呼ばれる．

### （3）細胞所見（図 E-5, 6）

　乳頭状集塊は間質成分や毛細血管を軸にした増殖像であるが，穿刺吸引された場合は，分離した上皮細胞がシート状や乳頭状集塊での出現をとる場合が多い．

　シート状集塊は良性細胞集塊とは違い細胞境界が不明瞭で，重畳核といわれる核の不規則重積が認められる．核所見の特徴は，病理組織ですりガラス状と表現される細顆粒状のクロマチン像，核の溝，核内細胞質封入体である．副所見として，多核巨細胞やロービーコロイドおよび砂粒体がみられることがある．

　注意点として，核の溝や核内細胞質封入体は良性細胞や他の腫瘍細胞でも認められるため，細胞判定の際には一所見に注目しすぎず，総合的な判断が必要である．

> **メモ**
>
> ロービーコロイド（ropy colloid）
> 　噛んだチューインガムを引き伸ばしたような形で出現するコロイドをいう．ロービー（ropy）とは，「縄のような」あるいは「ねばつく」という意味の形容詞．

## 3）濾胞性腫瘍（follicular tumor）

　濾胞性腫瘍は，濾胞癌（follicular carcinoma）と濾胞腺腫（follicular adenoma）の総称である．甲状腺細胞診ではこの両者を判別できないので，細胞診の判定には推定診断名として濾胞性腫瘍が用いられる．

### （1）臨床所見

　濾胞癌は中高年の女性に多い癌で，原発性甲状腺癌に占める比率は10％弱である．血行性転移を起こしやすく，肺・骨はその好発部位である．手術のほか，放射性ヨードによる内照射療法が有効である．予後は比較的良好である．

　濾胞腺腫は濾胞上皮細胞由来の良性腫瘍である．広い年齢層に発生するが，女性に多い傾向にある．

### （2）組織所見（図 E-7）

　濾胞性腫瘍の典型例では，濾胞構造と全周性被膜が特徴的である．良・悪性の鑑別に関して，悪性と判断するためには，下記の①〜③の項目のうち少なくとも1つを病理形態学的に明らかにする必要がある．それが満たされてない被膜形成性の甲状腺腫瘍は濾胞腺腫とされ，良性腫瘍として扱われる．

　【濾胞癌の診断基準】
　①被膜浸潤（腫瘍被膜を越える浸潤）
　②脈管浸潤
　③他部位への転移
　⇒以上のうち，少なくとも1つを形態学的に確認することが必要．

### （3）細胞所見（図 E-8）

　全周性の腫瘍被膜でおおわれる内側は腫瘍細胞と毛細血管が増殖していることから，背景はコロイドではなく出血性の場合が多い．シート状の細胞集塊は少なく，重積性の強い濾胞状集塊が主体を占める．低分化傾向の強い場合は索状などの配列がみられる．核は良性濾胞上皮よりも腫大し，クロマチ

> **重要**
>
> 濾胞癌の亜型分類
> 　浸潤様式の違いにより，微少浸潤型，被包性血管浸潤型，広汎浸潤型に分けられる．特殊型には好酸性細胞型，明細胞型がある．

> **メモ**
>
> 濾胞腺腫の亜型分類
> 　好酸性細胞型，明細胞型がある．かつて異型腺腫（atypical adenoma）として亜型に分類されていた異型腺腫は病名に"異型"という語が入っているが，境界病変ではなく良性病変である．現在は奇怪核を伴った濾胞腺腫（follicular adenoma with bizarre nuclei）と呼ばれており，亜型としては取り上げられていない．

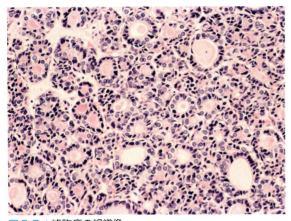

図 E-7 | 濾胞癌の組織像
大きさの不揃いな濾胞構造からなる腫瘍である．この図の所見のみでは良・悪性の判断はできない．（HE 染色　中拡大）

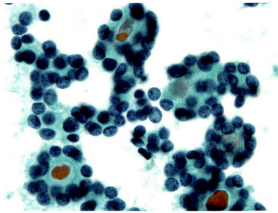

図 E-8 | 濾胞性腫瘍（微少浸潤型濾胞癌）の細胞像
中心部にコロイドを有する濾胞状構造をとり，重積性の強い細胞集塊を多く認める．（Pap 染色　強拡大）

ンは増量している．濾胞癌は濾胞腺腫に比べ細胞採取量が多く，細胞重積，核異型，クロマチン増量などの所見が強調されるが，病理組織診断に委ねることになる．

## 4) 未分化癌（undifferentiated carcinoma, anaplastic carcinoma）

### (1) 臨床所見

高齢男性に多くみられる癌であるが，原発性甲状腺癌の数％を占めるにすぎない．増殖が早く，予後はきわめて不良で，有効な治療法がほとんどない．

### (2) 組織所見（図 E-9）

異型の高度な癌細胞が乳頭状構造や濾胞構造を示さずに増殖する．癌細胞の形態は多彩で，肉腫様細胞も出現する．核分裂像，出血，壊死をしばしば伴う．乳頭癌・濾胞癌を基盤として発生することが知られており，同一腫瘍内に未分化癌の所見とともにこれらの癌がみられることもまれではない．

### (3) 細胞所見（図 E-10）

背景には，壊死を伴った炎症性細胞が多く混在するのが特徴である．腫瘍細胞は孤立性あるいは重積する集塊として認められる．細胞形態は多角形や紡錘形，多核巨細胞や肉腫様細胞をとる場合もあり，多彩である．細胞質は淡染するものから厚く重厚なものまでさまざまで，核の多型性や異型性は著明である．

甲状腺穿刺で壊死や好中球を認めた場合は，腫瘍細胞がなくとも本疾患を念頭におくべきである．

## 5) 髄様癌（medullary carcinoma）

### (1) 臨床所見

中高年に多い癌で，約 30％の症例に遺伝性背景がある．また，多発性内分

> **メモ**
> 好酸性濾胞性腫瘍
> 甲状腺濾胞性腫瘍のなかで好酸性細胞が 75％以上占める亜型を好酸性濾胞性腫瘍と呼ぶ．腺腫と癌に分類される．

> **メモ**
> 好酸性細胞
> 細胞質に好酸性の顆粒を有する細胞で，多量のミトコンドリアを含む．濾胞性腫瘍，腺腫様甲状腺腫，橋本病などでみられる．

> **重要**
> 低分化癌（poorly differentiated carcinoma）
> 高分化癌（乳頭癌ないし濾胞癌）と未分化癌の中間的な形態像および生物学的態度を示す濾胞上皮由来の悪性腫瘍．細胞診の判定基準は確立されていない．

> **メモ**
> 甲状腺癌の未分化転化（anaplastic transformation）
> 乳頭癌・濾胞癌あるいは低分化癌が，脱分化（dedifferentiation）により未分化癌を生じる現象をいう．

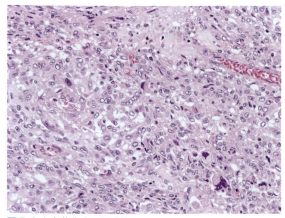

図 E-9 | 未分化癌の組織像
高度の異型を示す癌細胞が充実性に増殖している．(HE 染色　中拡大)

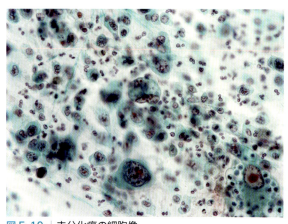

図 E-10 | 未分化癌の細胞像
多数の好中球を背景に，孤立性に大型核の腫瘍細胞が認められる．細胞形態は多彩で，核異型は顕著である．(Pap 染色　強拡大)

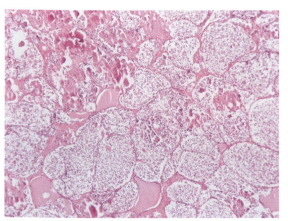

図 E-11 | 髄様癌の組織像
癌細胞は島状に髄様増殖を示している．間質の好酸性の部分にアミロイド沈着を伴っている．(HE 染色　弱拡大)

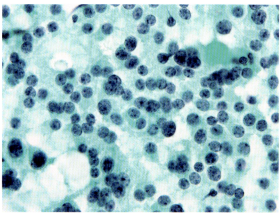

図 E-12 | 髄様癌の細胞像
類円形核の腫瘍細胞が緩い結合性を示して出現している．背景にはアミロイド物質を認める．(Pap 染色　強拡大)

泌腫瘍（multiple endocrine neoplasia；MEN）II型の1分症として甲状腺に髄様癌が発生する場合もある．副腎髄質の褐色細胞腫（pheochromocytoma）との合併症は，Sipple 症候群（Sipple syndrome）と呼ばれる．

　C 細胞は，正常でも癌化してもカルシトニンを産生する．したがって，カルシトニンは臨床的にはきわめて有効な腫瘍マーカーとして用いられている．髄様癌にはカルシトニンの他にも，ソマトスタチン，ヒスタミナーゼなどを産生する症例もある．

### (2) 組織所見（図 E-11）

　カルシトニン分泌顆粒を細胞質内にもつ癌細胞の充実性増殖が特徴的である．癌細胞は類円形であることが多い．間質にアミロイド沈着，石灰沈着をみる症例もあるが，必発ではない．

### (3) 細胞所見（図 E-12）

　腫瘍細胞は緩い上皮結合性を呈し，乳頭状や濾胞状配列は認めない．核は

> **メモ**
> 
> C 細胞への分化を示唆する免疫染色
> 　カルシトニンのほか，CEA，synaptophysin，chromogranin A も陽性を示す．

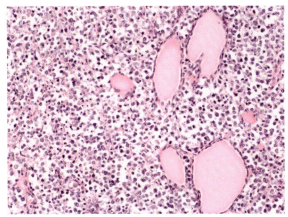

図 E-13 びまん性大細胞型 B 細胞性リンパ腫の組織像
一部に甲状腺濾胞が残存しているが，大半はリンパ腫細胞で占められている．（HE 染色　中拡大）

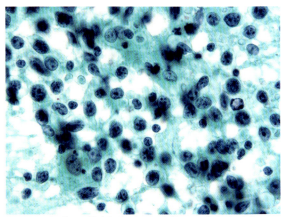

図 E-14 びまん性大細胞型 B 細胞性リンパ腫の細胞像
大型異型リンパ球が孤立散在性に出現し，単調な細胞像を示している．背景には lymphoglandular bodies を認める．（Pap 染色　強拡大）

類円形〜短紡錘形，紡錘形と多彩であるが，乳頭癌のような核の溝などの核形不整所見はみられない．クロマチンは粗大顆粒状（ゴマ塩状）といわれる神経内分泌腫瘍の特徴の像を示す点が，他の腫瘍との最大の鑑別点となる．細胞質は広く多稜形なものが多く，N/C 比は低い．細胞質内にカルシトニン分泌顆粒を有するために顆粒状にザラついて観察され，背景との細胞境界は不明瞭である．ライトグリーンに好染する無構造なアミロイド物質を約半数で認め，核内細胞質封入体がみられる症例もある．

## 6) リンパ腫 (lymphoma)

### (1) 臨床所見

中高年の女性に主に発生するが，甲状腺原発性腫瘍のなかでの頻度は低い．ほとんどが橋本病患者に続発する．

### (2) 組織所見（図 E-13）

甲状腺原発性リンパ腫は，多くは B 細胞性リンパ腫で，CD20 免疫染色が陽性である．粘膜関連リンパ組織型節外辺縁帯リンパ腫（extranodal marginal zone lymphoma of mucosa-associated lymphoid tissue）とびまん性大細胞型 B 細胞性リンパ腫（diffuse large B-cell lymphoma：DLBCL）が主である．前者は MALT リンパ腫（MALT lymphoma）とも呼ばれる．

### (3) 細胞所見（図 E-14）

びまん性大細胞型 B 細胞性リンパ腫（DLBCL）は，核の切れ込みや核形不整が目立つ大型異型リンパ球が優位となり，孤立性散在に出現し，リンパ球に分化傾向のみられない単調な像で出現する．背景には，顆粒状の細胞破壊物（lymphoglandular bodies）を認めることが多い．

MALT リンパ腫は，小型から中型異型リンパ球が主体で，形質細胞などの炎症性細胞が混在して出現するため，慢性甲状腺炎との鑑別が困難な場合が少なくない．

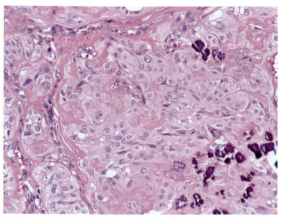

**図 E-15 │ 硝子化索状腫瘍の組織像**
索状配列を示す腫瘍細胞と，硝子化を伴う間質から構成されている．（HE 染色　強拡大）

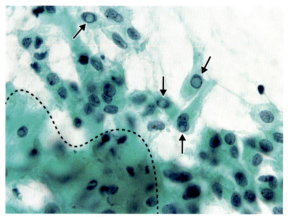

**図 E-16 │ 硝子化索状腫瘍の細胞像**
ライトグリーンに好染する硝子様物質を集塊内（…内）に認め，付着する上皮細胞に紡錘形核がみられる．核内細胞質封入体（↑）を多く認める．（Pap 染色　強拡大）

## 7）硝子化索状腫瘍（hyalinizing trabecular tumor）

### (1) 臨床所見

　かつては良性と考えられており腺腫に分類されていたが，転移を示す症例のあることが判明しており，良・悪性双方の腫瘍が含まれる．

### (2) 組織所見（図 E-15）

　腫瘍細胞は索状配列と硝子化を示す濾胞上皮細胞由来の腫瘍である．腫瘍細胞には核内細胞封入体をもつものがみられるので，その所見のみにこだわると乳頭癌と誤診するので要注意である．また，核の溝や硝子物はラミニン，Ⅳ型コラーゲン陽性である．これをアミロイド物質と誤認すると髄様癌と誤るので，注意が必要である．

### (3) 細胞所見（図 E-16）

　ライトグリーン好染する硝子様物質が，細胞集塊の中心や辺縁にからみつくように付着して毛羽立つような形態で認められる．この所見をスクリーニング時に確認できるか否かが，組織型を推定するうえで重要である．Giemsa 染色では異染性を示し，赤紫色に染まる．核所見では核内細胞質封入体が多く出現し，クロマチン細顆粒状，核の溝や不整も目立つことからきわめて乳頭癌と誤認しやすい．乳頭癌との鑑別点として，本腫瘍は類円形，楕円形に混在して紡錘形核がみられる場合が多く，上記所見や不規則な索状配列といった所見とあわせての評価が必要である．

## 8）腺腫様甲状腺腫（adenomatous goiter）

### (1) 臨床所見

　原因不明の甲状腺腫大を示す疾患である．多結節性病変を形成する．縦隔内にまで進展する症例もある．

### (2) 組織所見（図 E-17）

　濾胞上皮細胞由来の過形成性の結節で構成される．各結節を被膜がおおう

> **メモ**
>
> **索状配列**（trabecular arrangement）
> 　腫瘍細胞があたかもヒモのように列をなして出現する状態をいう．

> **メモ**
>
> **腺腫様結節**（adenomatous nodule）
> 　過形成性結節性増殖が1個ないし少数認められる場合には，腺腫様甲状腺腫ではなく腺腫様結節と診断する．ただし，細胞診所見では両者を区別できない．

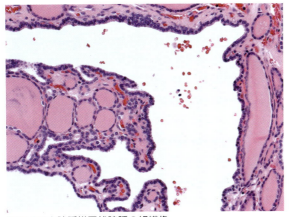

図 E-17 | 腺腫様甲状腺腫の組織像
核異型のない細胞が，乳頭状に増殖している．乳頭癌の核所見や細胞所見はない．（HE 染色　中拡大）

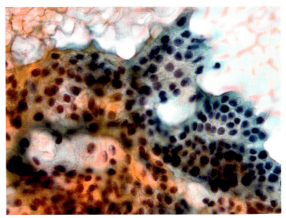

図 E-18 | 腺腫様甲状腺腫の細胞像
コロイド成分を背景に，シート状から軽度重積性のある核間距離の均等な濾胞上皮細胞集塊を認める．（Pap 染色　強拡大）

こともあるが，全周性ではない．

### (3) 細胞所見（図 E-18）

　コロイド成分や囊胞成分を背景に，濾胞上皮細胞がさまざまな形態で出現する．病理組織像では過形成と退行性病変が混在することから，過形成部分からは乳頭状や大小の濾胞状といった細胞密度の高い集塊に線維性間質成分の介在を認める場合も多い．また，シート状などの大きな細胞集塊も多く採取される．退行性部分からは石灰化物や変性上皮などが得られるが，細胞採取量は少ない．核は正常濾胞上皮細胞に比べ類円形で軽度腫大し，クロマチンは顆粒状である．

## 9）橋本病（Hashimoto disease）

### (1) 臨床所見

　中年女性に多い自己免疫疾患で，1912 年，橋本策により struma lymphomatosa として報告されたものである．細胞診では慢性甲状腺炎（chronic thyroiditis）と同義で用いられることが多い．本疾患は甲状腺機能低下症を呈する．濾胞上皮細胞が徐々に破壊され，線維化部分が増える．甲状腺は腫大し硬くなる．進行すると粘液水腫（myxedema）になる．

### (2) 組織所見（図 E-19）

　濾胞上皮細胞の変性・崩壊，リンパ濾胞形成を伴うびまん性リンパ球浸潤，線維化がさまざまな程度でみられる．濾胞上皮細胞が変性し，細胞質の好酸性が増したものは好酸性細胞（Askanazy 細胞，Hürthle 細胞，膨大細胞）と呼ばれる．

### (3) 細胞所見（図 E-20）

　背景に小型リンパ球が主体に認められ，大型リンパ球や形質細胞および組織球などが混在するなかに，核，細胞質とも腫大し，核の大小不同を認める好酸性細胞集塊がみられる．好酸性細胞は腺腫様甲状腺腫や好酸性濾胞性腫

> **メモ**
>
> **橋本 策（はしもと はかる）**
>
> 九州帝国大学の外科医（1881-1934）．1912 年に struma lymphomatosa として発表した病変が，後日甲状腺の臓器限局性自己免疫疾患として位置づけられ，橋本病と呼ばれるようになった．橋本病は日本人の名を冠する疾患として世界的によく知られている．

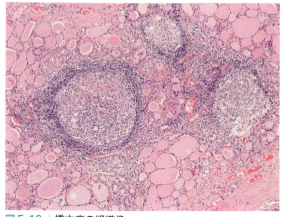

図 E-19 | 橋本病の組織像
リンパ濾胞および成熟リンパ球とともに，好酸性変化を示す変性した濾胞上皮細胞が認められる．（HE染色　弱拡大）

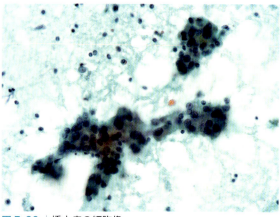

図 E-20 | 橋本病の細胞像
リンパ球を背景に，濾胞状に配列する好酸性細胞集塊がみられる．（Pap染色　強拡大）

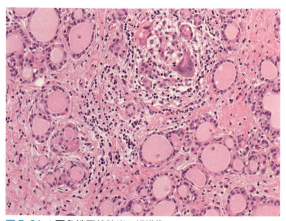

図 E-21 | 亜急性甲状腺炎の組織像
コロイドを含む甲状腺濾胞が一部で消失し，異物巨細胞，組織球，リンパ球の浸潤が出現している．（HE染色　中拡大）

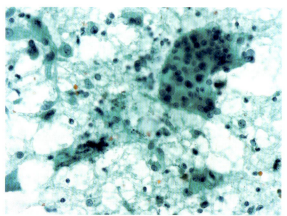

図 E-22 | 亜急性甲状腺炎の細胞像
リンパ球を背景に，多核巨細胞や類上皮細胞を認める．（Pap染色　強拡大）

瘍でも認めるが，本症例の好酸性細胞はクロマチンに濃染する傾向が強く，核小体は好酸性濾胞性腫瘍に比べ目立たない場合も多い．背景のリンパ球所見とあわせて両者の鑑別点となる．細胞質は，顆粒状でエオジン好染性をとる場合とライトグリーン好染性をとる場合に分かれる．

## 10）亜急性甲状腺炎（subacute thyroiditis）

### (1) 臨床所見
　原因不明の炎症疾患で，痛みなどの症状を伴うが，ステロイド投与で軽快する．また，放置しても自然治療する．

### (2) 組織所見（図 E-21）
　異物巨細胞の出現を伴う肉芽腫性反応を示す．結核と類似の所見であるが，甲状腺結核は粟粒結核以外ではまれである．

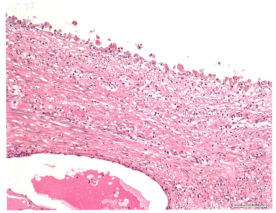

図 E-23 | 囊胞の組織像
囊胞を裏打ちしている細胞は剥離しており，剥離した部位には組織球が認められる．原疾患の推定は困難である．線維性間質を介して左下方にはコロイドを含む甲状腺濾胞がみられる．（HE 染色 弱拡大）

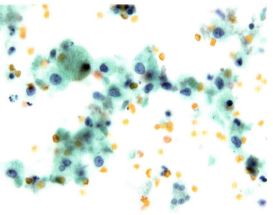

図 E-24 | 囊胞の細胞像
赤血球を背景に，多数の泡沫状組織球を認める．（Pap 染色 強拡大）

### (3) 細胞所見（図 E-22）

臨床的に疼痛を主訴とする甲状腺部分からの穿刺では，背景はリンパ球と少量の好中球が混在した炎症像を示す．多核巨細胞や細胞質の広い類上皮細胞を認め，肉芽腫性炎症像を呈する．良性甲状腺濾胞上皮細胞が同時に採取される場合も多い．

## 11）囊胞（cyst）

### (1) 臨床所見

囊胞には良性の囊胞，悪性の囊胞があり，原疾患は1つではない．臨床所見で共通した特徴は，病変内に液状物を多量に含んでいる点である．

### (2) 組織所見（図 E-23）

良性囊胞は，良性結節性病変である濾胞腺腫，腺腫様甲状腺腫の中心部が二次的に囊胞化したものである．悪性囊胞は乳頭癌の二次的変化である．

このほか前頸部正中部には，甲状舌管囊胞（thyroglossal duct cyst）が発生する．甲状舌管の遺残組織由来の良性病変で，内腔はさまざまな上皮細胞でおおわれている．

### (3) 細胞所見（図 E-24）

多くは変性した赤血球や泡沫状組織球を認め，上皮細胞はみられない．腺腫様甲状腺腫を穿刺した場合，変性した濾胞上皮細胞が混在して認められる場合や広い細胞質を有する再生上皮に類似する囊胞内壁細胞がみられる場合もあるが，上皮細胞の出現は囊胞形成した乳頭癌細胞との鑑別を念頭におく必要がある．

## ❻ 甲状腺細胞診の報告様式

　ベセスダシステム（The Bethesda System）と呼ばれる報告様式が国際的に広く使われている．わが国では，ベセスダシステムに一部変更を加えた報告様式が「甲状腺癌取扱い規約・第8版」（2019年）に掲載されている．以下にわが国の報告様式の概要を紹介する．

　報告様式は，細胞診の結果報告に用いる判定区分とその記載方法を定めたものである．判定区分は7区分に分類される．検体不適正以外の6区分は検体適正である．

　報告書は，判定区分，判定の根拠となった細胞所見および推定される病変名を具体的に記載する．さらに推定される組織型を可能な限り記載する．

　以下に判定区分および検体の適正・不適正の基準を示す．

　　a. 判定区分

| 検体不適正 | Unsatisfactory |
| 嚢胞液 | Cyst Fluid |
| 良性 | Benign |
| 意義不明 | Undetermined Significance |
| 濾胞性腫瘍 | Follicular Neoplasm |
| 悪性の疑い | Suspicious for Malignancy |
| 悪性 | Malignant |

　　b. 検体の適正・不適正の基準

　　適正：下記の4項目のいずれかの場合を適正とする

　　　1）10個程度の濾胞上皮細胞からなる集塊が6個以上
　　　2）豊富なコロイド
　　　3）異型細胞の存在（細胞数は問わない）
　　　4）リンパ球，形質細胞，組織球などの炎症細胞

　　不適正：下記の2項目のいずれかの場合を不適正とする

　　　1）標本作製不良（乾燥，変性，固定不良，末梢血混入，塗抹不良など）
　　　2）上記適正の項目のいずれにも該当しない

> **重要**
>
> **嚢胞液の判定区分**
>
> 　ベセスダシステムでは嚢胞液を「検体不適正」としている．他方，わが国の甲状腺癌取扱い規約ではこれを「適正」と判定し，広義の良性所見と位置づけている．ただし，ベセスダシステムと対応させる際の便宜を考慮し，「良性」区分から独立した「嚢胞液」という新たなカテゴリーを設けている．「良性」＋「嚢胞液」が本来の意味での，つまり広義の良性所見に相当する．

### 文献

1) Ali SZ, Cibas ES, ed.：The Bethesda System for Reporting Thyroid Cytopathology. 2nd edition, Springer International Publishing AG. ISBN：9783319605692, 2017.
2) 坂本穆彦・他：甲状腺細胞診ベセスダシステム．シュプリンガー・ジャパン，2011.
3) 坂本穆彦・他：甲状腺細胞診ベセスダシステム　第2版．丸善，2019.
4) 日本内分泌外科学会・日本甲状腺病理学会（編）：甲状腺癌取扱い規約　第8版．金原出版，2019.
5) Lloyd RV, Osamura RY, Klöppel G, Rosai J, ed.：WHO Classificatino of Tumours of Endocrine Organs. 4th edition. IARC, Lyon, 2017.
6) 坂本穆彦（編）：甲状腺細胞診報告様式運用の実際．医学書院，2019.

〔坂本穆彦・佐々木栄司・宅見智晴〕

# F 乳腺

## 1 組織発生

乳腺はアポクリン腺が分化したものと考えられ，皮膚の一部が皮下組織内に陥入して生じた乳汁分泌を行う臓器である．胎生期には腋窩から鼠径部にかけてアーチ状に並ぶが，ヒトでは前胸部の一対のみ発達する．

乳腺の発達は思春期におけるエストロゲンの作用によって起こり，乳管は伸展や分岐が盛んになる．また，性成熟期ではプロゲステロンの作用により腺房の形成がみられる．さらに，妊娠時にはプロゲステロンの作用が続き，腺房の増生がみられる．

> **メモ**
> ときに乳房線に沿った部位に副乳 (accessory mammary gland) が形成される．

## 2 構造と機能（図F-1）

皮膚～皮下組織～乳腺組織～乳腺後隙の脂肪組織からなる隆起した組織を乳房と呼び，深部は上2/3が大胸筋筋膜と大胸筋，残る下1/3が前鋸筋と前鋸筋筋膜に接する．

乳腺は脂肪組織や線維性結合組織によって腺葉に分けられ，さらに乳管の分岐によって最も末梢の小葉組織に移行する．小葉は終末乳管（小葉内乳管）と細乳管（腺房）からなり，細乳管（腺房）は妊娠・授乳期における乳汁分泌を司る部位でもある．また，終末乳管と細乳管（腺房）からなる小葉をまとめて終末乳管小葉単位（terminal duct lobular unit；TDLU）と呼び，癌の発生部位として重要な部位である．

乳管上皮は主乳管から小葉内の細乳管に至るまで，内腔側に位置する乳管上皮細胞（ductal epithelial cell）と，基底側（間質側）の筋上皮細胞（myoepithelial cell）からなる二相性配列を示す．

## 3 乳腺細胞診標本作製法

### 1）穿刺吸引細胞診標本作製

穿刺用の針を付けた注射筒を腫瘤の中心に刺し，内筒を引いて陰圧をかけ，内筒を引いて陰圧をかけたまま穿刺針の先を動かして細胞を採取し，内筒を戻して常圧にしてから穿刺針を抜く．穿刺針の内容をスライドガラス上に吹き出し，素早く固定液に入れる（Papanicolaou染色用）．それと同様に，ス

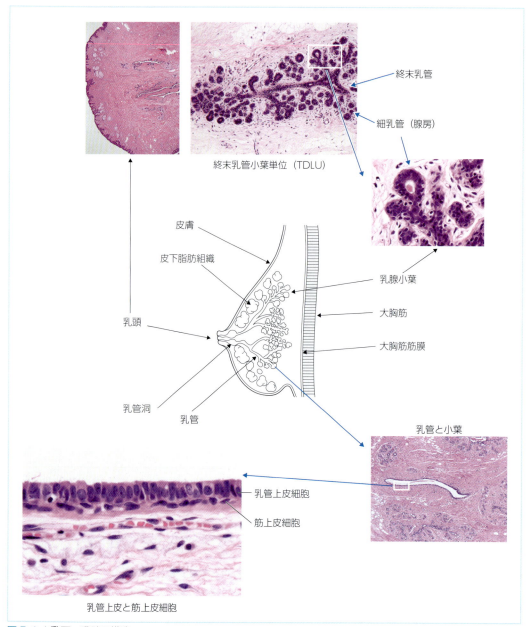

#### 図 F-1 | 乳房，乳腺の構造
終末乳管小葉単位（terminal duct lobular unit；TDLU）：終末乳管と細乳管（腺房）からなり，癌の発生と密接に関与する部位である．
乳管上皮：内腔側の円柱〜立方上皮からなる乳管上皮細胞（ductal epithelial cell）と，基底側（間質側）の筋上皮細胞（myoepithelial cell）によって構成される二相性配列を示す．上皮下の間質内には線維芽細胞を認める．

ライドガラス上に吹き出した後薄く引き伸ばし，ただちに乾燥させる（Giemsa 染色用）．

### 2）乳頭分泌物の細胞診標本作製

　清拭されたスライドガラスを乳頭に押し当て直接塗抹し，ただちに固定液

に入れる．分泌物が多い場合はスピッツ内に採取し，遠沈し沈渣より標本を作製する．

##  乳腺疾患の臨床・病理・細胞診

### 1) 乳腺細胞診標本にみられる良性細胞

#### (1) 乳管上皮細胞（ductal epithelial cell）（図F-2）
核小体が小型で，クロマチン構造は細顆粒状，核は円形から類円形で，細胞質は少ない．細胞集塊は管状やシート状を呈し，核間距離が均等である．

#### (2) 筋上皮細胞（myoepithelial cell）（図F-3）
クロマチン構造は微細でやや増量し，類円形～紡錘形の核をもち，裸核状である．乳管上皮細胞集塊に点在し，焦点をずらすと浮き上がってみえる．また，背景に孤立散在性の裸核細胞としてもみられる．筋上皮細胞の存在は，非浸潤性乳管癌を除く良性の指標となる．

#### (3) 線維芽細胞（fibroblast）（図F-3）
クロマチン構造は細顆粒状で，長楕円形の核をもつ．細胞質はライトグリーンに淡染し，線維状を呈する．

#### (4) 脂肪細胞（fat cell）（図F-4）
クロマチン構造は微細顆粒状で，卵円形あるいは扁平な核をもつ．細胞質は空胞状で大型である．しばしば細胞集塊で出現する．

#### (5) 泡沫細胞（foam cell）（図F-5）
核小体が小型で，クロマチン構造は微細顆粒状の類円形核をもつ．細胞質は泡沫状で，貪食物を含むこともある．嚢胞など空隙を形成する病変を示唆する所見となる．

#### (6) アポクリン化生細胞（apocrine metaplastic cell）（図F-6, 7）
核小体が明瞭で，クロマチン構造が微細顆粒状の円形核をもつ．細胞質はライトグリーンやエオジンに顆粒状に濃染し，豊富な細胞質を有する．細胞集塊はシート状で，主に乳腺症を含め嚢胞を形成する病変に出現する．

### 2) 炎症および腫瘍様疾患

#### ●乳腺炎（mastitis）

#### (1) 急性乳腺炎
授乳期における乳汁のうっ滞によって生じるうっ滞性乳腺炎や，授乳期のブドウ球菌などの感染による急性化膿性乳腺炎などがある．

#### (2) 慢性乳腺炎
・形質細胞性乳腺炎：拡張を示す乳管の周囲に形質細胞浸潤を示す．
・肉芽腫性乳腺炎：原因不明な類上皮細胞肉芽腫形成を示す．
・脂肪壊死：外傷や循環障害による脂肪組織の壊死を示す．
・Mondor病：皮下の血栓性静脈炎による，乳房皮膚の線状の硬結を示す．

---

**メモ**
筋上皮細胞は紡錘形ないし星芒状の細胞で，核は小さく，ホルマリン固定パラフィン包埋標本では細胞質が淡明となる．

**重要**
免疫染色上での筋上皮細胞のマーカーは，p63，CD10，calponinなどがある．

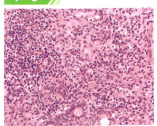
肉芽腫性乳腺炎の組織像

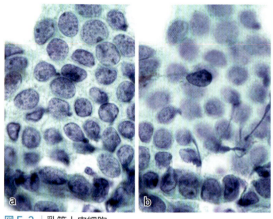

図 F-2 乳管上皮細胞
a：核小体が小型で，クロマチン構造が細顆粒状の乳管上皮細胞からなるシート状集塊を認める．
b：焦点をずらすとクロマチンがやや増量した筋上皮細胞がみられる．（a, bとも：Pap染色　強拡大）

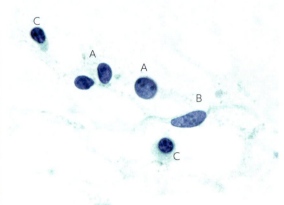

図 F-3 筋上皮細胞と線維芽細胞
筋上皮細胞（A）は，クロマチン構造が微細でやや増量し，類円形核をもち裸核状である．線維芽細胞（B）は，クロマチン構造が細顆粒状で，長楕円形の核を有し，細胞質はライトグリーンに淡染し，紡錘状を示す．背景の円形核をもつ細胞はリンパ球（C）である．（Pap染色　強拡大）

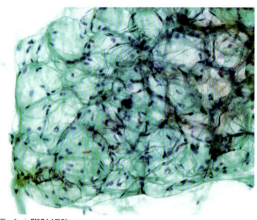

図 F-4 脂肪細胞
細胞質は空胞状で大型である．血管を含む細胞集塊を形成して出現する．（Pap染色　弱拡大）

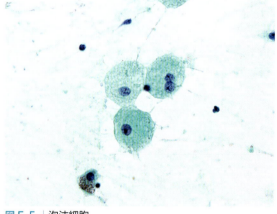

図 F-5 泡沫細胞
小型の核小体を有し，核は円形である．細胞質は泡沫状で，豊富である．（Pap染色　強拡大）

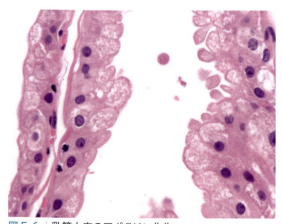

図 F-6 乳管上皮のアポクリン化生
（HE染色　強拡大）

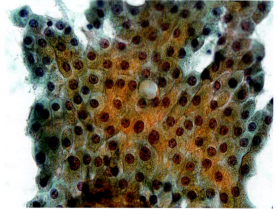

図 F-7 アポクリン化生細胞
核小体が明瞭で，細胞質はエオジンに顆粒状に濃染し，豊富である．（Pap染色　強拡大）

## ●いわゆる乳腺症（線維嚢胞性変化：fibrocystic disease）

### (1) 臨床所見

乳腺症（mastopathy）とは，性成熟期に好発する乳腺の硬結や腫瘤形成を示す病変であり，しばしば乳癌との鑑別を要する．

### (2) 組織所見

病理組織学的には乳腺上皮成分と間質成分の増殖性あるいは退行性変化など，多彩な組織形態の混在する病変である．主な病理組織変化には以下の病態が知られている．

①乳管過形成（ductal hyperplasia）：異型乳管過形成（atypical ductal hyperplasia；ADH）を除く，良性の乳管上皮過形成病変を示す．

②腺症（adenosis）：小葉内細乳管の増生を主体とする病変であり，開花期腺症（図F-9），閉塞性腺症，硬化性腺症などが含まれる．硬化性腺症では膠原線維の増生と細乳管の萎縮を示し，しばしば硬癌との鑑別を要する．

③小葉過形成（lobular hyperplasia）：小葉内の細乳管上皮細胞の増生．

④乳腺症にみられるその他の病態
・線維症（fibrosis）：間質内の線維増生．
・嚢胞形成（cyst）：乳管の大小の嚢胞状拡張．

### (3) 細胞所見（図F-10）

乳腺症の細胞像は組織像を反映し，病変の穿刺部位により多彩な像を呈する．乳管乳頭腫は乳管上皮細胞が軽度重積を示し，集塊内に偽篩状構造がみられる（図F-10b）．硬化性腺症は乳管上皮細胞の小型シート状集塊が多数みられる．線維腺腫症は線維腺腫に類似した細胞像を呈する．嚢胞はアポクリン化生細胞や泡沫細胞がみられる．複数の組織像を反映した細胞の出現をもって診断が可能となる．

## ●女性化乳房（gynecomastia）

男性における一側あるいは両側の乳房の肥大であり，エストロゲン過剰状態（前立腺癌治療におけるエストロゲン投与やエストロゲン産生腫瘍など）や肝硬変などの慢性肝疾患におけるエストロゲン不活化の障害が原因となる．

病理組織学的には乳管の拡張や上皮の増生と，乳管を取り囲む浮腫状の線維増生を認める．

## ●乳腺線維症（fibrous disease of the breast）

小葉・乳管の萎縮としばしば硝子化を伴う線維増生を示し，乳管や小葉の周囲にはリンパ球浸潤を認める．糖尿病性乳腺症（diabetic mastopathy）（図F-11）は乳腺線維症に含まれる．

---

**メモ**

乳管過形成は異型乳管上皮過形成と対比して，通常型乳管過形成（usual ductal hyperplasia）と呼ばれ，乳頭状増生の顕著な乳管乳頭腫（duct papillomatosis）（図F-8）や上皮増殖症（duct epitheliosis）などと同義語である．

**メモ**

乳管過形成では上皮のアポクリン化生や，泡沫細胞の混在などをしばしば認める．

**メモ**

篩状構造と偽篩状構造
篩状構造は，核が規則正しく配列して腺腔が複数形成されるもので，非浸潤性乳管癌（篩状型）や篩状癌にみられる．偽篩状構造は，核の配列が不規則な空隙で，乳管内乳頭腫や乳管乳頭腫症などにみられる．

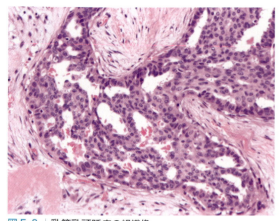

**図 F-8 | 乳管乳頭腫症の組織像**
不整な形状を示す腺管構造を呈する．乳管上皮の乳頭状増生を認める．(HE 染色　強拡大)

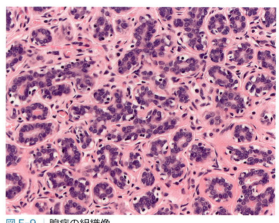

**図 F-9 | 腺症の組織像**
細乳管の増生を認める（開花期腺症）．(HE 染色　強拡大)

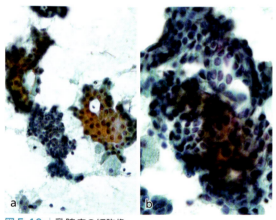

**図 F-10 | 乳腺症の細胞像**
a：泡沫細胞を背景に，乳管上皮細胞とアポクリン化生細胞のシート状集塊を認める．嚢胞などを反映した像である．(Pap 染色　弱拡大)
b：乳管上皮細胞の軽度重積集塊を認める．細胞集塊内の腺腔は不規則形で，核の配列に規則性がなく偽篩状を呈する．乳管乳頭腫症を反映した像である．(Pap 染色　強拡大)

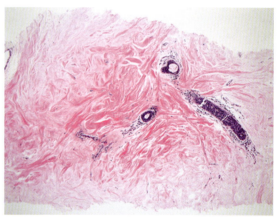

**図 F-11 | 糖尿病性乳腺症（diabetic mastopathy）の組織像**
(HE 染色　弱拡大)

## 2）上皮性腫瘍

### 良性腫瘍

### ●乳管内乳頭腫（intraductal papilloma）

#### (1) 臨床所見

　乳輪下の太い乳管に発生する中心性乳頭腫（多くは孤立性に発生する）と末梢の乳管に発生する末梢性乳頭腫（しばしば多発性に発生する）に分けられる．

　好発年齢：中心性乳頭腫は 60〜70 歳代に好発し，末梢性乳頭腫は 40〜50 歳代に好発する．

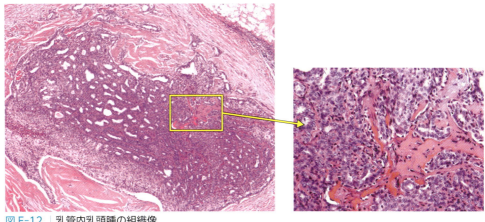

図 F-12 | 乳管内乳頭腫の組織像
拡張を呈する乳管内に，硝子化を示す線維性間質を伴った上皮・筋上皮細胞増生を認める．(HE 染色　左：弱拡大，右：強拡大)

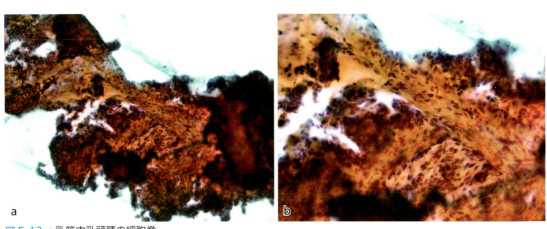

図 F-13 | 乳管内乳頭腫の細胞像
(a：Pap 染色　弱拡大，b：Pap 染色　強拡大)

　臨床所見：乳房内の境界明瞭な腫瘤・硬結の形成や，乳頭異常分泌（特に血性分泌物）などがみられる．

### (2) 組織所見（図 F-12）

　拡張を示す乳管内に血管・結合組織性の間質を芯として，乳管上皮細胞と筋上皮細胞が二相性を保持した状態で，乳頭状あるいは樹枝状に増生を示す．また，しばしばアポクリン化生上皮の混在を認める．

### (3) 細胞所見（図 F-13）

　背景に泡沫細胞がみられ，結合組織を伴う細胞集塊が出現する．結合組織の辺縁には筋上皮細胞が付着するため毛羽立ってみえる．

### ●乳管腺腫（ductal adenoma）

　内部に線維化を伴った多彩な形態を呈する乳管の増生からなる．境界明瞭な孤立性あるいは分葉状の結節を形成する．

> **メモ**
>
> **乳頭状集塊と偽乳頭状集塊**
> 　乳頭状集塊は細胞集塊の内部に結合組織を含むもので，腫瘍の乳頭状発育を反映し，乳管内乳頭腫や非浸潤性乳管癌（乳頭型）にみられる．偽乳頭状集塊は，細胞集塊が上皮細胞のみで構成され，細胞集塊の輪郭が乳頭状を呈するもので，上皮細胞の増生を反映し，多くの癌にみられる．

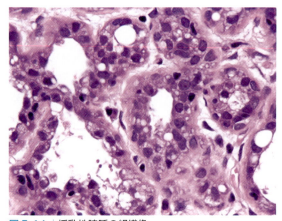

図 F-14 | 授乳性腺腫の組織像
上皮細胞の細胞質内に微小空胞を認める．（HE 染色　強拡大）

### ●管状腺腫（tubular adenoma）
二相性を示す小腺管構造の密な増生を認める．

### ●授乳性腺腫（lactating adenoma）
妊娠期から授乳期に出現する，分泌性変化（上皮細胞の細胞質内に微小空胞を認める）を呈する密な腺管増生を認める（図 F-14）．

### ●乳頭部腺腫（nipple adenoma）
乳頭状あるいは充実性腫瘍を，乳頭内または乳輪下に認める．ときに乳管癌との鑑別の難しい症例をみる．

### ●腺筋上皮腫（adenomyoepithelioma）
小型乳管構造を呈する乳管上皮細胞増生と，これを取り囲む筋上皮細胞増生からなる．多結節性・分葉状腫瘤形成をみる（tubular type）が，紡錘形を示す細胞が主体となるもの（spindle cell type）などもみられる．

## 悪性腫瘍
### ●乳癌（breast carcinoma）
**発生頻度**：死亡率および罹患率（年齢調整死亡率/罹患率）ともに増加傾向を示す．2022 年の統計では，女性の部位別予測癌罹患数として乳房が最も多い．また，2021 年の統計では女性における癌の臓器別死亡者数は乳房が 4 位となっている．

＊男性乳癌は全乳癌の約 1％を占める．

**好発年齢**：40 歳代〜50 歳代（40 歳代後半から 50 歳代前半にピークを示す）．

**好発部位**：左側にやや多く，両側発生は 1.5〜2.0％を占める．また半分近くは乳房の外上四分円（C 区域）に発生する．

---

**メモ**
腺筋上皮腫では，浸潤性増殖や細胞異型および核分裂像の増加を示す悪性化（悪性成分を伴う腺筋上皮腫あるいは悪性腺筋上皮腫と呼ばれる）をまれに認める．

**メモ**
乳房の区域（図は右乳房）
　A 区域：内上部
　B 区域：内下部
　C 区域：外上部
　D 区域：外下部
　E 区域：乳輪部
　（C'：腋窩部，E'：乳頭部）

**メモ**

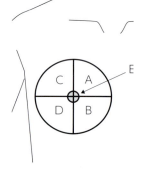
乳癌症例のマンモグラフィ

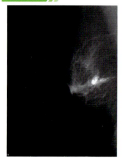
乳癌症例の超音波画像

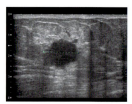
乳癌症例の肉眼像

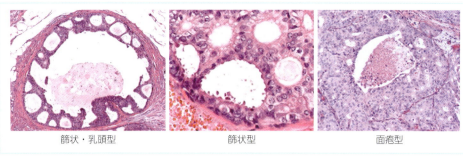

| 篩状・乳頭型 | 篩状型 | 面疱型 |

図 F-15 | 非浸潤性乳頭癌

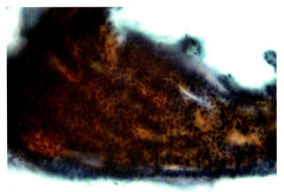

図 F-16 | 非浸潤性乳管癌（篩状型）の細胞像
（Pap 染色　強拡大）

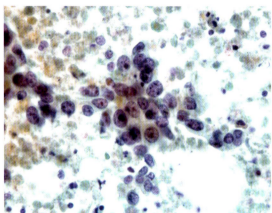

図 F-17 | 非浸潤性乳管癌（面疱型）の細胞像
壊死物質を背景に，細胞異型の強い腫瘍細胞が散在性あるいは重積集塊として出現する．筋上皮細胞が確認できなければ，浸潤癌と非浸潤癌との鑑別は難しい．（Pap 染色　強拡大）

　臨床所見：①腫瘤ないしは硬結の触知，②乳頭からの異常分泌，③皮膚陥凹［えくぼ徴候（dimpling sign）など］，④皮膚のびらん，浮腫，発赤，潰瘍形成．

　診断法：①触診，②画像診断（マンモグラフィ・超音波検査・乳管造影，さらに精密検査としてCTあるいはMRI検査が行われる），③病理組織検査：生検診断---針生検（core needle biopsy；CNB），吸引式乳房組織生検（vacuum-assisted breast biopsy；VAB），外科的切除生検（excisional biopsy），④細胞診検査：穿刺吸引細胞診（fine needle aspiration cytology；FNA），乳頭異常分泌物の剝離細胞診．

## (1) 非浸潤癌（noninvasive carcinoma）

　癌細胞の増生が乳管内あるいは小葉内に限局した状態で，間質浸潤を示さないもの．

### ■非浸潤性乳管癌（ductal carcinoma *in situ*；DCIS）

　組織所見（図 F-15）：乳頭型（papillary type）/篩状型（cribriform type）/篩状・乳頭型（cribriform-papillary type）/充実型（solid type）/面疱型（comedo type）などの組織形態を示すが，これらが単一あるいは混在する状態で認められる．

> **重要**
>
> 乳癌になりやすい因子（乳癌の高危険者群）には以下のものがあげられる．
> 　初経年齢が低い，閉経年齢が遅い，未産，高齢初産，授乳経験なし，経口避妊薬の使用，閉経後のホルモン補充療法，飲酒，閉経後の肥満，家族歴で乳癌罹患あり，乳腺疾患の既往．

> **重要**
>
> **遺伝性乳癌**
> 　*BRCA1* または *BRCA2*（いずれも癌抑制遺伝子）の異常によるもので，卵巣癌の発生にも関与し，遺伝性乳癌卵巣癌（hereditary breast and ovarian cancer；HBOC）と呼ばれる．乳癌の若年発症あるいは両側発症などにも関与する．

表 F-1 | 乳癌のサブタイプ分類

| サブタイプ | ホルモン受容体〈ER/PgR〉 | HER2 | Ki-67 標識率 |
|---|---|---|---|
| ルミナール A | （＋） | （－） | 低い |
| ルミナール B（HER2 陰性） | （＋） | （－） | 高い |
| ルミナール HER2 陽性 | （＋） | （＋） |  |
| HER2 型 | （－） | （＋） |  |
| トリプルネガティブ | （－） | （－） |  |

＊ホルモン受容体陽性：ER（＋）/PgR（＋）あるいはいずれかが陽性

　細胞所見（図 F-16, 17）：クロマチン構造は顆粒状で，核は腫大し緊満感を呈する．腫瘍細胞は重積性を示し，細胞結合性が保たれた大型集塊を形成する．集塊辺縁は平滑で，核が紡錘形に潰れた筋上皮細胞が少数付着する．組織亜型によって細胞像が異なる．平坦型は細胞の重なりが少ない大型シート状集塊，低乳頭型は小乳頭状の突出を伴う平面的な集塊，篩状型は篩状構造の重積集塊（図 F-16），充実型は充実性の重積集塊，乳頭型は分岐した血管結合組織を含む乳頭状集塊や結合性の緩い腫瘍細胞，面疱型は壊死物質を背景に腫瘍細胞が散在性あるいは重積集塊（図 F-17）として出現する．

■非浸潤性小葉癌（lobular carcinoma in situ；LCIS）

　小型で比較的均一な癌細胞が小葉内を埋めるように増殖するが，この段階で発見・診断されることはごくまれであり，多くは浸潤性小葉癌の一部に混在する状態で認められる．

(2) 浸潤癌（invasive carcinoma）

■浸潤性乳管癌（invasive ductal carcinoma；IDC）

　乳管上皮由来の癌細胞の間質への浸潤性増殖を示すものであり，腺管形成型（tubule forming type），充実型（solid type），硬性型（scirrhous type），その他（腺管形成型・充実型・硬性型のうち 2 種以上の組織型が混在し，いずれも優位性の判定が困難なもの，あるいは上記 3 型の中間的な形態を示すもの）の 4 型に分類される．

　＊2 種以上の組織型を示す場合は，最も広い面積を占めるものに分類する．

①腺管形成型（tubule forming type）

　組織所見（図 F-18）：間質浸潤を示す癌細胞が乳頭状・乳頭腺管状配列など，腺管形成を示すような増殖形態を示すもの．

　細胞所見（図 F-19）：腫瘍細胞は重積性集塊を形成するが，細胞結合性が緩く，辺縁からのほつれや散在性出現をみる．集塊内には核密度が低くなった空隙や腺腔様の構造がみられ，筋上皮細胞は認めない．腫瘍細胞の核小体は目立ち，クロマチン構造は顆粒状で増量し，細胞異型が強い．

メモ

乳癌のサブタイプ分類
　乳癌はホルモン受容体（estrogen receptor；ER, progesterone receptor；PgR），HER2 および Ki-67 などの発現状態によって 5 つのサブタイプに分けられる（表 F-1）．

②**充実型**（solid type）

　組織所見（図 F-20）：充実性癌細胞巣が，周囲間質に対して比較的明瞭な境界を示しながら，圧排性ないしは膨張性に発育するもの．腺管構造は不明瞭である．

　細胞所見（図 F-21）：大型の腫瘍細胞が，散在性あるいは小集塊で出現する．腫瘍細胞の核小体は目立ち，クロマチン構造は顆粒状で増量する．

③**硬性型**（scirrhous type）

　組織所見（図 F-22）：間質結合組織の増殖を伴って，癌細胞の索状，小腺管状あるいは小塊状配列を含むびまん性浸潤を認めるもの．

　細胞所見（図 F-23）：腫瘍細胞が線状あるいはクサビ状の小型集塊となり出現する．細胞集塊に筋上皮細胞は認めず，辺縁は平滑である．腫瘍細胞のクロマチンは増量し，核異型がみられる．

> **メモ**
> E-cadherin
> 　上皮細胞の接着因子であり，乳管癌では一部の症例を除き陽性反応を示すが，小葉癌では通常陰性となるため，乳管癌［特に浸潤性乳管癌（硬性型）］と浸潤性小葉癌との鑑別に有用である．

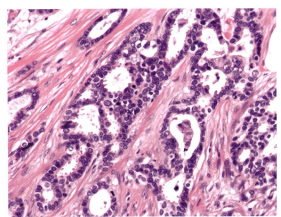

図 F-18 ｜浸潤性乳管癌（腺管形成型）の組織像
腺管状あるいは乳頭腺管状に増殖する癌細胞を認める．（HE 染色　強拡大）

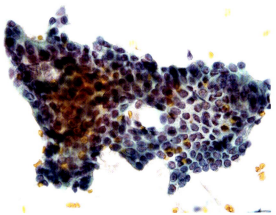

図 F-19 ｜浸潤性乳管癌（腺管形成型）の細胞像
細胞異型の強い腫瘍細胞からなり，細胞集塊内には腺腔様の構造がみられる．（Pap 染色　強拡大）

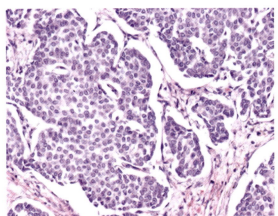

図 F-20 ｜浸潤性乳管癌（充実型）の組織像
癌細胞の充実性増殖巣を認める．（HE 染色　強拡大）

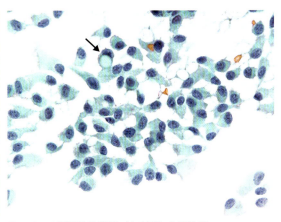

図 F-21 ｜浸潤性乳管癌（充実型）の細胞像
細胞異型の強い大型腫瘍細胞が散在性に出現する．ICL（B type）をもった腫瘍細胞（↑）もみられる．（Pap 染色　強拡大）

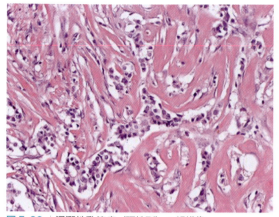
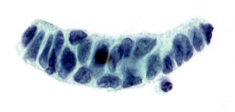

**図 F-22** │ 浸潤性乳管癌（硬性型）の組織像
索状あるいは小腺管・小塊状配列を呈する癌細胞の，密な線維性間質内への浸潤性増殖像を認める．（HE 染色　強拡大）

**図 F-23** │ 浸潤性乳管癌（硬性型）の細胞像
腫瘍細胞は，核異型が強く，線状やクサビ状の小型集塊となり出現する．細胞集塊の辺縁は平滑である．（Pap 染色　強拡大）

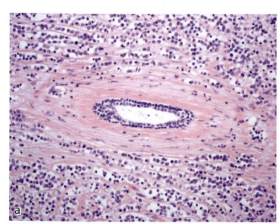

**図 F-24** │ 浸潤性小葉癌の組織像
a：乳管を取り囲む腫瘍細胞配列（標的配列）を示す．（HE 染色　弱拡大）
b：小型腫瘍細胞の一列に配列する浸潤像を認める．（HE 染色　強拡大）

## ■特殊型（special types）

### ①浸潤性小葉癌（invasive lobular carcinoma）

　組織所見（図 F-24）：小葉の細乳管上皮細胞に由来する腫瘍であり，小型で比較的均一な腫瘍細胞が1列に配列する浸潤像や，びまん性浸潤像を示す．しばしば既存の乳管を中心として，乳管を取り囲むような腫瘍細胞配列（標的配列）を示す．腺腔形成はほとんどみられず，またしばしば非浸潤性小葉癌に相当する形態の混在をみる．

　細胞所見（図 F-25）：腫瘍細胞は小型で，細胞結合性が緩く散在性，あるいは数珠状配列（rosary-like appearance）で出現する．腫瘍細胞のクロマチン構造は微細顆粒状で，細胞質には細胞質内小腺腔［intracytoplasmic lumen（/lumina）；ICL］が高率にみられ，核偏在性である．

### ②粘液癌（mucinous carcinoma）

　組織所見（図 F-26）：腫瘍細胞の細胞外への粘液産生を特徴とし，粘液塊

> **メモ**
> 特殊型の乳癌は，純型（それぞれの特殊型に相当する形態が癌胞巣の90％以上を占めるもの）と，混合型（それぞれの特殊型に相当する形態が50％以上，90％未満を占めるもの）に分けられる．

> **メモ**
> 小葉癌の腫瘍細胞では，しばしば細胞質内に粘液を認め，核偏在像を伴った印環細胞様の形態を示すものも認められる．

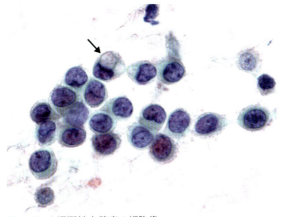

図 F-25 | 浸潤性小葉癌の細胞像
腫瘍細胞は小型円形で，細胞質に ICL（A type）（↑）がみられる．腫瘍細胞の細胞結合性は緩く，集塊辺縁は凹凸を示す．（Pap 染色　強拡大）

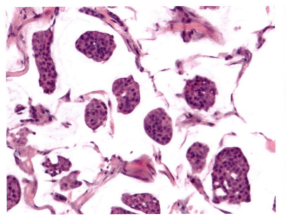

図 F-26 | 粘液癌の組織像
粘液塊のなかに浮遊する，比較的異型の弱い腫瘍細胞巣の形成を認める．（HE 染色　強拡大）

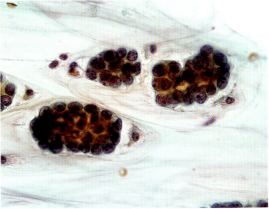

図 F-27 | 粘液癌の細胞像
粘液を背景に，腫瘍細胞の球状集塊が島状に出現する．粘液は濃厚で層状構造を呈する．（Pap 染色　強拡大）

によって占められる粘液結節のなかに，大小の腫瘍細胞巣が浮遊状に存在する．

細胞所見（図 F-27）：粘液を背景に，腫瘍細胞の球状集塊が島状に出現する．粘液は濃厚で層状構造を呈し，血管の走行がみられる．腫瘍細胞の核小体は小型で，クロマチン構造が細顆粒状の円形核を有し，細胞異型は軽度である．

③ 髄様癌（medullary carcinoma）

組織所見（図 F-28）：明瞭な核小体を含む，大型で水泡状の核を有し，また細胞質豊富な腫瘍細胞が，シート状・髄様に増殖する腫瘍であり，腺腔形成はほとんど認めない．腫瘍細胞巣の周囲にはリンパ球浸潤を伴うことが多い．

細胞所見（図 F-29）：リンパ球を背景に，腫瘍細胞が重積集塊あるいは裸

> **メモ**
>
> 細胞質内小腺腔 [intracytoplasmic lumen (/lumina); ICL]
>
> 　細胞質内にみられる腺腔様構造で，内腔には微絨毛が観察される．分泌物を含む A type（図 F-25）と含まない B type（図 F-21）があり，浸潤性小葉癌や浸潤性乳管癌（硬性型）で高頻度にみられる．B type は変性空胞との鑑別が容易でない．

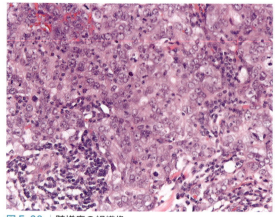

図 F-28 髄様癌の組織像
明瞭な核小体を含む，大型で異型の強い核を有する腫瘍細胞の髄様増殖を認める．周囲にはリンパ球浸潤を伴っている．(HE染色　強拡大)

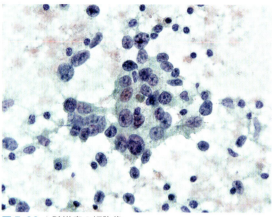

図 F-29 髄様癌の細胞像
リンパ球を背景に，核小体が明瞭な腫瘍細胞を認める．裸核状の腫瘍細胞も周囲にみられる．(Pap染色　強拡大)

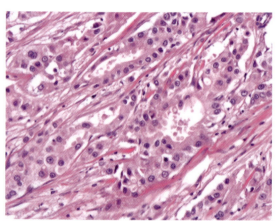

図 F-30 アポクリン癌の組織像
核小体明瞭で，好酸性顆粒状細胞質を有する腫瘍細胞の乳頭腺管状配列を示す．(HE染色　強拡大)

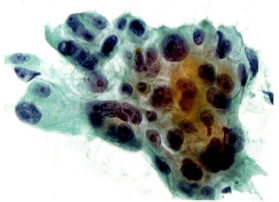

図 F-31 アポクリン癌の細胞像
核小体は大型で，細胞質がエオジンで顆粒状に濃染する腫瘍細胞を認める．(Pap染色　強拡大)

核となり出現する．腫瘍細胞の核小体は明瞭で，クロマチン構造が粗顆粒状の異型核をもち，細胞質はライトグリーンに淡染し，豊富である．

### ④アポクリン癌（apocrine carcinoma）

　組織所見（図F-30）：アポクリン化生細胞に類似した好酸性，細顆粒状の細胞質を有する腫瘍細胞の増生を示す．腫瘍細胞は良性アポクリン化生細胞と比べ，大型で大小不同を示し，核小体が目立つものも多い．組織構築はさまざまである．

　細胞所見（図F-31）：腫瘍細胞は不規則重積集塊で出現する．腫瘍細胞の核小体は大型で，クロマチンが増量した異型核をもち，細胞質はライトグリーンやエオジンで顆粒状に濃染し，豊富である．

### ⑤浸潤性微小乳頭癌（invasive micropapillary carcinoma）

　組織所見（図F-32）：空隙を示す間質内に，花弁状，桑の実状あるいは小

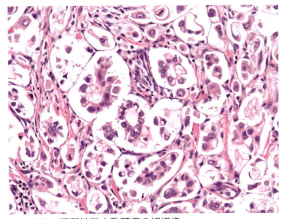

**図 F-32 浸潤性微小乳頭癌の組織像**
空隙状の間質内に花弁状配列を示す腫瘍細胞を認める．（HE 染色 強拡大）

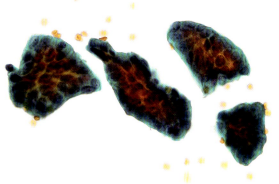

**図 F-33 浸潤性微小乳頭癌の細胞像**
辺縁が平滑で球状の細胞集塊が多数出現する．腫瘍細胞は，細胞集塊の外側に細胞質，内側に核が配列する．（Pap 染色 強拡大）

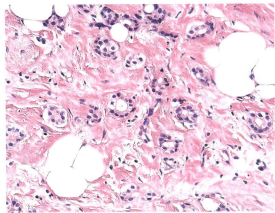

**図 F-34 管状癌の組織像**
核異型が弱く，細胞が 1 層に並ぶ管状構造を形成する腫瘍細胞を認める．（HE 染色 強拡大）

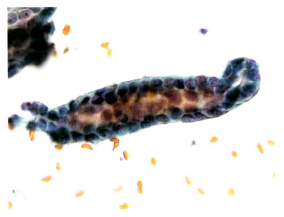

**図 F-35 管状癌の細胞像**
核異型が軽度の腫瘍細胞が腺管構造を形成し，出現する．（Pap 染色 強拡大）

腺腔様配列を呈する腫瘍細胞を認める．

細胞所見（図 F-33）：辺縁が平滑で球状の細胞集塊が多数出現する．腫瘍細胞のクロマチンは増量し，N/C 比が高い．腫瘍細胞は，細胞集塊の外側に細胞質，内側に核が配列する．細胞集塊の辺縁は微絨毛があり，毛羽立ちが観察される．

### ⑥管状癌（tubular carcinoma）

組織所見（図 F-34）：異型の軽い腫瘍細胞の単層性配列からなる，明瞭な管腔形成を示しながら，間質への浸潤・増殖を呈する腫瘍．

細胞所見（図 F-35）：腫瘍細胞集塊は腺管状で筋上皮細胞は認めない．腫瘍細胞の核小体は小型で，クロマチン構造は細顆粒状で増量し，小型である．

### ⑦基質産生癌（matrix-producing carcinoma）

組織所見（図 F-36）：軟骨あるいは骨基質形成の産生を特徴とするが，癌腫成分と基質成分の間に紡錘細胞成分や破骨細胞成分の介在はなく，癌腫成

**重要**
浸潤性微小乳頭癌では，リンパ節転移を示す頻度が高い．

**メモ**
浸潤性微小乳頭癌では，純型よりも混合型が多くを占める．

**メモ**
化生癌には基質産生癌以外に，扁平上皮癌，紡錘細胞癌，骨・軟骨化生を伴う癌，上記の混合型が含まれる．

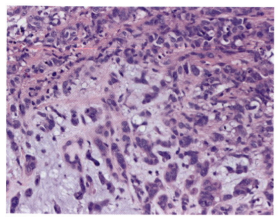
図 F-36 | 基質産生癌の組織像
癌腫成分と軟骨基質成分の移行像をみる．(HE 染色　強拡大)

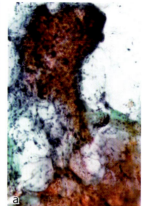
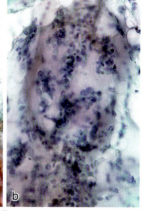
図 F-37 | 基質産生癌の細胞像
a：癌腫成分と基質成分との移行像を認める．(Pap 染色　弱拡大)
b：軟骨基質のなかに腫瘍細胞を認める．(Pap 染色　強拡大)

分から基質成分へ直接に移行する．

**細胞所見**（図 F-37）：腫瘍細胞と基質成分が移行像を示す．腫瘍細胞は，クロマチンが増量した異型核をもち，孤立散在性あるいは集塊を形成する．基質成分は，軟骨基質様あるいは粘液腫様を呈し，ヘマトキシリンに淡染する無構造な成分として観察される．基質成分のなかには腫瘍細胞を認める．

## 3）結合織および上皮性混合腫瘍
### ●線維腺腫（fibroadenoma）
**(1) 臨床所見**

乳管成分と線維性結合組織成分の両者が増生する良性腫瘍である．20〜30歳代に好発する．妊娠期では大きくなり，閉経後には退縮する．多くは単発，孤立性の球状腫瘤を形成し，ときに多発する．

**(2) 組織所見**

二相性の保たれた異型の乏しい上皮成分の増生と，浮腫状〜粘液腫様変化を伴った線維増生をみるが，線維成分の密な増生を示すものや，硝子化・骨化を伴うものもみられる．

組織形態によって以下の4型に分けられる．

①管内型（intracanalicular type）：線維性結合組織成分の増生によって圧排された，スリット状の細長い乳管成分をみるもの（図 F-38a）．
②管周囲型（pericanalicular type）：線維性結合組織に囲まれた円形管腔状の乳管成分をみるもの（図 F-38b）．
③類臓器型（organoid type）：小葉構造を形成する分化した上皮成分を伴うもの．
④乳腺症型（mastopathic type）：乳腺症様形態を示す上皮成分の増生を伴うもの．

> **メモ**
> 特殊型には本文中の①〜⑦以外に，篩状癌（invasive cribriform carcinoma），分泌癌（secretory carcinoma），および腺様嚢胞癌（adenoid cystic carcinoma）などが含まれる．

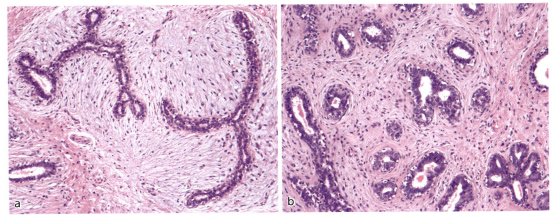

図 F-38 | 線維腺腫
a：管内型線維腺腫．b：管周囲型線維腺腫．（ab とも HE 染色　強拡大）

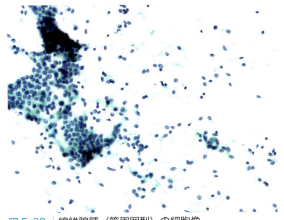

図 F-39 | 線維腺腫（管周囲型）の細胞像
多数の筋上皮細胞や線維芽細胞を背景に，乳管上皮細胞のシート状集塊を認める．（Pap 染色　弱拡大）

### (3) 細胞所見（図 F-39）

　多数の筋上皮細胞や線維芽細胞を背景に，乳管上皮細胞の集塊が出現する．乳管上皮細胞は小型で，細胞異型は認めない．組織亜型により細胞集塊がさまざまである．管内型は中から大型シート状や樹枝状，管周囲型や類臓器型は土管状や小型シート状，乳腺症型は軽度重積性を呈し，いずれも核間距離は均等で，筋上皮細胞との 2 相性がみられる．

## ●葉状腫瘍（phyllodes tumor）
### (1) 組織所見（図 F-40）

　線維腺腫と同様に上皮成分と線維性結合組織成分の両者の増生を示す腫瘍であるが，結合組織成分がより細胞成分に富んだ著明な増殖像を示し，拡張を伴った乳管内へ突出する特徴的な葉状構造を形成する．
　上皮成分は通常悪性化を示さないが，間質成分の細胞密度，細胞異型，核分裂像の数，および周囲への浸潤性の有無などより，良性・境界悪性・悪性

> メモ
> 葉状腫瘍では通常上皮細胞成分に悪性化をみないが，ごくまれに悪性葉状腫瘍の上皮成分に癌化をみることがある．

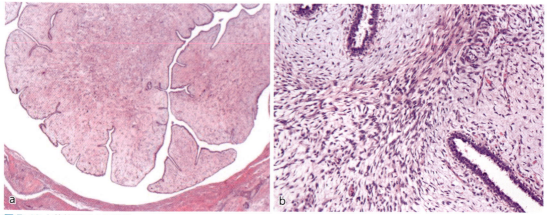

図 F-40 | 葉状腫瘍の組織像
a：良性葉状腫瘍．(HE 染色　弱拡大)，b：境界悪性葉状腫瘍．(HE 染色　強拡大)

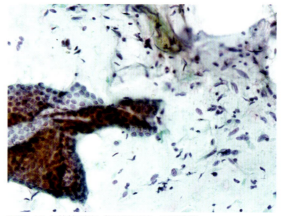

図 F-41 | 葉状腫瘍（境界悪性）の細胞像
異型を伴う紡錘形細胞を背景に，乳管上皮細胞のシート状集塊を認める．(Pap 染色　弱拡大)

の3型に分類される．

### (2) 細胞所見

①**良性葉状腫瘍**：異型のない乳管上皮細胞集塊と，軽度核腫大や核形不整を示す間質細胞が多数出現する．

②**境界悪性葉状腫瘍**（図 F-41）：異型を伴う紡錘形細胞を背景に，乳管上皮細胞の大型シート状集塊を認める．乳管上皮細胞の核は軽度に腫大するが，核間距離は均等である．紡錘形細胞は核が大型で異型を伴う．細胞集塊は筋上皮細胞との2相性がみられ，葉状構造の空隙に出血を伴う症例では，赤血球を貪食した組織球が背景に出現する．

③**悪性葉状腫瘍**：核異型や核形不整の強い，肉腫様形態を示す間質細胞成分を認める．

> **メモ**
> 葉状腫瘍は一般に線維腺腫より大きいが，やや小さなものでは巨大線維腺腫（giant fibroadenoma）との鑑別を要する．

> **メモ**
> 悪性葉状腫瘍では，ときに腫瘍組織の脂肪・平滑筋・横紋筋・軟骨・骨への分化を示すことがあり，脂肪肉腫・平滑筋肉腫・横紋筋肉腫・軟骨肉腫・骨肉腫の組織像を示す．

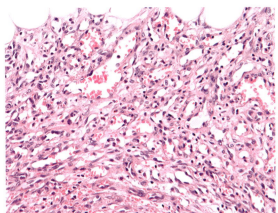

図 F-42 | 毛細血管腫の組織像
(HE 染色　強拡大)

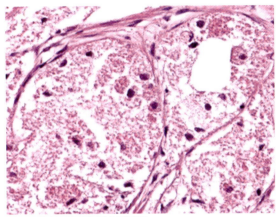

図 F-43 | 顆粒細胞腫の組織像
好酸性顆粒状細胞質を有する腫瘍細胞の胞巣状増生を認める．
(HE 染色　強拡大)

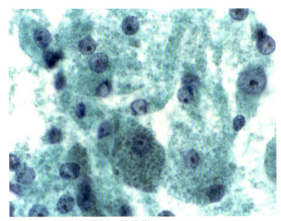

図 F-44 | 顆粒細胞腫の細胞像
円形核と顆粒状細胞質を有する腫瘍細胞のシート状集塊をみる．
(Pap 染色　強拡大)

## 4) 非上皮性腫瘍

### 良性腫瘍

#### ●血管腫 (hemangioma)

組織所見 (図 F-42)：真の血管腫の多くは海綿状血管腫からなるが，その他，毛細血管腫などをみる．後者はしばしば血管肉腫との鑑別を要する．

#### ●顆粒細胞腫 (granular cell tumor)

組織所見 (図 F-43)：Schwann 細胞由来の腫瘍であり，乳腺は好発部位の一つである．好酸性顆粒状細胞質を有する腫瘍細胞の胞巣状，索状増生を示し，免疫染色では S-100 蛋白陽性反応を示す．

細胞所見 (図 F-44)：円形核と顆粒状細胞質を有する腫瘍細胞のシート状集塊をみる．腫瘍細胞の核小体は明瞭で，核は小型円形である．細胞質は，ライトグリーンやエオジン好性の顆粒状物質で充満し，多辺形で豊富である．背景には，細胞質の崩壊によって生じた顆粒状物質を認める．

> **メモ**
> 乳腺顆粒細胞腫の理学所見や画像所見は，乳癌と類似することが知られている．

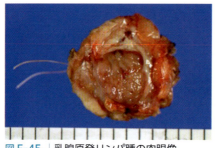

図 F-45 | 乳腺原発リンパ腫の肉眼像

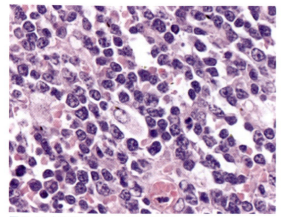

図 F-46 | 乳腺原発リンパ腫の組織像
びまん性大細胞型 B 細胞リンパ腫．(HE 染色　強拡大)

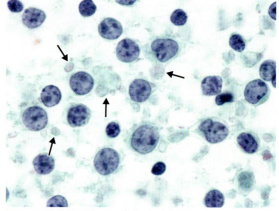

図 F-47 | 乳腺原発リンパ腫の細胞像
核小体が明瞭で，網状のクロマチン構造を示し，細胞質が狭小な円形腫瘍細胞を孤立散在性に認める．背景には lymphoglandular body（↑）がみられる．(Pap 染色　強拡大)

## 悪性腫瘍

### ●リンパ腫

　乳腺原発とするには既往を含めて，乳腺以外に病変がないことを原則とする．B 細胞リンパ腫（特にびまん性大細胞型 B 細胞リンパ腫）が多い（図 F-45, 46）．

　**細胞所見**（図 F-47）：腫瘍細胞は孤立散在性に出現し，上皮性結合はみられない．腫瘍細胞の核小体は明瞭で，網状のクロマチン構造を示し，核は切れ込みを有した不整形を呈する．細胞質は狭小で，しばしば核周囲の空隙として観察される．背景には lymphoglandular body も出現する．

（江口正信・青木裕志・浅見志帆・飯野瑞貴）

### メモ

**lymphoglandular bodies**

　lymphoglandular bodies（LGB）は，リンパ節や扁桃などリンパ球が豊富な組織やリンパ球が増生する病変にみられる所見で，胚中心におけるリンパ球の破砕に伴い出現する細胞質破砕物である．LGB は円形や破砕状の小片として観察され，Papanicolaou 染色では緑色〜灰色（図 F-47），Giemsa 染色では淡青色〜灰色を呈する．リンパ腫やリンパ球が増生する良性病変など，リンパ球系細胞の増殖性疾患にしばしばみられ，他の疾患との鑑別に用いられる．tingible body macrophage の細胞質顆粒と同義．

# G 泌尿器

## I 尿路系

 **組織発生**

腎臓および尿管は，中胚葉に由来する前腎，中腎を経て後腎より形成される．前腎，中腎は発生過程で消失するが，中腎の一部は中腎管（Wolff管）として男性生殖器の形成にかかわる．

膀胱は，内胚葉由来の尿生殖洞より発生する．膀胱頂部では尿膜の遺残物である尿膜管と接続する．頻度は低いが，この尿膜管を由来とする腺癌（尿膜管癌）が膀胱内に発生することも念頭におく必要がある．

 **構造と機能**（図G-1）

腎臓は後腹膜腔に左右1対存在する空豆形の臓器で，その重量は成人でお

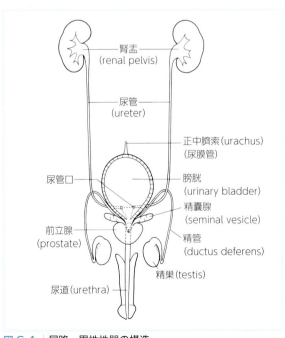

図 G-1 ｜ 尿路・男性性器の構造

**メモ**

**Wolff管（Wolffian duct）**
中腎管のことで，男性では精管などの雄性生殖器となる．

**Müller管（Müllerian duct）**
傍中心腎管のことで，女性では卵管や子宮，腟の上半分が発生する．

よそ120〜150g程度である．腎臓内部は皮質とその内側の髄質に大別され，皮質には糸球体と近位・遠位尿細管が，髄質にはヘンレ係蹄と集合管が分布し，腎盂へと続く．腎盂からは通常1本の尿管が伸び，末梢の膀胱へと連なる．膀胱は骨盤腔に位置する嚢状臓器で，左右の尿管が開口，また尿を排出するための尿道に連なる．

尿路系の機能は，血中を流れる老廃物を腎臓にて濾過し，尿として体外に排泄することにある．

### メモ
**糸球体**
腎皮質にあり，輸出および輸入細動脈と毛細血管の塊がボーマン嚢に包まれている．ボーマン嚢から続く尿細管と糸球体のユニットをネフロンと呼び，1つの腎に約100万個ある．

## 細胞診検体の採取・処理法

### 1）尿路細胞診

尿路に発生する病変のスクリーニング的検査として尿（自然尿）は最も多く用いられ，より詳しく腫瘍の性質や部位を検索するためにカテーテル尿（腎，尿管，膀胱），洗浄液（腎盂，尿管，膀胱），擦過（ブラッシング法），穿刺吸引，捺印などが行われている．また，膀胱全摘術後の経過観察に回腸（もしくは結腸）導管尿が提出される．したがって，細胞診を行う目的の理解と細胞像の違いを採取法別に習得し，尿（自然尿，カテーテル尿）や洗浄液中の細胞成分を効率よく集め，塗抹・固定・染色中に失う細胞が少ない方法を用いることが重要である．

男性性器の病変に対して診断的役割は低いが，悪性病変の場合は転移先で遭遇することがある．

### 2）尿路細胞診で対象となる主な検体

#### （1）自然尿
患者の負担も少なく本領域で提出される割合が高い．細胞診検体は，一般検査検体とは検査内容が異なるので，細胞変性の意味からも早朝尿などの濃縮尿ではなく，随時尿が望ましい．

#### （2）カテーテル尿
病変部より積極的に細胞を採取する目的や，排尿障害がある場合に提出される検体．

#### （3）洗浄液
カテーテル挿入後に生理食塩水などで洗浄操作を加え，より積極的に細胞を採取する目的の検体．

#### （4）擦過（ブラッシング法）
内視鏡的に直接病変部より細胞を採取，変性の少ない新鮮な検体．

#### （5）穿刺吸引
擦過検体同様，直接病変部より細胞を採取，変性の少ない新鮮な検体．

#### （6）捺印
手術材料の腫瘍部からの採取，手術中の迅速診断などにも利用される検体．

### メモ
**早朝尿**
朝起きた直後に採る第一尿をいう．早朝尿は濃縮尿といわれ，細胞成分が多く含まれている．一般検査ではこの方法が一般的であるが，細胞変性が強くなるため，尿細胞診検査には不適である．

### メモ
**随時尿**
採尿時に，前半の尿は捨てて中間尿といわれる後半の尿を採取する方法である．健康診断における尿検査ではこの方法で採尿する．

表 G-1 | 集細胞法の種類と使用試薬

| 集細胞方法 | 検体処理 | 塗抹方法 | 使用試薬 |
|---|---|---|---|
| 遠心沈殿法 | 直接塗抹法 | 引きガラス法<br>すり合わせ法<br>ピペット転がし法 | |
| | 2回遠心法<br>（細胞保存液添加法） | 引きガラス法<br>すり合わせ法<br>ピペット転がし法 | サコマノ液<br>YM式液状検体処理液<br>ポストサンプラー<br>ウリキープ5D<br>サイトリッチ<br>自家製，他 |
| 直接法-膜濾過法 | 直接遠心法 | オートスメア法<br>サイトスピン法 | |
| | ミリポアフィルター法<br>ヌクレオポアフィルター法 | FIL CUP Super法<br>CytoPrep21 | |
| LBC法<br>(thinlayer法) | | SurePath法<br>ThinPrep法 | サイトリッチ<br>CytoLyt® |

## 3）検体処理法（表G-1）

自然尿，カテーテル尿，洗浄液は液状検体であり，基本的に検体処理法に違いはない．

集細胞では尿量が多いほど有利である．採尿カップでの提出であれば30分～1時間ほど静置し，細胞成分を採尿カップ底部に沈殿させ，上清部を静かに捨てた残りの細胞沈殿部を用いるとよい．遠心する場合は，10～50 mL（30 mL以上が望ましい）程度の量をスピッツに移して行う．遠心に用いるスピッツは，管底が鋭角になっているものを使用し，尿沈渣用のスピッツは，水分が残る設計のため好ましくない．沈渣物に水分量が多く含まれると細胞剥離の原因ともなる．

遠心条件は，以前は一般検査と同様の1,500 rpm，5分とされていた時期もあったが，一般的な卓上遠心器は回転半径が15 cm前後であるので，遠心力は360 G程度と細胞診標本作製における遠心力としては不足である．今日では，（2,000～3,000 rpm）650～1,500 Gが推奨され，（3,000 rpm）1,500 G設定の場合2～3分の遠心時間で細胞の形態変化もなく，良好な集細胞効果が得られる．

遠心条件の表記は回転数（rpm）ではなく，回転半径に左右されない遠心力（G）で表示するほうが望ましい．遠心力（G）の求め方は，総論Ⅱを参照のこと．本文中の回転数は回転半径15 cmの遠心器での換算値である．

### （1）遠心沈殿法

遠心沈殿させた沈渣物をスライドガラスに塗抹し作製する．沈渣物の処理には，沈渣物を直接スライドガラスに塗抹しただちに固定する**遠心法**と，一度遠沈された沈渣物に処理液を加え再度遠沈させた沈渣物を塗抹する**2回遠心法（細胞保存液添加法）**がある．

塗抹方法には，末梢血液塗抹標本の作製法と同様の**引きガラス法**，スライ

ドガラスどうしを合わせる**すり合わせ法**，ピペットの腹で沈渣物を伸ばす**ピペット法**などがある．検体の性状にあわせて選択することが望ましい．

【塗抹方法の利点と欠点】
- 引きガラス法：引き終わりに細胞が集まり，操作が簡単であるが，細胞剝離が起きやすい．
- すり合わせ法：粘稠性検体でも操作が容易だが，粘稠性のない検体では細胞剝離，挫滅が起きやすい．
- ピペット法：粘稠性の検体でも操作可能だが，塗抹の厚さにムラができやすい．

① 遠心法

遠沈された沈渣物から水分をよく除くことが重要であるので，スピッツを1～2分倒立させ水切りをする．スピッツは倒立のまま，ピペットで沈渣物を回収するとよい．沈渣物を塗抹後ただちに固定液（95％エタノール）に入れる．

遠心法の利点は処理時間が短く廉価で，また細胞形態の保持に優れているが，欠点として細胞剝離が起こりやすく，熟練を要するため個人差が生じやすいことである．乾燥固定を行う Giemsa 染色や他の集細胞法などを併用し欠点を補うことが望ましい．

② 2 回遠心法（細胞保存液添加法）

一度遠沈した沈渣物に処理試薬を 3～5 mL 添加し，よく撹拌後再度遠沈し，その沈渣物を塗抹する．沈渣物塗抹後はただちに湿潤固定ではなく，乾燥させた後に 95％エタノールにて固定を行う．

処理試薬としては，エタノールとポリエチレングリコールの混合液主成分としたものが市販されている．自家製試薬としてエタノールと界面活性剤の混合液なども有効である．

2 回遠心法の利点は，塗抹後乾燥操作を加えることで細胞剝離が少ない．欠点としては直接法に比べて煩雑であること，細胞の収縮や濃染傾向が認められる．

③ 遠心直接塗抹法—オートスメア法・サイトスピン法

検体を遠沈しながらスライドガラスに直接塗抹する方法で，細胞成分の少ない検体に有効である．効率よく細胞を塗抹することが可能であるが，専用遠心器を要し，またアダプターがディスポーザブルタイプでない場合は洗浄・消毒が必要となる．

(2) 直接法—膜濾過法（メンブレンフィルター）

直径 5～10 μm 程度のセルロース・アセテートまたはポリカーボネートの薄膜で検体を濾過し，細胞をフィルター上に残し塗抹する．フィルター法は検体の処理時間が最も短く，塗抹面積も一定で細胞剝離も少なく，多くの細胞を集めることができるが，顕微鏡光源の透過性がフィルターに遮られるために低下する．また，一検体にかかるコストが高い．

### (3) Liquid Based Cytology法（LBC法）/Thinlayer法/Monolayer法

近年，子宮頸部検体の処理法として開発，普及してきた方法であるが，尿検体にも応用されている．

採取した細胞を専用の保存液中に浮遊させたのちに，細胞をmonolayerな状態で塗抹する方法である．LBC法では同一検体から複数枚のスライドガラスが作製可能となるため，免疫染色やin situ hybridaization（FISH）などの分子生物学的な検索法にも利用することができる．

原理には，スライドガラスと処理液に浮遊させた細胞との荷電と比重を利用して，スライドガラスに吸着させる方法や，特殊フィルターを利用し作製する方法などがある．

## 4 尿路系疾患の特徴

### 1）臨床的特徴

尿路系の病変は，腎糸球体から集合管までの腎実質，腎盂と尿管，そして膀胱に大別される．

#### (1) 腎疾患

非腫瘍性疾患としては糸球体腎炎が代表的であるが，細胞診の関与はほとんどない．腎実質由来の腫瘍は主として尿細管より発生する腎細胞癌であるが，やはり尿細胞診にて検出される頻度は低い．

#### (2) 腎盂・尿管・膀胱疾患

慢性腎盂腎炎や尿路結石，マラコプラキアなどに代表される非腫瘍性疾患と，尿路上皮より発生する腫瘍性疾患に分けられ，尿細胞診で主体となるのは尿路腫瘍である．腎盂，尿管，膀胱粘膜に発生する悪性腫瘍は主として尿路上皮癌である．尿路上皮癌の腫瘍マーカーとしては，尿中の核マトリックスプロテイン（NMP-22）がある．

### 2）発生要因

腎細胞癌の外的発生要因としては肥満および喫煙が知られている．一方，遺伝的要因としてはvon Hippel-Lindau（VHL）病が有名である．また，腎盂・尿管・膀胱癌では，尿路結石による刺激あるいは慢性的な尿路感染との関連が示唆されている．日本ではまれであるが，ビルハルツ住血吸虫感染は膀胱癌の発生要因となっている．

### 3）病理学的特徴

①尿路から発生する腫瘍は，尿細管由来の腎細胞癌と尿路上皮由来の尿路上皮癌に大別され，それぞれ組織型は大きく異なる．

②尿路上皮癌は非浸潤性と浸潤性，また低異型度と高異型度に分類され，治療法の選択や予後に大きな影響を及ぼす．

③腺癌や扁平上皮癌など，尿路では頻度の低い組織型をみた場合，他臓器

> **メモ**
>
> NMP-22
> 核マトリックス蛋白質を免疫源として作製されたモノクローナル抗体で認識される核蛋白で，膀胱癌の診断・治療モニターに有用である．

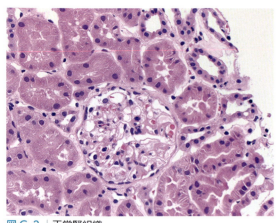
図 G-2 正常腎組織
(HE 染色　強拡大)

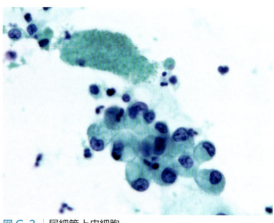
図 G-3 尿細管上皮細胞
(Pap 染色　強拡大)

癌の浸潤，転移の可能性を考慮する必要がある（特に膀胱）．

## 5 腎疾患の臨床・病理・細胞診

### 1）正常腎組織および正常細胞

#### (1) 組織所見（図 G-2）

糸球体において濾過された尿は，近位尿細管から遠位尿細管，さらに集合管を経て腎盂へと排泄される．尿細管上皮は単層状の立方上皮によりおおわれるが，近位尿細管上皮細胞は好酸性細顆粒状の豊富な細胞質を有し，一方で遠位尿細管上皮細胞は細胞質に乏しいのが特徴である．

#### (2) 細胞所見（図 G-3）

尿中に出現する細胞は，膀胱や下部尿路由来の尿路上皮系細胞ばかりでなく，上部尿路由来の細胞も出現する．

通常，腎実質の細胞が尿中へ出現することは少ない．薬剤，虚血性の腎障害，糸球体腎炎などの場合に尿細管上皮細胞が出現する．尿細管上皮細胞が出現する症例では，円柱がよく出現するため，背景や細胞周囲の所見をよく観察することが重要となる．尿細管上皮細胞集塊は，花冠状配列や hobnail 状突出像を示し，小型，円形の細胞で，細胞質は泡沫状，ときに変性空胞を示し細胞質内封入体をみることもある．核クロマチンの染色性は euchromatin のため薄く，ときに核小体の出現を認める．異型尿路上皮細胞，尿路上皮異形成由来の細胞（dysplastic cell）との鑑別を要する細胞である．免疫染色で CD10 や vimentin に陽性を示す．

### 2）淡明細胞型腎細胞癌（renal cell carcinoma, clear cell type）

#### (1) 臨床所見

腎皮質尿細管由来とされる腎細胞癌の約 70％ を占めるのが，淡明細胞型腎

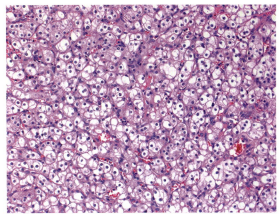

図 G-4 | 淡明細胞型腎細胞癌の組織像
(HE 染色　弱拡大)

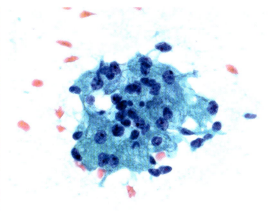

図 G-5 | 淡明細胞型腎細胞癌の細胞像
(Pap 染色　強拡大)

細胞癌である．予後は比較的良好ではあるが，ときに肺や骨への血行性転移をきたすことがある．

細胞診にて遭遇する機会は少ないが，肺やリンパ節などの転移先で診断を要することがある．

### (2) 組織所見（図 G-4）

緻密な血管性間質を背景として，境界明瞭な腫瘍細胞が小胞巣構造，偽管腔構造をなし増殖する．細胞質はグリコーゲンに富み豊富で，HE 染色標本上では明るい細胞質として観察され，淡明細胞型腎細胞癌の名がある．核は円形で，さほど異型が目立たないことが多い．

### (3) 細胞所見（図 G-5）

腫瘍細胞は，一般に泡沫状で豊富な細胞質に類円形核を有する．grade 1（異型度Ⅰ）では，腫瘍細胞の核は正常の尿細管上皮の核よりも小型であり，核小体はあまりみられない．異型度（grade）の進行に伴い細胞質は肥厚し，核の多形性，明瞭な核小体の出現などの異型を認める．まれではあるが，紡錘細胞型・多形細胞型の腫瘍細胞がみられることがある．免疫染色で CD10，leu M1，vimentin などに陽性となる．

##  腎盂・尿管・膀胱の臨床・病理・細胞診

### 1）正常組織および正常細胞・良性成分

#### (1) 組織所見（図 G-6）

尿路の表層をおおう尿路上皮は，被蓋細胞（傘細胞），中間層，および基底層から構成され，通常は 5 層程度の多層状上皮として存在する．被蓋細胞は癌の場合消失するため，その存在が良悪性の 1 つの指標となるが，一方で被蓋細胞は容易に剥離する性質があるため，その判断には注意を要する．

かつては，正常尿路上皮は 6 層を超えることはなく，それを超える場合を癌の指標としていたが，その厳密な評価が困難なこともあり，現在では判断

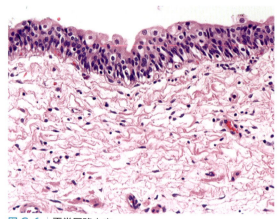

図 G-6 | 正常尿路上皮
(HE 染色　強拡大)

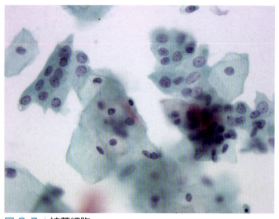

図 G-7 | 被蓋細胞
細胞質の豊富な大型, 多稜形の細胞で, 単核, 多核化もみられる. 中層型細胞の出現は少ない.（Pap 染色　強拡大）

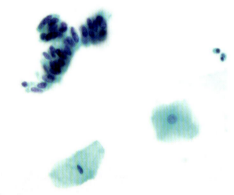

図 G-8 | 円柱上皮細胞と扁平上皮細胞
(Pap 染色　強拡大)

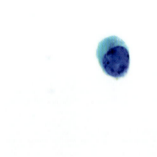

図 G-9 | ウイルス感染細胞（デコイ細胞）
(Pap 染色　強拡大)

基準とはしなくなっている.

### (2) 細胞所見

#### ①尿路上皮細胞

　尿中にみられる良性成分として尿路上皮細胞は, 腎盂・尿管・膀胱・尿道に由来し, 通常は7層以下で, 大別すると3種の細胞からなる. 表層＞中層＞深層の順に出現数が多い. 腫瘍ではこの割合が異なることが多い.

　**表層細胞（被蓋細胞：umbrella cell）**（図 G-7）：細胞の大きさ, 核数と核径, 細胞質の厚さに差がある. 一般に, 大型, 扁平, 多稜形の細胞質, N/C 比は小さく, 単核～3核のものが多い.

　**中層細胞**：洋梨形のものは piriform cell と呼ばれる. この他に類円形, 円柱状, 紡錘形, 多稜形のものもみられ, 表層に近いほど N/C 比は小さくなる. 低異型度の癌ではこの形の細胞が増加する.

　**深層細胞**：類円形, 小型で N/C 比は比較的大きい.

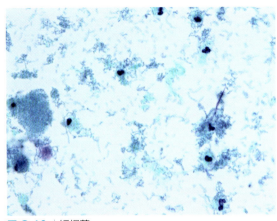

図 G-10｜短桿菌
(Pap 染色　強拡大)

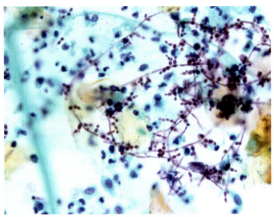

図 G-11｜真菌（カンジダ）
(Pap 染色　強拡大)

②円柱上皮細胞，扁平上皮細胞（図 G-8）

　尿中に出現する細胞として尿路上皮細胞のほか，扁平上皮や円柱上皮細胞が出現することもある．円柱上皮は，下部尿道部や男性であれば前立腺上部尿道部に由来する．

③そのほか尿中にみられる良性成分

　**ウイルス感染細胞**（図 G-9）：サイトメガロウイルス，ヘルペスウイルス，アデノウイルス感染時に核内封入体としてみられることが多い．変性した濃縮核を有する異型細胞をデコイ細胞（decoy cell）と呼ぶことがあり，ポリオーマウイルス感染細胞の可能性が示唆されている．

　**微生物**
　・細菌（図 G-10）：桿菌は 400 倍で比較的容易に確認できるが，球菌は困難なことがある．起炎菌としては大腸菌のことが多い．女性では腟からの混入に注意が必要である．
　・真菌（図 G-11）：カンジダをみることが多い．
　・原虫：トリコモナスをみることが多い．尿道炎のほか，女性では腟炎，男性では前立腺炎を起こす．

　**結晶・塩類**（図 G-12〜14）：病的結晶をみることはほとんどない．

## 2）尿路上皮内癌（urothelial carcinoma *in situ*）

### (1) 臨床所見

　粘膜に沿って進展し，隆起を形成せず増殖する形態の非浸潤性腫瘍．そのため，膀胱鏡においても非特異的な発赤程度の所見しか呈さない．また，癌細胞は剝離しやすく，組織生検標本においても癌細胞が確認されないことがあるため，細胞診による癌細胞の検出が重要となる．

### (2) 組織所見（図 G-15）

　核の腫大，形態不整，およびクロマチン増量を示す異型細胞が粘膜上皮内で多層状に増殖する．細胞異型は強いことが多い．上皮下間質では毛細血管

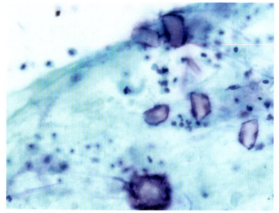
図 G-12 リン酸塩結晶
(Pap 染色　強拡大)

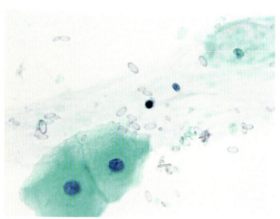
図 G-13 シュウ酸結晶
(Pap 染色　強拡大)

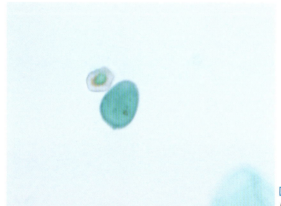
図 G-14 類殿粉小体
(Pap 染色　強拡大)

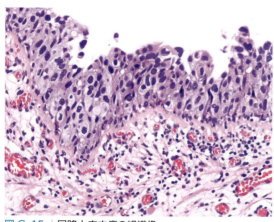
図 G-15 尿路上皮内癌の組織像
(HE 染色　強拡大)

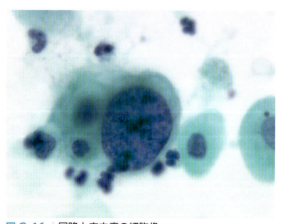
図 G-16 尿路上皮内癌の細胞像
(Pap 染色　強拡大)

増生，リンパ球浸潤をみるが，腫瘍の浸潤は伴わない．

(3) **細胞所見**（図 G-16）

　自然尿において，尿路上皮内癌では，高異型度尿路上皮癌と同程度の異型

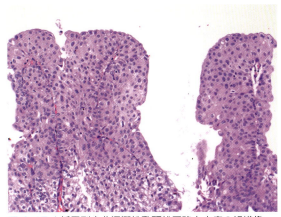
図 G-17 低異型度非浸潤性乳頭状尿路上皮癌の組織像
（HE染色　強拡大）

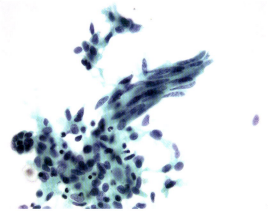
図 G-18 低異型度非浸潤性乳頭状尿路上皮癌の細胞像
（Pap染色　強拡大）

を有する細胞が出現する．背景の所見は，血性，炎症性を呈するが，壊死を認めることは少ない．異型細胞とともに尿路上皮異型性由来の dysplastic cell を認めることもある．治療後の経過観察時では dysplastic cell のみが出現する場合もある．

　上皮内癌は臨床的に把握しがたいが，自然尿での腫瘍細胞の出現頻度が高い．細胞形態のみからは乳頭状か非乳頭状腫瘍を区別すること困難なことも多いが，臨床情報を加味して上皮内癌を推定する意義は高い．

　膀胱洗浄液検体において，まれに大型の細胞集塊が認められる．核異型の強い大型細胞と小型で N/C 比の上昇した dysplastic cell 様の細胞，異型の乏しい表層型細胞が混在したパジェトイド（pagetoid）細胞集塊である．これは尿路上皮内癌における上皮内伸展に由来する集塊と考えられる．

## 3) 低異型度非浸潤性尿路上皮癌（low grade non-invasive urothelial carcinoma）

### (1) 臨床所見
　通常無痛性で，肉眼的血尿が初発症状となることが多い．膀胱鏡所見では，隆起病変としてとらえられることが一般的である．

### (2) 組織所見（図 G-17）
　豊富な毛細血管を含む間質を軸として，多層性の腫瘍細胞が乳頭状に増殖する．腫瘍細胞における核の腫大や大小不同，核形不整をみるが，その程度は後述の高異型度腫瘍に比して軽度である．

　正常尿路上皮に比べて多層であるのが一般的で，以前は 7 層以上が癌の目安とされてきたが，現在ではその基準は適応されなくなった．

### (3) 細胞所見（図 G-18）
#### ①自然尿の場合
　血管間質を伴う乳頭状集塊の出現は非常にまれである．集塊よりほつれた

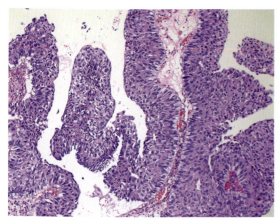 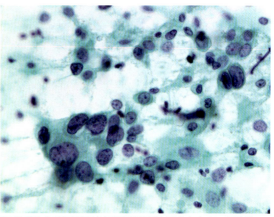

図 G-19 | 高異型度非浸潤性乳頭状尿路上皮癌の組織像
(HE染色　強拡大)

図 G-20 | 高異型度非浸潤性乳頭状尿路上皮癌の細胞像
(Pap染色　強拡大)

紡錘形の細胞が孤在性や束状に配列した集塊としてみられることもある．異型細胞は長紡錘形，短紡錘形，類円形とさまざまで，N/C比の上昇があるものの，高度な細胞異型は認めない．異型が弱く，細胞個々の異型で癌と非癌の鑑別は困難である腫瘍細胞が出現していても，腫瘍細胞と認識できない症例も少なくない．

#### ②カテーテル尿・洗浄液

洗浄液ではまれに血管結合織を伴う乳頭状集塊を認めることもある．血管結合織の不明瞭な多層化を示す細胞集塊は中層型の細胞で構成され，細胞密度が高く不規則な核の重なりを示す．N/C比の上昇，核の切れ込み，ノッチなど軽度な核異型をみることもある．集塊周囲に表層型細胞（umbrella cell）は通常みられない．

### 4) 高異型度非浸潤性尿路上皮癌（high grade non-invasive urothelial carcinoma）

#### (1) 臨床所見

おおむね低異型度非浸潤性乳頭状尿路上皮癌に準ずる．多発する頻度が高い．

#### (2) 組織所見（図 G-19）

基本的な組織診断基準は，低異型度病変と同様である．低異型度病変に比べると細胞異型が強い．

#### (3) 細胞所見（図 G-20）

自然尿中にも，壊死性背景に孤立性や集塊状で多くの腫瘍細胞が出現する．核の腫大，N/C比は0.7以上で，核クロマチンは濃染，核小体の出現など高度な細胞異型を示し，悪性の判定は比較的容易である．細胞異型からは，非浸潤型と浸潤型の鑑別については容易ではない．

---

**重要**
パリシステムにおいては，低異型度尿路上皮腫瘍の判定基準は厳格に定義されている．

**メモ**
ノッチ（notches）
鋭角な核の切れ込み像．核形不整像．

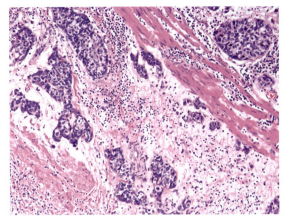

図 G-21 浸潤性尿路上皮癌の組織像
(HE 染色　弱拡大)

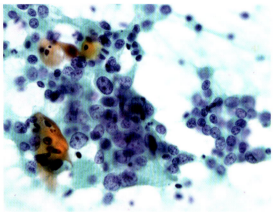

図 G-22 浸潤性尿路上皮癌の細胞像
(Pap 染色　強拡大)

## 5) 浸潤性尿路上皮癌 (invasive urothelial carcinoma)

### (1) 臨床所見

　粘膜上皮内で発生した癌が，基底膜を超えて間質浸潤を示すようになると浸潤性尿路上皮癌となる．膀胱癌の場合，浸潤が粘膜固有層にとどまれば経尿道的膀胱腫瘍切除 (TUR-Bt) の適応であるが，浸潤が固有筋層に及ぶと一般に膀胱全摘術を要する．

### (2) 組織所見（図 G-21）

　癌細胞が不規則な胞巣を形成し浸潤性に増殖する．種々の程度で壊死を伴うほか，リンパ管や静脈への侵襲を示すこともある．

### (3) 細胞所見（図 G-22）

　細胞診形態から，浸潤癌か非浸潤かの鑑別は困難である．しかし，浸潤性尿路上皮癌にみられる特徴的な所見を見出すことができれば，浸潤癌の推定は可能となる．壊死性背景に核腫大，0.7 を超える N/C 比の上昇，核クロマチンの濃染を示す高度な核異型を有する尿路上皮癌を疑う細胞に混じり，多稜形や紡錘形の細胞で細胞質の肥厚，光輝性を示す角化細胞にクロマチンの濃縮した不整形核を有する異型扁平上皮細胞を認めた場合，扁平上皮への分化を伴う浸潤性尿路上皮癌が推定される．同様に尿路上皮癌成分とともに腺上皮への分化を示唆する環状構造を示す集塊が混在した場合も，腺上皮への分化を伴う浸潤性尿路上皮癌が推定される．

## 6) 扁平上皮癌 (squamous cell carcinoma)

### (1) 臨床所見

　発生頻度は，尿路癌のうちの 10% 未満と頻度は低い．扁平上皮化生をきたした尿路上皮に由来するとされ，慢性的な刺激がある場合，また膀胱ではビルハルツ住血吸虫の感染既往がリスクとなる．

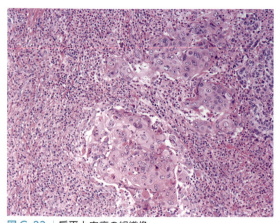

図 G-23 | 扁平上皮癌の組織像
（HE 染色　弱拡大）

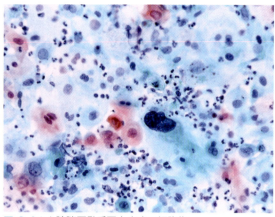

図 G-24 | 膀胱原発扁平上皮癌の細胞像
（Pap 染色　強拡大）

### (2) 組織所見（図 G-23）

厚く豊富な細胞質を有する異型細胞が，いわゆる「敷石状」と表現される胞巣形態を示し増殖する．扁平上皮癌は角化型と非角化型に大別されるが，尿路由来の扁平上皮癌は角化型の割合が高い．

なお，現行の癌取扱い規約（腎盂・尿管・膀胱癌取扱い規約　第1版）では，扁平上皮癌の成分のみで占められる腫瘍に対し扁平上皮癌の診断名を用い，尿路上皮癌との混在をみる場合は「扁平上皮への分化を伴う尿路上皮癌」の診断とするよう記載されている．

### (3) 細胞所見（図 G-24）

尿中に出現する異型扁平上皮細胞は，膀胱発生の扁平上皮癌の他に扁平上皮への分化を示す浸潤性尿路上皮癌，尿道，陰茎原発の扁平上皮癌，子宮頸癌の転移・浸潤などにみられる．これらの疾患を形態学的に鑑別することは困難である．出現細胞は他の臓器同様に，細胞質の肥厚，光輝度の上昇，核形不整，濃縮状に濃染した核クロマチンなどの異型を認める．

## 7）腺癌（adenocarcinoma）

### (1) 臨床所見

尿路における腺癌の発生頻度は低いが，臨床的に重要なのは遺残尿膜管より発生する膀胱腺癌（尿膜管癌）である．これは臍部と膀胱頂部を結ぶ尿膜管の遺残組織を由来とし，その多くは膀胱頂部に発生する．

### (2) 組織所見（図 G-25）

乳頭状ないし管状構造をとり増殖する病変で，細胞質には種々の程度で粘液を含む．

### (3) 細胞所見（図 G-26）

尿中にみられる腺癌細胞は大腸癌，前立腺癌の浸潤であることが多いが，膀胱原発腺癌のほか，腺性化生を伴う浸潤性尿路上皮癌もある．細胞像のみ

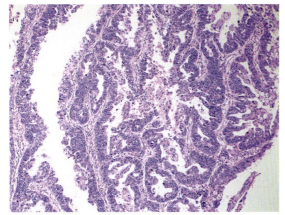

図 G-25 | 腺癌の組織像
(HE 染色　弱拡大)

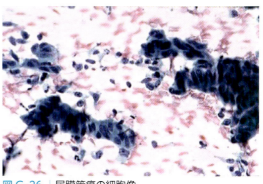

図 G-26 | 尿膜管癌の細胞像
(Pap 染色　強拡大)

からこれらの疾患を鑑別することは困難である．発生部位，臨床情報が鑑別に有用である．腸管型腺癌では，壊死性背景に核の偏在した円柱上皮が柵状，腺腔状に配列した集塊がみられる．尿膜管癌では，大腸癌に類似した高円柱状の異型細胞が索状に配列した集塊としてみられる．

## 7 泌尿器細胞診の報告様式

　腎盂・尿管・膀胱癌取扱い規約（第1版）では，細胞像の評価は以前から引き続き陰性（Ⅰ・Ⅱ），疑陽性（Ⅲ），陽性（Ⅳ・Ⅴ）の3段階または5段階で行うこととされているが，各施設独自の7段階分類なども使用されている．判定の再現性や個人差，施設間差など，細胞診精度向上や報告様式の標準化が望まれるようになり，2016年には日本臨床細胞学会が「泌尿器細胞診報告様式2015」を制定し，国際細胞学会（IAC）と米国細胞学会（ASC）主導で作成した「尿細胞診報告様式パリシステム（The Paris System for Reporting Urinary Cytology）」も出版された（表G-2）．

### 1）腎盂・尿管・膀胱癌取扱い規約第1版（日本泌尿器科学会 /日本病理学会/日本医学放射線学会）

#### (1) 3段階分類（悪性細胞の有無）

①陰性：悪性と判定しうる所見がないもの．
②疑陽性：陽性にも陰性にも判定できないもの（悪性疑い）．
③陽性：悪性と判定しうる所見があるもの．

#### (2) 5段階分類（Papanicolaou分類）

class Ⅰ：異型細胞あるいは異常細胞の認められない．
class Ⅱ：異型細胞を認めるが悪性の疑いのない．
class Ⅲ：悪性の疑いのある異型細胞を認めるが悪性の断定はできない．

表 G-2 | 悪性の有無に関する各報告様式の相互関係

| 悪性の有無 | 腎盂・尿管・膀胱癌取扱い規約 3段階分類 悪性細胞の有無 | 腎盂・尿管・膀胱癌取扱い規約 5段階分類 Papanicolaou分類 | 日本臨床細胞学会 | パリシステム |
|---|---|---|---|---|
| 良性 | 陰性 | I | 不適正 | 不適正 |
|  |  |  | 陰性 | 高異型度尿路上皮癌陰性 |
|  |  | II | 異型細胞 | 異型尿路上皮細胞 |
| 悪性疑い | 疑陽性 | III |  | 高異型度尿路上皮癌疑い |
|  |  |  | 悪性疑い |  |
| 悪性 | 陽性 | IV・V | 悪性 | 高異型度尿路上皮癌 |
|  |  |  |  | 低異型度尿路上皮腫瘍 |
|  |  |  |  | その他 |

class IV：悪性の疑いきわめて濃厚な異型細胞を少数認める．
class V：悪性と断定できる高度の異型細胞を認める．

## 2) 泌尿器細胞診報告様式 2015（日本臨床細胞学会）

①不適正（Inadequate）：高度血尿，濃尿，結晶，標本の破損，高度の細胞変性などにより，判定可能な尿路上皮細胞がほとんどみられない．
②陰性（Negative for malignancy）：悪性を示唆する細胞がみられない．
③異型細胞（Atypical cells）：異型細胞が出現しているが悪性疑い以上に判断できず，かつ，陰性とも断定できない．
④悪性疑い（Suspicious for malignancy）：悪性が疑われる細胞が出現．
⑤悪性（Malignant）：悪性と考えられる細胞が存在．

## 3) 尿細胞診報告様式パリシステム（The Paris System for Reporting Urinary Cytology/Dorothy L. Rosenthal, Eva M. Wojcik, Daniel F. I. Kurtycz, Editors）

目的は，高異型度尿路上皮癌をターゲットとして高感度・高特異度の尿細胞診検査を確立し，尿路上皮癌に対する医療費の削減，侵襲性の高い膀胱鏡検査施行の適正化を図ることである．

①適正（Adequacy）：採取法，細胞数，採取量，細胞形態学的所見の特徴を総合的に考慮して行う．
②高異型度尿路上皮癌陰性（Negative for High Grade Urothelial Carcinoma）：高異型度尿路上皮癌へのリスクが低い．
③異型尿路上皮細胞（Atypical Urothelial Cells）：核細胞質比50％を示す変性のない非表層型であり，核クロマチン増加，核膜不整，不整/粗大/凝集クロマチンのいずれか1つを有する場合（2つ以上を有する場合は，高異型度尿路上皮癌疑いとする）．
④高異型度尿路上皮癌疑い（Suspicious for High Grade Urothelial Carci-

noma）：変性のない非表層型で，核/細胞質比50～70％以上，かつ中～高度のクロマチン増加を示し，不規則に凝集したクロマチン，著明な核縁不整のいずれかを有する．
⑤高異型度尿路上皮癌（High Grade Urothelial Carcinoma）：核/細胞質比70％以上，中～高度のクロマチン増加，不規則に凝集したクロマチン，著明な核縁不整を示すviableな悪性細胞を5～10個認める．
⑥低異型度尿路上皮腫瘍（Low Grade Urothelial Neoplasm）：血管結合織性の茎を有する集団を認める．
⑦その他の悪性腫瘍，原発性・転移性腫瘍およびさまざまな病変（Other malignancies, both primary and secondary）：その他の癌や肉腫，良性腫瘍や腫瘍様病変を含む．

## Ⅱ 男性生殖器系

### 1 組織発生

　生殖隆起に辿り着いた始原生殖細胞により第一次性索が形成され，それが網状に発達し，やがて精巣の主たる構成成分である精細管となる．中腎管（Wolff管）は輸精管や精巣上体などの付属器に分化する．
　前立腺は，尿生殖洞の上皮層から前立腺芽として発生し，男性ホルモンの刺激を受けて腺組織へと発達する．

### 2 構造と機能（図G-1）

　精巣は重量15～17g程度の，左右1対の卵円形臓器である．その外表は白膜でおおわれ，上部には精巣上体が付着する．精巣の大半を占めるのは精子をつくり排出する精細管で，それを支持する間質内には男性ホルモンを産生するライディック細胞が分布している．
　前立腺は，膀胱頸部に連なり尿道を取り巻くように存在するクルミ大の臓器で，尿道周囲にある内腺領域とその周囲を馬蹄形に取り囲む外腺領域，射精管の開口部である精丘に分けられる．外腺領域では前立腺液を分泌，精嚢からの精子を含む精嚢液と一緒になり，精液として射精管から放出される．前立腺液には，プロテアーゼ活性をもつ前立腺特異抗原（PSA）が含まれる．

## 男性生殖器系疾患の特徴

### 1）臨床的特徴

#### (1) 精巣

　代表的な疾患として，精巣腫瘍，精巣や精巣上体における炎症性病変，精巣や精索漿膜内に漿液の貯留をきたす水腫病変，および停留精巣がある．精巣腫瘍や水腫病変が無痛性腫大を示すのに対し，炎症性の精巣腫大は痛みを伴うのが特徴である．

　腫瘍は胚細胞性腫瘍，性索/性腺間質腫瘍，リンパ/造血組織腫瘍などに大別される．針穿刺は腫瘍撒布のリスクが高いため一般的には行われず，細胞診断の機会はほとんどない．ただし，まれに転移先で遭遇する可能性もある．

　停留精巣は，胎児期に腹腔内にある精巣が陰嚢に下降してくる途中で停止してしまう病態である．生後6カ月以内であれば自然に下降してくる場合がある．腹腔内に停留した精巣は，時間とともに機能が損なわれ，また悪性腫瘍の発生率も高いことから早期の外科的治療が望まれる．

#### (2) 前立腺

　臨床的に重要な疾患は前立腺癌と前立腺肥大症である．いずれも排尿困難，夜間尿，頻尿が主な症状であるが，一般的に前立腺癌は外腺域，肥大症は内腺域から発生するため，後者のほうがより症状が強い．血液中のPSAは，良性疾患より癌において上昇が顕著であるため，スクリーニングとして血清PSA検査が頻用される．

### 2）発生要因

　精巣腫瘍の発生原因は明らかにされていないが，前述の如く停留精巣は癌の発生リスクが高まることが知られている．

　前立腺癌の発生メカニズムも解明されていないが，加齢や遺伝的要因が危険因子として知られており，また人種によっても前立腺癌のリスクが異なる．

### 3）病理学的特徴

　①同じ生殖器腫瘍であっても多彩な組織型を示す卵巣腫瘍に比して，精巣腫瘍の多くは胚細胞腫瘍であり，かつ精上皮腫がその半数以上を占める．

　②前立腺癌の組織学的分類にGleason scoreが用いられている．Gleason scoreが低い癌は予後良好であり，近年では治療せずに経過をみる方法（監視療法）もとられている．

　③前立腺癌は事前にその存在が指摘されず，前立腺肥大症における摘出時，あるいは病理解剖時にはじめて発見されることも珍しくない．前者を偶発癌（incidental carcinoma），後者を潜在癌（latent carcinoma）と呼んでいる．

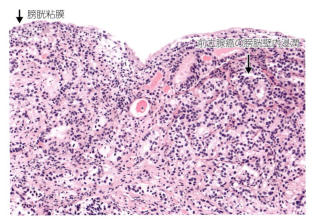

図 G-27 ｜前立腺癌の膀胱浸潤
(HE 染色　弱拡大)

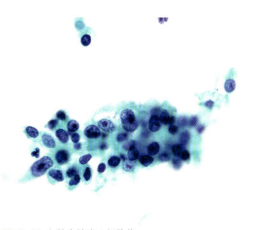

図 G-28 ｜前立腺癌の細胞像
(Pap 染色　強拡大)

## 4 男性生殖器系疾患の臨床・病理・細胞診

### 1）前立腺癌（膀胱浸潤による尿細胞診）

#### (1) 臨床所見

　前立腺の腫瘍疾患には，前立腺肥大症（過形成）と前立腺癌がある．いずれも排尿困難，夜間尿，頻尿が主な症状であるが，内腺領域を好発部位とする肥大症のほうが，外腺領域を好発とする癌よりも症状が強いのが一般的である．血清 PSA 値が有用なスクリーニングマーカーであり，それが高値の場合，針生検が検討される．あわせて穿刺吸引細胞診が行われることがあるが，針生検の診断価値が高いため，その有用性は低い．ただし，腎細胞癌と同じく転移先で診断を求められる場合があるほか，後述の如く，膀胱へ浸潤した場合は膀胱癌と前立腺癌の鑑別を的確に行うことが求められる．

#### (2) 組織所見（図 G-27）

　膀胱筋層に浸潤した前立腺癌の組織像．小型で融合傾向を示す腺管構造を形成し増殖する．個々の腫瘍細胞では明瞭な核小体を示すのが特徴である．前立腺癌の分化度は専ら Gleason 分類が用いられる．

#### (3) 細胞所見（図 G-28）

　尿中に出現する前立腺癌細胞は，好中球と比較しても大きくないことがわかる．集塊で出現した場合，平面的で索状や花冠状配列を示す．核は類円形，卵円形で，クロマチンは濃染性，好酸性の明瞭な核小体の出現が特徴である．
　尿中に認められる類殿粉小体は，前立腺癌に特徴的な所見ではなく，多くの場合に前立腺肥大症もその背景に存在しているため出現する．

### 2）精上皮腫（セミノーマ）(seminoma)

#### (1) 臨床所見

　精巣に発生する腫瘍の代表的病変で，胚細胞性腫瘍の 50〜60% を占める．

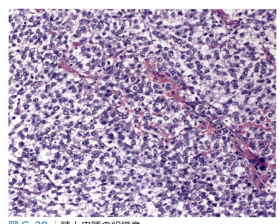

図 G-29 精上皮腫の組織像
(HE染色　強拡大)

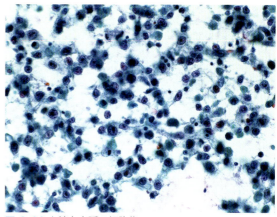

図 G-30 精上皮腫の細胞像
(Pap染色　強拡大)

30歳前後を好発年齢とするが，小児や高齢者にも発生する．

### (2) 組織所見（図 G-29）

　明るく豊富な細胞質を有する腫瘍細胞がびまん性に増殖する．核異型が目立ち，核小体も明瞭である．種々の程度でリンパ球浸潤を伴う．

### (3) 細胞所見（図 G-30）

　腫瘍捺印細胞：リンパ球とともに，大型で多稜形の異型細胞が孤在性や集簇性に出現する．細胞質は泡沫状で明るく，捺印操作で崩れやすい．核は円形で大小不同を認める．クロマチンの凝集傾向が強く，好酸性の核小体の出現を認める．

#### 文献

1) 細胞検査士会（編）：細胞診標本作製マニュアル　泌尿器．
2) 古谷津純一：尿細胞診の標本作製方法．Medical Technology，32(7)：681-688，2004．

（山田正俊・小山芳徳・平田哲士）

# H 体腔液

## 1 体腔の解剖学的・組織学的基礎知識

　体腔には大きく分けて，漿膜腔（胸腔や腹腔，心嚢腔），脳脊髄腔，関節腔がある．体腔に体液が異常に貯留した状態を腔水症と呼び，貯留液のなかに浮遊する細胞を効率よく回収・塗抹し，炎症性あるは腫瘍性の質的診断を行う．

### 1）漿膜腔

　漿膜腔の発生は，原始的中胚葉細胞の間に生ずる裂隙状の原始胚体腔に始まる．この裂隙に接して並ぶ細胞が原始的な中皮細胞であり，高円柱状で細胞表面には微絨毛を有している．高円柱状細胞の下にある原始的中胚葉細胞と形態も類似しているが，中胚葉細胞のなかの線維芽細胞と密接に関連し，上皮形態と線維芽細胞様形態の両者の二相性の反応や増殖を示す．また，漿膜腔内面をおおう構造を漿膜と呼び，臓側と壁側に分けられる．

　心嚢は，臓側漿膜を心外膜，壁側を心嚢，内腔を心嚢腔，貯留液を心嚢水と呼ぶ．

　胸膜には臓側胸膜と壁側胸膜があり，臓側胸膜は層構造をとり，表面から順に中皮細胞層，中皮下組織，外弾性層，胸膜下層（血管，リンパ管，リンパ糟），内弾性層となっている．また内腔を胸腔，貯留液を胸水と呼ぶ．

　一方，臓側腹膜には腸管の漿膜，肝被膜，大網・小網の表面などがあり，壁側腹膜は腹壁，腸間膜，横隔膜，骨盤腔などをおおっている．内腔を腹腔，貯留液を腹水と呼ぶ．さらに，精巣鞘膜の臓側には精巣白膜，壁側は精巣鞘膜，内腔を陰嚢腔，貯留液を陰嚢水と呼ぶ．

### 2）脳脊髄腔

　脳脊髄腔は脳および脊髄表面を環流する脳脊髄液の流路である．髄腔内面は髄膜上皮におおわれている．側脳室にある脈絡膜で産生された髄液は，第三脳室，クモ膜下腔を流れ，静脈に戻る．

### 3）関節腔

　関節部分をおおう軟部組織である関節包の内面を構成する組織である．滑膜細胞と呼ばれる上皮様細胞で内面がおおわれている．

> **メモ**
> セルブロックには細胞収集法と細胞固化法に分けられ，前者には試験管法など，後者にはアルギン酸ナトリウム法がある．中皮腫の鑑別あるいは生検不能な肺癌検体などに応用される．

> **注意**
> セルブロック法にはさまざまな方法があるが，細胞形態の変化や免疫組織細胞化学染色への影響など，その特性を十分理解して用いることが肝要である．

## 2 細胞診検体の採取・処理法

　体腔液細胞診の検体として提出されるものには，胸水や腹水，心嚢水，脳脊髄液，関節液がある．胸痛や腹部膨満感などを主訴に，X線やCT，超音波検査などの画像所見より胸水や腹水などが指摘された後，治療あるいは貯留液の要因精査として体腔液が提出される．胸水や腹水の採取においては，採取前に体位変換したのちの採取が望ましい．体腔液採取では，体腔液に浮遊する細胞を遠心分離法あるいは直接遠心などによって細胞沈渣として回収するが，細胞沈渣層には目的とする腫瘍細胞の他に，組織球やリンパ球，反応性中皮細胞が混じるため，さらには残存する沈渣を用いてセルブロックを作製することも考慮し，体腔液量は可能なかぎり提出してもらい細胞沈渣の回収に努めることが肝要である．また，赤血球の混入が多い場合は溶血法も考慮する．

　細胞収集と塗抹方法には，引きガラス法（Wedge法），すり合わせ法，合わせ法＋すり合わせ法，集細胞遠心装置法，液状化検体細胞診LBC法，ミリポアフィルター法などさまざまな方法がある．診断に大きな影響を与えるため，検体の性状や沈渣の量に合わせて適切な方法で実施することが大切である．体腔液に出現する細胞の鑑別にはPapanicolaou染色のみならず，Giemsa染色やPAS反応，alcian blue染色の併用が推奨される．

> **メモ**
> 「合わせ法＋すり合わせ法」は，粘稠性のある検体などの塗抹に有用である．遠心沈渣をすり合わせ用のスライドガラスを用いて塗抹する（下図）．

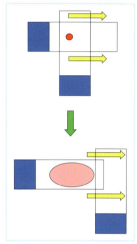

図｜合わせ法＋すり合わせ法

## 3 体腔液に異常がみられる疾患の特徴

### 1）臨床的特徴

　体腔液細胞診では他の分野と違い組織学的な裏付けがとれないことも多く，また体腔液中に浮遊する多くの悪性細胞は転移性（播種性）であるため，癌細胞の検出は末期症状の一つとしてとらえられている．しかし，最近では治療法の開発も進み，組織型推定や遺伝子検索などを追加検討することにより，体腔液細胞診は予後に大きく関与するようになった．

### 2）発生要因

　体腔液貯留の主な要因は，膠質浸透圧の低下，毛細血管透過性の亢進，リンパ液灌流の低下などがあげられる．

### 3）病理学的特徴

　体腔液に浮遊する悪性細胞の多くは，胸腔や心嚢腔では隣接臓器の肺や乳腺，腹腔では胃や胆嚢，膵臓，結腸の腫瘍細胞が出現する．体腔液に浮遊する特異な環境のため，形態の変化が生じ，原発巣推定を困難にすることが多い．また，強靱な臓器皮膜をもつ肝臓や脂肪におおわれた腎腫瘍が体腔中に出現することはまれである．さらに体腔原発の悪性中皮腫やリンパ腫は転移性腫瘍の頻度に比べ低いものの，その診断的意義は高いため常に念頭におい

> **メモ**
> 反応性中皮細胞では，アルシアン青染色で陽性となる表面被覆物質が大型の中皮や集塊辺縁部分にみられ，染色性は薄いが厚さは均等で，全周性である．

> **メモ**
> 中皮腫細胞質表面に大小の水滴状の突起を多数もつ滴状表面構造（bleb-like surface structure）細胞も多く，PAS反応で滴状陽性顆粒が認められ，微絨毛を認める場合は全周性に観察される．また，PAS反応では細胞質縁帯にグリコーゲンの陽性顆粒がみられる．

て診断に望むことが重要である．

 **体腔液の臨床・病理・細胞診**

## 1）体腔液にみられる良性細胞
### (1) 中皮細胞
　漿膜表面をおおう上皮様細胞で，平静時と活動時では細胞形態が大きく異なる．

　核は主に中心性で細胞質は広い．表面に微絨毛（microvilli）（0.2～数μm）が多くみられ，ヒアルロン酸を主体とする酸性ムコ多糖類を産生する．これは，心臓の拍動，肺の呼吸運動，腸の蠕動などに際し，摩擦を減少させる重要な役割を果たす．また，外圧に対して臓器の損傷を防ぐ効果もある．

### (2) 平静時中皮細胞
　平静時中皮細胞は腔水症の場合にはみられることはほとんどなく，腹腔および胸腔洗浄液など手術操作でみることができる．体腔の全表面をおおうタイルを敷き詰めたような単層扁平な細胞である（図H-1）．細胞径は15～25μmの多辺形で，厚さは核の周囲がやや厚く2μm程度，周辺は0.5μmほどのきわめて薄い細胞である．核周囲の厚みを帯びた部位にはミトコンドリアや粗面小胞体，Golgi野などがあり，やや濃染傾向を示す．細胞質辺縁部には内腔側と基底側を連ねるトンネル状の嚥飲空胞（pinocytic vesicle）が発達していて，光学顕微鏡的には淡染性を示す．また，細胞境界は微絨毛が相互に入り組んだ線状にみえ，アルシアン青染色にて陽性を示す．さらにPAS反応による細胞質内の弱い顆粒状陽性像は，グリコーゲンを示唆する．核は細胞質の1/4程度で，ほぼ正円形の薄い円盤状（碁石状）の核で，ほぼ中心に位置する．核縁は滑らかで肥厚がなく，クロマチンも繊細で均等分布である．核小体は小さい円形のものが1個（ときに2～3個）みられるが，核分裂像はまれである．

### (3) 反応性（活動性）中皮細胞〔reactive (active) mesothelial cell〕
#### ①反応性（上皮様）中皮細胞
　漿膜の炎症，腫瘍の播種，肝硬変などの際にみられ，漿膜表面では単位面積あたりの中皮細胞の数が増加する．平静時の扁平な中皮細胞が立方状や円柱状，あるいは球形に変化し，増生が高度な場合は偽腺管状重層性あるいは乳頭状様になる（図H-2）．細胞の大きさは15～20μm程度が主体であるが，さらに大型のものや多核が混じる場合もある．細胞質は一般に濃染傾向を示し空胞を有する反応性中皮は少ないが，まれに印鑑細胞様変化を伴うこともある．ときに嚥飲空胞が融合したと思われるはっきりした打ち抜き状の空胞がみられる．また，2個の中皮の間にwindowと称する空隙がみられることがある．

　核は腫大し，N/C比が1/2程度にまで高まる．ほぼ正球状で，核縁は薄く，クロマチンは繊細である．核小体はやや肥大し目立つようになり，2核のも

**重要**

　中皮細胞表面には0.2～数μm程度の微絨毛（microvilli）があり，その表面はヒアルロン酸を主成分とする表面被覆物質がおおっている．この表面被覆物質により体腔面の湿潤性が保たれ，摩擦による障害を軽減している．このことは中皮細胞の重要な生理的役割を担っている．

**メモ**

window

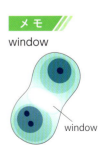
window

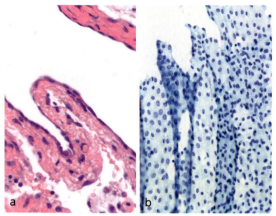

図 H-1 | 中皮組織，中皮細胞
a：正常中皮組織．単層扁平上皮様中皮細胞と間質細胞．（腹膜 HE 染色　強拡大）
b：静止期の中皮細胞．剥離した中皮細胞はシート状集塊として出現し，核は円形から類円形，クロマチンの増量はみられない．細胞質は淡く，細胞境界は比較的明瞭である．（腹腔洗浄液　Pap 染色　強拡大）

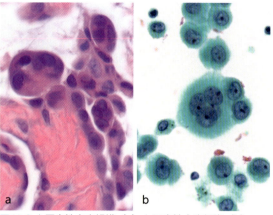

図 H-2 | 反応性中皮組織（a）と反応性中皮細胞（b）
a：反応性中皮組織．立方状中皮細胞は核の腫大，細胞質の重厚感がみられる．（胸膜　HE 染色　強拡大）
b：反応性中皮細胞．大小不同性を示す円形細胞が，孤立散在性および小集塊状に出現する．核は中心性からやや偏在傾向を示し，単核～多核，核形は類円形～軽度核形不整を認め，小型核小体がみられる．細胞質はライトグリーン好染性で，辺縁はやや不明瞭である．（胸水　Pap 染色　強拡大）

のがまれではなく，核分裂像もときどきみられる．

細胞は孤在性に出現し（図 H-3），大小さまざまな集塊も形成し，マリモ状あるいは乳頭状などの集塊がしばしば形成される．ときにライトグリーンに鮮明に染まる無構造膠原線維間質（collagenous stroma）の球状塊を取り巻くように，あるいは張りつくように中皮細胞が囲む集塊（図 H-4）となることがある．慣れないと，粘液を囲む腺細胞と誤認することがあるので，注意を要する．

### ②間葉型中皮細胞

漿膜損傷，腸管の穿孔性潰瘍あるいは手術操作時に，漿膜の修復過程で出現することがある．間葉型中皮細胞は上皮型より大型化であり，定型的なものは紡錘形細胞や線維芽細胞状になるが，上皮型に近いものも含まれる．一般に細胞質は淡く染まる．細胞は線維芽細胞様だが，cytokeratin 陽性である．

## 2) 体腔液の炎症・反応性状態

### (1) 漿膜腔貯留液

胸水や腹水には多少なりとも炎症細胞や反応性中皮細胞が含まれている．炎症細胞には，リンパ球をはじめ好中球や好酸球，好塩基球，組織球などが出現する．

細菌感染に伴う急性期感染症など化膿性漿膜炎では，多数の好中球とともに組織球，リンパ球（図 H-6），形質細胞なども含まれている．慢性漿膜炎では通常小型リンパ球が優勢だが，炎症の原因によっては芽球化した大型リン

### メモ

反応性中皮細胞集塊は核間距離がほぼ均等で，核の高度な重積性はみられない．また核縁が薄く滑らかであること，クロマチンが繊細で細胞間の差が乏しいことなども中皮細胞集塊の特徴である．マリモ状集塊の場合も，中皮細胞が表面に一層張りついたようにみえることがある（図 H-5）．

### メモ

collagenous stroma
無構造膠原線維間質あるいは細胞外硝子様物質は，体腔液細胞材料にて中皮腫や卵巣原発明細胞腺癌に多数出現するライトグリーン好性の無構造物質で"collagenous stroma"と呼ばれ，表面構成細胞の層数によりⅠ～Ⅲ型に分類される．

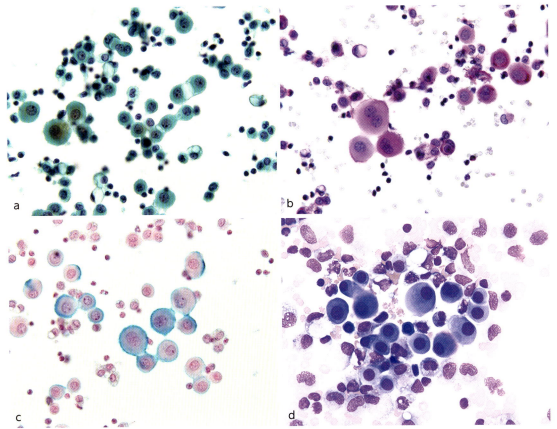

図 H-3 | 反応性中皮細胞
a：Pap 染色：背景にはリンパ球や組織球を認めるなかに，細胞質にやや厚みのあるライトグリーンに好染性の中皮細胞が孤立散在性，隣り合う 2 つの細胞間には window 形成が観察される．核は類円形で中心性に位置する．（胸水　強拡大）
b：PAS 反応：細胞質内には少量のグリコーゲン顆粒と思われる陽性像が観察される．（胸水　強拡大）
c：アルシアン青染色：細胞膜にはヒアルロン酸と思われる陽性像が観察される．（胸水　強拡大）
d：Wright-Giemsa 染色：細胞質は好塩基性を呈する．（胸水　強拡大）

パ球が含まれる．リンパ球が多くみられる場合に形質細胞も含まれていることが多い．Papanicolaou 染色では細胞質の特徴が不明瞭となるため，中型のリンパ球と紛らわしく，リンパ腫と誤認するおそれがある．

　好酸球は一般的には喘息などのアレルギー機序や寄生虫感染に際して出現する．しかし，体腔液中に出現する好酸球の意義は明らかでないものが多い．胸腔では気胸時胸水に多数出現する．他に好酸性肉芽腫や Hodgkin リンパ腫に随伴することが多い．

　組織球にはヘモジデリン，メラニン，炭粉，赤血球などを貪食し出現することがある．メラニンの存在は悪性黒色腫転移の発見きっかけとなりうるが，皮膚炎のある患者に出現することがあり，即断はできない．これらリンパ球などの炎症細胞やメラニン顆粒の鑑別には，Giemsa 染色が有用である．

　反応性中皮細胞は多少なりとも背景に出現し，癌細胞との形態的な鑑別を要することがある．鑑別困難な場合，免疫細胞化学的な鑑別手段を利用する必要がある．

注意

　漿膜の結核症では中型の異型を伴うリンパ球（主に T 細胞性）が多く，リンパ腫様の単調な出現パターンを呈するのでリンパ腫との鑑別に注意を要する．

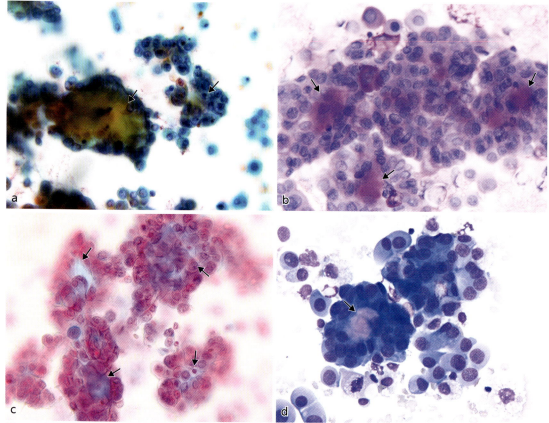

**図 H-4 | 反応性中皮細胞**
a：Pap 染色：細胞質にやや厚みがあり，ライトグリーンに好染性の中皮細胞集塊の中心部には，エオジンやライトグリーンに染色される collagenous stroma（↑）がみられる．（胸水　強拡大）
b：PAS 反応：細胞質内の一部グリコーゲン顆粒とともに collagenous stroma（↑）は弱陽性像を示す．（胸水　強拡大）
c：アルシアン青染色：collagenous stroma（↑）は弱陽性像を示す．（胸水　強拡大）
d：Wright-Giemsa 染色：collagenous stroma（↑）はメタクロマジーを呈する．（胸水　強拡大）

　その他，胸腔穿刺検体において，ときに肺胞域の組織や肺胞上皮あるいは線毛円柱上皮細胞が出現することもある．また腹水では，子宮内膜や卵管上皮，卵管采上皮，卵巣の良性腫瘍細胞，線維芽細胞，横紋筋細胞，平滑筋細胞などは，手術・穿刺操作や卵管捻転など臓器に外力が加わると体腔洗浄液に出現することがある．さらに，漿膜に子宮内膜症がある場合も内膜上皮成分が密な上皮細胞集塊としてみられることがあり，良悪の鑑別に注意を要する．

　陰嚢腔には精巣垂，精巣上体垂上皮細胞がまれではあるが出現する可能性がある．この上皮細胞は線毛円柱状で，estrogen receptor や progesteron receptor をもつ．

### (2) 脳脊髄液

　脳脊髄液の約 90％は脈絡叢（主に側脳室脈絡叢）で産生され，残りは脳実質内，くも膜下腔，脳室上衣などで産生される．1 日の 1,000 mL を超えて産生される脳脊髄液は脳室から脳表面，脊髄くも膜下腔を循環し，さらに硬膜

**メモ**

**raspberry body**
　明細胞腺癌では体腔液中で特徴的な mirror ball pattern の球状集塊を形成し，その集塊の内部には Giemsa 染色にて異染性（メタクロマジー）を示す細胞外基質成分を有し，raspberry body（ラズベリー小体）と称される．命名者（東海大病院・伊藤 仁氏）の名前をとって Itoh 小体とも呼ぶ．

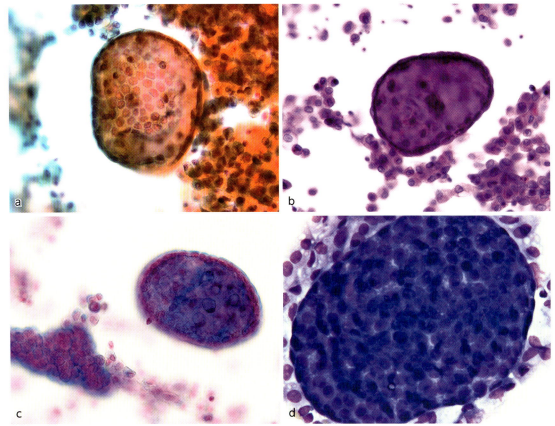

**図 H-5 | 反応性中皮細胞（マリモ状集塊）**
a：Pap 染色：結合のしっかりとした細胞集塊の最表層には，1層の中皮細胞が観察される．（心囊液　強拡大）
b：PAS 反応：細胞質内にはグリコーゲンが顆粒状に陽性となる．（心囊液　強拡大）
c：アルシアン青染色：細胞集塊辺縁部に陽性となる．（心囊液　強拡大）
d：Wright-Giemsa 染色：細胞集塊の最表層は1層の扁平な中皮細胞がみられる．（心囊液　強拡大）

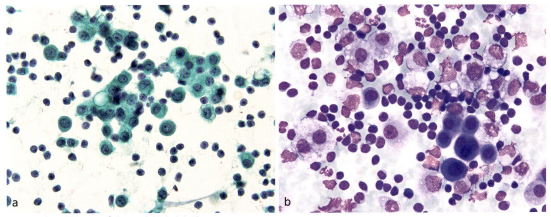

**図 H-6 | 反応性リンパ球と反応性中皮細胞**
a：Pap 染色：組織球や反応性中皮細胞とともに，小型成熟リンパ球とやや幼弱なリンパ球がみられる．（胸水　強拡大）
b：Wright-Giemsa 染色：反応性中皮細胞の細胞質は好塩基性を呈し，組織球やリンパ球の鑑別は Giemsa 染色のほうが認識しやすい．（胸水　強拡大）

静脈洞に流れ込み血液循環に組み込まれる．脈絡叢髄膜上皮は脳室上皮より移行した扁平な細胞であり，核は小さく，穿刺液中には通常は多くは含まれない．その他，リンパ球や単球も基本的には出現細胞量に乏しいため，集細胞遠心装置にて細胞を回収し塗抹する．

　炎症所見がある場合，細菌性髄膜炎では好中球の増多，ウイルス性髄膜炎の初期は一過性に好中球が多数出現し，以後リンパ球主体でときに大型の異型リンパ球も混在する．真菌性髄膜炎ではリンパ球主体で細胞増多を示す．なかでもクリプトコッカス髄膜炎は日和見感染や免疫不全患者に多くみられ，Giemsa 染色やムチカルミン染色などにより菌体の証明が必要となる．

### (3) 関節液

　関節リウマチや変形性関節症では滑膜細胞が増生し，多核巨細胞なども穿刺液中に出現する．中型の類円形核をもち，細胞質が不明瞭な細胞の大型集塊として出現することが多く，炎症細胞はリンパ球や形質細胞が多数出現する．また，好中球は化膿性関節炎に多くみられ，関節リウマチの活動性炎症時でも多くみられる．

　組織球や類上皮細胞が出現した際は，結核の可能性を考える．ヘモジデリンを貪食したマクロファージが多数みられる場合は，色素性結節絨毛性滑膜炎の可能性を考え，多核巨細胞などを検索する．

## 3）漿膜にみられる腫瘍

### ●中皮由来腫瘍

#### (1) 悪性中皮腫 (malignant mesothelioma)

　悪性中皮腫には，中皮への分化を示す上皮様あるいは紡錘形/間葉系腫瘍細胞が，中皮腔にびまん性に広がる悪性腫瘍と，肉眼的に明瞭に限局化された結節性病変として認識されるまれな腫瘍に分かれる．さらに，びまん性悪性中皮腫は上皮型，肉腫型（線維形成型），二相型に分類される．悪性中皮腫は全悪性腫瘍の 0.2〜0.3％で，男女比は 3：1 である．発症年齢は 40〜70 歳で，アスベスト暴露の既往者に多く発生することが知られている．喫煙との関係は証明されていないが，胸膜に最も多く（70％），次いで腹膜（20％），心囊，精巣鞘膜の順である．

#### ① 上皮型中皮腫 (epithelioid mesothelioma)

　上皮性の形態を示し，細胞異型が目立たないことが多い．組織構築は，腺管乳頭状，微小乳頭状，腺房あるいは腺管状．アデノマトイド腫瘍様，充実性，索状を呈する．細胞形態は多形型，明細胞型，脱落膜様，腺様囊胞型，小細胞型，ラブドイド，移行型などの形態があり，これら組織構築や細胞形態は混在する場合が多く，多彩である．

　鑑別疾患として，肺癌や胸腺癌，腎癌，乳癌，卵巣癌があげられ，早期中皮腫と反応性中皮細胞との鑑別もきわめて重要である．画像所見による病変の広がりやアスベスト曝露歴など臨床所見も参考にする．

**組織所見**：上皮型が最も多く 50〜60％を占め，上皮性配列（管状，囊状，

> **メモ**
> 髄液には蛋白が少なく，細胞は破壊されやすい状態のため，細胞保存のためウシアルブミンを加えた保存液での処理が必要な場合が多い．3 g/dL アルブミン・生食水を等量に用いる．リンパ腫や白血病など，Giemsa 染色を必要とする場合も，この処理が推奨される．

> **メモ**
> 上皮型では腺管乳頭状，索状，微小乳頭状などを呈し，淡明細胞や脱落膜様，リンパ組織球様，小細胞の細胞形態をとる場合がある．

> **メモ**
> 上皮型悪性中皮腫で免疫細胞化学的に陽性となる抗原は，calretinin, Podoplanin (D2-40), WT-1, cytokeratin 5/6, thrombomodulin, HBME-1, EMA（細胞膜により強く），陰性マーカーとして CEA, BerEP4, MOC31, Desmin, BAP-1 があげられる．

> **メモ**
> 電子顕微鏡的観察にて細胞表面に細く長い微絨毛をもち，細胞質内にはグリコーゲン顆粒が多く，核周囲には中間径フィラメントやミトコンドリアが多く集まる．また，細胞間には長い接着装置が観察される．

乳頭状など）をとるが，分化が低いと充実性となる．細胞は立方〜扁平（細胞診上は円形）である．間質はアルシアン青に陽性で，粘液腫様である（図H-7a）．

**細胞所見**：体腔液はヒアルロン酸高値を示す場合，粘稠性で牽糸性となる．典型例では大小多数の集塊がみられ，瘤（hump）状突出像などが目立つ．細胞質はライトグリーン好染性で重厚感があり，一方で細胞辺縁は微絨毛の発達により不明瞭となり，細胞辺縁部に明るい領域がみられることがある（図H-7b）．

**細胞化学的所見**：さまざまな量のグリコーゲンをもつため，PAS反応にて顆粒状あるいは滴状の陽性を示し，PAS反応陽性の上皮性粘液をもたない．アルシアン青陽性粘液を細胞質内あるいは細胞内小腺管内にもち，ヒアルロニダーゼで消化される．

**免疫細胞化学染色所見**：中皮腫陽性マーカーとしてはcalretininが強く推奨され，その他，Wilms' tumor 1（WT1），podoplanin（D2-40），CK5/6があげられる．しかし，肺腺癌や卵巣腫瘍でも陽性となることがあるので注意を要する．

### ②肉腫型中皮腫（sarcomatoid mesothelioma）

中皮由来の紡錘形/間葉系形態を示す腫瘍細胞が，中皮腔に沿ったびまん性増殖を呈する悪性腫瘍である．豊富な細胞質を有するものから細長い細胞形態を呈し，束状や花むしろ状構造を呈して増殖・浸潤する．肉腫型中皮腫や線維形成性中皮腫は10〜20％程度で頻度的には低いが予後不良である．肉腫型中皮腫は間葉型反応性中皮細胞に類似し，紡錘形で束状に配列することが多いが（図H-8b），体腔貯留液中には出現しにくい．

### ③線維形成型中皮腫（desmoplastic mesothelioma）

密な50％を超える膠原線維の増生を伴い，花むしろ状あるいはpatternless patternを示して増殖する．線維性胸膜炎との鑑別が難しい．

### ④二相型中皮腫（biphasic mesothelioma）

上皮型あるいは肉腫型を呈する成分が，それぞれ少なくとも10％以上存在し，肺の多形癌や滑膜肉腫との鑑別を要し，上皮型中皮腫より予後不良である．肉腫型中皮腫細胞は体腔貯留液中には出にくいため，細胞診標本上では上皮型細胞主体で出現することが多い．

## (2) 高分化乳頭状中皮腫（well-differentiated papillary mesothelioma）

異型に乏しい中皮細胞が乳頭状構造を形成し，漿膜面から外向性に増殖する．閉経前の女性の腹膜に好発し，男女比は2：8のまれな腫瘍である．肉眼的に境界は明瞭で，0.2〜2 cm程度の隆起性病変で多発することが多く，手術によって取り切れれば予後良好である．立方状や円柱状，あるいは扁平な細胞が乳頭状構造で増殖し，細胞異型に乏しく，上皮型中皮腫や反応性中皮過形成との鑑別は難しい．

---

**重要**

上皮型中皮腫細胞は，反応性中皮細胞の形態に類似するため鑑別が難しい．中皮腫の典型例では，多数の集塊（10個以上の細胞で構成）の中心部に無構造膠原線維間質（collagenous stroma）が多くみられ，瘤（hump）状の突出像が目立つことやオレンジG好染性細胞の出現が特徴的である．また，反応性中皮細胞より大型の細胞からなり，2核以上の多核細胞の出現頻度も高い．

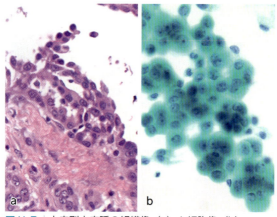

**図 H-7 ｜ 上皮型中皮腫の組織像（a）と細胞像（b）**
a：腺管状あるいは偽乳頭状の中皮細胞増生と間質への浸潤がみられる．核の腫大，核形不整を認め，腫大した核小体がみられる．（胸膜　HE 染色　強拡大）
b：細胞の比較的揃った大型の類円形細胞が，球状から乳頭状様集塊に出現する．核は中心性からやや偏在傾向を示し，単核〜多核，核形は類円形から軽度核形不整を認め，核小体が明瞭である．細胞質はライトグリーン好染性で，細胞質辺縁は微絨毛の発達を示唆し不明瞭である．（胸水　Pap 染色　強拡大）

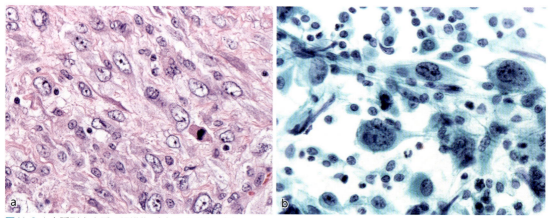

**図 H-8 ｜ 肉腫型中皮腫の組織像（a）と細胞像（b）**
a：核小体の明瞭な短紡錘形〜多角形の腫瘍細胞が錯綜し，充実性に増殖している．細胞密度は高く，核分裂像が多数観察される．（大網結節　HE 染色　弱拡大）
b：紡錘形〜多形性に富んだ細胞で構成されている．肉腫型悪性中皮腫細胞が体腔液中に出現したまれな症例である．（腹水　Pap 染色　強拡大）

### （3）アデノマトイド腫瘍（adenomatoid tumor）

　良性の中皮細胞性腫瘍であり，子宮および卵巣，精巣上体に多く，まれに胸膜にも発生する．核異型は弱く細胞質は好酸性で，立方状あるいは扁平な上皮様細胞からなる大小の腺管をつくり，内容はアルシアン青陽性の粘液である．間質には平滑筋が含まれる．上皮様細胞は cytokeratin 陽性であり，中皮細胞マーカーが陽性となることが多い．

## ●その他の腫瘍

胸膜および腹膜にはその他にリンパ増殖性疾患，間葉系腫瘍，Müller 管型の上皮性腫瘍，平滑筋腫瘍，起源不明の腫瘍，二次性（転移性）腫瘍がある．

### (1) リンパ増殖性疾患（lymphoproliferative disorders）

#### ①原発性体腔液リンパ腫（primary effusion lymphoma）

免疫不全の患者に多く発症するといわれ，HHV8/KSHV（human herpesvirus 8/Kaposi's sarcoma associated herpesvirus）が関与するとされている．細胞形態学的には大細胞性 B 細胞性が多い．

#### ②慢性炎症に伴うびまん性大細胞型 B 細胞リンパ腫（diffuse large B-cell lymphoma associated with chronic inflammation）

EB（Epstein-Barr）ウイルスが関与し，人工気胸術後に発生することが知られている．大細胞性 B 細胞性リンパ腫の型をとる．

### (2) 間葉系腫瘍（mesenchymal tumors）

間葉系腫瘍には，類上皮性血管内皮腫，血管肉腫，滑膜肉腫，孤立性線維性腫瘍，デスモイド型線維腫症，石灰化線維性腫瘍，線維形成性小型円形腫瘍などがある．代表的なものを下記に示す．

#### ①類上皮型血管内皮腫（epithelioid hemangioendothelioma）

血管内皮細胞から発生し上皮様形態をとる，低悪性度あるいは悪性の血管系腫瘍である．肝，肺，骨，軟部組織に出現し，胸壁発症例も報告されている．類円形や多辺形，紡錘形の細胞形態を呈し，細胞質は好酸性で境界明瞭な細胞質内空胞が特徴的である．背景には硝子様あるいは粘液腫様基質を認め，索状に連なる上皮様形態で，小型胞巣を形成することもある．免疫組織化学染色では約 30％の症例で EMA 陽性を示すが，血管内細胞マーカーである CD31，CD34 などが陽性となる．また多くの症例で，*WWTR1-CAMTA1* 融合遺伝子をもつ．

#### ②孤立性線維性腫瘍（solitary fibrous tumor）

従来，線維性中皮腫と呼ばれていた紡錘形細胞を主体とする腫瘍である．有茎性腫瘤をつくることが多く，数 mm 大のボタン状のものから数 cm の球状のものまでみられる．10～20％は悪性型（悪性孤立性線維性腫瘍）である．硬化型～富細胞型とさまざまな形態をとる．紡錘形細胞あるいは類上皮型細胞からなり，硝子様の線維性基質を伴う．小型核をもつ紡錘形細胞あるいはやや広い細胞質をもつ上皮様細胞が混在し，細胞質突起をもつ．一方で，間質には膠原線維に富む．CD34，Bcl-2 の陽性像が特徴的である．cytokeratin，EMA，calretinin などの上皮性マーカーは陰性である．

#### ③線維形成性小円形細胞腫瘍（desmoplastic small round cell tumor）

若年成人．男女比 5：1 で，腹膜に多い．灰白色の結節をつくる．浸潤性増殖著しい．t（11：22）（p13：q12）転座により，*EWS* 遺伝子と *WT1* 遺伝子のキメラ遺伝子が生じている．小型の類円形あるいは紡錘形細胞からなり，膠原線維に富んだ間質を伴う悪性腫瘍である．細胞塗抹標本では小型類円形細胞からなり，緩い結合を示す集塊をつくる．核はやや偏在性で，クロ

マチン粗顆粒状，核小体はやや大きめを呈する．小細胞癌などとの鑑別を要する．

免疫細胞化学的鑑別としては，desmin，WT-1，cytokeratin（AE1/AE3，CAM5.2），EMA，vimentin，NSE，CD15などがあげられる．

### (3) 二次性（転移性）腫瘍

次項参照．

## 胸水・腹水細胞診における転移性腫瘍の細胞診

日常の体腔液細胞診において，前述の漿膜原発性腫瘍より転移性腫瘍のほうが圧倒的に多くを占めている．体腔液細胞診に求められることは，悪性腫瘍細胞の検出とともに組織型同定や分化度推察，さらには原発巣推定などがあげられる．細胞形態のみで原発巣を推定できる腫瘍は限られるが，その特徴を理解しておくことは重要である．

本項では，癌の組織型ごとに体腔液細胞診上の特徴と原発巣を推定する手がかりについて述べる．

### 1) 腺癌（adenocarcinoma）

胸水や腹水にみられる癌細胞のなかで最も多いのは腺癌であり，その鑑別診断が体腔液細胞診では最も重要である．しかし，しばしば背景に出現する反応性中皮細胞との鑑別に苦慮する場合もあり，診断には注意が必要である．

胸水や心囊液では，近接臓器の肺腺癌および乳腺乳管癌の出現が多い傾向にある．一方，腹水では胃腸管，胆道系，膵，子宮，卵巣などの臓器が多い．原発巣の推定は，治療法の選択など，患者予後にも重要な情報源となる．

### (1) 体腔液中に出現する腺癌細胞の一般的特徴

高分化型では，一般的に大型の球状あるいは乳頭状集塊などさまざまな形態を示し（図H-9〜13），原発巣の組織像を反映した細胞像を示すことが多い．一方，低分化腺癌は高分化腺癌より播種しやすい傾向にあり，その理由として，低分化型の細胞は一般的に孤立性あるいは小型集塊を示すためと考えられる．乳腺硬癌ではインデアンファイル状に出現し，組織像を反映することもある．

腺癌細胞の核は偏在傾向を示し，反応性中皮細胞とは異なりクロマチンは粗雑で増量し不均等な分布を示し，核縁に不整を認める．核小体は類円形から不整形で大型であり，1〜数個みられる．細胞質はライトグリーン淡染性で泡沫状となりやすく，空胞をもつことも多いが，肺腺癌（図H-9），胃癌，乳癌，胆管癌あるいは大腸癌などでは濃染することもある．また細胞質内小腺管（腔）（intracytoplasmic lumina；ICL）をもつことがあり，内面や内容物がPAS反応陽性となることが多い．PAS反応陽性粘液の証明は，中皮細胞と鑑別するうえで重要である．細胞質に均一な滴状あるいはびまん性に陽性像がみられる場合，あるいはICL内面に陽性像がみられる場合は腺癌と認識

### メモ

発生機序としては，粘膜に発生した癌が腸壁深部に浸潤し，漿膜表面に露出して体腔面に広がるものと，粘膜に発生した癌がリンパ管経由で直近のstomaから，あるいは所属リンパ節およびリンパ管を経て横隔膜やダグラス窩のstomaから体腔内への播種（Cistern-stoma complex 経由）がある．後者は癌が漿膜に達していない症例でも体腔液細胞診が陽性となる例があり，その説明として説得力がある．

また，Krukenberg腫瘍（転移性卵巣腫瘍の一型）の場合に，卵巣以外の腹腔内臓器に播種がないことの説明として血行性転移がある．

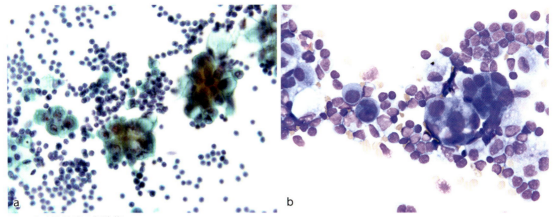

図 H-9 肺腺癌の細胞像
a：Pap 染色：背景にはリンパ球や組織球，反応性中皮細胞を認め，核は偏在し細胞質内一部空胞状の異型細胞が，不規則な重積性を示す集塊で出現している．核はクロマチンが増量して濃染傾向を示し，偏在傾向を呈する．（胸水　強拡大）
b：Wright-Giemsa 染色：細胞質は好塩基性で淡染性から濃染傾向を示すものまで多彩であり，背景に出現する炎症細胞との鑑別が容易である．（胸水　強拡大）

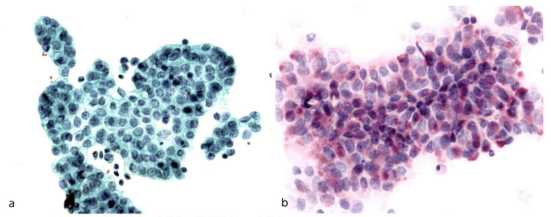

図 H-10 膵癌（浸潤性膵管癌，中分化型管状腺癌）の細胞像
a：Pap 染色：腺癌（膵癌）．細胞は比較的小型で，高度な異型はみられないが，細胞質は粘液産生性を示唆する．（腹水　強拡大）
b：PAS 反応：細胞質内の粘液に陽性を示している．PAS 反応が有用な症例である．（強拡大）

しやすい．アルシアン青陽性粘液は腺癌だけでなく中皮腫細胞にもみられる．中皮腫細胞の場合はヒアルロニダーゼで消化される．

① 腺癌と反応性中皮細胞の鑑別

　PAS 反応陽性粘液は腺癌にみられる．中皮では細胞質辺縁帯にグリコーゲンの陽性顆粒がみられることが多い．腺癌では細胞膜付近に PAS 反応によく染まる物質が多く，細胞膜が明瞭に染まるが，中皮細胞では不明瞭である．ヒアルロン酸主体の間質性粘液（アルシアン青陽性，ヒアルロニダーゼで消化）は中皮細胞にみられる．中皮細胞は細胞質に重厚感を認めるが，腺癌細胞では淡明あるいは泡沫状となることが多い．細胞内小腺管はどちらももちうるが，腺癌では内腔が PAS 反応陽性となる．

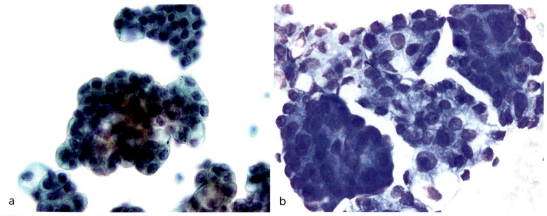

図 H-11 卵巣漿液性癌の細胞像
a：Pap染色：辺縁は比較的明瞭で，核密度は低い中～大型の細胞集団としてみられることが多い．N/C比は低く，大型で異型の強い腫瘍細胞から構成され，細胞質は空胞状を呈することが多い．（腹水　強拡大）
b：Wright-Giemsa染色：細胞質は好塩基性で濃淡を示す．（腹水　強拡大）

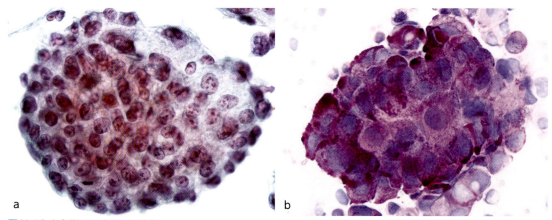

図 H-12 卵巣明細胞癌の細胞像
a：Pap染色：ミラーボール状の球状集塊がみられる．核小体が明瞭で，細胞質は豊富で淡明である．（腹水　強拡大）
b：PAS反応：多量のグリコーゲンを有するため，びまん性顆粒状に強陽性を呈する．（腹水　強拡大）

### (2) 腺癌の免疫細胞化学的鑑別

CEA, ERA（MOC-31），EA（Ber-EP4），pan-cytokeratin, EMA, Claudin4 など，陽性となる抗体は多い．鑑別上問題となるのは，まず反応性中皮細胞である．CEA など上皮マーカーには腺癌で陽性となるものが多いが，中皮細胞に特異性が高い calretinin や podoplanin（D2-40），WT1 などと組み合わせて評価する必要がある．

次に重要な原発巣の推定であるが，臓器特異性が高い抗体は多くない．陽性となる臓器が少なく，原発巣推定に有用な抗体をあげる（表H-1）．細胞形態から考えうる原発臓器に陽性となりうる抗体と，陰性が期待される抗体をそれぞれ複数選んで検索する必要がある．

### (3) 集塊の形状

原発巣によっては特徴的な集塊を形成することがある．

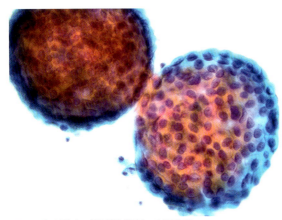

表 H-1 | 腺癌細胞における原発巣推定に有用な一次抗体

| 肺腺癌 | TTF-1, SP-A, CC-10, CK7 |
|---|---|
| 乳癌 | ER, PgR, BRST-2, CA15-3 |
| 甲状腺乳頭癌 | thyroglobulin, TTF-1 |
| 膵癌 | CA19-9, Maspin |
| 腎癌 | CD10, RCC |
| 卵巣漿液性癌 | CA125, WT1 |
| 大腸癌 | CA19-9, CK20, CDX-2 |
| 前立腺癌 | PSA, AMACR |

図 H-13 | 乳癌（乳頭腺管癌）の細胞像
形不整は軽度で、粘液産生をほとんど示さない小型の腫瘍細胞から構成される。（胸水 Pap染色 強拡大）

### ①乳頭状

血管間質を伴い、集塊辺縁に種々の形や程度の突出があり、表面凹凸不整な集塊である。臓器特異性はなく、腺癌の一般的な集塊であり、中等度の構造分化を示す腺癌がこの形態をとりやすい。

### ②八つ頭状

表面凹凸の切れ込みが深く、八つ頭状の集塊である。臓器特異性はないが、絨毛状構造をとる高分化型腺癌の特徴像である。

### ③腺管状

細胞が管腔を形成するように輪状、管状、索状に並ぶ集塊である。管状腺癌の特徴像である。

### ④マリモ状

乳癌に多いため胸水中にみられることが多い（図 H-13）。他に大腸癌、卵巣漿液性腺癌などもこの集塊をつくることがあり、腹水中にもみられる。細胞結合性の強い立体的集塊が特徴である。集塊表面は平滑で、細胞の大きさや核間距離が揃っている。

### ⑤ミラーボール状

卵巣明細胞癌に多く、腹水中に出現する（図 H-12）。集塊表面に核が外側にある hobnail 細胞が突出して付着し、ミラーボール状集塊と表現される。細胞の基底側に均質無構造な基底膜様物質がみられ、細胞の結合性は強い。核形は類円形、核縁肥厚がみられ、多量のグリコーゲンをもつため明るく広い細胞質をもつ。

## (4) 腺癌細胞の特殊形態

### ①印環細胞癌

胃癌の低分化型に、中〜大型細胞が孤立性に出現することが多い（図 H-14）。大腸癌、肺癌、膵癌、胆嚢・胆管癌などにもみられる。核の偏在傾向が著明であり、核は類円形または腎形、細胞質には粘液空胞がみられ、小型多数、

> メモ
>
> hobnail 細胞
> → p.87, 108 参照

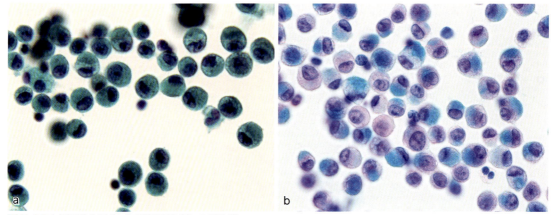

図 H-14 | 胃低分化腺癌（胃印鑑細胞癌）の細胞像
a：Pap 染色：背景にはリンパ球や組織球を認め，核は偏在し粘液様物質が淡橙色に染色される細胞質をもつ小型異型細胞が孤立散在性に多数みられる．（腹水　強拡大）
b：アルシアン青染色：細胞質内にはアルシアン青染色に陽性となる粘液が観察される．（腹水　強拡大）

大型で単一，小型で単一などさまざまである．細胞質はライトグリーン淡染性だが，粘液空胞が薄桃色あるいは薄黄色に染まることが多い．胃癌の場合，粘液はPAS反応で滴状あるいはびまん性に陽性となり，アルシアン青は陰性のことが多い．Giemsa染色では胞体が灰青色不均一に染まり，ときに赤紫色となる．組織球などの良性の印環様細胞との鑑別が重要である．

②小型細胞性腺癌

胃や胆管などに多く，印環細胞癌とともに出現することもある．膵臓や子宮体部，卵巣などの腺癌の一部にもみられる．集塊での出現が多く，細胞質は狭く，核は小型で中心性のことが多い．集塊中の核には不整な重積性がある．小型集塊の場合，反応性中皮との鑑別を要する．また，組織像を反映した細胞としては，浸潤性乳管癌の硬性型などがある．

③偽線毛をもつ腺癌

卵巣漿液性腺癌に多いが頻度は低い．まれに胃癌，大腸癌，肺癌などにもみられ，孤立性，または乳頭状集塊，八つ頭状集塊で出現する．細胞質はライトグリーン淡染性または好染性で，一部の細胞に核と対側の細胞質遊離縁（内腔面）に偽線毛がみられ，偽線毛が短い場合Papanicolaou染色にてライトグリーン淡染性，長い場合オレンジGあるいはエオジンにて淡く染まる．

④粘液産生の目立つ腺癌

膵癌や胆道系腫瘍に多い．杯細胞状の広い細胞質をもち，核はしばしば小型で異型性は弱い．細胞質の粘液がオレンジGやヘマトキシリンに淡染する場合は認識しやすいが，染色に乏しい場合は組織球と紛らわしいことがある．

⑤腹膜偽粘液腫

腹腔に起こるまれな病変であり，高分化腺癌，腺腫または非腫瘍性粘液産生細胞が腹腔漿膜面で増殖し，産生された多量の粘液で腹腔内が満たされた状態（図H-15a）をいう．粘稠性のきわめて高いゼリー状の腹水が得られ，

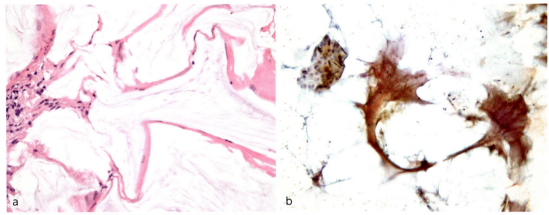

図 H-15 | 腹膜偽粘液腫の組織像（a）と細胞像（b）
a：多量の粘液が充満している．粘液細胞はほとんどみられない．（HE染色　弱拡大）
b：背景に多量の粘液があり，少数の粘液産生細胞がみられる．（腹水　Pap染色　強拡大）

背景の粘液はライトグリーン，ときにオレンジGに染まる．粘液内に異型性に乏しい円柱状上皮細胞集塊が認められることがあるが，出現細胞量はごく少量か認められないこともある（図 H-15b）．集塊は結合性がよく，核が基底側に位置する．高分化型腺癌に由来する軽度の核異型を有する症例であっても，集塊の結合性が弱くなり，孤立性の癌細胞が少数散在することがある．PAS反応やアルシアン青染色では，背景の粘液，細胞質ともに強陽性を示す．

⑥ Krukenberg 腫瘍

原発部位としては胃が圧倒的に多いが，大腸や胆嚢，膵，虫垂癌の卵巣転移がある．組織型としては印環細胞型が多い．

## 2) 神経内分泌癌（neuroendocrine carcinoma）

小細胞癌（small cell carcinoma）や大細胞性神経内分泌癌（large cell neuroendocrine carcinoma：LCNEC）であり，肺原発性で胸水出現が最も多いが，他臓器原発の腫瘍細胞が腹水に出現することも少なくない．小細胞癌細胞はリンパ球より一回り大きい小型細胞であり，細胞質は著しく狭い（図 H-16）．核は円形ないし短紡錘形である．孤立性あるいは核密度の高い不規則な集塊でみられることが多く，細胞が木目込み細工状に密着した集塊や念珠状に並んだ集塊，あるいはロゼット状配列がみられることが特徴である．紡錘形核の場合は一端が尖るような不整形核を呈する．クロマチンは細顆粒状に分布し，ごま塩状（salt and pepper）と形容される．核小体は小型で1〜数個みられるが目立たないことが多い．

大細胞性神経内分泌癌は小細胞癌より細胞が大きく，細胞質がやや広い，核小体が目立つ細胞が多く，大型集塊であるなど小細胞癌との相違がある．

免疫細胞化学的染色にて，CD56が細胞膜に，chromogranin Aやsynapto-

### メモ

小細胞癌は小型細胞であるため他の臓器と同様に検出は困難な場合もあるが，木目込み細工様配列を示す上皮様結合を見いだすことが肝要であり，Giemsa染色のほうが認識しやすい場合もある．

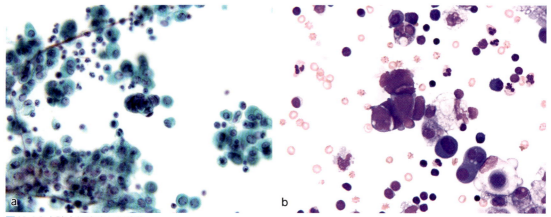

図 H-16 | 肺小細胞癌の細胞像
a：Pap 染色：細胞質に乏しい小型細胞で，核は変性しやすく対細胞，木目込み細工様の配列．肺小細胞癌のことが多いが，他の小細胞癌性の悪性腫瘍でも同様の細胞像である．（胸水　強拡大）
b：Wright-Giemsa 染色：背景にある成熟リンパ球に比して大きく，反応性中皮細胞とほぼ同等の細胞の大きさを示す．（胸水　強拡大）

physin，NSE は細胞質に，TTF-1 が核に陽性を示す．

## 3）扁平上皮癌（squamous cell carcinoma）

　胸水では肺癌や食道癌，舌癌，腹水では子宮頸部の扁平上皮癌が出現することがあるが，体腔液に出現する頻度は腺癌に比してまれである．また，尿管や膀胱では尿路上皮癌の一部に扁平上皮癌への分化がみられることがあり，さらに胆管，膵，胆囊などでは腺扁平上皮癌成分が，孤立性に少数出現することが多い．

　出現パターンとしては平面的配列，玉ねぎ皮状（癌真珠）の配列がみられるが頻度は低く，体腔液中に角化細胞が出現することは少ない．核形は類円形から不整形，核縁肥厚は目立たず，濃縮状核の出現は体腔液中ではまれである．N/C 比は不整形の細胞では必ずしも大きくないが，類円形の細胞では大きい．核小体は，大型のものがみられる場合と濃縮状核で不明瞭な場合とさまざまである．細胞質は多形性に富みライトグリーン好染性，ごくまれにオレンジ G 好染性であり，厚く境界明瞭，ろう様（waxy），ときに核周囲に同心円状の層状構造がみられる．平面的配列の細胞間に，まれに細胞間橋や隙間をみる．

　PAS 反応では辺縁帯に顆粒状陽性を示し，Giemsa 染色では，角化した癌細胞の細胞質は透明感のある淡青色を示す．

## 4）肝細胞癌（hepatocellular carcinoma）

　肝細胞由来の癌で男性に多くみられ，肝硬変症の約 30〜50％に肝細胞癌が合併する．組織学的には索状型，偽腺管型，充実型，硬化型の 4 型に分類される．また分化度により，高分化型・中分化型・低分化型，あるいは Edmond-

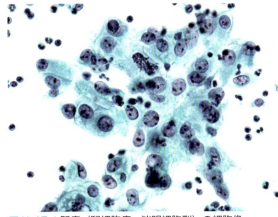

図 H-17 腎癌（腎細胞癌，淡明細胞型）の細胞像
比較的大型で細胞質の広い細胞で，類円形核と明瞭な核小体を有している．細胞質にはグリコーゲンが含まれるため，ライトグリーンに淡染する．（胸水　Pap 染色　強拡大）

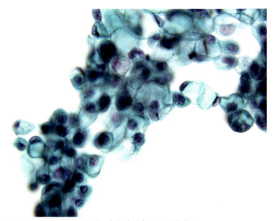

図 H-18 尿路上皮癌（膀胱癌）の細胞像
核形不整が著しく，細胞質は空胞状を呈する．（腹水　Pap 染色　強拡大）

son Ⅰ～Ⅳ型に分類される．

　肝細胞癌の細胞が腹水中に出ることはまれであり，腫瘍の破裂によることが多い．腹水中の癌細胞は索状配列などをほとんど示さず，散在性あるいは小集塊で認められる．腫瘍細胞は大きく N/C 比も高い．核は類円形で中心性に位置し，核縁の肥厚がみられ，単個で大きな好酸性明瞭な核小体を有する．細胞質はライトグリーン好性で暗染調から泡沫状にやや明るく染まるものまでさまざまである．また，細胞質内に赤褐色に染まる硝子（Mallory）小体や黄緑色調の胆汁色素が存在するものも認められる．

　免疫細胞化学的染色では，AFP で陽性であれば診断の助けとなるが，陰性の例がむしろ多い．他に HEPA-1, HSA, MAGE-1 などがマーカーとしてあげられる．

## 5）腎細胞癌（renal cell carcinoma）

　胸腹水に出現することは少ないが，核が小型で異型性に乏しいものから不整形なものまで多彩で，細胞質が広い症例では組織球との鑑別が困難である（図 H-17）．細胞質内にはグリコーゲンを有するため，PAS 反応顆粒状の陽性となる．大型核を有する腫瘍細胞は，打ち抜き状の明瞭な核小体が特徴の一つである．

　免疫細胞化学染色では RCC や CD10 がマーカーとしてあげられる．

## 6）尿路上皮癌（urothelial carcinoma）

　腎盂，尿管，膀胱に発生する腫瘍で，胸腹水に出現することはまれであるが，出現した場合は異型度の高いものが多い（図 H-18）．

　免疫細胞化学染色のマーカーとして uroplakin-Ⅲ があげられるが，感度は低い．

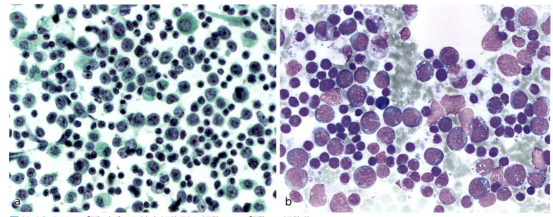

**図 H-19 | リンパ腫（びまん性大細胞型 B 細胞リンパ腫）の細胞像**
a：Pap 染色：大型リンパ球様細胞が単一性に出現している．高度な核形不整を伴い，核クロマチン増量，明瞭な核小体も散見される．（胸水　強拡大）
b：Giemsa 染色：大型リンパ球様で，細胞質は塩基性が強く，高度な核形不整を伴っている．（胸水　強拡大）

### 7）前立腺癌

　前立腺癌細胞が体腔液中に出現することはまれであるが，骨転移あるいは肺などへ転移したのちに体腔へ播種し検出されることがある．細胞質は淡明で，核形不整を伴い核小体が目立つ．

　免疫細胞化学染色では，臓器特異性の高い PSA や AMACR がマーカーとしてあげられる．

### 8）肉腫（sarcoma）

　滑膜肉腫や血管肉腫，平滑筋肉腫，横紋筋肉腫などがあげられるが，まれである．

　免疫細胞化学染色や遺伝子診断の補助的診断が重要となる．

### 9）リンパ腫（lymphoma）・リンパ性白血病

　造血器腫瘍は，体腔液に出現する非上皮性腫瘍としては比較的多い疾患である．Papanicolaou 染色とともに Giemsa 染色にて細胞質の性状を詳細に観察する必要がある．リンパ腫では亜型が多く，それぞれの亜型を細胞学的に識別することは困難であるが，頻度の高いびまん性大細胞性 B 細胞リンパ腫（図 H-19）においては，大型類円形核をもち，細胞質が狭い細胞が結合性を示さずに標本一面に出現するのが特徴であり，明るい核には核小体を 2～3 個認め，しばしば核縁に接している．一般に B 細胞の核にはくびれ（cleved nuclei）がみられることが多く，T 細胞にはくるみ状核（convoluted nuclei）が特徴的であり，体腔液細胞診にて診断することも可能である．

　免疫細胞化学的染色においては白血球共通抗原（CD45）のほか，B 細胞マーカー（CD20，CD79a，CD10，CD5）や T 細胞マーカー（CD2，CD3，CD4，CD5，CD8），NK 細胞マーカー（CD56）が有用である．しかし，細胞が大型

で多数出現している場合は診断容易であるが，小型～中型の細胞からなる濾胞性リンパ腫例では，反応性リンパ球増生との鑑別が困難となる．また，大細胞型でも細胞数が少ない場合は慎重に判断する必要がある．Burkittリンパ腫では好塩基性の広い細胞質に脂肪滴がみられ，Giemsa染色において空胞状を呈することで推定可能となり，細胞増殖が著しい本症においては，ki-67（MIB-1）の免疫細胞化学染色が診断の一助となる．ALCL（anaplastic large cell lymphoma）では腎形の大型核やクリスマスリース状の多核細胞が特異的であり，ALK（anaplastic large cell kinase, p80など）が陽性となる．

Hodgkinリンパ腫では，巨大な核小体をもつ巨細胞（Hodgkin細胞）やReed-Sternberg細胞（mirror image）がみられるが体腔液中に出現することはまれであり，CD15やCD30が陽性となる．なお，一部のリンパ腫では上皮マーカーのEMAが陽性となるので，上皮性腫瘍との鑑別においては複数の抗体の染色結果にて総合して判断する必要がある．

### 10）形質細胞腫（plasmacytoma）

大きさや形が比較的よく揃った細胞が単調に出現し，集合性がなく孤立散在性である．核の偏在，核周明庭，核クロマチンの車軸様構造など形質細胞様の所見を示す．また，Giemsa染色で細胞質に赤く染まる火焔細胞（flame cell）がみられることもある．また，免疫グロブリンが粒状になったRussell小体が認められることがある．

異型が高度の場合，リンパ腫細胞や小型の腺癌細胞との鑑別が必要となる．鑑別が困難な場合，形質細胞への分化傾向を検索し，異型細胞への段階的な移行像を確認することが診断の要点である．

免疫細胞化学的染色では，細胞質内免疫グロブリンの証明が必要である．特にκ鎖あるいはλ鎖の軽鎖に偏った陽性像（monoclonality）が得られれば，腫瘍性であることの確診につながる．

### 11）悪性黒色腫（malignant melanoma）

悪性黒色腫は予後の悪い皮膚悪性腫瘍の一つで，表皮の基底層などに分布しているメラノサイトが悪性化した腫瘍である．皮膚などの原発巣より，体腔液にて先に悪性黒色腫細胞が検出されることもある（図H-20）．

## 陰囊水の細胞診

陰囊水腫など炎症性疾患に伴い，反応性中皮，組織球，リンパ球などが出現する．また体腔液検体ではないが，精液瘤においては精巣上体の一部が拡張した囊状病変として認識され，陰囊穿刺液として細胞診が行われることがある．通常多数の精子が含まれていることが多い．

精巣原発性腫瘍のなかで精上皮腫が最も多く，他の胚細胞性腫瘍でも精上皮腫成分を含むものが混在していることが多い．核小体が大きく目立つ大型

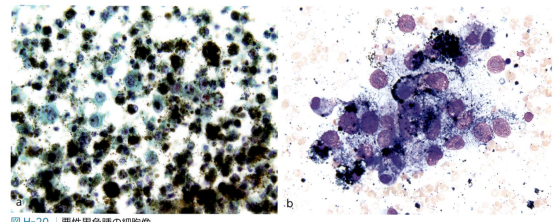

図 H-20 | 悪性黒色腫の細胞像
a：Pap 染色：核小体が目立ち，細胞質内に黒色調から茶褐色調のメラニン色素がみられる．（胸水　強拡大）
b：Wright-Giemsa 染色：核小体の目立つ異型細胞がみられ，メラニン顆粒は緑黒色調に変化する．（胸水　強拡大）

円形細胞としてみられ，細胞質は淡明で広く，背景にはしばしばリンパ球の浸潤を伴う．精上皮腫を対象とした陰囊水において穿刺吸引細胞診が施行されることはほとんどない．まれに陰囊水腫と思われる症例のなかに，中皮腫が存在することは鑑別診断するうえで重要である．精巣垂・精巣上体垂の腺腫・腺癌の場合，免疫細胞化学染色にて ER や PgR がまれに陽性となる．

## 7 脳脊髄液の細胞診

炎症性疾患として，ウイルス性髄膜炎では小型リンパ球が主体で，大型リンパ球から中型リンパ球，形質細胞様細胞など多彩な細胞像を呈する．リンパ腫や白血病とは細胞の多彩さで識別するが，鑑別困難な場合も多い．炎症初期には単球や好中球も含まれており，経過とともに細胞構成や細胞数が変動する．また単球（様細胞）も少数含まれ，炎症に伴って増加し，クモ膜下出血や術後の脳脊髄液中には，ヘモジデリンを貪食したマクロファージが浮遊していることが多い．まれに好酸球が出現するが，意義は不明である．また，クリプトコッカスなどの日和見感染症にて検体が提出されることもあり，その証明には Giemsa 染色とともにムチカルミン染色や墨汁染色などの染色が必須となる．

脳腫瘍のなかで，髄膜腫は最も多い腫瘍の一つであるが，髄液中に腫瘍細胞が出現することはほぼない．脳脊髄液の対象となる疾患として頻度の高いものとしては，白血病・リンパ腫の髄膜浸潤によるものである．それぞれの亜型により出現する細胞の大きさや形態が異なるが，単一な細胞所見を呈する細胞がみられることが多い．これは髄膜炎時にみられる芽球化リンパ球や形質細胞様細胞の出現と異なる点である．その他，腺癌（図 H-21）や肺小細胞癌など小型の腫瘍細胞が，髄膜転移・播種性に脳脊髄液中に出現することがある．脳脊髄液の検体処理には血液疾患や転移性腫瘍を想定し，Papanico-

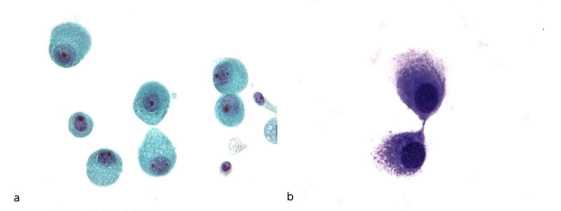

図 H-21 肺癌（腺癌）の細胞像
a：Pap 染色：核偏在傾向を示し，核は類円形，好酸性で明瞭な核小体をもち，細胞質は一部空胞状でライトグリーン好染性を示す異型細胞が孤立散在性にみられる．（髄液　強拡大）
b：Wright-Giemsa 染色：核偏在傾向，細胞質は好塩基性で，細胞辺縁は微絨毛の発達を示唆する羽毛状を呈する．（髄液　強拡大）

laou 染色とともに Giemsa 染色，PAS 反応を施行する．

##  関節液の細胞診

　関節リウマチでは，リンパ球や形質細胞，好中球などの炎症細胞とともにフィブリン塊も多く含まれ，滑膜細胞が吸引されている場合は，大型集塊としてみられる．

　細菌感染（化膿性関節炎）の場合には，好中球が多数出現し，膿様の関節液となる．類上皮細胞が含まれる場合は結核の可能性を考える．

　痛風・偽痛風（CPPD）では，針状の尿酸塩や菱形のピロリン酸塩の結晶を証明することが重要である．関節液の沈渣をスライドガラスに1滴乗せ，カバーガラスをかけて偏光にて観察する．

　色素性結節絨毛性滑膜炎は，組織球様細胞の腫瘍（様増殖性病変）である．ヘモジデリンを貪食した細胞や破骨細胞型多核巨細胞が出現する．

（芹澤博美・濱川真治・有田茂実）

# Ⅰ リンパ節

## 1 組織発生，構造と機能

### 1）リンパ節の基本構造 (図Ⅰ-1)

　リンパ節は，生理的腫脹の大きさは米粒〜大豆大が多く，1cmを超すことは少ない．形は円形・楕円形で，線維性被膜に囲まれている．ソラ豆状の陥入した部分はリンパ門部と呼ばれ，ここは輸出リンパ管，動脈，静脈の入口部である．輸入リンパ管はリンパ節全体から出ている．

　リンパ節は，最外層から皮質，傍皮質（T領域），髄質（髄索）に分かれる．皮質は主にB細胞からなり，多数のリンパ濾胞が存在している．皮質の周囲の傍皮質領域にはT細胞（細胞表面にT細胞受容体，CD3をもつリンパ球で，細胞性免疫に関係する）が存在している．

　リンパ節は，皮質にある胚中心のないリンパ濾胞である一次濾胞が抗原刺激を受けて胚中心が形成され，二次濾胞に分化する．

　胚中心は表層側で明るく観察される明調帯，深部側の暗調帯からなる．胚中心はB細胞が主に存在する場である．暗調帯では大型のほぼ円形の核を有し，その核は数個の核小体と粗な核クロマチンがみられ，核縁が明瞭な胚中心芽細胞（centroblast：細胞表面にsIgM，CD79a，CD20が発現）が主体としてみられる．その間には明るい空隙をもち，核片を貪食したマクロファージを散在性にみる．明調帯では胚中心芽細胞より小型の核を有し，くびれの核を有する胚中心細胞（centrocyte：sIgG，sIgAをもち，CD79a，CD20が発現している）が分布する．この明調帯ではT細胞もみられる．また，この部位では免疫応答に強く関係する濾胞樹状細胞（follicular dendritic cell；FDC）が存在している．電子顕微鏡では複雑な長い突起を有しているのがわかるが，光学顕微鏡で判断することは困難である．細胞の表面にCD21を発現していて，リンパ球と鑑別される．

　胚中心を取り囲むように小リンパ球がドーナツ状に配列した層は，一次濾胞の小リンパ球が周辺に圧排されたもので，マントル（暗殻）層と呼ばれる．さらにその外層は小リンパ球，形質細胞や組織球がみられ，濾胞辺縁帯と呼ばれる．リンパ節ではその境界は不明瞭でみられないことが多いが，脾臓などの二次リンパ濾胞には明るい細胞からなる辺縁帯が存在している．

　一方，傍皮質領域はT-zoneといわれ，主にTリンパ球からなり高内皮静脈（high endothelial venules；HEV）がよく発達している．構成細胞は，小

> メモ
>
> リンパ系
> ・リンパ液
> ・リンパ管
> ・リンパ節
> ・リンパ組織：胸腺，脾臓（白脾髄），口蓋扁桃（Waldeyer環），気道粘膜下，消化管粘膜下（パイエル板）

> メモ
>
> リンパ液
> 　輸入リンパ管から辺縁洞，皮質洞，髄洞を経て，リンパ門部から輸出リンパ管へと流れる．

> メモ
>
> リンパ節への血液供給
> 　リンパ門部から入った動脈が枝分かれし，髄質から皮質側の濾胞へと向かい，毛細血管となりリンパ節全体に分布する．毛細血管から移行した静脈血は特に傍皮質で背の高い内皮をもつ高内皮静脈（HEV）または毛細血管後細静脈（post capillary venules；PCV）となり，ここでリンパ球の出入りおよび再循環が行われる．これらの血液は髄質へと集められ，リンパ門部からリンパ節を離れ中枢へと流れる．

> メモ
>
> 胚中心の細胞
> ＜暗調帯＞
> ・胚中心芽細胞（centroblast）：大型リンパ球が主体をなし，核クロマチ

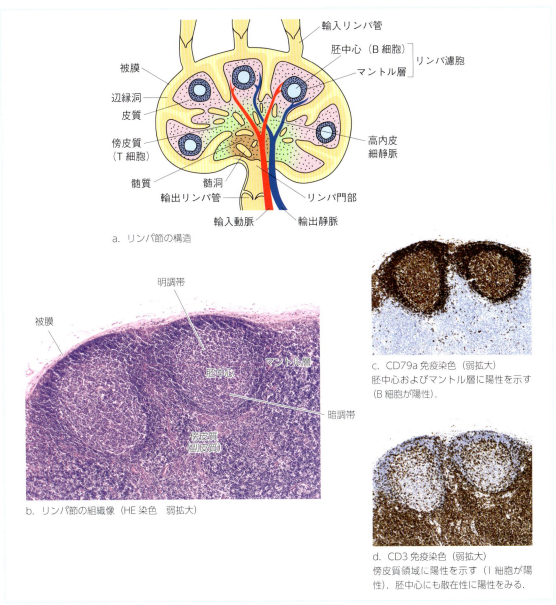

図 I-1 リンパ節の構造

リンパ球を主体に中〜大型リンパ球，指状嵌入細胞（interdigitating cell；IDC）などがみられる．

髄質は髄索が索状に配列し，髄洞にはマクロファージ，形質細胞，リンパ球などが存在する．

## 2)（正常）リンパ組織・リンパ装置の構造と機能

リンパ組織の機能は生体防御である．外来の異物（微生物）や体内で生じた癌細胞を非自己（抗原）として認識する．それを死滅，分解，消化する．この非自己（抗原）を排除する機能を免疫反応という．

ンは微細顆粒状で大型核小体が数個みられる．
・tingible body macrophage（TBM）：細胞質の明るい核片を貪食した組織球
・Tリンパ球など
＜明調帯＞
・胚中心細胞（centrocyte）：中型リンパ球が主体をなし，核は不整な切れ込みを呈し，核クロマチンは凝集し核小体が

免疫の疾患（炎症，リンパ腫）を考える時には，その免疫の機能と各リンパ球の種類，分化段階を考えることは細胞診学的に有用不可欠である．リンパ節は固有の器官として形成されるのに対し，直接外界と接する消化管，呼吸器（気道，口蓋扁桃）などの上皮下，粘膜下組織および胸腺，脾臓にもリンパ組織が存在する．その代表的なものは消化管（胃，小腸，虫垂）で観察される粘膜下のリンパ濾胞である．これを粘膜関連リンパ組織（mucosa associated lymphoid tissue；MALT）と称する．リンパ節に類似するが被膜を欠き，リンパ管の出入りは明らかでない．各部の名称は粘膜層から濾胞辺縁帯，マントル層，胚中心に分けられ，リンパ節と同様の細胞として観察される．

あまり目立たない．
・濾胞樹状細胞（follicular dendritic cell；FDC）
・Tリンパ球など．

### メモ
**リンパ装置**
　被膜，輸出入リンパ管およびリンパ洞を欠くもの．
・気管支関連リンパ組織（bronchus-associated lymphoid tissue；BALT）
・消化管関連リンパ組織（gut-associated lymphoid tissue；GALT）

### 3) リンパ球の発生および分化・成熟 (p.327, 図J-1 参照)

　リンパ球は骨髄の造血幹細胞由来であり，細胞の表面に免疫グロブリン（Ig）をもつB細胞系，T細胞レセプター（TCR）をもつT細胞，自然免疫・細胞傷害性に関係するNK（natural killer）細胞に分けられる．

**B細胞**：骨髄の造血幹細胞が免疫グロブリンの再構成によって，多様な免疫グロブリンを有するB細胞に成熟分化して，あらゆる抗原に対応できるようになる．リンパ濾胞に移動し，暗調帯で大型の核を有するB細胞である胚中心芽細胞になる．そして明調帯で免疫グロブリンのクラススイッチによって，IgG，IgAなどを産生する胚中心細胞になり，リンパ濾胞外に出て，抗体を産生する形質細胞や免疫の記憶を維持する記憶B細胞になる．

**T/NK細胞**：Tリンパ球は造血幹細胞から生じた多潜能前駆細胞が胸腺原基に移動し，T/NK細胞前駆細胞となり，NK細胞が分かれた後で，T細胞はT細胞レセプター（TCR）再構成が起こり，成熟Tリンパ球へ分化していく．

### メモ
**B細胞マーカー**：CD20, CD79a, CD10（CALLA）, BCL2
**T細胞マーカー**：CD7, CD2, CD3, CD5, CD4, CD8
**NK細胞マーカー**：CD56（NCAM）

##  細胞診検体の採取・処理法

### 1) 細胞診検体の採取

　リンパ節細胞診の検体採取法として，穿刺吸引細胞診と捺印細胞診が行われる．

　穿刺吸引法はベッドサイドや外来処置室などで臨床医により吸引された細胞をスライドガラスに塗抹処理するが，主に体表面のリンパ節を対象に実施される．一方，捺印法は摘出されたリンパ節の割面をスライドガラスに押しつけて作製される．

　リンパ節細胞診では良性病変か悪性病変かの鑑別とともに，悪性の場合にはリンパ腫か転移性腫瘍かの鑑別が必要となる．このため得られた検体処理後の固定方法の選択も重要な要素となる．

　湿潤固定または乾燥標本作製の選択では，リンパ節病変でも最も多い癌の転移が疑われる際にはPapanicolaou染色のための湿潤固定を優先する．反応性リンパ節病変，原因不明のリンパ節腫脹，リンパ腫疑いの場合には乾燥標

本を作製し，Giemsa 染色を優先する．湿潤固定を作製する際には標本乾燥を避けるため，穿刺吸引物をスライドガラス上に吹き出してから，ただちに，できれば1分以内に95％エタノールに浸すことを原則とする．標本乾燥が認められたら無理して湿潤固定液としないで，乾燥標本を作製し Giemsa 染色を行う．細胞診材料でも十分量の細胞量が採取される際には，フローサイトメトリーを用いた細胞診での組織型推定の検索，免疫組織細胞化学的検索，fluorescence *in situ* hybridization（FISH）法による遺伝子転座の検出も可能である．

## 2）標本作製法

### (1) 穿刺吸引細胞診（fine needle aspiration cytology；FNAC）

リンパ節穿刺吸引の検体処理では，常にリンパ節疾患を念頭に，湿固定によるPap染色標本と乾燥固定のGiemsa染色標本を作製するように心がけることが重要である．得られた材料をスライドガラスに塗抹するには次の方法がある．それぞれの方法には利点・欠点があり，得られた検体量や臨床情報などを参考に臨機応変に検体処理することが重要である．

穿刺後の注射針や注射器に検体が残存することもあり，サコマノ液や液状化検体細胞診（liquid based cytology；LBC法）で用いられる固定液を吸引して固定後に検体処理する．ただし，これらでは乾燥標本を作製できないのでGiemsa染色は適さない．

#### ①合わせ法

得られた検体をスライドガラス面に吹きつけた後，別のスライドガラスを重ねて軽く押しつけて均一になったら，スライドガラスを剝がしてただちに湿潤固定または冷風乾燥する．細胞の重なりが強く，特に多量の検体が採取された際には重なりが顕著で，Giemsa染色に適さない場合もある．

#### ②引き伸ばし法

スライドガラスに吹きつけられた検体を，別のスライドガラスや注射針などで平坦に引き伸ばす方法である．

#### ③すり合わせ法

スライドガラスに吹きつけた後，穿刺物を2枚のスライドガラスで合わせて，一方向に引いて検体処理する方法である．すり合わせは喀痰処理と違いすり合わせを一度のみ行う．また，リンパ球が壊れて核線などのアーチファクトを生じるので，スライドガラスを合わせて引く際には力を加えてないで軽く引き伸ばすことが大切である．

### (2) 捺印細胞診

捺印法は摘出されたリンパ節の割面に対してスライドガラスを押しつけて塗抹されるが，割を入れた直後の新鮮な割面での捺印を行う．検体が検査室に提出されるまでの間，乾燥防止のために生理食塩水によって浸されたガーゼとともに検体が提出されることがある．生理食塩水はリンパ球の膨化や核濃縮などの変性を引き起こしやすいので，生理食塩水をガーゼなどで吸い取

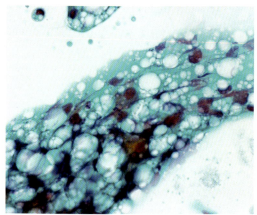
図 I-2 | 穿刺吸引材料の不良標本例（Pap 染色）
塗抹固定時の乾燥により，核クロマチン構造が不明瞭となり，一部には核線が認められる．

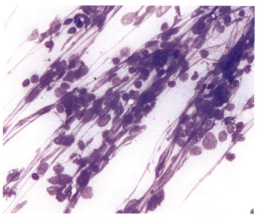
図 I-3 | 捺印材料の不良標本例（Giemsa 染色）
スライドガラス捺印時に組織面が動いたことにより，核線が認められる．

って新たな割面を入れて捺印する．

捺印は割面全体が捺印されるように心がけ，初めの塗抹面では細胞剥離量が多く，厚く塗抹される傾向にあるため，最初の数枚は湿潤固定とし，その後に乾燥標本を作製する．

捺印時にスライドガラス面上で組織を動かすと，リンパ球が引き伸ばされて細胞の変形や核線を生じる（図 I-2, 3）．

また，捺印組織をスライドガラス面から剥がすときも全面を同時に剥がすと核の変形や核線を生じるので，スライドガラスとの密着面の一端から組織を剥がすようにする．

> **メ モ**
> 捺印法
>
>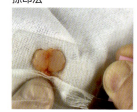
>
> 組織あるいはスライドガラスの一方を固定して動かさないで塗抹する．

## 3 リンパ節疾患の特徴

### 1）リンパ節疾患の臨床と病理

#### （1）リンパ節疾患の臨床

リンパ節疾患を，良性反応性病変と腫瘍性病変に分ける．良性反応性疾患は感染症性，自己免疫性，原因不明に分けられる．多くの場合は，腫瘍性病変の除外目的で穿刺吸引細胞診，リンパ節生検が行われる．

リンパ節の腫瘍性疾患は悪性と考えてよい．腫瘍性疾患で最も頻度が高いのは悪性腫瘍のリンパ節転移で，種々の悪性腫瘍がみられる．原因不明の表在リンパ節腫脹が穿刺吸引細胞診，生検される場合には，臨床的に癌の転移を除外する目的が多い．それは癌の転移の場合には，患者は各診療科，腫瘍内科あるいは放射線腫瘍科において集学的治療，緩和治療の対象となるが，リンパ腫を含む血液造血器腫瘍の場合には，血液内科が主体となって診断から治療までを一貫して行う．そのため患者の血液内科への転科や血液専門施設への転院が必要となり，細胞診・病理部門は，そのリンパ節病変が「血液疾患か否か」の結論を急がされることがある．

リンパ組織由来の悪性腫瘍の総称をリンパ腫（lymphoma）という．悪性腫瘍ではあるが，胃 MALT リンパ腫，十二指腸型濾胞性リンパ腫，原発性皮膚未分化大細胞型リンパ腫など，臨床的に病変が限局し，予後良好な組織型も存在することに注意する．

臨床病像として，白血病型とリンパ腫型をもつ同一疾患群が存在する．リンパ芽球性白血病/リンパ腫，慢性リンパ球性白血病/小リンパ球性リンパ腫，Burkitt リンパ腫/白血病，成人 T 細胞性白血病/リンパ腫などである．これは治療法，予後に共通する部分が多いが，白血病型は骨髄検査と染色体・遺伝子解析によって血液内科医，小児血液医によって一義的に診断され，治療が開始されることが多い．リンパ腫型は穿刺吸引細胞診，病理組織診断の結果を受けて治療が開始される．

## （2）リンパ腫の分類

リンパ腫の分類は，血液疾患およびリンパ系組織腫瘍の WHO 分類（第 4 版改訂版，2017）『WHO classification of Tumours of Haematopoietic and Lymphoid Tissues, revised 4th Edition』に従う（表 I-1）．分類ではまず，リンパ腫を非 Hodgkin リンパ腫（NHL）と Hodgkin リンパ腫（HL）に分ける．非 Hodgkin リンパ腫は前駆型と成熟型に分かれ，各々が B 細胞性と T/NK 細胞性に分かれる．この 2×2 の分類表は非 Hodgkin リンパ腫の分類の基本である．Hodgkin リンパ腫と組織球/樹状細胞腫瘍は独立した分類型である．

WHO 分類には免疫不全関連リンパ増殖性疾患という疾患群があるが，これは他の疾患群が遺伝学的，形態学的に分類されたものであるのに対して，「免疫不全」という臨床背景をもとに分類される疾患群である．WHO 分類のなかに，遺伝学的・病理学的分類と臨床的分類という異なった基準の分類法が混在するので注意する．

## （3）治療後の再検査

リンパ腫の化学放射線療法，造血幹細胞移植などが行われた後に，再びリンパ節あるいは病変の増大がみられた場合に，再び穿刺吸引細胞診，リンパ節生検が行われることがある．この時に臨床医から求められる情報は以下の 3 つである．

①現病の再発・再燃か：これは元の同じ組織型のリンパ腫が再び増殖することを確認する目的である．癌における再発と同様の概念である．

②高悪性度リンパ腫への進展：これは病理診断における組織学的転化（histological transformation）の確認目的である．たとえば低悪性度リンパ腫である FL の治療経過中に，いったんは消退した病変が急速に増大し，全身に進展した場合には FL の再燃ではなく，高悪性度リンパ腫の DLBCL へ進展し，病態が変化したと考える．この場合の FL と DLBCL は遺伝学的に同一のクローンをもち，二次発癌ではない．

③治療に伴う免疫不全リンパ増殖性疾患か：白血病・リンパ腫には種々の化学療法，放射線療法および造血幹細胞移植が行われ，これらの治療は医原性免疫不全の原因となる．医原性免疫不全を背景に，新たなリンパ腫あるい

---

**メモ**

**悪性リンパ腫からリンパ腫へ**

WHO 分類の 2017 年版では 120 種類ものリンパ腫・関連疾患があげられているが，積極的な加療を必要としない症例や自然消退する疾患もある．また，除菌（MALT）や免疫抑制剤の中止（免疫不全関連リンパ増殖性疾患）により消退するリンパ腫・関連疾患がある．これらの知見により，悪性リンパ腫は「悪性」を冠さず単に「リンパ腫」と呼ばれることとなった．

**表 I-1　リンパ腫の分類［WHO 分類第 4 版改訂版（2017）から抜粋］**

前駆型リンパ系腫瘍
　　B リンパ芽球性白血病・リンパ腫，非特異型 B-ALL/LBL, NOS
　　B リンパ芽球性白血病・リンパ腫，遺伝子異常特異型
　　T リンパ芽球性白血病・リンパ腫，非特異型 T-ALL/LBL, NOS
　　NK リンパ芽球性白血病・リンパ腫 NK-ALL/LBL

成熟型 B 細胞腫瘍
　　慢性リンパ球性白血病・小リンパ球性リンパ腫 CLL/SLL
　　B リンパ球性前リンパ球性白血病 B-PLL
　　脾濾胞辺縁帯リンパ腫 SMZL
　　有毛細胞白血病 HCL
　　脾 B 細胞性リンパ腫・白血病，分類不能
　　リンパ形質細胞性リンパ腫 LPL（Waldenström マクログロブリン血症 WM）
　　重鎖病 HCD
　　形質細胞性腫瘍 PCN（形質細胞性骨髄腫，孤発性骨形質細胞腫，骨外性形質細胞腫，他）
　　節外性濾胞辺縁帯粘膜関連リンパ組織リンパ腫（MALT リンパ腫）MALT lymphoma
　　節性濾胞辺縁帯リンパ腫 NMZL
　　濾胞性リンパ腫 FL
　　原発性皮膚濾胞中心リンパ腫 PCFCL
　　マントル細胞リンパ腫 MCL
　　びまん性大細胞型 B 細胞性リンパ腫，非特異型 DLBCL, NOS
　　T 細胞組織球豊富型大細胞型 B 細胞性リンパ腫 THRLBCL
　　原発性中枢神経びまん性大細胞型 B 細胞性リンパ腫 CNS DLBCL
　　EBV 陽性びまん性大細胞型 B 細胞性リンパ腫，非特異型 EBV+DLBCL, NOS
　　慢性炎症関連びまん性大細胞型 B 細胞性リンパ腫
　　リンパ腫様肉芽腫症 LYG
　　原発性縦隔（胸腺）大細胞型 B 細胞性リンパ腫 PMBL
　　血管内大細胞型 B 細胞性リンパ腫 IVL
　　ALK 陽性大細胞型 B 細胞性リンパ腫 ALK+LBCL
　　形質芽球性リンパ腫 PBL
　　原発性体腔液性リンパ腫 PEL
　　HHV8 関連リンパ増殖性疾患（多中心性キャッスルマン病 MCD, HHV8 陽性 DLBCL, NOS, 他）
　　Burkitt リンパ腫 BL
　　高悪性度 B 細胞性リンパ腫 HGBL（MYC および BCL2/BCL6 遺伝子異常随伴型，非特異型）
　　DLBCL と CHL の中間型徳特徴を有する B 細胞性リンパ腫，分類不能

成熟型 T 細胞および NK 細胞腫瘍
　　T 細胞性前リンパ球性白血病 T-PLL
　　T 細胞性大顆粒リンパ球性白血病 T-LGLL
　　慢性 NK 細胞性リンパ増殖性疾患 CLPD-NKs
　　侵攻性 NK 細胞白血病
　　小児 EBV 陽性 T 細胞性リンパ増殖性疾患
　　成人 T 細胞性白血病・リンパ腫 ATLL
　　節外性 NK/T 細胞性リンパ腫，鼻型 ENKTL
　　腸管 T 細胞性リンパ腫（腸管症関連 T 細胞性リンパ腫 EATL，単調上皮向性腸管 T 細胞リンパ腫 MEITL，他）
　　肝脾型 T 細胞性リンパ腫 HSTL
　　皮下脂肪織炎様 T 細胞性リンパ腫 SPTCL
　　菌状息肉症 MF
　　セザリー症候群 SS
　　原発性皮膚 CD30 陽性 T 細胞性リンパ増殖性疾患（リンパ腫様丘疹症 LyP，原発性皮膚未分化大細胞型リンパ腫 C-ALCL）
　　原発性皮膚末梢性 T 細胞性リンパ腫，まれな型
　　末梢性 T 細胞性リンパ腫，非特異型 PTCL, NOS
　　血管免疫芽球性 T 細胞性リンパ腫 AITL とその他の濾胞ヘルパー T 細胞由来節性リンパ腫
　　ALK 陽性未分化大細胞型リンパ腫 ALK+ALCL
　　ALK 陰性未分化大細胞型リンパ腫 ALK-ALCL

Hodgkin リンパ腫
　　結節性リンパ球優位型 Hodgkin リンパ腫 NLPHL
　　古典的 Hodgkin リンパ腫 CHL（結節硬化型 NS，混合細胞型 MC，リンパ球豊富型 LR，リンパ球減少型 LD）

免疫不全関連リンパ増殖性疾患

組織球および樹状細胞腫瘍

はリンパ増殖性疾患が生じることがある．反応性病変としてのリンパ増殖性疾患もあるが，多くは DLBCL あるいは Hodgkin リンパ腫の病態をとる．これらは高率に EBV の関与が認められるのが特徴である．

## 2）リンパ節疾患の細胞診

リンパ節細胞診は良性では反応性リンパ節病変，悪性ではリンパ腫，転移性腫瘍などの診断が行われる．穿刺吸引細胞診の目的は癌転移の有無や，リンパ腫が疑われる症例であれば組織生検の可否を決定する．また，捺印細胞診では鮮明な細胞像が得られ，免疫染色や FISH 法など，より詳細な細胞解析が可能となる．

### (1) リンパ節細胞診の見方

リンパ節細胞診の見方は，他領域の悪性細胞判定基準（核クロマチンの増量，N/C 比の増大，核形不整）とは若干異なる見方が必要である．まず弱拡大で観察する出現様相から，癌を疑う大型異常細胞，あるいは Hodgkin リンパ腫，未分化大細胞型リンパ腫などを思わせる大型異常細胞の有無を観察する．結合性を有する異常細胞集塊の出現であれば癌の転移を疑う．次いでリンパ球系細胞や小型細胞が主体で占められていれば強拡大にし，小型成熟リンパ球（非腫瘍性小型リンパ球）をはじめ，各種細胞（中型リンパ球，大型リンパ球，形質細胞，類形質細胞，組織球系細胞，樹状細胞，好中球，好酸球など）を観察し，特に小型成熟リンパ球を見極め，その出現率に着目することが重要となる．大まかな観察で小型成熟リンパ球が70，80％以上を占め，中〜大型リンパ球，組織球などが混在する多彩なイメージの場合，反応性リンパ節炎などの良性病変を疑う．小型成熟リンパ球の割合が低い場合，それよりも大きいリンパ球が主体で単調な出現であれば，非 Hodgkin リンパ腫や小細胞癌などの小型腫瘍細胞を推定し診断を進める．リンパ球系細胞主体であれば，大きさ，核形，核形不整，核小体，細胞質の性状などを観察し，組織球系細胞，形質細胞，好酸球などの出現にも着目すべきである．各種細胞（図 I-4〜7）の細胞所見を記す．

#### ①小型成熟リンパ球

小型成熟リンパ球は標本中に出現する最も小さなリンパ球で，核径は Giemsa 染色で 8 μm 前後，Pap 染色では 5 μm 前後である．細胞質は狭小で，核クロマチンの凝集は粗く比較的均等に分布している．なお Giemsa 染色には，本細胞よりもさらに小さく核クロマチンが濃縮した小型成熟リンパ球を認めるが，これも小型リンパ球として扱う必要がある．小型成熟リンパ球は傍皮質領域（T 細胞性）やマントル層（B 細胞性）に分布し，良性リンパ節病変の場合，70〜80％以上の割合で出現する．

#### ②中型リンパ球

中型リンパ球は，主に二次濾胞の胚中心に存在する胚中心細胞に代表される．小型リンパ球よりもやや大きく，核径は Giemsa 染色で 10 μm 前後，Pap 染色では 5〜7 μm 前後であり，核形は類円形からくびれを有し cleaved cell

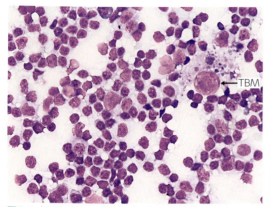

**図 I-4 | 反応性リンパ節炎（FH）の細胞像**
小型成熟リンパ球を主体に，中〜大型リンパ球が混在した多彩な細胞像を呈している．TBMは細胞破砕物を貪食した組織球である．良性病変の場合，濾胞胚中心に存在し，良性を示唆する所見となりうる．（May-Giemsa染色　弱拡大）

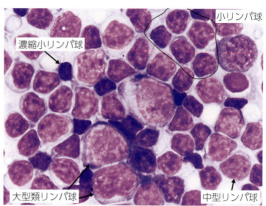

**図 I-5 | 反応性リンパ節炎（FH）の細胞像**
小型成熟リンパ球を主体に，中〜大型リンパ球が混在した多彩な細胞像を呈している．小型成熟リンパ球は核クロマチン凝集高度で均等分布，全体の70％以上の出現率を示している．中〜大型リンパ球は核クロマチン凝集軽度で網状，核小体もみられる．（May-Giemsa染色　強拡大）

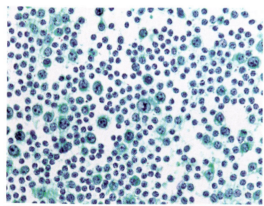

**図 I-6 | 反応性リンパ節炎（FH）の細胞像**
小型成熟リンパ球を主体に，中〜大型リンパ球が混在した多彩な細胞像を呈している．小型成熟リンパ球の出現率は大半を占めているが，さらに強拡大レンズを用いて，非腫瘍性小型成熟リンパ球であることの確認が必要となる．（Pap染色　弱拡大）

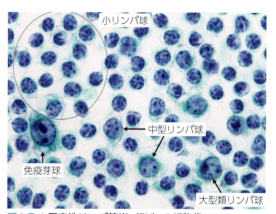

**図 I-7 | 反応性リンパ節炎（FH）の細胞像**
小型成熟リンパ球が大半を占めるなかに中〜大型リンパ球が散見される．小型成熟リンパ球は核クロマチン凝集高度で均等分布，核は類円形で核形不整はあまり目立たない．（Pap染色　強拡大）

と呼ばれる．核クロマチンの凝集は小型リンパ球より軽度で，核小体も観察される．

### ③大型リンパ球

　大型リンパ球は，小型リンパ球の2〜3倍の大きさで，核径はGiemsa染色で12〜15μm程度，Pap染色では8μm以上である．核形は類円形，多辺形，くびれを有するものなど多様である．Giemsa染色では核クロマチンは網状を呈し，細胞質は弱好塩基性で狭いものから豊富なものもみられ，小空胞も認められる．Pap染色では核小体が明瞭にみられる．リンパ節での分布は主にB細胞性で，胚中心に存在する大型胚中心細胞，胚中心芽細胞に相当する．さらに大型リンパ球のなかでも強好塩基性の細胞質を有するものを免疫芽球と呼び，T，B細胞性のものがある．

④ 形質細胞

形質細胞は比較的 N/C 比が低く，核は偏在性で車軸状を呈する核クロマチンの凝集が特徴であり，細胞質は Giemsa 染色では好塩基性を示し，Pap 染色においてもライトグリーンに強染性を呈する．また，核の周囲に明庭部がみられることも特徴的な所見である．

⑤ 類形質細胞

類形質細胞は，細胞形が形質細胞に類似する細胞をさし，核も大きく大型リンパ球大のものもみられる．核クロマチンの凝集は形質細胞に比して軽度で，核小体も認められる．主にB細胞性だが，T細胞性のものもある．

⑥ 組織球系細胞

組織球系細胞としては組織球，多核巨細胞，類上皮細胞があげられる．核は類円形，腎形，分葉状であり，核クロマチンは微細顆粒状，小型の核小体を有する．細胞質は豊富で淡染性，小空胞を有し，異物や核破砕物を貪食したものもよく観察される．

⑦ 樹状細胞

樹状細胞は，リンパ濾胞に存在する濾胞樹状細胞，副皮質領域に存在する指状嵌入細胞があげられる．いずれも組織球様の細胞で，核形，クロマチンも組織球に類似する．細胞質は豊富で多辺形，紡錘形を呈している．

## 4 リンパ節疾患の臨床・病理・細胞診

### 良性リンパ節病変

#### 1）反応性リンパ節炎（濾胞過形成）（FH）

**(1) 臨床所見**

反応性リンパ節炎（濾胞過形成）（follicular hyperplasia；FH）は，感染症，自己免疫性疾患などの種々の原因による反応性リンパ節炎あるいはリンパ節腫大で，良性の非腫瘍性病変である．

**(2) 組織所見**

反応性リンパ節炎における組織学的な反応形式には濾胞過形成を主とするリンパ濾胞型や，ウイルス性リンパ節炎などでみられる傍皮質型，洞組織球症などのリンパ洞型がある．なかでもリンパ濾胞過形成は，リンパ節生検で遭遇する最も多い良性病変の一つである．

リンパ二次濾胞胚中心の過形成を示す．胚中心は腫大，増生するが，正常の胚中心の構造を保つ（図 I-8）．すなわち，明調帯（light zone）と暗調帯（dark zone）が区別され，これを胚中心の極性と表現する．胚中心には核のくびれた胚中心細胞と大型芽球様の胚中心芽細胞がみられ，これらは CD10（＋）で胚中心由来を示す．また，CD21（＋）の濾胞樹状細胞は網目状構造を呈し，胚中心の骨格をなす．tingible body macrophage（TBM）が散見される．最も重要な鑑別診断は濾胞性リンパ腫（FL）で，反応性胚中心は BCL2（−），腫瘍性胚中心は BCL2（＋）が基本である．

---

**メモ**

**木村病（Kimura disease）**

まれな疾患であるが，わが国を含むアジアに多く，若年男性の頭頸部，特に耳介後部にみられる無痛性腫瘤である．組織像は FH を基本とし，濾胞間組織を中心に好酸球浸潤がみられ，ときに好酸球性膿瘍（eosinophilic abscess）と表現される．

**メモ**

**tingible body macrophage；TBM**

胚中心はリンパ球の分裂，増殖の場であるとともに，死滅するリンパ球もありその核破砕物を貪食した組織球を TBM と呼ぶ．反応性に胚中心が増生した場合にしばしば散見されるが，腫瘍性に胚中心が増生した濾胞性リンパ腫では TBM の出現はわずかである．

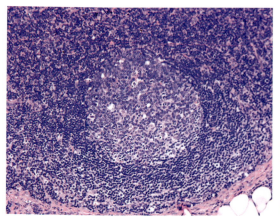

図I-8 | 反応性リンパ節炎（濾胞過形成）(FH) の組織像
正常構造を保ったリンパ濾胞胚中心．明調帯と暗調帯からなる極性がみられる．明るい細胞のTBMが散在している．（HE染色　強拡大）

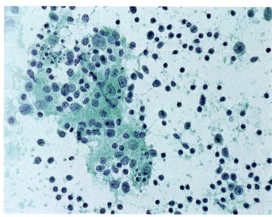

図I-9 | 反応性リンパ節炎（濾胞過形成）(FH) の細胞像
大型リンパ球，濾胞樹状細胞，TBMが一塊となった集塊はlymphohistiocytic aggregatesと呼ばれ，胚中心に存在する．（Pap染色　弱拡大）

### (3) 細胞所見

　反応性濾胞過形成の細胞像は小型成熟リンパ球が主体（70～80％以上）をなし，中型～大型リンパ球，組織球，樹状細胞が種々の割合で出現する．一般に，多彩な印象を受けるのに対し，非Hodgkinリンパ腫では単調な出現様相を示す．また，リンパ節の胚中心の既存正常構造として，リンパ球の核の破砕物を貪食したTBM，濾胞樹状細胞が存在する．TBMの出現は反応性濾胞の存在を示唆し，加えてリンパ球，濾胞樹状細胞，TBMが一塊となったlymphohistiocytic aggregates（図I-9）は胚中心の存在を示唆する有力な所見となりうる．ただし，増殖能の高いリンパ腫でも貪食組織球が多数出現することがあるので，貪食組織球のみの所見での判定は危険である．

　傍皮質領域が拡大するウイルス性リンパ節炎などでは小型リンパ球主体であっても，大型リンパ球よりもさらに大きい免疫芽球が散見される．加えて形質細胞や類形質細胞，好酸球などが種々の割合で出現する．また，まれにHodgkinリンパ腫に観察されるHRS細胞類似の巨細胞がみられることもある．このような細胞像からリンパ腫と鑑別が困難な場合もあるが，本型においても少なからずリンパ濾胞過形成を伴うことが多い．

### 2）組織球性壊死性リンパ節炎

#### (1) 臨床所見

　組織球性壊死性リンパ節炎（histiocytic necrotizing lymphadenitis）は別名，菊池病（Kikuchi disease）と呼ばれ，わが国に特徴的な原因不明の良性反応性病変である．感冒様症状のあとに発熱がみられ，解熱後に頸部リンパ節腫大がみられる．臨床検査では白血球低下，血清LD上昇がみられる．多くは1～2カ月以内に自然消退する．20～30歳代の若年者に多く，女性に優位である．臨床診断のみで経過観察されることが多いが，リンパ腫疑いで穿刺吸引細胞診，リンパ節生検が行われることがある．

> **メモ**
>
> lymphohistiocytic aggregates；LHA
> 　胚中心を構成する濾胞樹状細胞，TBM，大型リンパ球が一塊となった細胞集塊で，胚中心の存在を示唆する．すなわち，反応性の胚中心を意味し，リンパ腫では通常，胚中心を欠く．

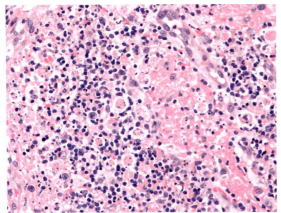

図 I-10 組織球性壊死性リンパ節炎の組織像
核崩壊物を伴った壊死巣に，多彩な炎症細胞浸潤とともに，大型芽球様リンパ球がみられる．（HE 染色　強拡大）

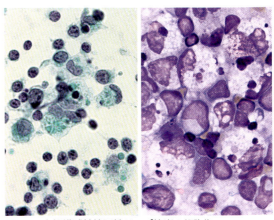

図 I-11 組織球性壊死性リンパ節炎の細胞像
左：小型成熟リンパ球を背景に核や細胞質の破片を貪食した組織球が出現している．核は偏在性である．（Pap 染色　強拡大）
右：貪食組織球の細胞質は明るく泡沫状を呈している．核は偏在性で三日月状を呈している．（May-Giemsa 染色　強拡大）

## （2）組織所見

リンパ節の傍皮質，皮質に巣状の病巣が多発し，癒合して大きな病巣を形成する（図 I-10）．大型芽球様リンパ球がみられ，組織球，好中球，好酸球などの炎症細胞浸潤がみられる．大型芽球様リンパ球は核小体がみられ，核にくびれがみられる．組織球マーカーの CD68（＋），芽球形質細胞様樹状細胞マーカーの CD123（＋）である．核崩壊物（nuclear debris）を伴う壊死巣の形成がみられるが，初期像では確認されないことがあり，リンパ腫との鑑別に注意を要する場合がある．

## （3）細胞所見

小型成熟リンパ球を主体に，中型〜大型リンパ球が混在，加えて多数の貪食組織球が出現する．しばしば大型で核形不整を有する大型リンパ球も出現する．背景には壊死性所見とともに，核や細胞質の破砕物を貪食した組織球が多数みられることが特徴である．通常，好中球はみられない．貪食組織球の核は偏在性で細胞質の端に位置しており，その形状も三日月状を呈している（図 I-11）．細胞質は Giemsa 染色標本において泡沫状で白く抜け，弱拡大にて観察されやすい．

### 注意
反応性濾胞過形成に認められる TBM は，細胞もやや大きく，核が細胞質の中心に位置していることが多い．

## 3）肉芽腫形成疾患（結核，サルコイドーシスなど）

### （1）臨床所見

結核症（*Mycobacterium tuberculosis*）の初感染は肺病変が多いが，結核性リンパ節炎（tuberculosis lymphadenitis）として初発することがある．多くは再活性化であり，担癌患者，免疫抑制状態でみられる．ほとんどが頸部リンパ節にみられる．頸部腫瘤以外に無症状のことも多い．

サルコイドーシス（sarcoidosis）は原因不明の系統的肉芽腫性疾患である．リンパ節以外にも肺，皮膚，眼なども侵される．特に両側肺門部リンパ節腫脹は臨床的によく知られ，無症状で健診の胸部 X 線検査で指摘されることが

### メモ
**Ziehl-Neelsen 染色陰性は結核を否定できない**
注意すべきは Ziehl-Neelsen 染色は偽陰性となることが多く，Ziehl-Neelsen 染色陰性であっても結核性リンパ節炎を否定できない．結核菌核酸 PCR 法検査による同定が必要となることがある．

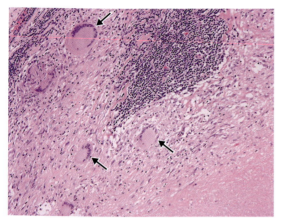
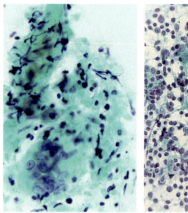
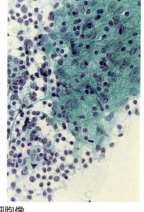

**図 I-12 | 結核性リンパ節炎の組織像**
乾酪壊死を伴った類上皮細胞性肉芽腫を形成し，Langhans型巨細胞（↑）がみられる．（HE染色　強拡大）

**図 I-13 | 肉芽腫形成疾患の細胞像**
左：結核性リンパ節炎：ライトグリーン好性の壊死物質を背景に，多核組織球（Langhans巨細胞）がみられる．（Pap染色　強拡大）
右：サルコイドーシス：結合性を有する類上皮細胞の集塊が出現している．核は類円形〜紡錘形で，核クロマチン微細顆粒状，小型核小体を有し，細胞質は豊富で多辺形，紡錘形を呈している．（Pap染色　強拡大）

ある．

### (2) 組織所見

結核性リンパ節炎の組織像は，他臓器の結核腫（tuberculoma）と同様である．リンパ節の基本構造を破壊し，乾酪壊死を伴った，癒合する類上皮細胞性肉芽腫を形成し，Langhans型巨細胞がみられる（図I-12）．

サルコイドーシスは乾酪壊死を伴わない類上皮性肉芽腫を形成する．結核と比較し，肉芽腫の癒合が少ない．

### (3) 細胞所見

肉芽腫を形成する結核やサルコイドーシスの基本細胞像は共通で，小型成熟リンパ球を主体に中型から大型リンパ球が混在した細胞像を呈する．通常，好中球はみられず，組織球系細胞が目立ち，Langhans巨細胞，（図I-13），類上皮細胞が散在性または集塊で出現する．なお，結核の場合は背景に乾酪壊死を疑わせる無構造物質がみられる．サルコイドーシスでは壊死物質はなく，類上皮細胞の集塊が目立つ．

## 境界病変

### 1) キャッスルマン病（CD）

#### (1) 臨床所見

キャッスルマン病（Castleman's disease；CD）は，多クローン性のリンパ増殖性疾患で，特徴的なリンパ節の病理組織を示す．病変が限局する限局型のCastleman's tumor（CT）と，複数の領域に広がる多中心性 multicentric CD（MCD）があり，臨床像が異なる．後述するhyaline vascular（HV）型のCTは無症状であることが多い．plasma cell（PC）型のCTおよびMCDは多クローン性γグロブリン血症，高IL-6血症がみられ，発熱，リンパ節腫

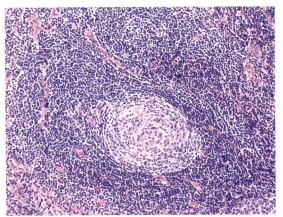

図 I-14 | キャッスルマン病（HV型）の組織像
同心円状のマントル層に取り囲まれた萎縮した胚中心では，リンパ球が減少し，毛細血管の増生がみられる．（HE染色 強拡大）

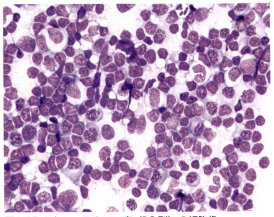

図 I-15 | キャッスルマン病（PC型）の細胞像
小型成熟リンパ球で占められ，反応性濾胞過形成に類似し，多数の形質細胞が混在している．リンパ球には異型性はみられない．（May-Giemsa染色 強拡大）

脹，貧血，肝脾腫などを呈し，慢性の経過をとる．

### （2）組織所見

HV型は多数のリンパ濾胞増生がみられる．胚中心は萎縮し，リンパ球減少，硬化像がみられ，胚中心外から侵入する毛細血管の増生がみられる（図I-14）．マントル層が発達し，萎縮・硬化した胚中心を同心円状に取り囲む．PC型ではリンパ濾胞胚中心は保たれる．マントル層の外側〜濾胞間組織に，成熟型の異型の乏しい形質細胞の密な増生がみられる．HV型とPC型は混在することも多い．診断に免疫染色は必須ではないが，形質細胞増生が著明な場合には plasmacytoma との鑑別のために免疫染色を行うことがある．

### （3）細胞所見

HV型，PC型ともに，小型リンパ球を主体とした良性リンパ節病変の細胞像を呈する．リンパ濾胞は萎縮性のことが多く，胚中心を示唆する大型リンパ球やTBMの出現はごくわずかである．PC型では小型リンパ球のほか形質細胞（図I-15）が多数出現し，形質細胞性腫瘍との鑑別を要する．また，濾胞樹状細胞を含むリンパ球の集塊に小血管が侵入した像をみることがある．

## リンパ腫

### 1）前駆B,T細胞腫瘍，リンパ芽球性白血病/リンパ腫（LBL）

#### （1）臨床所見

前駆B,T細胞腫瘍，リンパ芽球性白血病/リンパ腫（lymphoblastic leukemia/lymphoma；LBL）は前駆（未熟）細胞腫瘍で，B-LBLとT-LBLに分けられる．診断時に骨髄（有核細胞の25%以上）および末梢血に腫瘍細胞が存在する症例を acute lymphoblastic leukemia（ALL），それ以外の症例で骨髄外に腫瘤形成性に増殖するものを LBL とするが，表現型が異なるだけで同一起源の腫瘍性疾患である．なお，かつてFAB分類L3とされていたBurkitt白血病は除外する．ALLはその3/4が6歳以下の小児に発症し，そのうち80

### メモ

**IgG4関連疾患**

免疫異常，血中IgG4高値を認め，病変にリンパ球，IgG4陽性形質細胞の著しい浸潤と線維化を生じる．膵臓，胆管，涙腺・唾液腺，肺，肝臓，腎臓，リンパ節，皮膚などの全身臓器の腫大や結節・肥厚性病変などを認める原因不明の疾患で，自己免疫機序の関与が示唆される．PC型CT, MCDと臨床病像，組織像が類似することがあり，病理診断でIgG4陽性細胞の増加の有無の確認が求められる．

### メモ

**B-LBL with recurrent genetic abnormalities と B-LBL, NOS**

WHO分類では特定の遺伝子異常を有するB-LBLを，各々独立した疾患単位として9つに分類する．逆に特定の遺伝子異常をもたないものをB-LBL, NOSとしている．これらの形態的特徴に明らかな違いはなく，細胞診，組織診断では鑑別はつかない．

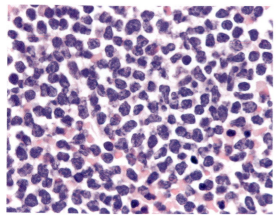

図I-16 | Bリンパ芽球性白血病/リンパ腫（B-LBL）の組織像
円形〜楕円形，一部に不整や切れ込みを伴う核をもつ芽球が均一に増殖する．（HE染色　強拡大）

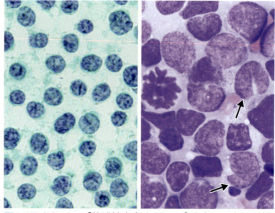

図I-17 | Tリンパ芽球性白血病/リンパ腫（T-LBL）の細胞像
左：中型から大型リンパ球大の腫瘍細胞が大半を占め，単調に出現している．（Pap染色　強拡大）
右：腫瘍細胞は類円形でN/C比が高く，核クロマチンは微細顆粒状を呈している．またconvoluted cellと称される核に深い切れ込みを有する細胞（↓）もみられる．増殖能が高いことから核分裂像もみられる．（May-Giemsa染色　強拡大）

〜85％がB-ALLである．小児B-ALLの80％程度が治癒するといわれる．T-ALL/LBLは小児〜若年成人に多い．

### （2）組織所見

リンパ節傍皮質領域へのびまん性浸潤が目立ち，胚中心は萎縮し残存することが多い．腫瘍細胞（芽球）は均一で，円形〜楕円形，一部に不整や切れ込みを伴う核をもつ．核クロマチンは繊細で，核小体は通常目立たない．核分裂像は数多くみられる（図I-16）．

### （3）細胞所見

B-LBL，T-LBLの細胞形態学的所見はおおむね同様である．腫瘍細胞は小型リンパ球よりも明らかに大型腫瘍細胞（中型〜大型リンパ球大）で構成され，単調な出現パターンを示す（図I-17）．リンパ腫のなかでも最もN/C比が高く，細胞質はGiemsa染色標本において弱好塩基性，核クロマチンは細顆粒状密に分布し，核小体が1〜数個認められる．核形は類円形〜不正形核を呈し，深い切れ込みを有するconvolute cellもみられる．また，増殖能が高いことからしばしば核分裂像がみられる．

なお，同様な出現様相を示すBurkittリンパ腫では強好塩基性細胞質，細胞質内空胞を有し，核クロマチン凝集は高度であるなどの所見が鑑別ポイントとなる．

## 2）濾胞性リンパ腫（FL）

### （1）臨床所見

濾胞性リンパ腫（follicular lymphoma；FL）はB-NHLで，少なくとも部分的に明瞭な濾胞構造をもち，胚中心を構成する大型の胚中心芽細胞と中型

### メモ

**LBLの免疫組織化学所見**
前駆細胞腫瘍の前提としてTdT（＋）が必須．B-LBLはCD10（＋），CD79a（＋）でB細胞性起源を表す．CD20は多様な発現で陰性例が多い．T-LBLはCD3（＋），CD7（＋）．B-LBL，T-LBLともに，未熟な骨髄系マーカーであるCD34の発現もときにみられるため注意が必要．

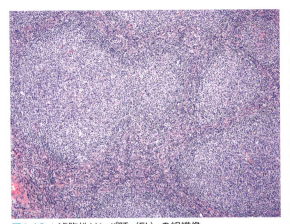

**図 I-18 | 濾胞性リンパ腫（FL）の組織像**
極性を喪失し，tingible body macrophage が脱落した境界不明瞭な胚中心で腫瘍細胞が増殖している．（HE 染色　弱拡大）

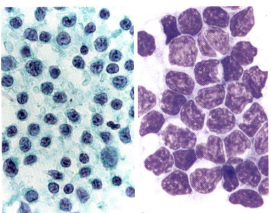

**図 I-19 | 濾胞性リンパ腫（FL）の細胞像**
左：小型成熟リンパ球よりもやや大きい中型リンパ球大の腫瘍細胞が比較的単調に出現する．cleaved cell と称される核のくびれのある細胞，2 核様くびれ細胞，棍棒状細胞の出現を特徴とする．（Pap 染色　強拡大）
右：リンパ腫細胞の核形不整が強く核のくびれ，切れ込みがみられる．（May-Giemsa 染色　強拡大）

の胚中心細胞に由来する．t（14；18）（q32；q21）により生じる免疫グロブリン重鎖遺伝子と *bcl-2* の結合 *IgH/bcl-2* が，アポトーシス抑制蛋白 BCL2 の脱制御を起こし，細胞の不死化を起こす．リンパ腫の約 20％を占める．低悪性度リンパ腫であるが，初発時 40％程度の症例で骨髄浸潤を認める．最も重要な鑑別診断は FH である．十二指腸などの腸管に原発する duodenal-type FL は全身進展を伴わない予後良好な病型である．

### (2) 組織所見

弱拡大で胚中心様構造の密な増殖がみられる（図 I-18）．FH に比べ構造は不明瞭で，マントル層を欠き，TBM が脱落する．腫瘍濾胞は種々の比率で胚中心芽細胞と胚中心細胞が混在し，濾胞樹状細胞がその間を埋める．胚中心芽細胞の数により，grade 1～3 に分類する．小型～中型リンパ球大の腫瘍細胞を主体とする grade 1，中型リンパ球大に大型リンパ球大の腫瘍細胞が混在する grade 2，大型リンパ球大の腫瘍細胞が主体を占める grade 3 に分けられる．grade 3 は a と b に亜分類する．すべてが胚中心芽細胞から構成される grade 3b は，細胞形態では DLBCL と区別がつかない．この grading は形態所見のみから得られる独立した生物学的予後因子である．

### (3) 細胞所見

腫瘍細胞は胚中心を構成する大型リンパ球大の胚中心芽細胞と中型リンパ球大の胚中心細胞が種々の割合で混在して出現する．腫瘍細胞は小型～中型，および大型リンパ球大で，核形は不整形を示し，くびれを有することを特徴とする（図 I-19）．クロマチン凝集は軽度であり，細胞質は狭い．核小体は Giemsa 染色では観察されにくいが，Pap 染色では認めやすい．また，本型の診断には Pap 染色標本による所見が重要で，高度なくびれを有する細胞の指標となる"2 核様くびれ細胞"の出現率が高い．しかし，腫瘍細胞が小型ゆ

### メモ

**FL の治療と予後**
かつては初発限局期では無治療で経過観察（watchful wait）し，進展期になれば CHOP 療法などの化学療法を行うものとされた．現在では初発限局期であっても，抗 CD20 モノクローナル抗体（rituximab）単独療法ないし rituximab 併用 CHOP（R-CHOP）療法が長期無病生存をもたらすと考えられている．

### メモ

**FL の免疫組織化学所見**
CD20，CD79a などの B 細胞マーカー（+）．胚中心由来を示す CD10（+）は重要で，胚中心以外の領域への CD10（+）B 細胞の浸潤は異常所見である．BCL2 は FL で陽性，FH で陰性を示すことから腫瘍と非腫瘍の鑑別に有用である．まれ（10％程度）に BCL2（-）FL が存在する．

### 重要

**FL の鑑別診断**
BCL2（+）は FL の診断根拠にはならない．他の B-NHL でも BCL2 はしばし

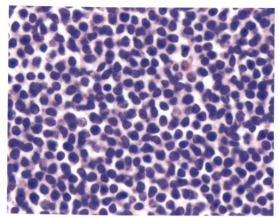

図 I-20 | 慢性リンパ球性白血病・小リンパ球性リンパ腫（CLL/SLL）の組織像
類円形核と乏しい胞体をもつ小型成熟リンパ球様細胞が増殖する．（HE 染色　強拡大）

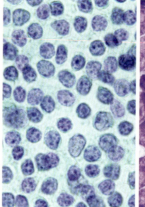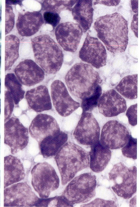

図 I-21 | 慢性リンパ球性白血病・小リンパ球性リンパ腫（CLL/SLL）の細胞像
左：小型リンパ球よりもやや大きい腫瘍細胞が単調に出現している．標本全体がこれらの細胞で占められ，大型リンパ球は少ない．核小体をみる．（Pap 染色　強拡大）
右：腫瘍細胞は類円形で，小型リンパ球よりもやや大きく，クロマチン凝集も軽度である．（May-Giemsa 染色　強拡大）

えに反応性リンパ節炎との鑑別を要する．

### 3）慢性リンパ球性白血病・小リンパ球性リンパ腫（CLL/SLL）

#### （1）臨床所見

　慢性リンパ球性白血病・小リンパ球性リンパ腫（chronic lymphocytic leukemia/small lymphocytic lymphoma；CLL/SLL）は B-NHL である．均一な成熟小型リンパ球がリンパ節，骨髄，末梢血で著明に増加する．SLL は CLL と同一疾患で白血化していない病型である．欧米では NHL の 6.7%，全白血病の 30% を占める頻度の高いリンパ腫である．わが国ではまれで，全白血病の 2% に過ぎない．高齢者が 60〜80% を占める．表在リンパ節腫脹は比較的軽度で，免疫異常を伴う．本症の死因は，正常骨髄造血能の低下による感染症死が多い．10〜15% に癌腫を合併するといわれている．5〜10% の症例で DLBCL を合併する（Richter 症候群）．

#### （2）組織所見

　びまん性または多数の偽濾胞（結節）を形成し増殖する．腫瘍細胞は小型成熟リンパ球様で，類円形核と乏しい胞体をもつ（図 I-20）．偽濾胞は他の部位に比較して明るくみえ，内部構造は成熟リンパ球，前リンパ球，傍免疫芽球が混在する多彩な像を呈する．骨髄生検組織で診断することが多く，造血細胞巣内に結節状またはびまん性に腫瘍細胞が増殖している．

#### （3）細胞所見

　腫瘍細胞は小型リンパ球大で，リンパ腫の亜型のなかで最も小さく，非腫瘍性小型リンパ球と類似する大きさのため注意が必要である．腫瘍細胞の出現様相が単調（monotonous）である点が特徴的であり，中型や大型リンパ

ば陽性であり，ときに T-NHL でも陽性を示す．他の低悪性度 B-NHL との鑑別に有用なのは，FDC を染める CD21，CD23 で，FL では FDC 網目構造が浸潤巣のなかに残存する．ほとんどの症例は形態所見と免疫染色で鑑別可能だが，BCL2（−）FL など FH との鑑別が困難な症例では IgH/bcl-2 を FISH 解析，サザンブロッティング法で確認し，確定診断となる．

> **重要**
>
> 濾胞性リンパ腫と反応性リンパ節炎との鑑別ポイント
> ① 高度なくびれを有する細胞の出現数は，FL 例で高い．
> ② FH では TBM が多くの症例でみられるが，FL ではないか少数である．
> ③ lymphoid aggregates（腫瘍細胞のみで形成される集塊）が FL grade1，2 では高率に認められる．
> ④ lymphohistiocytic aggregates（リンパ球，組織球，樹状細胞が混在した集塊）が FH で高率にみられる．

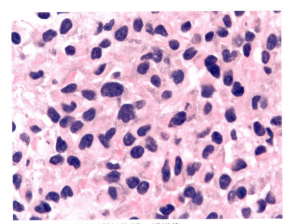

**図 I-22 | 骨外性形質細胞腫の組織像**
好塩基性の豊富な細胞質と偏在した核をもつ，形質細胞に類似した腫瘍細胞が増殖する．（HE 染色　強拡大）

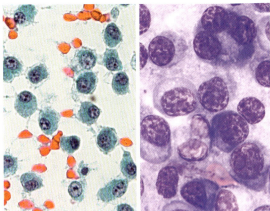

**図 I-23 | 骨外性形質細胞腫の細胞像**
左：成熟型形質細胞腫の腫瘍細胞で占められている．核クロマチン凝集は軽度なものから濃縮したものがみられる．核小体もみられる．（Pap 染色　強拡大）
右：未熟型形質細胞腫では核クロマチンは粗網状で，大型核小体もみられる．細胞質は成熟型に比しやや狭いものの，明らかな核周囲明庭がみられる．細胞質の好塩基性にも濃淡がみられる．また，3核以上の多核の腫瘍性形質細胞もみられる．（May-Giemsa 染色　強拡大）

球，その他の細胞がほとんど認められない場合が多い．強拡大にて観察すると，腫瘍細胞は類円形からくびれを有する細胞もみられる．また，細胞質は狭小で，クロマチン凝集は小型リンパ球よりやや軽度である．唯一の特徴として，腫大した核小体がみられる（図 I-21）．

### 4）形質細胞腫

#### (1) 臨床所見

　形質細胞腫（plasmacytoma）は，B 細胞の最終分化段階である形質細胞の腫瘍化であり，形質細胞性骨髄腫（plasma cell myeloma；PCM）と同一起源の腫瘍である．PCM は骨髄で増殖するが，本症は骨あるいは軟部組織に病変を形成する．前者を solitary plasmacytoma of bone，後者を extraosseous plasmacytoma と呼ぶ．診断は腫瘍組織の生検によるが，PCM の浸潤病変でないことを証明するため，骨髄検査，全身骨検索が行われる．

#### (2) 組織所見

　腫瘍細胞は形質細胞に類似し，好塩基性の豊富な細胞質をもつ．核は偏在し，車軸様と称されるクロマチン凝集を認める．Golgi 野に一致して核周明庭（halo）がみられる（図 I-22）．正常の形質細胞に比して大型化，多核化がみられるが，その特徴は正常形質細胞を模倣する特徴的なものである．

#### (3) 細胞所見

　形質細胞に類似した腫瘍細胞が標本全体に出現する（図 I-23）．腫瘍細胞は核偏在性で，細胞質は核周明庭を有し，強好塩基性の細胞質を特徴とする．クロマチン凝集は車軸様と称される高度なものから軽度なものまでさまざまである．骨髄腫細胞は成熟型から未熟型に分類されるが，成熟型の場合は形

---

**メモ**

**リンパ腫の白血化**
　末梢血中にリンパ腫細胞がみられることをいう．しばしば白血病と鑑別が問題となる．

**メモ**

**CLL/SLL の免疫組織化学所見**
　B 細胞マーカー（+）．90％ の症例で CD5（+），CD23（+）を示し，診断的価値が高い．CD5（+）B-NHL である MCL との鑑別が必要で，CyclinD1（+），CD23（-）であれば MCL の白血化を考える．

**メモ**

**形質細胞腫の免疫組織化学所見**
　腫瘍細胞は汎 B 細胞マーカーである CD20（-），CD138（+），CD79a（+）．CD56（+）は 7 割程度にみられる．CyclinD1（+）のことがある．

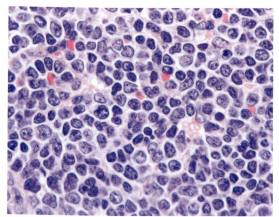

図I-24 | マントル細胞リンパ腫（MCL）の組織像
中型で均一な大きさの腫瘍細胞が単調に増殖する．類円形核をもち，胞体は乏しい．（HE染色　強拡大）

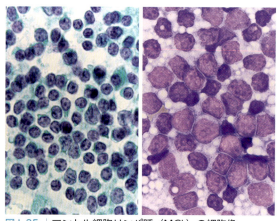

図I-25 | マントル細胞リンパ腫（MCL）の細胞像
左：中型リンパ球大の腫瘍細胞が単調に出現している．核は類円形で，核クロマチン凝集は軽度，明瞭な核小体が観察される．（Pap染色　強拡大）
右：核は類円形核が多く，核のくびれは軽度である．核クロマチン凝集は軽度で単個の明瞭な核小体がみられる．細胞質は淡染性で比較的豊富である．（May-Giemsa染色　強拡大）

質細胞に類似した細胞形態を呈するが，未熟型では細胞質もやや狭く，クロマチン凝集は軽度，大型核小体が目立つ．また，多核の形質細胞もしばしば観察されるが，2核までは良性疾患でもみられるため，3核以上の所見で異常ととらえる必要がある．いずれにせよ，本型では多核の形質細胞の出現率は高い．

## 5）マントル細胞リンパ腫（MCL）

### (1) 臨床所見

マントル細胞リンパ腫（mantle cell lymphoma；MCL）はリンパ濾胞のマントル層構成細胞に由来するB-NHLである．95％以上の症例でt（11；14）(q13；q32)による，CyclinD1をencodeするCCND1とIgHの転座がみられる．わが国ではリンパ腫の2～3％，欧米では7～8％と報告されている．低悪性度リンパ腫に属しながらも，骨髄浸潤が多く進展も早いのが特徴である．治療抵抗性で予後不良であり，臨床的には高悪性度リンパ腫と考えたほうがよい．

### (2) 組織所見

びまん性増殖型と結節性増殖型がある．腫瘍細胞はおおむね小型ないし中型で，大きさはほぼ均一で，単調な増殖の印象を受ける（図I-24）．この細胞学的「単調さ」は鑑別診断にMCLをあげるポイントになる．核は類円形からくびれをもつものまでさまざまであるが，概して胞体は乏しい．細胞形態から芽球様亜型（blastoid variant），多形型亜型（pleomorphic variant）とされる症例は予後不良とされている．

### (3) 細胞所見

腫瘍細胞は，小リンパ球よりやや大きい中型リンパ球大の腫瘍細胞が単調

**メモ**

**MCLの消化管病変**
脾腫，腹部膨満感，消化管浸潤を認めることがあり，消化管内視鏡所見はmultiple lymphomatous polyposis（MLP）を呈するが，この所見はMCLに特異的なものではなくMALTリンパ腫，FLなどでもみられる．単にリンパ腫の消化管浸潤の肉眼所見と理解すべきである．

**メモ**

**MCLの免疫組織化学所見**
B細胞マーカー（＋），CD5（＋），CD10（－）でMCLを疑い，腫瘍細胞の核（細胞質，細胞膜ではない）にみられるCyclinD1陽性で診断を確定するため，CyclinD1免疫染色は診断に必須．SOX11も95％以上の症例で陽性を示し，CD5（－），CyclinD1（－）となる症例では診断に有効．

に出現する．Pap染色は，核は円形〜類円形で，くびれを有する細胞も認められる．クロマチン凝集は軽度で，核小体は小型で1〜3個程度が観察される．細胞質はライトグリーン淡染性で，狭いものからやや豊富なものまでみられる．Giemsa染色標本では類円形〜多辺形を呈しており，クロマチンは細網状，細胞質は白色からやや好塩基性で比較的豊富である（図I-25）．

## 6）びまん性大細胞型B細胞性リンパ腫（DLBCL）

### （1）臨床所見

びまん性大細胞型B細胞性リンパ腫（diffuse large B-cell lymphoma；DLBCL）は中〜高悪性度B-NHLである．リンパ腫の30〜40％程度を占め，最も頻度が高い．約半数がリンパ節外に発生する．多様な疾患群であり（側注参照），病理診断と臨床所見に加え，遺伝子変異解析，染色体解析などで鑑別されるが，細胞診所見では鑑別できない．

### （2）組織所見

正常濾胞構造が消失し，びまん性に増殖する大型腫瘍細胞に置換される（図I-26）．

①中心芽球型：大型類円形，空胞状核に2〜3個の核小体をもつ．

②免疫芽球型：中心部に大型核小体をもち，形質細胞への分化を示す．

③T細胞/組織球豊富型：大部分が非腫瘍性細胞であるT細胞/組織球で，腫瘍細胞は10％未満．

④未分化大細胞型：きわめて大型の多型核で，結合性を示す腫瘍細胞は未分化癌との鑑別を要する．

これらの4つの組織亜型は再現性に乏しく，ALK（＋）未分化大細胞型以外の組織亜型は付記しないことが多い．

### （3）細胞所見

リンパ腫のなかで最も多く経験し，明らかな大型リンパ球大の腫瘍細胞が単調に出現する（図I-27, 28）．腫瘍細胞は，小型リンパ球の2〜3倍程度の大きさを示し，核は類円形からくびれを有するものや多辺形，分葉状を呈するものまで認められる．クロマチン凝集は軽度で細網状を呈する．また，Pap染色標本では核縁にクロマチンが付着して観察され，核小体は通常大型で1〜数個みられる．細胞質は豊富で淡染性から弱好塩基性を示し，しばしば小空胞も観察される．

また，腫瘍細胞は大型ゆえに癌との鑑別も要する．通常，DLBCLでは背景にlymphoglandular bodyが高頻度に，未分化癌では壊死が認められる．また，DLBCLの腫瘍細胞は散在性に出現するが，癌では少なからず上皮性結合を有している．

---

**メモ**

**MCLの亜型分類**

細胞形態学的所見から中型リンパ腫細胞主体の①classical type，②小リンパ球類似のsmall type，③核形不整高度なpleomorphic type，④リンパ芽球型リンパ腫に類似するblastic typeの4亜型に分けられている．

**メモ**

**DLBCLの類縁疾患**

WHO分類では，①非特異型（DLBCL, NOS），②T細胞細胞/組織球豊富型（THRLBCL），③中枢神経原発型（CNS DLBCL），④原発性皮膚脚型（PCLBCL），⑤EBV関連型非特異型（EBV+DLBCL, NOS），⑥慢性炎症関連型（DLBCL associated chronic inflammation）に分類されており，類縁疾患として，⑦EBV陽性粘膜皮膚潰瘍（EBVMCU），⑧リンパ腫様肉芽腫（LYG），⑨縦隔（胸腺）原発大細胞B細胞性リンパ腫（PMBL），⑩血管内大細胞型B細胞性リンパ腫（IVLBCL），⑪ALK陽性大細胞型B細胞性リンパ腫（ALK+LBCL），⑫高悪性度B細胞性リンパ腫（HGBL）があげられる．

**メモ**

**DLBCLの免疫組織化学所見**

B細胞マーカー（＋），Ki67高発現．CD5（＋）は予後不良とされる．CD10，BCL6，MUM1の染色パネル（Hans法）でGCB typeとnon-GCB typeに分類される．BCL2（＋）かつMYC（＋）はdual expressionといわれ，予後不良．EBER-ISH陽性例はEBV+DLBCLと診断する．

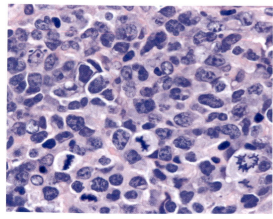

図 I-26 | びまん性大細胞型B細胞性リンパ腫，非特異型（DLBCL, NOS）の組織像
大型で核小体の目立つ腫瘍細胞がびまん性に増殖する．核分裂像が目立つ．（HE染色　強拡大）

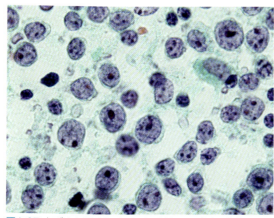

図 I-27 | びまん性大細胞型B細胞性リンパ腫，非特異型（DLBCL, NOS）の細胞像①
大型リンパ球大〜それ以上の大きさの腫瘍細胞が単調に出現している．核小体が明瞭に観察され，非リンパ性腫瘍との鑑別も要するが，本病型の腫瘍細胞のN/C比は高い．（Pap染色　強拡大）

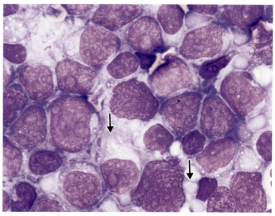

図 I-28 | びまん性大細胞型B細胞性リンパ腫，非特異型（DLBCL, NOS）の細胞像②
大型リンパ球大の腫瘍細胞が単調に出現している．核クロマチンは細網状で肥大した大型核小体が目立つ．背景には無構造蛋白物質（lymphoglandular body）（↓）がみられる．（May-Giemsa染色　強拡大）

## 7）節外性濾胞辺縁帯粘膜関連リンパ組織リンパ腫（MALT lymphoma）

### (1) 臨床所見

　節外性濾胞辺縁帯粘膜関連リンパ組織リンパ腫（extranodal marginal zone lymphoma of mucosa-associated lymphoid tissue；MALT lymphoma）は濾胞辺縁帯に由来するB-NHLである．わが国ではリンパ腫の7〜8％を占める．低悪性度B-NHLであるが，DLBCLへの組織学的転化（histological transformation）が10％以下でみられる．類縁疾患として，① nodal marginal zone lymphoma（NMZL）：リンパ節原発MZL，② splenic marginal zone lymphoma（SMZL）：脾原発MZLがある．

### (2) 組織所見

　マントル層外側に，胚中心細胞様細胞（centrocyte-like cell）ないしmonocytoid cellと呼ばれる中型腫瘍細胞がびまん性に増殖する（図I-29）．円形

> **メモ**
>
> "MALT"とは？
>
> 　感染，自己免疫などの慢性炎症を基盤とし，後天的に消化管，呼吸器，甲状腺，唾液腺，涙腺などに形成される粘膜関連リンパ組織（MALT）を母地として発生する．臓器別では胃が最も多く，涙腺，大腸，甲状腺，肺，唾液腺が続く．胃MALTリンパ腫は*Helicobacter pylori*除菌療法のみで70〜80％が完全寛解する．

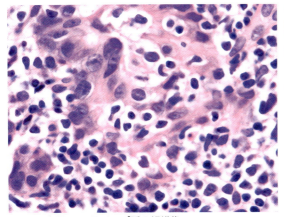

**図 I-29 | 胃MALTリンパ腫の組織像**
中型で円形核，淡明な胞体をもつ腫瘍細胞が胃腺窩上皮に浸潤し，LELを呈する．（HE染色　強拡大）

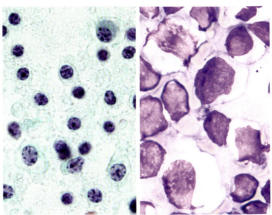

**図 I-30 | 胃MALTリンパ腫の細胞像**
左：腫瘍細胞は小型〜中型リンパ球大で，胞体の広くて明るい大型リンパ球大の腫瘍細胞も出現している．中型リンパ球大の腫瘍細胞はcentrocyte like cellと呼ばれ，軽度のくびれ，核小体を有する．（Pap染色　強拡大）
右：胞体の広くて明るい細胞は単球様B細胞と呼ばれ，Giemsa染色標本で観察しやすい．（May-Giemsa染色　強拡大）

核，淡明な胞体が特徴で，形質細胞への分化を示す核内封入体（dutcher body）は診断価値が高い．リンパ腫細胞が腺管上皮に浸潤するlymphoepithelial lesion（LEL）は有用な所見だが，単なる慢性活動性炎症でも少数のLEL様所見がみられることがあり，また胃，涙腺以外のMALTリンパ腫ではLELの出現はまれである．炎症性リンパ組織との鑑別にはLELの有無のみならず，総合的な形態診断を要する．胃MALTリンパ腫の組織診断においてはWotherspoonらのscoring systemがあり，形態所見をgrade 0〜5に分類し，0〜3までを反応性，4，5をリンパ腫とする．病変の一部にDLCBLが混在する場合には，かつて用いられたhigh grade MALT lymphomaとは診断せず，DLBCLと診断する．

### （3）細胞所見

　細胞像は反応性リンパ節炎，反応性濾胞過形成（FH）の細胞像に類似し，甲状腺であれば橋本病，唾液腺であればWarthin腫瘍との鑑別を要する．MALTリンパ腫の細胞像は小型リンパ球よりやや大きい中型リンパ球大の腫瘍細胞が主体を占め，大型リンパ球や貪食組織球はあまり目立たない．また，多数の形質細胞や単球様B細胞を認めた場合，本型を疑う重要な所見となりうる．単球様B細胞は類円形核から軽度のくびれを有し，核クロマチン凝集は軽度，細胞質は豊富で淡明であることが特徴である（図 I-30）．

## 8）Burkittリンパ腫（BL）

### （1）臨床所見

　Burkittリンパ腫（Burkitt lymphoma；BL）は，MYC遺伝子と免疫グロブリン遺伝子の転座に由来する高悪性度B-NHLである．リンパ腫の1〜2%

> **メモ**
>
> **MALT lymphomaの免疫組織化学所見**
> 　B細胞マーカー（＋），CD5（−），CD10（−），CyclinD1（−）はCLL，MCL，FLとの鑑別で確認しておく．

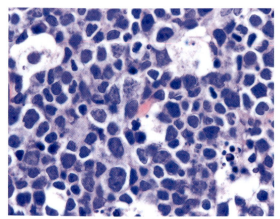

図 I-31 | Burkitt リンパ腫（BL）の組織像
中型の腫瘍細胞が単調に増殖する．核片を貪食するマクロファージがみられる．（HE 染色　強拡大）

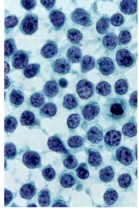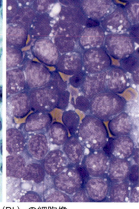

図 I-32 | Burkitt リンパ腫（BL）の細胞像
左：腫瘍細胞は中型〜大型リンパ球大で占められ，単調に出現する．腫瘍細胞の核は類円形のことが多く，明瞭な核小体も 1〜数個みられる．核クロマチンは粗顆粒状を呈している．（Pap 染色　強拡大）
右：腫瘍細胞の核クロマチンは粗網状で，細胞質は強好塩基性に染まり，脂肪染色陽性の小空胞が散見されるのが特徴である．（May-Giemsa 染色　強拡大）

程度で，まれである．しばしばリンパ節外に発生し，白血病型をとることがある．①流行地型（endemic），②散発型（sporadic），③免疫不全関連型（immunodeficiency-associated）の 3 病型がある．わが国では②か③で，③では HIV 感染か医原性免疫不全による．DLBCL と並び高悪性度 B-NHL であるが，両者は治療選択や予後に相違があり，臨床医からは確実な鑑別が求められる．

### （2）組織所見

細胞は中型で，びまん性に単調な増殖を示す．核は類円形でわずかなくびれを有する．2〜5 個程度みられる核小体は小さく，胞体は好塩基性で脂肪顆粒をもつ．核片（崩壊した腫瘍細胞）を貪食するマクロファージが多くみられ，あたかも無数の星（広く明るい胞体をもつ多数のマクロファージ）が暗い夜空（びまん性増殖するリンパ腫細胞）に瞬いているようにみえることから星空像（starry sky appearance）と呼ばれる（図 I-31）．これは BL に特異的ではなく，リンパ腫細胞の強い増殖性を示す組織学的所見であり，DLBCL，LBL でもみられる．

### （3）細胞所見

腫瘍細胞は中型リンパ球大で，単調な細胞像を示す．また，増殖能の高いリンパ腫であることから，しばしば核分裂像や，貪食組織球が散見され starry sky appearance と呼ばれる．腫瘍細胞は類円形核が多く，くびれを有する細胞も観察される．クロマチンは粗網状で，明瞭な核小体が 1〜数個みられる．細胞質は比較的狭く，腫瘍細胞が一様に強好塩基性を示し，細胞質内に脂肪染色陽性の小空胞を認める．小空胞は他の B 細胞性リンパ腫でもみられるが，小空胞の存在は本型を推定する所見となる（図 I-32）．

> **メモ**
>
> **BL と high grade B-cell lymphoma**
>
> DLBCL と BL には中間的な病型が存在し，WHO 分類で高悪性度 B 細胞性リンパ腫（HGBL）と命名され，MYC 遺伝子と BCL2/BCL6 遺伝子の転座を伴うもの（HGBL with MYC and BCL2/BCL6 rearrangements）と，伴わないもの（HGBL, NOS）に細分類しているが，遺伝子転座の有無で鑑別される．よって，BL とその類縁疾患の診断は病理診断では完結せず，臨床医との密な連携が不可欠である．

> **メモ**
>
> **BL の免疫組織化学所見**
>
> B 細胞マーカー（+）で，CD10（+），BCL6（+）が重要．BCL2（−）が多く，DLBCL の多くが BCL2（+）であることから，BL の可能性を考える．Ki67 は常に高発現で，腫瘍細胞にほぼ 100％陽性であることが重要な所見で，70〜80％程度の陽性では DLBCL を考えたい．それ以外の

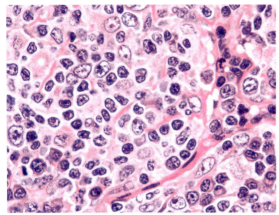
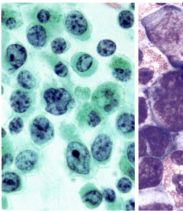
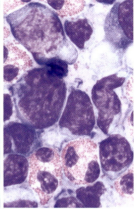

図I-33 | 末梢性T細胞性リンパ腫，非特異型（PTCL, NOS）の組織像
異型の核を有する腫瘍細胞が，リンパ組織の基本構造を破壊し，びまん性に浸潤する．（HE染色　強拡大）

図I-34 | 末梢性T細胞性リンパ腫，非特異型（PTCL, NOS）の細胞像
左：中型〜大型リンパ球大の腫瘍細胞が比較的単調に出現している．核形不整は高度で，核の皺が目立ち，細胞質は比較的豊富で淡明である．（Pap染色　強拡大）
右：T細胞性リンパ腫では，しばしば好酸球の出現が目立つ症例がある．（May-Giemsa染色　強拡大）

## 9）末梢性T細胞性リンパ腫，非特異型（PTCL, NOS）

### （1）臨床所見

末梢性T細胞性リンパ腫，非特異型（peripheral T-cell lymphoma, not otherwise specified；PTCL,NOS）は not otherwise specified の名が示す通り，他のT/NK-NHLに該当しないヘテロな疾患群である．発生頻度は欧米ではまれであるが，わが国ではリンパ腫の6〜8％，T/NK-NHLの27％を占める．成人に多く，病像は多彩である．おおむね高悪性度群に属し，5年生存率は20〜30％とされる．

### （2）組織所見

単調から多彩まで，さまざまな形態を呈する異型な核を有する腫瘍細胞が，リンパ組織の基本構造を破壊しびまん性に浸潤する（図I-33）．

### （3）細胞所見

本型は組織学的にも多様であり，細胞所見も一定ではない．すなわち，AITL（p.318）に類似した中型〜大型リンパ球大の腫瘍細胞が出現し，淡明細胞，類形質細胞，免疫芽球，形質細胞，類上皮細胞などが混在した多彩な細胞像を呈するものや，Bリンパ腫のような単調な出現様相を示すものがある．一般に，腫瘍細胞は核形不整が目立ち細胞質が強塩基性を示す例や，淡明細胞で占められた細胞像を呈する．また，HRS細胞様の大型異型細胞をみたり，背景に反応性の好酸球や形質細胞の増加所見をみることがある（図I-34）．

## 10）節外性NK/T細胞リンパ腫，鼻型（ENKTL）

### （1）臨床所見

節外性NK/T細胞リンパ腫，鼻型（extranodal NK/T-cell lymphoma,nasal

鑑別にはB-LBLがあり，TdT（−）を確認しておく．

> **メモ**
>
> **PTCL, NOSの免疫組織化学所見**
>
> T細胞マーカー（＋）以外に特異的なものはない．CD10, BCL6, PD1, CXCL13などでTFH由来を除外する．CD4（＋）/CD8（−）が多いとされるが，（＋）/（＋），（−）/（−）もみられる．細胞傷害性因子，CD56, CD30に陽性を示す症例も少なからず存在するため，NK細胞腫瘍，ALCLとの鑑別は適切に行う．

> **メモ**
>
> **PTCL, NOSは"ごみ箱診断"？**
>
> WHO分類では濾胞ヘルパーT細胞（T follicular helper cell；TFH）由来を除外するが，それ以外は鑑別診断を列挙するのみで，特異的な形態所見，細胞形質，染色体・遺伝子異常は存在しない．こうした除外診断的な組織型は分類表の片隅に追いやられるのが常であるが，困ったことに，この寄せ集め診断（waste-

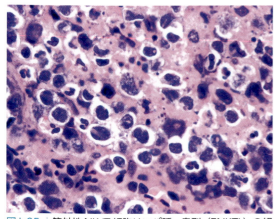

図I-35 | 節外性NK/T細胞リンパ腫，鼻型（ENKTL）の組織像
壊死とアポトーシスが目立つ．腫瘍細胞は小型〜大型まで多彩で，核型も不整が強い．（HE染色　強拡大）

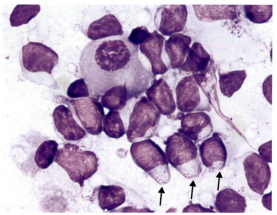

図I-36 | 節外性NK/T細胞リンパ腫，鼻型（ENKTL）の細胞像
腫瘍細胞（↑）のアズール顆粒は微細なものから粗大なものまでみられるが，本症例のアズール顆粒は極微細顆粒状である．鼻腔擦過標本のため鼻腔内線毛円柱上皮も出現している．（May-Giemsa染色　強拡大）

type；ENKTL）は高悪性度のT/NK-NHLである．わが国ではリンパ腫の2.6%，T/NK-NHLの10.4%を占める．日本を含むアジア諸国，メキシコ，中南米諸国に多い．大部分はNK細胞性腫瘍であるが，一部は細胞傷害性T細胞性腫瘍である．壊死や潰瘍形成を伴って鼻領域に多く，かつては多形性細網症，致死性正中肉芽腫，リンパ腫様肉芽腫などとされてきたが，その多くはこのリンパ腫であった．鼻腔領域以外の節外性病変も多く，皮膚，消化管などにみられる．EBV感染が強く関与し，事実上，診断に必須の条件である．

### （2）組織所見

びまん性に腫瘍細胞浸潤がみられ，しばしば血管侵襲像がみられる．壊死とアポトーシスも目立つ．腫瘍細胞は小型から大型まで多彩で，核型も不整が強い．細胞質は中等量でしばしば淡明である（図I-35）．多くのリンパ球，形質細胞，組織球，好酸球などの炎症細胞浸潤が混在し，炎症性病変との鑑別が問題になることがある．

### （3）細胞所見

腫瘍細胞は中〜大型リンパ球大で比較的単調に出現する核は類円形あるいは不整形，クロマチンは細網状で，核小体は1〜数個みられる．細胞質は明るいものから弱好塩基性を示し，比較的豊富である．また，細胞質は微細顆粒状から粗顆粒状のアズール顆粒を有する点が特徴である（図I-36）．なお，アズール顆粒を有する点から骨髄性白血病や顆粒球肉腫との鑑別を要する．

## 11）血管免疫芽球性T細胞性リンパ腫（AITL）

### （1）臨床所見

血管免疫芽球性T細胞性リンパ腫（angioimmunoblastic T-cell lymphoma；AITL）はT-NHLでリンパ腫の2〜3%，T/NK-NHLの10%程度とい

basket diagnosis）がT/NK-NHLで最大の集団である．

> **メモ**
>
> **PTCL, NOSの組織亜型**
>
> Updated Kiel分類に準じてpleomorphic small, pleomorphic medium and large, immunoblastic, T-zone typeなどと，さらにmorphological variantとする病理医もいるが，今日的意味はない．しかもかつてvariantに含まれていたfollicular variantは他のcategoryに移動し独立した（follicular T-cell lymphoma）ため，Updated Kielに準じた形態分類は避けるべきであろう．
>
> リンパ腫病理学の巨人，Lennertに由来するlymphoepithelioid cell variant（Lennertリンパ腫）はかろうじて残されており，類上皮細胞の小集塊が多数出現し，その間を小型ないし中型の腫瘍細胞が埋めるように増殖する像を示す．

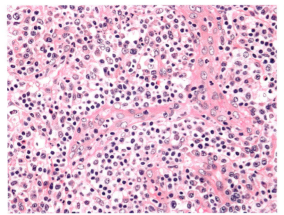

図 I-37 | 血管免疫芽球性 T 細胞性リンパ腫（AITL）の組織像
樹枝状に増殖する HEV の周囲に淡明腫瘍細胞が増殖している．
(HE 染色　強拡大)

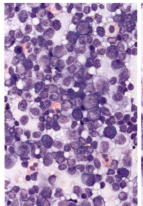 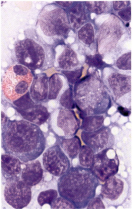

図 I-38 | 血管免疫芽球性 T 細胞性リンパ腫（AITL）の細胞像
左：小型〜大型リンパ球（淡明細胞，類形質細胞，形質細胞，免疫芽球）が種々の割合で出現し，多彩な細胞像を呈する．
(May-Giemsa 染色　強拡大)
右：淡明細胞，類形質細胞，免疫芽球，好酸球がみられる．
(May-Giemsa 染色　強拡大)

われる．PTCL, NOS に次いで代表的な T-NHL の亜型である．中高年に発症し，男性優位である．全身リンパ節腫脹，肝脾腫，多クローン性高 γ グロブリン血症を伴う．多くが進行期として発症する．濾胞ヘルパー T 細胞（T follicular helper cell：TFH）由来であることが明らかになり，疾患の位置づけが明確になっている．

### (2) 組織所見

リンパ節の基本構造は破壊され，リンパ球，形質細胞，好酸球，組織球などがびまん性に増生する．この中に壁が肥厚し，内皮が腫大した高内皮静脈（HEV）が樹枝状に増殖する．この周囲には中型で淡明な胞体をもつリンパ球（淡明腫瘍細胞）と濾胞樹状細胞（FDC）が増殖している像が特徴的である．

淡明腫瘍細胞は類円形核をもち，核小体が 1〜2 個みられ，HEV 周囲に結節，集塊状に増殖する（図 I-37）．

腫瘍細胞以外の所見も重要である．HEV 周囲に CD21（＋）FDC が不規則に増生する所見は診断的価値が高い．高率に EBER-ISH 陽性 B 細胞が背景にみられることも特徴的な背景である．

### (3) 細胞所見

Giemsa 染色標本による AITL の細胞像は，小型〜大型のリンパ球が主体で出現し，淡明細胞，類形質細胞，形質細胞，組織球系細胞，樹状細胞が混在する多彩な細胞像を呈する（図 I-38）．淡明細胞は核中心性〜偏在性で，クロマチン凝集は細網状，小型核小体をもつ．類形質細胞は，核が偏在性を示し，細胞質は形質細胞と免疫芽球と同様な強好塩基性を呈するが，細胞径は形質細胞と免疫芽球の中間的な大きさを示す．Pap 染色でも小リンパ球，中〜大型リンパ球が混在し各種細胞が出現するも，小型リンパ球の出現率は低い．

> **メモ**
>
> **ENKTL の免疫組織化学所見**
>
> cCD3（＋），CD56（＋）であるが，CD4, CD5, CD8 など他の T 細胞マーカーは通常陰性．cCD3（cytoplasmic）は免疫組織化学で陽性になるが，FCM の sCD3（surface）は陰性になるので注意．細胞傷害性因子 TIA-1 と granzyme B は陽性．EBER-ISH 陽性を確認する．

> **メモ**
>
> **ENKTL は NK-cell？T-cell？**
>
> 大部分は NK 細胞性腫瘍であるが，一部は細胞傷害性 T 細胞性腫瘍であるため，この名称になっている．両者は T 細胞受容体遺伝子再構成のモノクロナリティーの有無で区別できるが，臨床的に病像が同じであり区別する意義はない．

> **注意**
>
> **ENKTL は必ず CD56 陽性？**
>
> CD56（−）の場合でも細胞傷害因子陽性，EBER-ISH 陽性の場合には ENKTL

## 12）成人T細胞性白血病/リンパ腫（ATLL）

### (1) 臨床所見

成人T細胞性白血病/リンパ腫（adult T-cell leukemia/lymphoma；ATLL）は，HTLV-1感染によって生じるPTCLである．HTLV-1は分布に地域差があり，特に日本，カリブ海沿岸地域，中央アフリカなどにみられる．わが国にはHTLV-1キャリアがおよそ100万人おり，その半分以上が九州地方に集中している．九州地方では全リンパ腫の19％，PTCLの36％を占める．世界的な発症頻度の統計はない．

病型は，①多彩な症状が続き軽度異型細胞が末梢血に出現するくすぶり型，②慢性リンパ性白血病像を示す慢性型，③腫瘤形成を伴うリンパ腫型，④急性白血病像を示す急性型に分けられるが，初発症状として皮疹，高カルシウム血症が多くみられ，特徴的である．いずれの病型も最終的には急性白血病像を示す．急性型は予後不良で，大部分の患者は1年以内に死亡する．あらゆるT/NK細胞腫瘍が鑑別診断であるが，その鑑別はHTLV-1provirusの単クローン性増殖の証明に完全に依存している．

### (2) 組織所見

びまん性増殖を示す腫瘍細胞は不整な核形態を示し，核小体は小さい．桑実状，脳回状，分葉状の形態を示し，ときにReed-Sternberg細胞様の巨細胞もみられる（図I-39）．さまざまな細胞形態，組織形態をとることが知られている．

### (3) 細胞所見

腫瘍細胞は中型～大型リンパ球大で，しばしばReed-Sternberg細胞様の多核巨細胞の出現もみる．核形不整は著明で複雑な切れ込み，桑実状，脳回状，分葉状の形態を示す．細胞質は狭いものから豊富なものまでみられ，また，その染色性も類形質細胞，免疫芽球に類似する強好塩基性を示すものから淡染性を呈するものが認められる（図I-40）．なお，ATLLの腫瘍細胞を末梢血や体腔液などに認める場合，核が分葉した"花びら細胞"と呼ばれる腫瘍細胞が出現するが，リンパ節などの組織材料からは本細胞は認めがたい．

## 13）未分化大細胞型リンパ腫（ALCL）

### (1) 臨床所見

未分化大細胞型リンパ腫（anaplastic large cell lymphoma；ALCL）は，CD30陽性の大型多形細胞の増殖をきたすPTCLである．成人のNHLの1.5～3％である．ALKは2p23に位置する遺伝子としてクローニングされた膜通過型チロシンキナーゼで，この転座部位から産生されたキメラ蛋白がt（2；5）転座型ALCLの発生原因である．このALKが陽性のALCLをALK＋ALCL，陰性のALCLをALK－ALCLとする．ALCLはALK＋とALK－で異なる臨床像を示す．

① ALK＋ALCL：若年成人（20歳代）に発症，腫瘍の進展は早いがlow risk群では5年生存率は90％以上である．

---

と診断する．その理由はWHO分類を参照されたい．CD56（－）を理由にPTCL, NOSと診断するのは誤り．

**メモ**

**AITLの免疫組織化学所見**

淡明腫瘍細胞はT細胞マーカーに陽性で，CD4（＋），CD8（－）が優勢．CD56，細胞傷害性因子は陰性．この淡明腫瘍細胞はCD10，BCL6，CXCL3，PD1などのTFHマーカーが種々の程度に陽性である．

**重要**

**AITLの診断にFDCの存在は必須**

HEV周囲へのCD21（＋）FDCの増生は，このリンパ腫がTFH細胞由来で，その起源である環境，すなわちFDC増生を背景にしていることを示す．

**メモ**

**HTLV-1の感染経路**

輸血感染がなくなった現在においては，母乳による母子感染（感染率約20％）の予防が重要．授乳制限や母乳の凍結・加温による感染防止が効果をあげている．HTLV-1キャリアのうち，生涯でATLLを発症するのは数％といわれ，感染から発症には40～50年にも及ぶ潜伏期間がある．

**メモ**

**ATLLの免疫組織化学所見**

T細胞マーカー陽性で，CD4（＋），CD8（－）のヘルパー型が80％以上を占める．CD25がほぼ全例で陽性で診断に有用であるが，特異的な所見ではない．細胞傷害性因子は陰性．

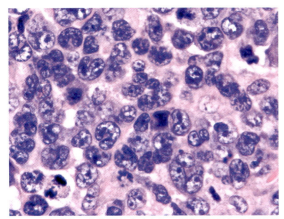

**図 I-39 | 成人T細胞性白血病/リンパ腫（ATLL）の組織像**
桑実状，脳回状，分葉状などの不整な核形態を示す腫瘍細胞がびまん性に増殖する．（HE染色　強拡大）

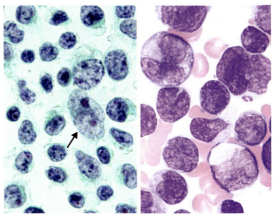

**図 I-40 | 成人T細胞性白血病/リンパ腫（ATLL）の細胞像**
左：腫瘍細胞は小型〜大型リンパ球大で，しばしばRS巨細胞様の腫瘍細胞（↓）も出現する．核形不整が著明で，小型〜大型腫瘍細胞にまでみられる．（Pap染色，強拡大）
右：腫瘍細胞は大小不同，著明な核形不整（分葉状，レーズン様，脳回状）を特徴とする．細胞質の染色性にも濃淡を認める．（May-Giemsa染色　強拡大）

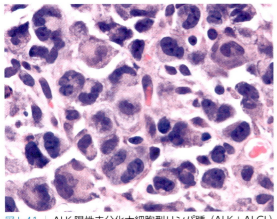

**図 I-41 | ALK陽性未分化大細胞型リンパ腫（ALK＋ALCL）の組織像**
核形態が多彩で，豊富な胞体をもつ大型腫瘍細胞がびまん性に増殖する．（HE染色　強拡大）

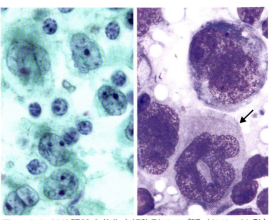

**図 I-42 | ALK陽性未分化大細胞型リンパ腫（ALK＋ALCL）の細胞像**
左：癌転移を思わせる単核，多核の大型細胞が出現する．核形不整も著明で，核クロマチン，細胞質の染色性も多彩である．（Pap染色，強拡大）
右：腫瘍細胞は核形不整著明で，核内に細胞質封入体を有するドーナッツ細胞（↓）と称される腫瘍細胞をみる．（May-Giemsa染色　強拡大）．

　② ALK － ALCL：多様な集団であるが，一般に中高年に多く，発症ピークは50歳代後半にある．5年生存率は40％弱で，中高度悪性群に属する．

### （2）組織所見

　非常に大きく，豊富な胞体と単核大型の核をもつ腫瘍細胞がびまん性に増殖する．核は腎臓型，馬蹄型を呈するものやHodgkin/Reed-Sternberg（HRS）細胞に類似するものがあり，きわめて多彩である（図I-41）．リンパ節ではリンパ洞内に好んで浸潤し，形態所見のみでは未分化癌，悪性黒色腫などの

> **メモ**
>
> **primary cutaneous ALCL**
> 皮膚に原発するALCLはprimary cutaneous ALCLとしてWHO分類では別に分類される．primary cutaneous ALCLは，リンパ腫様丘疹症（lymphomatoid papulosis）と同一疾患群であるprimary cuta-

転移と鑑別が困難であることも多い.

### (3) 細胞所見

　腫瘍細胞は大型で，細胞質も豊富であり，癌細胞の転移と鑑別も要するリンパ腫である．腫瘍細胞の形態は多様性があり，小型なものから多形性を示すものまでみられるが，一般的にHRS細胞に類似した腫瘍細胞が標本の大半を占める．細胞所見は，不整形核，腎形，あるいは馬蹄形を示すものや，核内細胞質封入体を有するドーナッツ細胞と呼ばれる特徴的な核形態を示すものが観察される．また，クロマチンは細網状で，大型核小体も数個みられる．細胞質は豊富で淡明なものから強好塩基性に染まるものまでみられ，多彩な染色性を示す（図I-42）．

## 14）Hodgkinリンパ腫（HL）

### (1) 臨床所見

　Hodgkinリンパ腫（Hodgkin lymphoma；HL）は古典的Hodgkinリンパ腫（classical HL；CHL）と結節性リンパ球優位型Hodgkinリンパ腫（nodular lymphocyte predominant HL；NLPHL）に分けられる．NLPHLはきわめてまれであり，以下CHLについて述べる．

　CHLは，欧米ではリンパ腫の30%を占め，一般的なリンパ腫であるが，わが国では5%程度に過ぎずまれである．若年から壮年成人の頸部リンパ節領域を侵す．予後は病期に依存し，病期に応じた放射線療法と化学療法で長期生存が期待できる．一方で，長期予後が望めるゆえに放射線療法と化学療法による晩発性障害（不妊，二次発癌など）が問題となる．

### (2) 組織所見

　単核のHodgkin細胞および多核のReed-Sternberg細胞（総称してHRS細胞）は，直径が50μm程度の大型細胞で，豊富な細胞質を有し，淡明なクロマチンをもつ円形～楕円形核と通常1つの目立つ好酸性核小体をもつ．腫瘍細胞であるHRS細胞は全細胞数のわずか0.1～10%に過ぎず，残りの大部分はTリンパ球，好酸球，組織球，形質細胞，線維芽細胞などの多彩な炎症性背景である（図I-43）．この基本像を前提に4つの組織亜型として結節硬化型（nodular sclerosis；NS），混合細胞型（mixed cellularity；MC），リンパ球豊富型（lymphocyte-rich；LR），リンパ球減少型（lymphocyte-depleted；LD）がある．NSとMCがほとんどを占める．

### (3) 細胞所見

　Hodgkinリンパ腫は一般に反応性細胞に混じり，Hodgkin細胞（HD細胞），Reed-Sternberg細胞（RS細胞），およびポップコーン細胞の出現をみる．

　CHLの典型例では，小型リンパ球を主体とした反応性リンパ節に類似する細胞像のなかに単核で大型核小体を有するHD細胞や，多核，あるいは多分葉化したRS細胞が散見される．また，好酸球や組織球，類上皮細胞，形質細胞を認めることも本型の特徴といえる．さらにRS細胞において，核の位置が鏡像関係を呈するmirror image patternがみられれば診断的価値は高い．

---

neous CD30-positive T-cell lymphoproliferative disordersを形成し，本症とは別の疾患と考えられる．

**メモ**

**ALCLの免疫組織化学**
　CD30（+）が必須．T細胞マーカーのCD3は75%以上の症例で陰性であるが，CD2，CD4，CD5などの何らかのT細胞マーカーが陽性になる．細胞傷害性因子TIA-1，granzyme Bは陽性が多い．ALK（+）はALK+ALCLと診断する．

**注意**

**ALCLの鑑別ポイント**
　鑑別疾患としてはHodgkinリンパ腫があげられる．Hodgkinリンパ腫ではさまざまな割合で小型リンパ球が混在した細胞像を呈するが，ALCLでは標本全体が腫瘍細胞で占められる．また，癌の転移と鑑別を要する場合は，リンパ腫の形態的特徴（核形不整が高度）に着目する必要がある．

**メモ**

**Hodgkin病からHodgkinリンパ腫へ**
　かつてはHodgkin病と呼ばれていたが，WHO分類第3版（2001）よりHodgkinリンパ腫となった．実に1832年にThomas Hodgkinが「脾臓・リンパ節を侵す致死的疾病」7例を報告して以来，170年を経て悪性腫瘍として明確に位置づけられた．本症が致死性リンパ増殖性疾患であるにもかかわらず，腫瘍性病変か否か，長きにわたる論争を要した要因は，特異な病理組織像にある．HRS細胞起源は長らく不明だったがmicro dissection法を用いたsingle cell PCR解析で，HRS細胞における免疫グロブリン遺伝子（Ig）再構成が示され，B細胞性モノクローナル増殖が証明された．

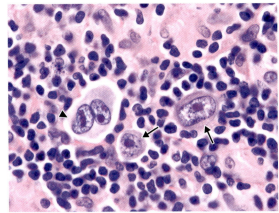

図I-43 | 古典的Hodgkinリンパ腫，混合細胞型（HL，MS）の組織像
大型で豊富な細胞質を有し，好酸性核小体，淡明なクロマチンをもつ大型核をもつHodgkin細胞（単核，↑）およびReed-Sternberg細胞（多核，▼）．背景に小型リンパ球，組織球がみられる．（HE染色　強拡大）

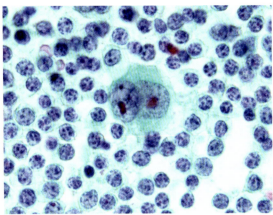

図I-44 | 古典的Hodgkinリンパ腫，混合細胞型（HL，MS）の細胞像①
小型成熟リンパ球を背景に，大型核小体が明瞭な多核のRS巨細胞が出現している．（Pap染色　強拡大）

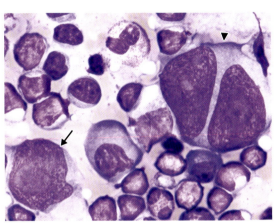

図I-45 | 古典的Hodgkinリンパ腫，混合細胞型（HL，MS）の細胞像②
RS細胞（▼），HD細胞（↑），形質細胞，好酸球が出現している．RS細胞は核の位置が鏡像関係を呈するmirror image patternとして観察される．（May-Giemsa染色　強拡大）

　HD細胞，RS細胞は大型で，クロマチンは微細網状を示し，通常大型核小体がみられる．核小体はおおむね核面積の1/4以上を占め，中心性に位置する．細胞質は豊富で，弱好塩基性〜淡明で小空胞も観察される（図I-44, 45）．

　NLPHLでは，反応性リンパ節に類似する細胞像を背景に，ポップコーン細胞が出現する．本細胞は，塗抹標本においては核がねじれたような分葉状を呈し，クロマチンは微細で核小体も小型である．

## その他
### 1）癌，その他悪性腫瘍の転移
#### (1) 臨床所見
　上皮性あるいは非上皮性固形腫瘍が，原発部位から離れたリンパ節に，非連続性に進展することをリンパ節転移という．食道癌，胃癌，結腸癌などの根治術では広くリンパ節郭清が行われる．乳癌におけるセンチネルリンパ節

### メモ
**NLPHL**
　HLの0.05％がNLPHLとされる．わが国のリンパ腫全体では0.05×0.05＝0.0025ときわめてまれ．CHLよりも予後良好．組織学的特徴は，①CD30（−），CD20（＋）の大型腫瘍細胞，②背景の結節状Bリンパ球増生．

### メモ
**CHLの免疫組織化学**
　HRS細胞は汎リンパ球マーカーであるLCA（−）．ほぼ全例がCD30（＋）で診断に必須．7割でCD15（＋）

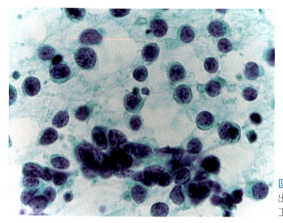

**図 I-46 | 小細胞癌の細胞像**
出血壊死性背景にN/C比の高い腫瘍細胞がみられる．木目込み細工様の結合性がみられる．(Pap染色　強拡大)

(SLN) は，リンパ管に入った癌細胞が最初に到達する腋窩リンパ節のことで，SLNの転移の有無を検索することで，腋窩リンパ節転移の有無を予測でき，術中迅速病理診断で行われる．

### (2) 組織所見

リンパ節組織のなかに，異所性に腫瘍細胞が存在している．癌細胞がリンパ行性に転移する際に，輸入リンパ管から被膜下の辺縁洞に侵入するため，はじめに辺縁洞に転移し，リンパ節全体に拡がる．

### (3) 細胞所見

頸部リンパ節穿刺吸引細胞診で癌の転移は，日常業務において約半数程度に認められる．多くは扁平上皮癌と腺癌であり，細胞診断は比較的容易である．しかし，腫瘍細胞が低分化な場合，しばしばリンパ腫との鑑別を要する．最も鑑別を要する転移性腫瘍としては，腫瘍細胞が小型でN/C比の高い未分化癌（図I-46）や非上皮性腫瘍があげられる．未分化癌とリンパ腫との鑑別では，後者は前者に比して，よりN/C比が高く，核にくびれや切れ込みなどの不整が顕著に観察される．また，クロマチンは未分化癌では顆粒状を呈しているのに対して，リンパ腫では網状を呈している．さらに未分化癌では背景所見に壊死物質が認められるが，リンパ腫では通常みられない．リンパ腫では壊死物質に類似したlymphoglandular body（LGB）（図I-28）がみられる．

だが，一部の腫瘍細胞のみに陽性の場合もある．20%程度の症例でCD20（+）を示すが，一部のHRS細胞に弱陽性を示す程度．B細胞転写因子マーカーであるPAX5は，HRS細胞に淡く染まる染色特異性（weak positive）が診断に有用．EBER-ISHはNS 10〜40%，MC 75%で陽性を示す．

> **メモ**
> **癌の転移の免疫組織化学**
> 原発巣が不明な場合には形態所見のみで推定できることは限られ，種々の免疫染色を用いて原発巣の推定を試みる場合がある．腺癌は肺腺癌（TTF-1, Napsin A），消化管癌（CDX2），乳癌（GCDFP15）など，比較的臓器に特異的なマーカーがあり，原発巣推定の一助となることがあるが，扁平上皮癌では困難である．

## 5　リンパ節細胞診の報告様式

本報告様式はPapanicolaouのクラス分類に代わる判定区分とその記載方法である（表I-2）．報告書は判定区分とその所見より構成される．判定区分は検体不適正，検体適正に大別し，検体適正の場合はさらに4区分に分類する．判定区分の診断基準についてはリンパ節領域に関する病変を記載した．所見に関しては，判定した根拠を具体的に記述し，「検体不適性」についてはその判断理由を明記する．なお，細胞診では，臨床所見との整合性を考慮して診

> **注意**
> 捺印細胞診についても本報告様式の記載を推奨する．

### 表 I-2 | リンパ節細胞診の報告様式と判定区分の診断基準

#### 診断報告様式

1) 判定区分
   a) 検体不適正（inadequate）
   b) 検体適正（adequate）
      良性（benign）
      鑑別困難（indeterminate）
      悪性の疑い（suspicious for malignancy）
      悪性（malignant）

2) 所見
   a) 判定した根拠を具体的に記載する．
   b) 造血器腫瘍取扱い規約組織分類，あるいは WHO 分類に基づき可能な限り推定される組織型を記載する[注1]．

#### 判定区分の診断基準

1) 検体不適正（inadequate）
   標本作製不良（乾燥，固定不良，細胞挫滅・破壊，末梢血混入，厚い標本），または病変を推定するに足る細胞が採取されていない（リンパ節を構成するリンパ球など，または腫瘍細胞のいずれもまったく認められないか，あるいはごく少量）ため，診断が著しく困難な標本をさす．不適正とした標本はその理由を明記すること．

2) 検体適正（adequate）
   a) 良性（benign）
      良性とする所見が十分であり，悪性細胞を認めない標本をさす．
      本区分には，濾胞過形成，組織球性壊死性リンパ節炎（菊池病），細菌，ウイルス性リンパ節炎，皮膚病性リンパ節症，薬剤性リンパ節症，サルコイドーシス，キャッスルマン病などが含まれる[注2]．
   b) 鑑別困難（indeterminate）
      細胞学的に良・悪性の判定が困難な病変をさす．
      本区分には種々の良性リンパ節病変，非 Hodgkin リンパ腫（低悪性度リンパ腫，高悪性度リンパ腫）など良・悪性判定が困難な病変が含まれる．また，Hodgkin リンパ腫や上皮性，非上皮性悪性腫瘍の転移など，腫瘍細胞の出現がきわめて少ない場合も含まれる．
   c) 悪性の疑い（suspicious for malignancy）
      悪性と思われる細胞が少数または所見が不十分なため，悪性とは断定できない標本をさす．
      本区分には，種々のリンパ腫，上皮性，非上皮性悪性腫瘍の転移が含まれる．なお，良性リンパ節病変で本区分に含まれる可能性のあるものとしては，濾胞過形成，ウイルス性リンパ節炎，薬剤性リンパ節症などがあげられる．
      組織生検を勧めることを考慮する．
   d) 悪性（malignant）
      リンパ腫，上皮性，非上皮性悪性腫瘍の転移などが本区分に含まれる．

注1) リンパ節の細胞診においては良・悪性の判定や，腫瘍細胞の性状を知ることは重要である．細胞診材料からも必要に応じ，フローサイトメトリー，免疫細胞化学染色，遺伝子検索を行い造血器腫瘍取扱い規約，あるいは WHO 分類に基づいた組織型，また転移性腫瘍を疑う場合は推定原発巣，組織型も記載することを推奨する．

注2) キャッスルマン病などの良性病変であっても確定診断を要する場合，また，臨床診断，腫大リンパ節の大きさ，血液データ，画像所見から悪性も否定できない場合は組織生検を勧めることを考慮する．

断することが望まれる．リンパ節・血液領域においては，臨床面の情報がきわめて重要であることから，臨床診断，経過，年齢，性別，部位，大きさ，血液，血清，生化学データ，および超音波，CT，MRI などの画像所見とあわせた総合的な診断が望まれる．

（光谷俊幸・丹野正隆・塩沢英輔・岸本浩次・阿部　仁）

#  造血器（骨髄）

造血器疾患の診断は通常，末梢血検査データや末梢血液像，骨髄像やミエログラムなど血液検査が中心となる．一方で，病期判定に影響を及ぼす，白血病など造血器腫瘍の髄外臓器への浸潤や悪性腫瘍の骨髄転移の判定は，細胞診検査が担っている．したがって，異常な造血器細胞，骨髄転移した悪性腫瘍細胞の形態的特徴への理解は日常検査において重要である．

## 1 組織発生

血球はすべて胎生期に未分化間葉細胞から派生する．この細胞から多能性造血幹細胞が分化し，各種の血球へと分化していく．胎生初期には胎児の体内に血球の産生はなく，2週頃になって卵黄囊（yolk sac）で巨赤芽球様の原子赤芽球（一次赤芽球）がつくられる．その後，肝臓で二次赤芽球，白血球がつくられ始め，卵黄囊での造血は10～12週には消失する．脾臓・骨髄・リンパ系での造血が開始され，24週から脾臓や肝臓の造血が衰え，骨髄と逆転，生後は骨髄とリンパ組織が造血の主となる．

## 2 構造と機能

骨髄は，全身の骨に分布する骨髄腔を満たす組織で血球が産生される場である．健常成人の骨髄には，造血が行われる赤色骨髄と脂肪組織からなる黄色骨髄がある．骨髄は結合組織性の細網細胞・線維からなり，脂肪細胞とともに島状あるいは索状に存在する造血細胞を支える網工を形成する．骨髄のなかには多能性造血幹細胞から分化した赤芽球，顆粒球，単球，巨核球の各段階の細胞が存在し，成熟すると血流中に出ていく．造血に重要な環境（造血微小環境）は，線維芽細胞や血管内皮細胞，マクロファージ，脂肪細胞などの間質細胞と細胞間基質（細胞外マトリックス）により形成されている．血球の起源と分化・成熟を図 J-1 に示す．

骨髄は，①各種血液細胞の形成と放出（造血），②恒常的な細胞更新，③ヘモグロビン合成に必須の鉄の貯蔵とリサイクル，④抗体の産生，⑤予備細胞の動員と細胞分化の促進など，多くの機能を有している．

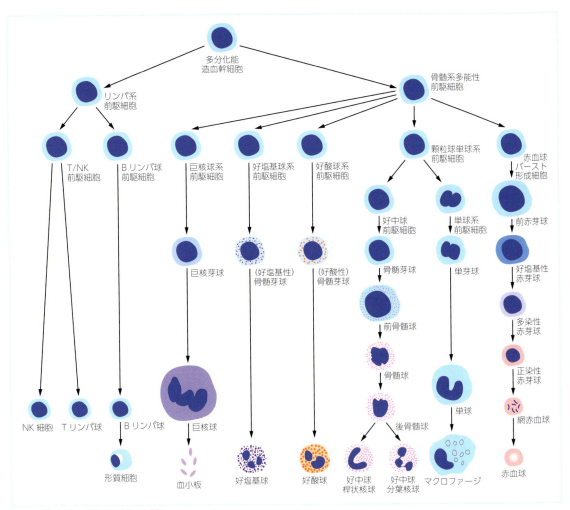

図 J-1 ｜血球の起源と分化・成熟

## 3 細胞診検体の採取・処理法

穿刺吸引は通常，胸骨や腸骨への穿刺が行われる．骨髄生検部位は腸骨稜が一般的で，白血病で末梢血に腫瘍細胞がみられなかったり，骨髄穿刺で dry tap（無効穿刺）のため細胞が採取できない場合や，リンパ腫，転移性腫瘍の骨髄浸潤を確認するために行われる．Jamshidi 針を利用して，径 2 mm の骨髄組織が得られる．

### 1) 骨髄細胞診標本作製

穿刺吸引の場合は血液塗抹標本が利用される．生検の場合は捺印標本を作製するが，組織の採取後ただちにスライドガラス上で回転させるように塗抹する．骨髄では基本的に乾燥標本を作製して Giemsa 染色，Wright 染色，May-Giemsa 染色，Wright-Giemsa 染色などの染色を行う．これ以外にも HE 染色や Papanicolaou 染色も行われる．

## 2）診断に役立つ特殊染色

骨髄細胞をより正確に分類するには，次のような特殊染色が必要である．

ペルオキシダーゼ（PO）染色：骨髄系細胞の細胞質内ミエロペルオキシダーゼ顆粒を染色し，骨髄（顆粒球）系細胞とリンパ球系の細胞鑑別に用いられる．

### (1) エステラーゼ染色

#### ①特異的エステラーゼ染色

ナフトール AS-D クロロアセテートエステラーゼ染色は，骨髄系細胞の証明に用いられる．

#### ②非特異的エステラーゼ染色

α-ナフチルアセテートエステラーゼ染色は単球系・巨核球系細胞の証明，α-ナフチルブチレートエステラーゼ染色は単球系細胞の証明に用いられる．これらの染色とともにフッ化ナトリウム（NaF）阻害試験も行う．

### (2) アルカリホスファターゼ（ALP）染色

ALP は慢性骨髄性白血病で減少し，類白血病反応や骨髄線維症，真正多血症では ALP 陽性率は増加する．主に慢性骨髄性白血病と類白血病の鑑別診断に用いられる．

### (3) 酸性ホスファターゼ（ACP）染色

有毛細胞白血病の補助診断に利用され，酒石酸抵抗性試験と組み合わせで染色し，酒石酸抵抗性酸ホスファターゼ染色に強陽性に染色される．

### (4) PAS 染色

染色態度の相違から，骨髄系，単球系，リンパ球系の鑑別に用いられる．

### (5) 鉄染色

貯蔵鉄の検査で，鉄欠乏性貧血や環状鉄芽球の検索に用いられる．

### (6) 免疫染色

CD34・c-kit（CD117）（芽球の同定），MPO・CD33（骨髄系細胞の同定），CD42b・CD61（巨核球の同定），CD71・glycophorin（赤芽球の同定），CD68・CD163・lysozyme（単球・マクロファージの同定）など，種々のマーカー物質の同定に適宜実施する．

## 4 造血器（骨髄）疾患の特徴

### 1）臨床的特徴

造血器腫瘍は，骨髄における造血幹細胞や造血幹細胞が分化した細胞を由来とする悪性腫瘍である．臨床所見では，①貧血，②白血球減少（感染症リスクの上昇），③血小板減少（出血傾向）が3大症状である．

### 2）発生要因

造血器腫瘍の発生には染色体異常，遺伝子異常が大きく関与している．疾患によって特徴的な染色体転座や融合遺伝子が報告され，WHO 分類（2017）

## 表 J-1 | 造血器腫瘍 WHO 分類（2017）と染色体・遺伝子異常

| | 染色体異常 | | 関連遺伝子 | 疾患 |
|---|---|---|---|---|
| **骨髄増殖性腫瘍（myeloproliferative neoplasms）** | | | | |
| 慢性骨髄性白血病, BCR-ABL1 陽性 | t (9;22) (q34;q11.2)<br>Ph 染色体 | ABL1 | BCR<br>(M, m, μ) | 慢性骨髄性白血病<br>（慢性期，急性転化） |
| 慢性好中球性白血病 | | | | |
| 真性多血症 | | | | |
| 原発性骨髄線維症 | | | | |
| 本態性血小板血症 | +8, +9, 20q-, 13q- | | JAK2 変異 | 真性多血症，本態性血小板血症，原発性骨髄線維症 |
| 慢性好酸球性白血病，非特定型 | | | | |
| 肥満細胞症 | | | | |
| 骨髄増殖性腫瘍，分類不能型 | | | | |
| **肥満細胞症（mastocytosis）** | | | | |
| **好酸球増多および遺伝子再構成を伴う骨髄性/リンパ性腫瘍（myeloid/lymphoid neoplasms with eosinophilia and gene rearrangement）** | | | | |
| 4q12/PDGFRA 転座 | t (1;4) (q44;q12)<br>t (4;10) (q12;p11) | FIP1L1<br>PDGFRA | PDGFRA<br>CHIC2 | |
| 5q33/PDGFRB 転座 | t (5;12) (q31-33;q24) | PDGFRB | GIT2 | |
| 8p11/FGFR1 転座 | t (6;8) (q27;p11-12) | FGFR1OP1 | FGFR1 | |
| **骨髄異形成/骨髄増殖性腫瘍（myelodysplastic/myeloproliferative neoplasms）** | | | | |
| | -7 | | | 若年性骨髄単球性白血病 |
| **骨髄異形成症候群（myelodysplastic syndoromes：MDS）** | | | | |
| | 5q-<br>+8, 20- | | | 5q-症候群 |
| **生殖細胞系列素因を伴う骨髄性腫瘍（myeloid neoplasms with germline predisposition）** | | | | |
| **急性骨髄性白血病（AML）および関連前駆細胞腫瘍（acute myeloid leukaemia (AML) and related precursor neoplasms）** | | | | |
| **反復性遺伝子異常を伴う AML（AML with recurrent genetic abnormalities）** | | | | |
| 21q22/RUNX1 転座 | t (8;21) (q22;q22) | RUNX1T1<br>(ETO/MTG8) | RUNX1<br>(AML1) | M2 (FAB)<br>骨髄肉腫 |
| 16q22/CBFB 転座 | inv (16) (p13.1q22)<br>t (16;16) ((p13.1;q22) | MYH11 | CBFB | M4Eo (FAB) |
| 17q12/RARA 転座 | t (15;17) (q22;q12) | PML | RARA | M3 (FAB)<br>急性前骨髄球性白血病 |
| 11q23/MLL 転座 | t (9;11) (p22;q23) | MLLT3 (AF9) | MLL (HRX) | M5 (FAB) |
| 9q34/NUP214 転座 | t (6;9) (p23;q34) | DEK | NUP214<br>(CAN) | M2 (FAB)<br>（好塩基球の増加） |
| 3q26.2/EVI1 転座 | inv (3) (q21;q26.2)<br>t (3;3) (q21;q26.2) | RPN1 | EVI1 | 融合蛋白（-）<br>[t (3;21) は AML1 蛋白と full length の EVI1 蛋白の融合蛋白（+）] |
| 1p13/RBM15-22q13/MKL1 転座 | t (1;22) (p13;q13) | RBM15 (OTT) | MKL1 (MAL) | M7 (FAB) |
| 遺伝子変異を伴う急性骨髄性白血病 | 正常核型 | NPM1 mutation<br>CEBPA mutation | | |
| **骨髄異形成関連変化を伴う急性骨髄性白血病（AML with myelodysplasia-related changes）** | | | | |
| **治療関連骨髄性腫瘍（therapy-related myeloid neoplasms）** | | | | |
| | -5/5q-, -7/7q- | | | （アルキル化薬） |
| | t (v;11q23)<br>t (v;21q22) | MLL<br>RUNX1 | | （トポイソメラーゼⅡ阻害薬） |
| **急性骨髄性白血病，非特定型（acute myeloid leukaemia, NOS）** | | | | |
| **骨髄肉腫（myeloid sarcoma）** | | | | |
| **Down 症に伴う骨髄増殖症（myeloid proliferation associated with Down syndrome）** | | | | |
| **芽球形質細胞様樹状細胞腫瘍（blastic plasmacytoid dendritic cell neoplasm）** | | | | |
| **分化系統不明瞭な急性白血病（acute leukaemia of ambiguous lineage）** | | | | |
| 22q11.2/BCR | t (9;22) (q34;q11.2)<br>Ph 染色体 | ABL1 | BCR | （慢性骨髄性白血病の急性転化） |
| 11q23/MLL 転座 | t (v;11q23) | MLL | | |

（三浦偉久男：4. 染色体・遺伝子異常と検査結果の解釈．「悪性リンパ腫 病理と臨床－ WHO 分類（第 4 版）に基づいて－」吉野 正・他（編），p29，先端科学社，2009 を改変）

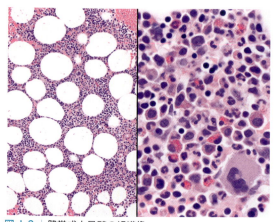

図 J-2 健常成人骨髄の組織像
左：正常骨髄の細胞密度は 40～60％である．（HE 染色　弱拡大）
右：顆粒球系，好酸球，好塩基球，赤芽球系，リンパ球系，骨髄巨核球などさまざまな造血細胞がみられる．（HE 染色　強拡大）

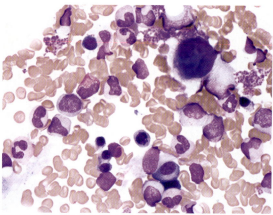

図 J-3 健常成人骨髄の細胞像
各成熟段階の顆粒球系細胞，赤芽球系細胞，単球，巨核球がみられる．（骨髄液穿刺吸引　Giemsa 染色　強拡大）

ではより多くの遺伝子が病型分類に取り入れられた（表 J-1）．

### 3）病理学的特徴

顆粒球，単球，赤芽球，巨核球の系統のいずれか，または複数系統の細胞が増殖する．形態学的特徴や由来となる細胞起源に加え，染色体異常，遺伝子異常の同定によって分類が行われる．

## 5 造血器（骨髄）疾患の臨床・病理・細胞診

### 1）正常組織および正常細胞・良性成分

#### （1）組織所見

健常成人骨髄の造血細胞は，顆粒球系細胞（骨髄芽球，前骨髄球，骨髄球，後骨髄球，桿状核球，分葉核球），好酸球，好塩基球，赤芽球系細胞，巨核球，リンパ球系細胞がみられる．通常の細胞密度は 40～60％である（図 J-2）．

#### （2）細胞所見

各成熟段階の顆粒球系細胞が多くみられ，次いで赤芽球系細胞，リンパ球，単球，巨核球を認める．顆粒球系細胞と赤芽球系細胞の比率（M：E 比）は通常 2～3：1 である（図 J-3）．

### 2）急性骨髄性白血病（acute myeloid leukaemia；AML）

急性白血病の成人の 80％，小児では 20％を占める．形態学的所見を中心とした分類として FAB 分類が用いられ，M0～M7 に分類される（表 J-2）．

> **メモ**
> 細胞密度
> 造血細胞と脂肪領域の面積比で示され，40～60％を正形成髄，40％以下を低形成髄，60％以上を過形成髄，100％を細胞髄としている．

> **メモ**
> FAB 分類
> French-American-British classification の略．分類にはペルオキシダーゼ（PO）染色，特異的エステラーゼ染色，非特異的エステラーゼ染色および NaF 阻害試験が用いられる．

### 表 J-2　急性白血病の FAB 分類

**急性骨髄性白血病**（acute myeloid leukaemia；AML）

- **M0**　最未分化型（minimaliy differentiated）
  芽球（Type I [*1]）90% 以上．PO[*2] 染色 3% 未満，電顕ペルオキシダーゼ陽性．芽球の 20% 以上が骨髄系表面マーカー（CD13, CD14, CD15, CD33）のいずれか 1 個以上陽性．リンパ系マーカー（CD3, CD5, CD10, CD19, CD20, CD22）が陰性．

- **M1**　未分化型（without maturation）
  PO 染色陽性芽球 3% 以上．芽球（Type I + Type II [*3]）が NEC[*4] の 90% 以上．前骨髄芽球以上は 10% 未満．Auer 小体がみられる．

- **M2**　分化型（with maturation）
  PO 染色高率陽性．特異的エステラーゼ反応強陽性．芽球（Type I + Type II）30% 以上 90% 未満．前骨髄芽球以降に分化した顆粒球は 10% 以上．単球系細胞 20% 以下．表面マーカー CD13, C19, CD33, CD34 陽性．Auer 小体（+）．

- **M3**　前骨髄球性（hypergranular promyelocytic）
  前骨髄芽球様細胞（粗大アズール顆粒や Auer 小体を有する）が骨髄有核細胞のほとんどを占める．ファゴット細胞（faggot cell）がみられる．PO 染色高率陽性．

- **M4**　骨髄単球性（myelomonocytic）
  芽球が NEC の 30% 以上．顆粒球系細胞（骨髄芽球〜分葉球）30〜80%．単球系細胞（単球，前単球）20〜80%．末梢血で単球増加（5,000/μL 以上），血中尿中でリゾチーム上昇，非特異的エステラーゼ陽性．

- **M4Eo**　好酸球増多（with eosinophikia）
  M4 に異常な好酸球の増多を伴う（NEC の 5% 以上）．特異的エステラーゼ陽性，PAS 染色陽性．

- **M5**　単球性（monoblastic and monocytic）
  NEC の 80% 以上が単球系細胞（単球，前単球，単芽球）．

- **M5a**　未分化型（monoblastic）
  単球系細胞のうち単芽球 80% 以上．

- **M5b**　分化型（monocytic）
  単球系細胞のうち単芽球 80% 未満．

- **M6**　赤白血病（erythroleukaemia）
  異常な赤芽球系細胞が骨髄有核細胞の 50% 以上．NEC の 30% 以上が芽球（Type I + Type II）．

- **M7**　巨核芽球性（megakaryoblastic）
  芽球 30% 以上．多様な細胞形態を示す．ペルオキシダーゼ反応陰性，電顕血小板ペルオキシダーゼ反応陽性．CD41, 42, 61 陽性．

**急性リンパ性白血病**（acute lymphocytic leukaemia；ALL）

- **L1**　小細胞性，均一性（small, monomorphic）
  小型で均一な細胞が主体．核は円形．核小体はみられないか小型．N/C 比が高い．PO 染色陰性．

- **L2**　大細胞性，不均一性（large, heterogeneous）
  中〜大型の細胞が主体．核は不整形．核小体は 1 個以上で大きい．N/C 比は低い．PO 染色陰性．

- **L3**　Burkitt 型（Burkitt-cell type）
  大型で均一．核は円形または楕円形．核小体は 1 個以上．細胞質は好塩基性で空胞が目立つ．PO 染色陰性．

※1：Type I blast…顆粒をまったく含まない芽球．　※2：PO 染色…ペルオキシダーゼ染色．
※3：Type II blast…少数の顆粒（20 個以下）を含み，わずかに分化傾向を示す芽球．
※4：NEC…骨髄非赤芽球（non-erythroid cell）

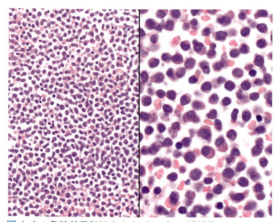

**図 J-4 | 急性前骨髄性白血病（APL）の組織像**
左：過形成性の骨髄で，正常造血巣はほとんどみられない．（HE染色　強拡大）
右：腫瘍細胞は明るいピンク色の細胞質を有し，核は類円形～腎臓形が多い．（HE 染色　強拡大）

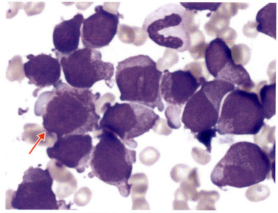

**図 J-5 | 急性前骨髄性白血病（APL）の細胞像**
前骨髄球様の腫瘍細胞は豊富な細胞質に大型の顆粒を有する．Auer 小体が束状に集合した細胞はファゴット細胞（↑）と呼ばれる．（骨髄液穿刺吸引　Giemsa 染色　強拡大）

## ●急性前骨髄性白血病（acute promyeloid leukaemia；APL）

### (1) 臨床所見

　APL は AML の 5～8％を占め，FAB 分類では M3 に分類される．臨床症状は播種性血管内凝固（DIC）による血液凝固障害が起こる．レチノイン酸の分化誘導療法（all-trans retinoic acid；ATRA）により高い寛解導入率が得られ，他の AML と明瞭に区別される．ほとんどの APL 患者で染色体転座 t（15；17）（q22；q12）がみられ，融合遺伝子 *PML/RARα* が検出される．

### (2) 組織所見

　細胞密度は過形成性で，前骨髄球様の腫瘍細胞が増加する．細胞質は比較的豊富で，核は腎臓形のものが多い．腫瘍細胞は特殊染色で ASD 染色陽性を示し，免疫染色で MPO，CD33 に陽性を呈する（図 J-4）．

### (3) 細胞所見

　前骨髄球様の腫瘍細胞の著明な増加がみられる．核はやや偏在してみられ，細胞質には豊富なアズール顆粒を有し，Auer 小体が高頻度に認められる．Auer 小体が束状に集合したものはファゴット細胞（faggot cell）と呼ばれる（図 J-5）．

## 3）骨髄増殖性腫瘍（myeloproliferative neoplasm；MPN）

　骨髄と末梢血で，1 血球系統以上の増殖を認める多能性造血幹細胞のクローン疾患である．

## ●慢性骨髄性白血病（chronic myeloid leukaemia；CML）

### (1) 臨床所見

　成人白血病の 20～30％を占める．染色体転座 t（9；22）（q34.1；q11.2）に

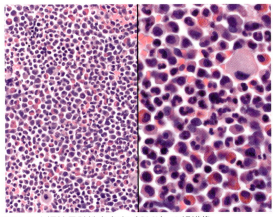

**図 J-6 | 慢性骨髄性白血病（CML）の組織像**
左：脂肪細胞がみられない．顆粒球の増加により高度の過形成性骨髄を呈する．（HE染色　強拡大）
右：顆粒球系細胞が大半を占める．好中球，好酸球の増加が顕著である．（HE染色　強拡大）

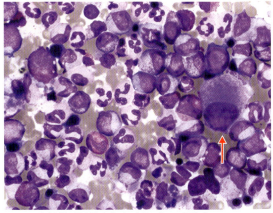

**図 J-7 | 慢性骨髄性白血病（CML）の細胞像**
顆粒球系細胞の増加を示す．成熟様式は保たれ，各成熟段階の造血細胞がみられる．小型で単核の巨核球が観察される（↑）．（骨髄液穿刺吸引　Giemsa染色　強拡大）

よってみられるフィラデルフィア（Ph）染色体上の融合遺伝子 *BCR-ABL1* が発症に関与し，ほとんどの症例に認める．末梢血の白血球増加（1.2万〜/μL）が主要な所見である．臨床症状は倦怠感，体重減少，寝汗，脾腫，貧血などであるが，約20〜40%の患者は無症状である．急性転化時には高度の貧血，血小板減少，脾腫を呈し，腫瘍細胞のリンパ節・皮膚・軟部組織など髄外臓器への浸潤がみられる．

### (2) 組織所見

顕著な過形成性骨髄で，脂肪細胞はみられない．好中球の増加を主体とし，顆粒球の成熟様式は保たれ，芽球は5%未満である．単核〜2核の小型巨核球がしばしば認められる（図 J-6）．

### (3) 細胞所見

好中球とともに好酸球や好塩基球を含む，顆粒球の各成熟段階に及ぶ著明な増加がみられる．小型で低分葉な巨核球が散見される（図 J-7）．

## 4）多発性骨髄腫（multiple myeloma）/形質細胞性骨髄腫（plasma cell myeloma）

### (1) 臨床所見

形質細胞の単クローン性増殖により，単クローン性免疫グロブリンを産生する（M蛋白）．臨床症状は高カルシウム血症，腎不全，貧血を呈する．

### (2) 組織所見

形質細胞様腫瘍細胞の増殖を認める．免疫染色ではCD138，CD56に陽性，免疫グロブリン軽鎖のκ鎖およびλ鎖の染色性に解離を認める（軽鎖制限）（図 J-8）．

---

**重要**

**CMLの病期**
慢性期（chronic phase；CP）・移行期（accelerated phase；AP）・急性期（急性転化）（blast phase；BP）に分けられる．

**重要**

**多発性骨髄腫の由来**
形質細胞へと分化する胚中心後B細胞（post-germinal center B-cell）を由来とする．

**重要**

**多発性骨髄腫の特徴的細胞**
免疫グロブリン産生により核内封入体（Dutcher体）がみられる場合や，細胞質に免疫グロブリンが充満したRussell小体を有す「ブドウの房状細胞（grape cell）」がみられる場合がある．

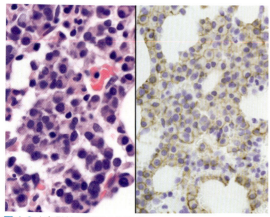

図 J-8 | 多発性骨髄腫の組織像
左：造血細胞を圧排し，形質細胞様の腫瘍細胞が集簇してみられる．（HE 染色　強拡大）
右：腫瘍細胞は免疫染色で CD138 陽性を示す．（CD138 染色　強拡大）

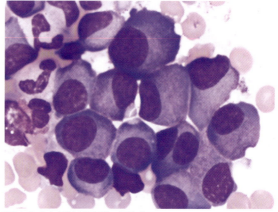

図 J-9 | 多発性骨髄腫の細胞像
形質細胞様の腫瘍細胞は単核～二核で核偏在し，好塩基性の細胞質には核周明庭がみられる．（骨髄液穿刺吸引　Giemsa 染色　強拡大）

### (3) 細胞所見

腫瘍細胞は類円形，核は単核～多核で偏在性を示し，車軸様と表現される粗な核クロマチンが観察される．細胞質は豊富で好塩基性，核周囲に明庭がみられる（図 J-9）．

## 5) 成人 T 細胞性白血病/リンパ腫 (adult T-cell leukaemia/lymphoma；ATLL)

### (1) 臨床所見

ATLL はレトロウイルスの HTLV-1 感染によって発症する，多様な形態を呈する成熟 T 細胞腫瘍である．南西日本に多くみられ，母乳を通じて母児感染する．臨床症状では血清中の高カルシウム血症が特徴的で，末梢血中には分葉状核をもつ花弁様細胞（flower cell）と呼ばれる白血病細胞がみられる．

### (2) 組織所見

ATLL は多様な形態を示す．腫瘍細胞は通常，中型～大型のものが多いが，小型，未分化型など多彩な像を呈する場合がある（図 J-10）．

### (3) 細胞所見

中型～大型リンパ球大の腫瘍細胞は好塩基性の細胞質を有する．核形不整が強く，分葉状核の細胞は花弁状細胞と呼ばれる（図 J-11）．

## 6) 転移性腫瘍 (metastatic tumor)

### (1) 臨床所見

骨髄にはさまざまな悪性腫瘍の転移がみられる．リンパ腫の浸潤（白血化）や上皮性悪性腫瘍では前立腺癌，胃癌，肺癌，乳癌，また小児では神経芽腫や横紋筋肉腫が転移しやすい．腫瘍の転移によって正常造血は排除抑制される．

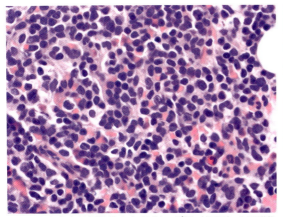

**図 J-10 | 成人 T 細胞性白血病/リンパ腫（ATLL）の組織像**
造血細胞巣に中型〜大型で核形不整，核小体腫大を示すリンパ球様細胞を認める．（HE 染色　強拡大）

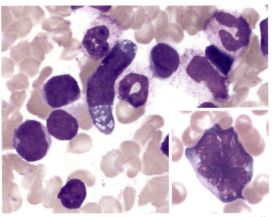

**図 J-11 | 成人 T 細胞性白血病/リンパ腫（ATLL）の細胞像**
中型〜大型のリンパ球様腫瘍細胞は好塩基性の細胞質を有し，核形不整や明瞭な核小体がみられる．核形不整が強く，分葉状核の細胞は花弁状細胞と呼ばれる．（骨髄液穿刺吸引　Giemsa 染色　強拡大）（昭和大学病院臨床検査学　佐藤美鈴氏提供）

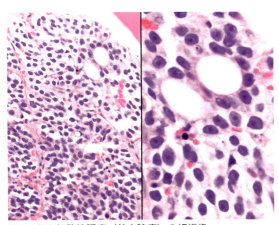

**図 J-12 | 転移性腫瘍（前立腺癌）の組織像**
左：腫瘍細胞は集塊を形成し，一部に腺管状構造がみられる．（HE 染色　強拡大）
右：腺癌細胞は豊富な細胞質を有し，核には明瞭な核小体が認められる．（HE 染色　強拡大）

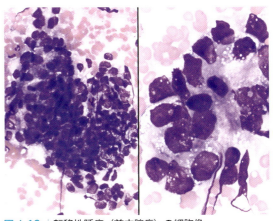

**図 J-13 | 転移性腫瘍（前立腺癌）の細胞像**
左：腫瘍細胞は小〜大型の集塊状で結合性が示唆される．（骨髄液穿刺吸引　Giemsa 染色　強拡大）
右：細胞質は泡沫状，核には大型の核小体がみられる．（骨髄液穿刺吸引　Giemsa 染色　強拡大）

### （2）組織所見

　腺癌の転移では，腫瘍細胞は集塊を形成し，一部に腺管状構造がみられる．細胞質は豊富で核には明瞭な核小体が認められる（図 J-12）．

### （3）細胞所見

　上皮性悪性腫瘍の転移では，腫瘍細胞は集塊状にみられる．腺癌細胞は核偏在性，豊富な細胞質を有し，細胞質は泡沫状で粘液産生が示唆される（図 J-13）．

〔光谷俊幸・佐々木陽介・畠山重春・岸本浩次・阿部　仁〕

# K 骨・軟部腫瘍

　骨・軟部に原発あるいは続発する腫瘍あるいは腫瘍類似疾患は，癌腫や他の臓器に認められる病変と比べ，日常遭遇する頻度は低く，その発生母地も多彩であり，またその細胞像や組織像もさまざまな形態を示し，診断に苦慮する場合をしばしば経験する．さらにこれらの病変は，体表から離れた体の深部に位置することが多く，正確な病変部位からの細胞・組織の採取は容易でなく，また十分な検体量を得ることが難しいこともあり，細胞診断の困難さを生じているものと思われる．

　しかし近年の画像診断の進歩はめざましく，これに加えて各病変の臨床病理学的特徴を把握することによって，細胞診の診断的意義が向上し，正診率を上げることが期待できる．

## I　骨腫瘍

### 1　骨の分類と構造

#### 1）骨の形態による分類

- 長骨（長管骨）：管状に伸びた骨．上腕骨・大腿骨・脛骨・腓骨などの四肢の骨．
- 短骨：立方体〜不整形な形態を示す骨．手根骨…舟状骨など8個/足根骨…距骨・踵骨など7個．
- 扁平骨：扁平な形態を呈する骨．頭蓋骨・肩甲骨・腸骨など．
- 種子骨：腱のなかなどにみられる小さな骨．豆状骨など（膝蓋骨は大きいが種子骨の一つ）．

> **メモ**
> 成人の体には約200個の骨が存在する．

#### 2）長骨（長管骨）における区分

　長骨（長管骨）はその区分によって名称があり，特に腫瘍の好発部位との関係で重要である．長骨の両端を骨端部（epiphysis）と呼び，残る中央の大部分を骨幹部（diaphysis）が占める．また，骨幹部の両端部（骨幹部と骨端部に挟まれた部分）を骨幹端部（metaphysis）と呼び，腫瘍の発生に関わる重要な部位となる．

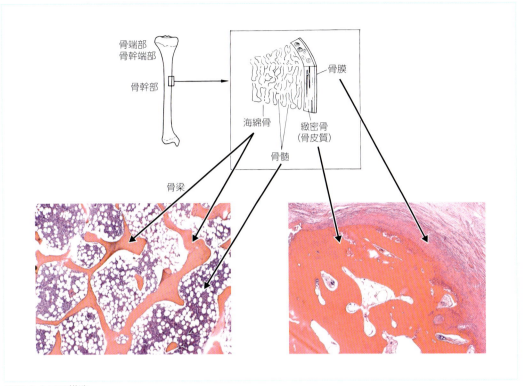

図 K-1 | 骨の構造

### 3）骨の構造（図 K-1）

骨は骨膜（periosteum）と呼ばれる線維性結合組織によっておおわれ（関節面では軟骨組織が表層をおおう），骨質は緻密骨（compact bone）［あるいは骨皮質（cortical bone）］と海綿骨（spongy bone/cancellous bone）に分けられ，海綿骨を構成する骨梁の間には骨髄（bone marrow）と呼ばれる造血組織がある．

 骨腫瘍の分類

表 K-1 を参照．

 細胞診検体の採取・処理法

骨病変では，切開生検時や摘出材料の捺印，圧挫法で標本作製を行う．

**注意**

中間性骨腫瘍には局所侵襲性（locally aggressive）あるいは低頻度転移性（rarely metastasizing）を示す腫瘍が含まれる．

表 K-1 │ 骨腫瘍の分類

| | 良性 | 中間性 | 悪性 |
|---|---|---|---|
| 軟骨性腫瘍 | 骨軟骨腫<br>軟骨腫（内軟骨腫）<br>軟骨芽細胞腫 | 滑膜軟骨腫症 | 軟骨肉腫 |
| 骨性腫瘍 | 類骨骨腫 | 骨芽細胞腫 | 骨肉腫 |
| 線維性腫瘍 | 線維腫 | | 線維肉腫 |
| 線維組織球性腫瘍 | 非化骨性線維腫 | | |
| 造血系腫瘍 | | | 形質細胞腫（多発性骨髄腫）<br>リンパ腫 |
| 脊索性腫瘍 | 良性脊索細胞腫 | | 脊索腫 |
| 血管性腫瘍 | 血管腫 | | 血管肉腫 |
| 脂肪性腫瘍 | 脂肪腫 | | 脂肪肉腫 |
| 富破骨型巨細胞性腫瘍 | | 骨巨細胞腫 | 悪性骨巨細胞腫 |
| その他の腫瘍 | 単発性骨嚢腫（孤立性骨嚢腫）<br>線維性（骨）異形成症 | 動脈瘤様骨嚢腫 | Ewing 肉腫<br>骨未分化高悪性度多形肉腫 |
| 続発性骨腫瘍 | | | 転移性骨腫瘍 |

## 骨腫瘍の臨床・病理・細胞診

### 1）骨軟骨腫（osteochondroma）

#### (1) 臨床所見

最も頻度の高い良性骨腫瘍である．

**好発年齢**：10〜20歳（10歳代に発見されることが多い）．

**好発部位**：長管骨の骨幹端（大腿骨遠位，上腕骨近位，脛骨近位），腸骨，肩甲骨．

#### (2) 組織所見（図 K-2）

先端部は硝子軟骨からなる**軟骨帽（cartilagenous cap）**と呼ばれる構造を示し，基部は海綿骨からなる．

> **メモ**
> 骨軟骨腫は通常細胞診の対象となることは少ない．

### 2）内軟骨腫（enchondroma）

#### (1) 臨床所見

無症状のことが多いが，病的骨折を生じると痛みを伴う．

**好発年齢**：幅広い年齢に発生する（10〜40歳代に比較的多い）．

**好発部位**：手・足の小さな骨（指の骨：特に基節骨に多い／末節骨にはまれ）．

#### (2) 組織所見

ときに細胞密度の上昇や二核細胞の出現をみるが，基本形態は細胞密度が低く，異型の乏しい軟骨細胞によって構成される．分葉化を示す軟骨組織をみる．二核細胞は乏しい．

#### (3) 細胞所見（図 K-3）

軟骨基質はヘマトキシリンないしはライトグリーンに染まり，Giemsa 染色

> **注意**
> 内軟骨腫の約30％は多発し，Ollier 病（体の片側性に優位な分布を示す多発内軟骨腫症）やMaffucci 症候群（皮膚・軟部および内臓の血管腫を合併するもの）などが含まれる．また多発例は単発と比べ，二次的な悪性化を示す率が高い．

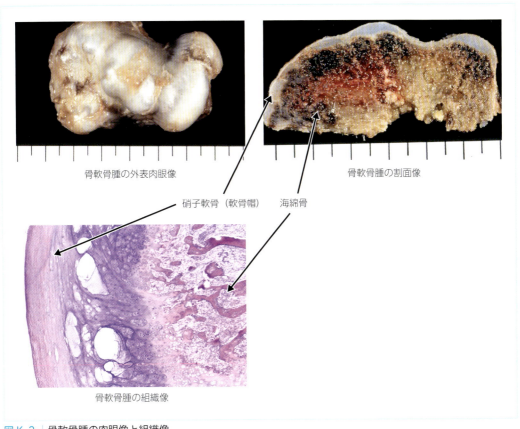

骨軟骨腫の外表肉眼像　　　　　　　　　　骨軟骨腫の割面像

硝子軟骨（軟骨帽）　海綿骨

骨軟骨腫の組織像

図 K-2 │ 骨軟骨腫の肉眼像と組織像

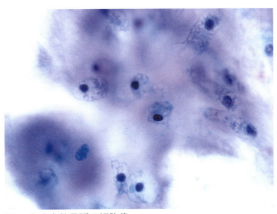

図 K-3 │ 内軟骨腫の細胞像
硝子様の軟骨基質内に小型濃縮核を有する腫瘍細胞を認める．細胞密度が低く，二核細胞はみられない．（Pap 染色　強拡大）

> **メモ**
> メタクロマジー
> （metachromasy, metachromasia）
> 　異染性，異調染色性と訳す．細胞や組織を染色した時，色素の本来の色とは異なる色に染まる現象．

> **メモ**
> 内軟骨腫のX線像（境界明瞭な骨透亮像）

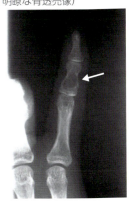

でメタクロマジーを示す．軟骨小腔内に小型濃縮性核を有する軟骨細胞をみる．核内構造は不明瞭であり，二核細胞や核分裂像はほとんど認めない．

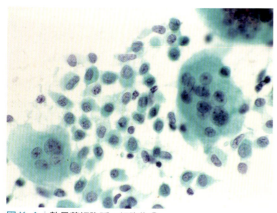

図 K-4 軟骨芽細胞腫の細胞像①
破骨細胞と類円形の単核細胞の出現を認める．骨巨細胞腫との鑑別が重要であるが，軟骨芽細胞腫では破骨細胞の核数はやや少なく，小型で丸みを帯びている．また破骨細胞と単核細胞は互いに独立するように出現する．（Pap 染色　強拡大）

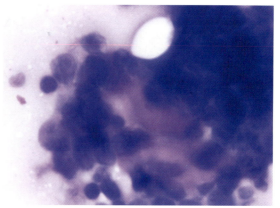

図 K-5 軟骨芽細胞腫の細胞像②
メタクロマジーを示す基質をわずかに認める．（Giemsa 染色　強拡大）

## 3）軟骨芽細胞腫（chondroblastoma）

### （1）臨床所見

病変部の疼痛や圧痛．X 線上では，境界明瞭な骨破壊像や周囲の骨硬化像を認める．

**好発年齢**：10〜20 歳代．

**好発部位**：大腿骨・上腕骨・脛骨などの長管骨の骨端部．

### （2）組織所見

細線維状〜軟骨性基質や石灰化（chicken wire 状）を認め，核に切れ込みを有する円形〜類円形あるいは多角形核を有する単核細胞の密な増生と，多核巨細胞の混在を認める．

### （3）細胞所見（図 K-4, 5）

破骨細胞を認めるが，骨巨細胞腫にみられるものと比べ小型で丸みがあり，核も少ないことが多い．背景に類円形細胞をみるが，破骨細胞とは互いに独立して存在し，骨巨細胞腫のような移行像は認めない．類円形細胞には核溝，核分裂像や二核細胞がしばしば認められる．細胞診標本に軟骨がみられることは少ない．ときに小石灰化物質を認める．

## 4）軟骨肉腫（chondrosarcoma）

### （1）臨床所見

局所の疼痛や圧痛および腫脹．X 線上では石灰化を伴う骨吸収像，皮質の破壊ないしは肥厚像などを認める．

**好発年齢**：30〜60 歳．

**好発部位**：骨盤骨，大腿骨，上腕骨，肋骨，肩甲骨（体幹に近い大きな骨に多く発生する．長管骨では骨幹端部〜骨幹部に好発する）．

---

**メモ**

滑膜軟骨腫症（synovial chondromatosis）では，膝関節・股関節内に好発する軟骨性結節を認める．

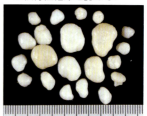

滑膜軟骨腫症（synovial chondromatosis）の肉眼像
※ WHO 分類第 5 版で局所侵襲性中間性に変更された．

**注意**

骨巨細胞腫との鑑別の一つとして，軟骨芽細胞腫では免疫染色において S-100 蛋白陽性所見を認める．

**メモ**

軟骨芽細胞腫は WHO 分類第 5 版で良性に変更された．

**メモ**

軟骨肉腫は以下のように分類される．①通常型軟骨肉腫（さらに grade Ⅰ〜Ⅲ に分類される．＊grade Ⅰ は "atypical cartilaginous tumor" とも呼ばれ，中間性（局所侵襲性）に含まれる），②脱分化型軟骨肉腫，③間葉性軟骨肉腫，④淡明細胞型軟骨肉腫

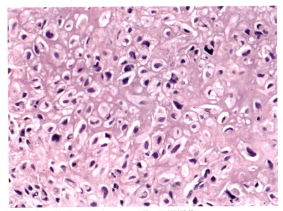

図 K-6 | 軟骨肉腫 (grade Ⅲ) の組織像
異型の強い軟骨細胞の密な増生を認める. (HE 染色　強拡大)

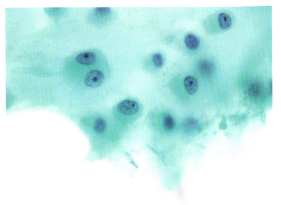

図 K-7 | 軟骨肉腫の細胞像
ゼリー (粘液) 様の軟骨基質内に繊細な核クロマチンを有する腫瘍細胞を認める. 小型核小体もみられる. また細胞密度が高く, 二核細胞もみられる. (Pap 染色　強拡大)

### (2) 組織所見（図 K-6）

核の腫大や二核化を示す軟骨細胞の増生や核分裂像がみられ, 異型核を有する多核細胞の出現など, 全体に異型軟骨細胞の密な増殖がみられる.

### (3) 細胞所見（図 K-7）

軟骨基質はライトグリーンに染まる粘液様物質としてみえることが多い. 核は小型であっても核内構造が明瞭であり, 核小体も目立つ. 二核細胞や核分裂像がしばしば認められる.

> **メモ**
> 軟骨肉腫では, しばしば1つの軟骨小窩内に2個あるいはそれ以上の軟骨細胞がみられる. 核分裂像に相当する変化である.

## 5) 骨肉腫 (osteosarcoma)

### (1) 臨床所見

運動部の痛みや自発痛, 病変部の腫脹. X 線上では境界不明瞭な骨破壊像および骨皮質の破壊, 骨膜反応を認める（図 K-8）.

**好発年齢**：10 歳代（特に 10 歳代後半）.

**好発部位**：大腿骨遠位, 脛骨近位, 上腕骨近位（長管骨の骨幹端部）.

### (2) 組織所見（図 K-9）

組織像は多彩であるが, 通常型骨肉腫の基本像としては, 腫瘍性類骨および未熟な骨組織からなる基質形成（類骨：osteoid）と, 多核巨細胞の出現を含む類円形〜紡錘形あるいは bizarre（奇怪）な形態を示す大型細胞の出現など, 多形性に富む腫瘍細胞の増生を認める.

### (3) 細胞所見（図 K-10）

骨肉腫の診断には, 腫瘍細胞が骨や類骨を産生していることを確認する必要があるが, 細胞診標本上では骨片が標本中に残ることは少ない. また, 類骨と硝子化した膠原線維やフィブリンとの鑑別は難しい. 骨内高分化型骨肉腫など一部の特殊例を除くと, 良・悪性の鑑別が難しいことは少ない. 出現する腫瘍細胞は多彩であり, 症例により異なる.

> **重要**
> 骨肉腫は形質細胞腫を除くと最も発生頻度の高い骨原発悪性腫瘍であり, 悪性骨腫瘍の約 20% を占める.

> **注意**
> 骨肉腫の X 線像としては, Codman 三角, スピクラ (spicula), sunburst appearance などの骨膜反応（腫瘍の骨外浸潤による変化）が認められる.

> **メモ**
> 通常型骨肉腫には, ①軟骨芽細胞型骨肉腫, ②線維芽細胞型骨肉腫, ③骨芽細胞型骨肉腫に分類される. その他, 血管拡張型骨肉腫, 骨内高分化型骨肉腫, 小細胞型骨肉腫などが含まれる.

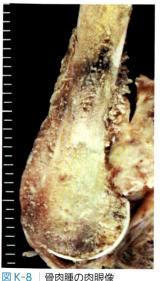
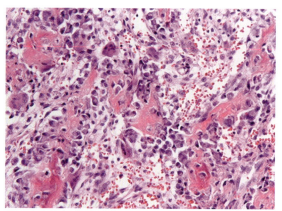

図 K-8 | 骨肉腫の肉眼像
骨皮質を破壊し周囲組織へ浸潤する腫瘍を認める（→ X 線上での骨膜反応に相当する）．

図 K-9 | 骨肉腫の組織像
類骨形成とこれを取り囲むような異型細胞増生を認める．多核巨細胞の混在もみられる．（HE 染色　強拡大）

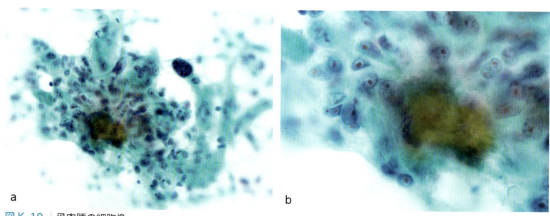

図 K-10 | 骨肉腫の細胞像
黄褐色に染まる無構造物質が「類骨（osteoid）」であり，類骨を取り巻くように多形性を示し，また明瞭な核小体を有する腫瘍細胞がみられる．（a, b：Pap 染色　強拡大）

## 6）脊索腫（chordoma）

### （1）臨床所見

　腫瘍による圧迫所見（腫瘍の発生部位によって異なる）．腫瘍の発育は緩徐である．

　好発年齢：40～60 歳代．

　好発部位：仙骨，頸椎，頭蓋底（斜台）．

### （2）組織所見（図 K-11）

　担空胞細胞（physaliphorous cell または physaliferous cell）と呼ばれる空胞を有する腫瘍細胞の索状あるいは充実性増殖を特徴とする．また，全体に粘液腫様基質を伴う分葉状の増殖を示す．

> **メモ**
> 
> **脊索腫の割面像**
> 　光沢を有する灰白色，分葉状充実性腫瘍．
> 
>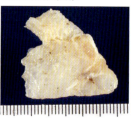

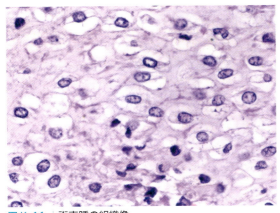

図 K-11 | 脊索腫の組織像
空胞を有する腫瘍細胞のシート状，充実性増殖を認める．（HE 染色　強拡大）

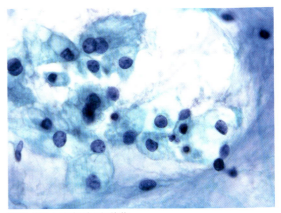

図 K-12 | 脊索腫の細胞像
明るく抜けたような細胞質を有する "physaliphorous (physaliferous) cell" が特徴的である．（Pap 染色　強拡大）

### (3) 細胞所見（図 K-12）

粘液様物質を背景に，空胞状の明るい細胞質を有する "physaliphorous (physaliferous) cell" の出現を認める．physaliphorous (physaliferous) cell より小型で厚みのある細胞質を有する星状細胞（stellate cell）と呼ばれる細胞の混在をみることがある．腫瘍細胞は，ときに上皮様細胞集塊や索状配列を示して出現する．

## 7）骨巨細胞腫（giant cell tumor of bone）

### (1) 臨床所見

病変部の疼痛あるいは腫脹を訴えることが多く，X 線上では境界明瞭な骨溶解像を認め，骨皮質の膨隆や菲薄化をみる．

好発年齢：20〜40 歳．

好発部位：長管骨の骨端部（一部骨幹端部にかかる伸展を示す）に好発し，特に大腿骨遠位，脛骨近位，橈骨遠位に好発する．

### (2) 組織所見（図 K-13, 14）

円形から類円形・卵円形の単核細胞［間質細胞（stromal cell）］の増生と多核巨細胞の混在からなり，しばしば泡沫細胞の出現やヘモジデリン沈着をみる．単核細胞と多核巨細胞との境界は不明瞭であり，両者が移行するような形態もみられる．

### (3) 細胞所見（図 K-15）

破骨細胞と短紡錘形で単核の腫瘍細胞を認める．破骨細胞と腫瘍細胞が移行像ないし融合像を示すようにみえるのが特徴である．

## 8）Ewing 肉腫（Ewing sarcoma）

### (1) 臨床所見

病変部の疼痛あるいは腫脹を訴えることが多く，X 線上では骨の不整な破壊像がみられ，また臨床所見からも骨髄炎との鑑別を要する．

**メモ**

physaliphorous cell：担空胞細胞．physaliferous cell とも呼ばれる．脊索腫（chordoma）に特徴的な細胞である．

**注意**

骨巨細胞腫の X 線像では皮質は薄く，特徴的な皮殻状隆起を示す．また偏在性の腫瘍形成を示す．

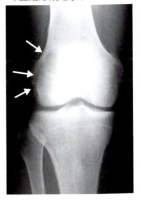

**注意**

骨巨細胞腫の悪性度は中間性（局所侵襲性および低頻度転移性）に含まれる．

**重要**

骨巨細胞腫にみられる多核巨細胞は，非常に多くの核（数十個〜100 個以上）を有するのが特徴である．

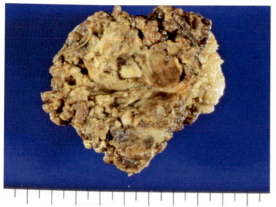

図 K-13 骨巨細胞腫の肉眼像
出血を伴った赤褐色調の部分と，やや黄色調を呈する部分の混在も認められる．

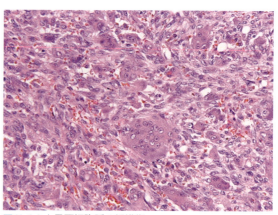

図 K-14 骨巨細胞腫の組織像
(HE 染色　強拡大)

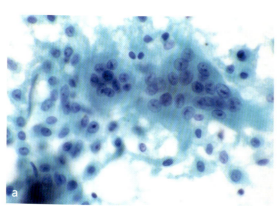
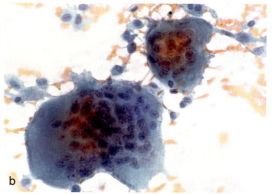

図 K-15 骨巨細胞腫の細胞像
破骨細胞と短紡錘形の腫瘍細胞が混在する腫瘍であり，軟骨芽細胞腫とは異なり，破骨細胞と腫瘍細胞が移行像を示すようにみえる．(a, b：Pap 染色　強拡大)

好発年齢：10 歳代（約 80％が 20 歳未満に発生），男児に多い．

好発部位：長管骨の骨幹部，特に大腿骨，脛骨，上腕骨，腓骨に好発する．その他，腸骨，肋骨，肩甲骨などの扁平骨にも発生する．

### (2) 組織所見（図 K-16）

ほぼ均一な形態を示す小円形腫瘍細胞の増生からなり，細胞質は乏しいが，PAS 陽性反応を示すグリコーゲンが証明される．胞巣状増殖が主体となるが，ときにロゼット様配列もみられる．

### (3) 細胞所見（図 K-17）

多形性に乏しい小円形細胞の出現を認める．N/C 比は高く，クロマチンは微細顆粒状で核内に充満する．核小体は小型で目立たない．ロゼット様の腫瘍細胞配列がみられることもある．鑑別の対象となるリンパ腫や形質細胞腫（多発性骨髄腫）の細胞とは，クロマチンが細かい点，核形不整が目立たない点，核偏在傾向がない点などで鑑別する．

**重要**

小円形細胞性骨腫瘍：
- Ewing 肉腫
- リンパ腫（図 K-18）
- 形質細胞腫（多発性骨髄腫）（図 K-19）
- 小円形細胞性骨肉腫

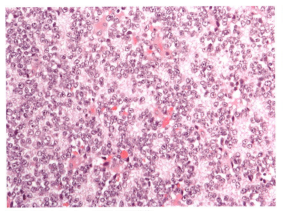

図 K-16 | Ewing 肉腫の組織像
ほぼ均一な小型円形腫瘍細胞の増生を認める．ロゼット様配列もみられる．（HE 染色　強拡大）

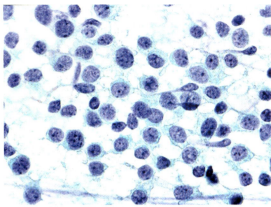

図 K-17 | Ewing 肉腫の細胞像
ほぼ均一で N/C 比の高い，小型円形腫瘍細胞の出現（monomorphous cell picture）をみる．（Pap 染色　強拡大）

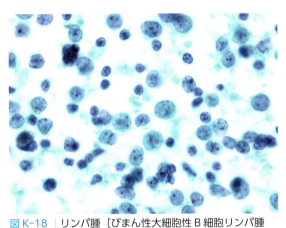

図 K-18 | リンパ腫［びまん性大細胞性 B 細胞リンパ腫（DLBCL）］の細胞像
大型リンパ球様の異型細胞を認める．腫瘍細胞の核には立体的な異型が目立つ．（Pap 染色　強拡大）

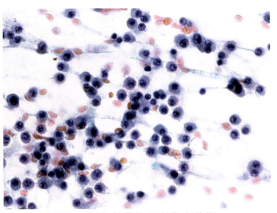

図 K-19 | 形質細胞腫（多発性骨髄腫）細胞像
核偏在傾向を示す腫瘍細胞の出現をみる．また，二核化を示す細胞の混在をみる．（Pap 染色　強拡大）

## 9) 転移性骨腫瘍 (metastatic bone tumors)

### (1) 臨床所見

　肺癌，乳癌，前立腺癌，腎癌，甲状腺癌，消化器癌などの原発巣よりの転移が多い．

**好発年齢**：60 歳代以降．

**転移様式**：①骨融解性，②骨形成性，③混合性…前立腺癌は骨形成性転移をきたす癌の代表．その他の多くは骨融解性転移．

**転移部位**：脊椎が最も多く，他に大腿骨近位，頭蓋骨，骨盤，肋骨，胸骨なども比較的多い．

**メモ**

**転移性骨腫瘍の X 線像**
　上腕骨への癌の転移と病的骨折．

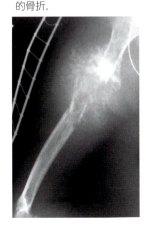

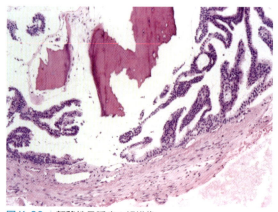
図 K-20 | 転移性骨腫瘍の組織像
腺癌の骨転移［骨融解性（破壊性）転移］．（HE 染色　弱拡大）

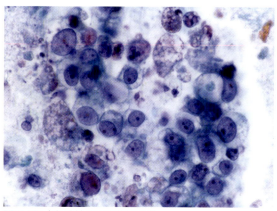
図 K-21 | 転移性骨腫瘍の細胞像
腺癌細胞の重積性集塊．（Pap 染色　強拡大）

### (2) 組織所見（図 K-20）

骨内に腫瘍細胞の浸潤があり，骨の破壊，吸収，線維化を伴う．

### (3) 細胞所見（図 K-21）

通常の骨髄にはみられない異型細胞が，集塊～散在性に出現する．

## 5　骨腫瘍の好発部位と好発年齢のまとめ（図 K-22）

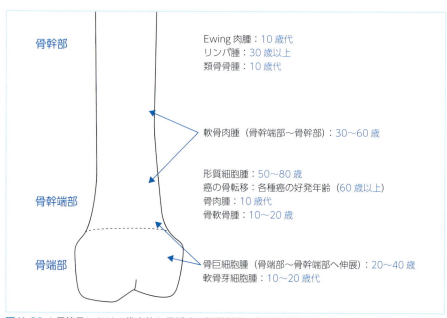
図 K-22 | 長管骨における代表的な骨腫瘍の好発部位と好発年齢

表 K-2 | 主な軟部腫瘍の分類

|  | 良性 | 中間性 | 悪性 |
|---|---|---|---|
| 脂肪細胞由来 | 脂肪腫<br>血管脂肪腫<br>紡錘細胞性脂肪腫 | 高分化型脂肪肉腫 | 脂肪肉腫（粘液型，多形型，脱分化型脂肪肉腫） |
| 線維芽細胞/<br>筋線維芽細胞由来 | 結節性筋膜炎<br>増殖性筋膜炎 | Dupuytren 型線維腫<br>デスモイド型線維腫症<br>孤立性線維性腫瘍 | 線維肉腫<br>粘液線維肉腫 |
| 線維組織球性腫瘍 | 腱鞘巨細胞腫 | 隆起性皮膚線維肉腫 |  |
| 平滑筋細胞由来 | 平滑筋腫<br>血管平滑筋腫 |  | 平滑筋肉腫 |
| 横紋筋細胞由来 | 横紋筋腫 |  | 横紋筋肉腫（胎児型，胞巣型，多形型） |
| 血管性腫瘍 | 血管腫 |  | 血管肉腫/カポジ肉腫 |
| 神経（鞘）性腫瘍 | 神経鞘腫 |  | 悪性末梢神経鞘腫（MPNST） |
| 未分化および<br>未分類肉腫 |  |  | 未分化多形肉腫（旧分類：悪性線維性組織球腫） |
| その他 | 粘液腫など |  | 滑膜肉腫<br>胞巣状軟部肉腫<br>明細胞肉腫<br>骨外性粘液性軟骨肉腫 |

## II 軟部腫瘍

軟部組織とは，実質臓器の支持組織や，神経膠組織あるいは網内系を除いた線維組織・脂肪組織・筋組織・血管・滑膜など骨格外に分布する非上皮組織である．また軟部腫瘍とは，これらの組織より発生し，中胚葉に由来するものであるが，そのほか外胚葉由来の末梢神経腫瘍も含まれる．

 軟部腫瘍の分類（主な軟部腫瘍）

表 K-2 を参照．

 細胞診検体の採取・処理法

軟部病変では core needle 穿刺で小組織片を採取し，組織診断材料の採取を兼ねる場合は，小組織片の圧挫が有効である．fine needle 穿刺では悪性腫瘍や変性を伴う腫瘍で細胞採取が可能であるが，線維化を伴う悪性腫瘍，良性病変での細胞採取が困難となる．

> **メモ**
>
> 主な軟部腫瘍分類における英文表記
>
> ① Adipocytic tumors（脂肪細胞性腫瘍），② Fibroblastic/myofibroblastic tumors（線維芽細胞/筋線維芽細胞性腫瘍），③ So-called fibrohistiocytic tumors（いわゆる線維組織球性腫瘍），④ Smooth muscle tumors（平滑筋性腫瘍），⑤ Pericytic tumors（血管周皮細胞性腫瘍），⑥ Skeletal-muscle tumors（骨格筋（横紋筋）性腫瘍），⑦ Vascular tumors（脈管（血管・リンパ管）性腫瘍），⑧ Chondro-osseous tumors（骨・軟骨性腫瘍），⑨ Gastrointestinal stromal tumor（胃腸管間質腫瘍），⑩ Nerve sheath tumors（神経（鞘）腫瘍），⑪ Tumors of uncertain differentiation（分化方向不明な腫瘍），⑫ Undifferentiated/unclassified sarcomas（未分化/分類不可能な肉腫），*Undifferentiated pleomorphic sarcoma（従来の pleomorphic MFH を含む）．

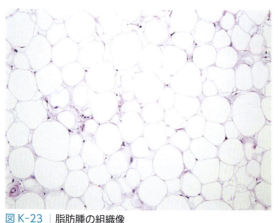

図 K-23 脂肪腫の組織像
成熟脂肪細胞の増生．(HE 染色　弱拡大)

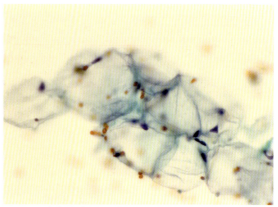

図 K-24 脂肪腫の細胞像
成熟脂肪細胞を認める．(Pap 染色　強拡大)

## 3 軟部腫瘍の臨床・病理・細胞診

### 1）脂肪性腫瘍

#### ●脂肪腫（lipoma）

**(1) 臨床所見**

脂肪腫（conventional lipoma），筋肉内脂肪腫，血管脂肪腫，紡錘細胞型／多形細胞型脂肪腫，褐色脂肪腫など．

**(2) 組織所見**（図 K-23）

**(3) 細胞所見**（図 K-24）

#### ●脂肪肉腫（liposarcoma）

**(1) 臨床所見**

高分化型脂肪肉腫（well differentiated liposarcoma / atypical lipomatous tumor），粘液型，多形型，脱分化型などに分類される．

**好発年齢**：中・高年齢．

**好発部位**：大腿，後腹膜，臀部，鼠径部，膝窩部など．

**(2) 組織所見**（図 K-25）

それぞれの組織型によって組織像が異なる．

**高分化型**：比較的成熟した脂肪細胞を認めるが，大小不同を示す脂肪細胞の増生（脂肪腫類似型）．線維性結合組織の増生巣と紡錘形細胞や異型脂肪芽細胞の出現（硬化型）．

**粘液型**：粘液腫様基質と多空胞状の細胞質を有する異型脂肪芽細胞の増生．

**多形型**：多形性を示す腫瘍細胞の増生をみるが，異型脂肪芽細胞の増生を基本形態とする．

**脱分化型**：分化型脂肪肉腫の成分と未分化多形肉腫様あるいは線維肉腫様成分を呈する脱分化型成分を含むもの．

---

**重要**

発生頻度の高い軟部肉腫
　脂肪肉腫，未分化多形肉腫，粘液線維肉腫，平滑筋肉腫

**メモ**

　脂肪肉腫では細胞質内に微小な脂肪滴を有し，多空胞状形態を示す脂肪芽細胞の出現をみる．これをクモの巣細胞（spider web cell）と呼ぶ．

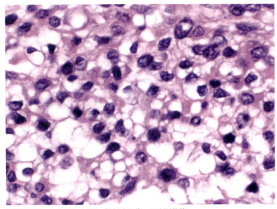

図 K-25 | 脂肪肉腫（粘液型）の組織像
異型脂肪芽細胞の増生．（HE染色　強拡大）

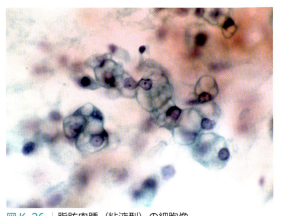

図 K-26 | 脂肪肉腫（粘液型）の細胞像
多空胞状細胞質を有する脂肪芽細胞の小集塊．（Pap染色　強拡大）

### (3) 細胞所見（図 K-26）

脂肪肉腫では，多空胞状の細胞質を有する脂肪芽細胞がみられる．脂肪芽細胞は組織球との鑑別が必要となる．

脂肪肉腫には脂肪腫との鑑別を要する高分化型から未分化多形肉腫との鑑別の必要な多形型まであり，多彩な細胞像を示すが，いずれも上記の脂肪細胞への分化を示す．細胞質に空胞を有する細胞がみられる．

## 2）線維腫および線維腫症

### ●デスモイド型線維腫症（desmoid-type fibromatosis）

#### (1) 臨床所見
好発年齢：20～40歳．
好発部位：腹壁の筋腱膜に生じる**腹壁デスモイド**，腹壁外の肩，上腕，大腿，胸壁などに好発する**腹壁外デスモイド**，腹腔内に発生する**腹腔内デスモイド**に分けられる．

#### (2) 組織所見（図 K-27）
異型や核分裂像の乏しい紡錘形腫瘍細胞の増生と，豊富な線維性基質形成からなり，腫瘍の境界は不明瞭で，骨格筋などの周囲組織への浸潤像を示す．

#### (3) 細胞所見（図 K-28）
硬い腫瘍であり，細い針では判定に十分な細胞数が得られないことが多い．細胞が得られても，特徴的な所見を欠く紡錘形細胞であるため，他の良性線維性病変・腫瘍あるいは瘢痕巣との鑑別が難しい．

### ●線維肉腫（fibrosarcoma）

#### (1) 臨床所見
好発年齢：30～50歳代．
好発部位：四肢（特に大腿部），腹壁，背部．

---

**注意**
免疫染色において脂肪芽細胞はS-100蛋白陽性反応を示す．高分化型脂肪肉腫ではCDK4およびMDM2陽性反応を認める．

**メモ**
孤立性線維性腫瘍（solitary fibrous tumor）では，ときに血管周皮腫様配列を示す紡錘形腫瘍細胞集塊をみる（図 K-29, 30）．

**メモ**
隆起性皮膚線維肉腫では，花むしろ模様を示す紡錘形腫瘍細胞の増生をみる（図 K-31, 32）

**メモ**
孤立性線維性腫瘍や隆起性皮膚線維肉腫ではCD34陽性反応を認め，さらに孤立性線維性腫瘍ではSTAT6やBcl-2陽性反応もみられる．

**メモ**
デスモイド型線維腺腫ではβ-カテニン（β-catenin）核内陽性反応をみる．

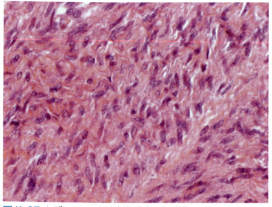

**図K-27 デスモイド型線維腫症の組織像**
異型の乏しい紡錘形細胞の束状の増生．(HE染色　強拡大)

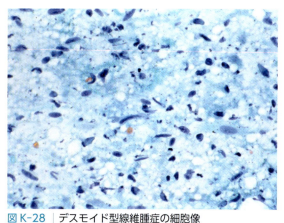

**図K-28 デスモイド型線維腫症の細胞像**
短紡錘形腫瘍細胞のやや疎な出現．(Pap染色　強拡大)

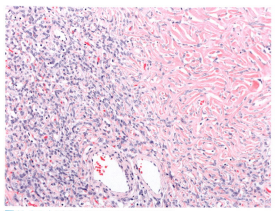

**図K-29 孤立性線維性腫瘍の組織像**
右半分には硝子化を伴った線維増生がみられ，左半分の一部には血管周皮腫様形態を認める．(HE染色　弱拡大)

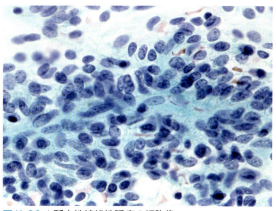

**図K-30 孤立性線維性腫瘍の細胞像**
血管をとりかこむように，類円形〜短紡錘形腫瘍細胞の集塊をみる．(Pap染色　強拡大)

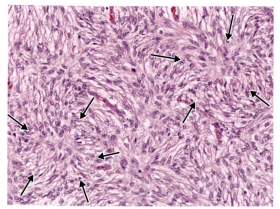

**図K-31 隆起性皮膚線維肉腫の組織像**
花むしろ模様を示す紡錘形腫瘍細胞増生．(HE染色　強拡大)

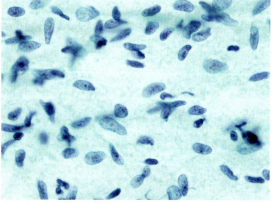

**図K-32 隆起性皮膚線維肉腫の細胞像**
裸核様の紡錘形細胞が散在性に出現している．特徴所見に欠ける細胞である．(Pap染色　強拡大)

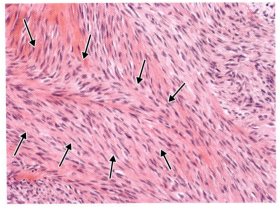

図 K-33 | 線維肉腫の組織像
"herringbone pattern"を示す紡錘形腫瘍細胞の束状の増生を認める．（HE 染色　強拡大）

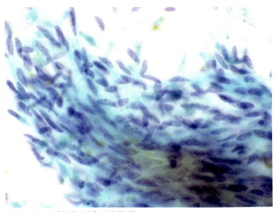

図 K-34 | 線維肉腫の細胞像
全体に流れるような腫瘍細胞集塊を形成し，微細なクロマチンを有する比較的単調な紡錘形細胞からなる．線維腫との鑑別が必要であり，また他の紡錘形細胞腫瘍との鑑別も必要となる．（Pap 染色　強拡大）

### (2) 組織所見（図 K-33）

紡錘形腫瘍細胞の束状の流れるような増生と，豊富線維性基質形成からなり，杉綾模様または魚骨様形態（herringbone pattern）を示す増殖形態がみられる．

### (3) 細胞所見（図 K-34）

単調な紡錘形細胞の出現をみる．核内には微細なクロマチンが充満するように分布する．通常核小体は小型で目立たない．ときに，細胞集塊において herringbone pattern を模倣するような腫瘍細胞配列がみられることがある．

## 3) 平滑筋肉腫（leiomyosarcoma）

### (1) 臨床所見

好発年齢：40～60 歳代．
好発部位：後腹膜や腸間膜，四肢の深部組織．

### (2) 組織所見（図 K-35）

紡錘形腫瘍細胞の束状の増生を示すが，錯綜傾向（interlacing pattern）を示す束状の流れるような増生がみられる．また，腫瘍細胞の胞体内には，核に接するような空胞形成を認める．

### (3) 細胞所見（図 K-36）

「葉巻状核」と表現される．両端が鈍角な長楕円形核を有する腫瘍細胞の出現を特徴とする．腫瘍細胞集塊において，核の柵状配列がみられることがある．クロマチンは顆粒状〜粗顆粒状で，他の紡錘形細胞肉腫よりは粗い傾向にある．

> **重要**
> 平滑筋肉腫における免疫染色では，腫瘍細胞に一致して SMA，desmin および h-caldesmon 陽性反応を認める．

> **重要**
> 平滑筋腫との鑑別では，核分裂像の増加や腫瘍内の壊死の存在などがあげられる．

> **メモ**
> 平滑筋肉腫における葉巻状核

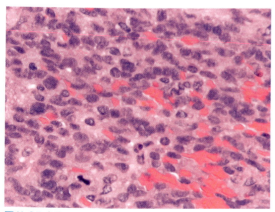

図 K-35 | 平滑筋肉腫の組織像
異型や核分裂像を示す紡錘形〜短紡錘形腫瘍細胞の密な増生を認める．（HE染色　強拡大）

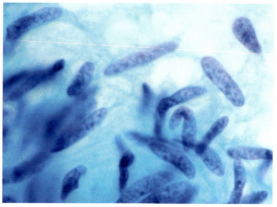

図 K-36 | 平滑筋肉腫の細胞像
「葉巻状核」と表現される．両端が鈍角な長楕円形核を有する腫瘍細胞の出現を認める．また，クロマチンは他の紡錘形細胞肉腫よりは粗い傾向にある．（Pap染色　強拡大）

## 4）横紋筋肉腫（rhabdomyosarcoma）

### (1) 臨床所見

好発年齢：腫瘍型によって異なる．

　　胎児型（embryonal rhabdomyosarcoma）―― 0〜15歳（5歳以下の乳幼児に多い）

　　胞巣型（alveolar rhabdomyosarcoma）―― 10〜25歳

　　多形型（pleomorphic rhabdomyosarcoma）―― 50〜55歳

好発部位：好発部位も腫瘍型によって異なる．

　　胎児型――頭頸部，鼻腔，膀胱

　　胞巣型――四肢，頭頸部

　　多形型――四肢（特に大腿）

### (2) 組織所見

　胎児型・胞巣型ともに，小型で円形の腫瘍細胞増生（図K-37）を示す．胎児型では粘液状の基質形成を示し，胞巣型では名称のとおり胞巣状の腫瘍細胞増殖がみられ，干し柿をつるしたような形の配列を示す．多形型では異型の強い大型腫瘍細胞の出現もみられ，好酸性細胞質を有するラケット状・オタマジャクシ状の細胞がみられる（図K-39）．

### (3) 細胞所見

　胎児型・胞巣型では小円形細胞を主体とすることが多い（図K-38）が，胎児型では中型類円形細胞，紡錘形細胞，大型多形細胞の混在をみることがある．多形型では大型多形細胞が主体となる（図K-40）．腫瘍細胞に横紋が確認できることは少ない．大型多形細胞と小円形細胞はともに核偏在性があり，細胞質は厚みがあり，特に大型多形細胞では独特な軟らかい厚みがある．

> **メモ**
> 胎児型横紋筋肉腫では，しばしば粘膜面にブドウの房状のポリープ状の増殖を示し，ブドウ状肉腫（sarcoma botryoides）と呼ばれる．

> **メモ**
> 横紋筋肉腫における免疫染色では，desmin, myogenin, myoD1などが陽性となる．

> **メモ**
> 横紋筋肉腫にみられる核の飛び出し様の所見を示す二核細胞では，出目金様細胞と呼ばれる特徴的な形態がみられる．（Pap染色　強拡大）

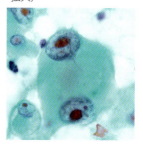

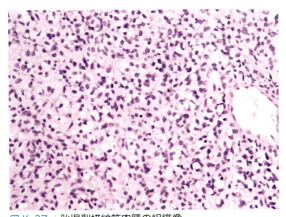
図 K-37 胎児型横紋筋肉腫の組織像
小円形腫瘍細胞の増生を認める．(HE 染色　強拡大)

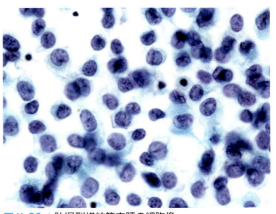
図 K-38 胎児型横紋筋肉腫の細胞像
小円形腫瘍細胞の増生を認める．小円形腫瘍細胞においても核が細胞質より飛び出すような核偏在形態をみる．(Pap 染色　強拡大)

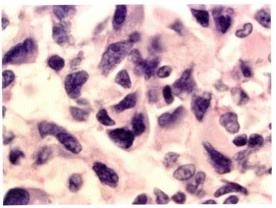
図 K-39 多形型横紋筋肉腫の組織像
一部で多核化を示す大型多形細胞増生．(HE 染色　強拡大)

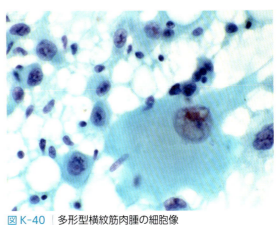
図 K-40 多形型横紋筋肉腫の細胞像
比較的小型の腫瘍細胞と大型で細胞質が豊富な大型細胞の混在をみる．核は偏在性であり，細胞質はライトグリーン好性の独特な軟らかい厚みがある．(Pap 染色　強拡大)

## 5) 未分化/未分類肉腫（未分化多形肉腫）(undifferentiated/unclassified sarcoma, undifferentiated pleomorphic sarcoma)

### (1) 臨床所見

好発年齢：50～70 歳代．

好発部位：下肢（特に大腿部），上肢（上腕），臀部，後腹膜，背部．

### (2) 組織所見（図 K-41）

紡錘形～類円形あるいは奇怪な核を有する巨細胞（多核巨細胞）の増生を示す．花むしろ模様（storiform pattern）を示す紡錘形腫瘍細胞増生もみられる．

### (3) 細胞所見（図 K-42）

多形性に富んだ紡錘形～大型細胞の混在をみる．紡錘形腫瘍細胞は集塊と

> **メモ**
> 未分化多形肉腫の名称の変遷
>
> 悪性線維性組織球腫（malignant fibrous histiocytoma；MFH）
> ↓
> undifferentiated pleomorphic sarcoma / MFH (WHO, 2002)
> ↓
> undifferentiated sarcoma (undifferentiated pleomorphic sarcoma) (WHO, 2013)

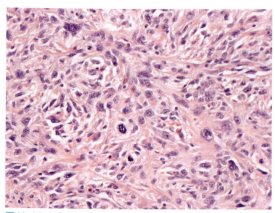

図 K-41 未分化多形肉腫の組織像
一部で花むしろ模様（storiform pattern）を伴った紡錘形腫瘍細胞の増生のなかに，大型あるいは多核化を示す腫瘍細胞の混在を認める．（HE 染色　強拡大）

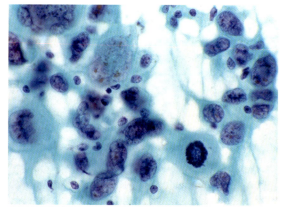

図 K-42 未分化多形肉腫の細胞像
大型〜多核化を示す奇怪な形態を示す腫瘍細胞（bizarre giant cell）の出現を認める．（Pap 染色　強拡大）

して認められることが多く，ときに花むしろ状の細胞配列がみられる．大型多形細胞は紡錘形細胞に混在して認められるほか，孤立散在性にも出現する．

### 6）神経（鞘）性腫瘍（nerve sheath tumors）

良性腫瘍には神経鞘腫，悪性腫瘍には悪性末梢神経腫瘍（MPNST）がある．

#### ●神経鞘腫（Schwannoma/neurilemmoma）
#### （1）臨床所見

好発年齢：20〜50 歳に多いが，いずれの年齢にもみられる．

好発部位：四肢・体幹の軟部組織や縦隔（特に後縦隔），後腹膜などに比較的多く認められる．

#### （2）組織所見　（図 K-43）

紡錘形腫瘍細胞の束状の増生を基本構造とするが，観兵配列（palisading pattern）を示す柵状の腫瘍細胞増生がみられる．

#### （3）細胞所見

##### ① Antoni A 型の細胞像　（図 K-44）

ライトグリーンで硝子様にみえる基質を伴った紡錘形細胞よりなる細胞集塊として出現する．腫瘍細胞は束状に流れるように配列し，部分的に核が柵状に配列する．核は長紡錘形でクロマチンは細かい．核小体は小型で目立たない．

##### ② Antoni B 型の細胞像

ライトグリーンに染まる粘液様の基質を伴う．腫瘍細胞の分布は疎であるが，細胞に大小不同性があり，さらに大型異型核，濃染核を有する細胞の混在もみられる．

---

> **メモ**
> 脳神経では聴神経（小脳橋角部）に発生する．そのほか，脊髄腫瘍として認められることもある．

> **メモ**
> 柵状配列（palisading pattern）
>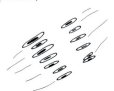
> 観兵配列ともいう．この向かい合った全体の構造を verocay body という．

> **重要**
> 神経鞘腫は腫瘍細胞の密な配列を示し，観兵配列（palisading pattern）を伴う柵状配列をしばしば呈する Antoni A 型と，浮腫状，あるいは小嚢胞状の基質形成を示し，腫瘍細胞の疎な配列をみる Antoni B 型に分けられ，両者の混在を示すものもみられる．

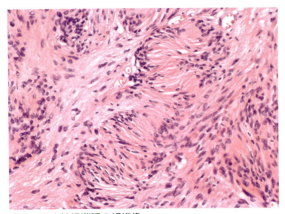

図 K-43 神経鞘腫の組織像
紡錘形腫瘍細胞の観兵配列（palisading pattern）を伴う柵状の増生を認める．（HE 染色　強拡大）

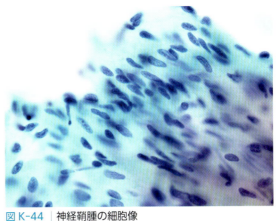

図 K-44 神経鞘腫の細胞像
紡錘形細胞が"palisading pattern"を模倣する，柵状細胞配列を伴った集塊で出現している．（Pap 染色　強拡大）

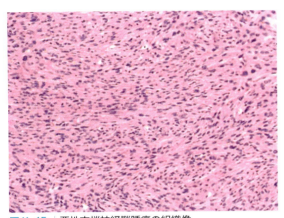

図 K-45 悪性末梢神経鞘腫瘍の組織像
細胞密度の高い紡錘形細胞の増殖をみる．（HE 染色　弱拡大）

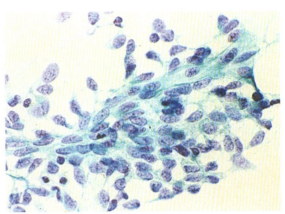

図 K-46 悪性末梢神経鞘腫瘍の細胞像
比較的単調な紡錘形腫瘍細胞の束状の集塊を呈するため，他の紡錘形腫瘍細胞との鑑別が難しい症例も多いが，細胞密度は高く，また多少とも多形性を示す腫瘍細胞の介在をみることがある．診断には他の紡錘形腫瘍細胞を除外することが必要となる．（Pap 染色　強拡大）

## ●悪性末梢神経鞘腫（malignant peripheral nerve sheath tumor；MPNST）

### (1) 臨床所見

　悪性軟部腫瘍の約 5％を占め，神経線維腫症Ⅰ型（neurofibromatosis type 1：NF1 = von Recklinghausen disease）に併発するものが多いが，神経線維腫を有しない症例もみられる．

　好発年齢：20～50 歳代．

　好発部位：四肢の近位側および体幹．

### (2) 組織所見（図 K-45）

　紡錘形腫瘍細胞の束状の増殖を示すが，細胞密度は高く，細胞異型や核分裂像もみられる．線維肉腫様の形態を示す場合もあり，鑑別診断として重要

**重要**

　レックリングハウゼン病（von Recklinghausen disease）は常染色体性優性遺伝を示す疾患であるが，半数以上は突然変異により発症する．多発する神経線維腫（神経線維腫症）やカフェオレ様の皮膚色素沈着（café au lait spots）などの形成が知られている．

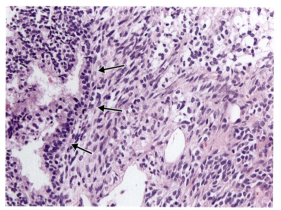

図 K-47 | 滑膜肉腫（二相型）の組織像
腺腔様配列（↑）を示す部分と紡錘形腫瘍細胞の束状の増生を認める．（HE染色　強拡大）

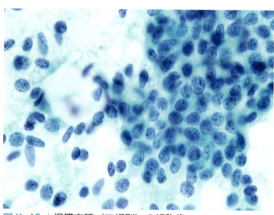

図 K-48 | 滑膜肉腫（二相型）の細胞像
類円形の核と短紡錘形の淡い細胞質を有する腫瘍細胞が，孤立散在性および上皮様細胞集塊で出現している．（Pap染色　強拡大）

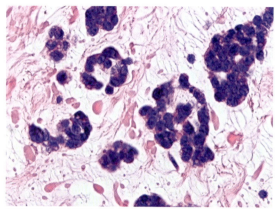

図 K-49 | 骨外性粘液性軟骨肉腫の組織像
粘液様基質と腫瘍細胞の索状配列を認める．（HE染色　強拡大）

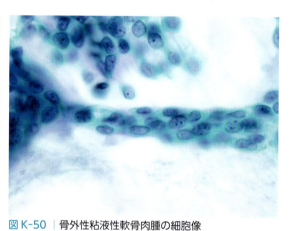

図 K-50 | 骨外性粘液性軟骨肉腫の細胞像
ゼリー（粘液）様の基質を伴い腫瘍細胞が索状の細胞集塊で出現している．腫瘍細胞の核には核溝もみられる．（Pap染色　強拡大）

となる．

### (3) 細胞所見（図 K-46）

　単調な紡錘形細胞が束状の細胞集塊として出現することが多い．紡錘形細胞間に大型の多形細胞が介在することがある．ときに，化生成分として，軟骨や横紋筋などがみられることがある．肉腫と判定できる細胞異型を伴っていないことがある．

### 7）その他の腫瘍―上皮様配列（腺腔様/索状配列）を伴う腫瘍

●滑膜肉腫（synovial sarcoma）（図 K-47, 48）

●骨外性粘液性軟骨肉腫（extraskeletal myxoid chondrosarcoma）
（図 K-49, 50）

> **注意**
>
> NF2（neurofibromatosis type2）は，両側聴神経鞘腫の発生や，髄膜腫などの神経系腫瘍の発生をみる．

（江口正信・古田則行）

# L 中枢神経

　中枢神経病変の診断に細胞診が利用されることは他の臓器と比較して少ないが，術中迅速診断時の細胞診は迅速組織診よりも良好な細胞像が得られ，組織型診断，異型度診断や断端の評価に有用であることが少なくない．また，脳という特殊な臓器であるので，大きな組織は採取できないことが少なくない．その場合，細胞診—特に圧挫標本が有用である．代表的な細胞像を理解しておくと診断上非常に役立つ．

##  神経系の組織発生

### 1）神経管と神経堤の形成

　原腸形成の終了後，中胚葉の一部から脊索が分化する．脊索の誘導により，外胚葉が肥厚し，その正中にスリッパ状の神経板を生ずる．神経板は次第に原始線条の方向に伸び，神経ヒダとなり，中央域で押し下げられ神経溝を形成する．これはやがて癒合し，埋没し，管状の構造を形成する．これを神経管と呼び，将来中枢神経である脳脊髄となる．

　神経板の周囲にある隆起（堤）は，神経堤と呼ばれ，神経管の形成に伴って中胚葉の内部に埋没し，将来脊髄神経節，色素細胞，副腎髄質などさまざまな末梢神経組織に分化する．以上の経過からもわかるように，中枢神経や末梢神経の神経系は外胚葉由来である（図L-1）．

##  神経系の構造と機能（図L-2）

　神経系組織は，中枢神経と末梢神経からなり，中枢神経は脳と脊髄からなる．脳は大脳，小脳，中脳，橋，延髄に分けられ，それぞれの部位から種々の腫瘍が発生する．また，脳の内部には側脳室，第三脳室，第四脳室があり，内部に脈絡叢を有する．第三，四脳室の間（中脳）には両者を連絡する中脳水道がある．脳室の内面には上衣細胞が配列し，乳頭状の脈絡叢を形成する．脈絡叢は髄液を産生し，髄液は脳室から脳表のくも膜下腔を流れ，くも膜顆粒から静脈洞を経て静脈血へ合流する．その他，脳には神経内分泌の中枢である視床や，下垂体，松果体，脳表のくも膜があり，それぞれから特有の腫瘍が発生する．また，大脳には機能中枢としての領域があり，中心前回の運動野，中心後回の感覚野，後頭葉の視覚野，側頭葉の聴覚野があり，また，

> **メモ**
> 神経系 { 中枢神経, 末梢神経 }
> 中枢神経 { 脳, 脊髄 }

> **重要**
> 脳神経
> 　脳から出ている神経で，12対ある（嗅・視・動眼・滑車・三叉・外転・顔面・内耳・舌咽・迷走・副・舌下）

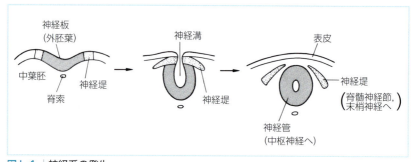

図 L-1 神経系の発生

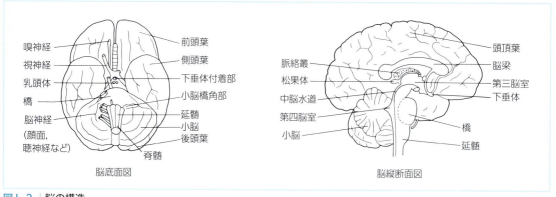

図 L-2 脳の構造

運動言語中枢，感覚言語中枢などがある．脳の中心部には脳室があり，その周囲に視床を含む基底核があって，運動調節，認知機能，感情，学習などさまざまな機能を担っている．

**メモ**

末梢神経
　自律神経　┌交感神経
　（植物神経）└副交感神経
　動物神経　┌運動神経
　　　　　　└感覚神経

## 3 脳腫瘍の臨床

中枢神経に発生する疾患は，脳出血，くも膜下出血，硬膜下血腫，脳梗塞などの血管病変から感染症，変性疾患など多彩で，腫瘍性疾患はその一部である．

脳には特別の機能を支配する領域があり，その部位が障害されると特定の機能障害が出現する．脳腫瘍は年齢や発生場所によって，腫瘍の種類が異なっており，画像診断から組織像を想定できることも少なくない．たとえば，小脳虫部にできる小児腫瘍はそのほとんどが髄芽腫である．また，原発性脳腫瘍は小児ではテント下，成人ではテント上に好発する．脳腫瘍の3割は転移性脳腫瘍であることも重要である．脳腫瘍の組織診断は大部分が永久標本でなされるが，多くの脳腫瘍迅速診断の目的は臨床的に想定される組織像を確認することにある．これは術後早期の診断方針の決定のためである．

表 L-1 | 中枢神経腫瘍の発生母地と腫瘍の種類

| 発生母地 | 腫瘍の種類 |
|---|---|
| 神経膠細胞 | 星膠細胞腫, 乏突起膠細胞腫, 上衣腫, 脈絡叢乳頭腫 |
| 神経細胞 | 神経節細胞腫, 神経節膠腫, 神経節神経芽腫, 神経芽腫 |
| 未分化細胞 | 膠芽腫, 髄芽腫, 髄上皮腫, 未分化神経外胚葉性腫瘍 (PNET) |
| 神経鞘 | 神経鞘腫, 神経線維腫 |
| 髄膜（くも膜） | 髄膜腫, 髄膜肉腫, 線維黄色腫 |
| 下垂体 | 下垂体腺腫 |
| 松果体 | 松果体細胞腫, 松果体芽腫 |
| ラトケ嚢 | 頭蓋咽頭腫 |
| 胚細胞 | 胚腫, 胎児性癌, 絨毛癌, 奇形腫 |
| 血管 | 血管外皮腫, 血管芽腫 |
| 脊索 | 脊索腫 |

表 L-2 | 主な脳腫瘍の種類

Ⅰ. 星細胞系腫瘍
Ⅱ. 乏突起膠細胞系腫瘍
Ⅲ. 上衣細胞系腫瘍
Ⅳ. 神経細胞系腫瘍
Ⅴ. 胎児性腫瘍（髄芽腫）
Ⅵ. 松果体腫瘍
Ⅶ. 神経鞘系腫瘍
Ⅷ. 下垂体腫瘍
Ⅸ. 胚細胞腫瘍
Ⅹ. リンパ腫
Ⅺ. その他：頭蓋咽頭腫, 血管腫, 悪性黒色腫, 転移性腫瘍

## 4 脳腫瘍の発生母地

脳腫瘍を診断するためには，腫瘍細胞の発生母地を理解する必要がある．たとえば神経膠細胞からは星膠細胞腫，乏突起膠細胞腫，上衣腫などが発生し，くも膜細胞からは髄膜腫が発生する．発生母地と腫瘍の関係を表L-1に示す．

## 5 脳腫瘍のWHO分類

脳腫瘍の分類にはWHO分類が広く使用されている．2016年5月に『WHO中枢神経系腫瘍分類 第4版改訂版』が公表されたが，このなかでは新たに分子遺伝学的な分類が導入され，従来の形態分類とは異なる大きな変更となった．主な変更点としては，びまん性膠腫や髄芽腫が分子異常に基づいた分類に再編成されたこと，上衣腫亜型が分子異常により定義されたこと，異なる分子異常の小児脳腫瘍を成人腫瘍から分離すること，PNETが診断名から消えたことなどがあげられる．今後，治療法の選択との関係で，新しい分類が普及すると予想されるが，分子解析には特殊な技術や器具・試薬が必要なため，全国的に使用されるには相当の時間を要すると思われる．また，分子遺伝学的な裏付けのある細胞像の報告も現在は非常に少ない．そのため，本書では従来の形態的分類を中心とした脳腫瘍分類を中心に解説する（表L-2）．

## 細胞診検体の採取・処理法

術中迅速組織診では，アーチファクトが起こりやすく核所見が不明瞭な場合がある．細胞診では，核所見で観察しやすく，細胞診を併用することは有用であることが知られている．ただし，組織構築を観察するには，組織診のほうが優れている．迅速診が行われる前には，年齢，性別，既往歴，腫瘍部位，画像所見（造影を含む）などの臨床情報の確認が役立つ．

### 1）対象となる検体
手術時に提出される術中迅速診断は微小組織検体が多い．病理医に組織用と細胞診用の切出しを依頼する．

### 2）細胞診の検体処理
捺印法もあるが，なるべく圧挫法を用いる．
#### (1) 捺印（スタンプ）法
検体をピンセットでつまみ，スライドガラスに軽く押し当てる．細胞成分の多い検体に有用．
長所：捺印後，迅速組織診に使用可能．
短所：細胞が採取できない場合がある．細胞質突起が不明瞭．
#### (2) 圧挫法
①検体を2枚のスラドガラスにはさみ，軽く潰す．②2枚のスライドガラスを軽くそれぞれ逆方向に引く．
長所：細胞質突起や細胞の結合性がみやすくなる．硬い検体にも有用．
短所：細胞診としてすべて使用するため，組織診には使用できない．

処理後は，ただちに湿固定を行う（検体に余裕があれば，Giemsa染色用の乾燥固定もよい）．

### 3）染色
迅速時には，HE染色が染色時間も短く，細胞質突起を観察しやすいので有用性が高い．Papanicoloau染色，Giemsa染色なども併用する．

## 脳腫瘍の臨床・病理・細胞診

### 1）正常組織および正常細胞
#### (1) 大脳の組織所見（図L-3）
毛細血管と神経膠細胞が散在し，そのなかに神経細胞が散在する．
#### (2) 大脳の細胞所見（図L-4）
神経膠組織を背景に，小型の膠細胞や大型の神経細胞がみられる．
#### (3) 小脳の組織所見（図L-5）
表面の皮質には細胞が少なく，その下に小型細胞の多い顆粒細胞層がある．

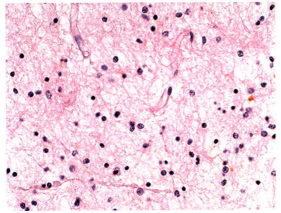

図 L-3 | 正常大脳の組織
毛細血管と神経膠細胞が散在し，そのなかに神経細胞が散在する．（HE染色　弱拡大）

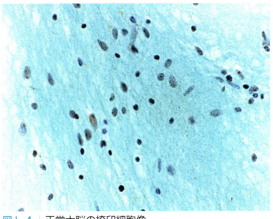

図 L-4 | 正常大脳の捺印細胞像
神経膠組織を背景に，小型の膠細胞や大型の神経細胞がみられる．（Pap染色　弱拡大）

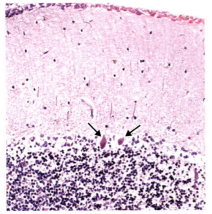

図 L-5 | 正常小脳の組織像
表面の皮質には細胞が少なく，その下に小型細胞の多い顆粒細胞層がある．両者の中間にある大きな細胞がPrukinje細胞（↑）．（HE染色　弱拡大）

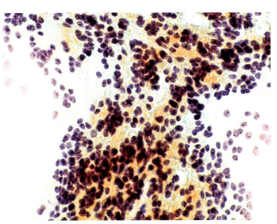

図 L-6 | 正常小脳の捺印細胞像
小型の顆粒細胞が多数みられる．異型はみられない．腫瘍細胞と間違えないよう気をつける必要がある．（Pap染色　強拡大）

両者の中間にある大きな細胞がPrukinje細胞である．

### (4) 小脳の細胞所見（図L-6）

小型の顆粒細胞が多数みられる．異型はみられない．腫瘍細胞と間違えないよう気をつける必要がある．

## 2）毛様細胞性星細胞腫（pilocytic astrocytoma）（WHO grade I）

### (1) 臨床所見

主として若年者，幼児の小脳中部，視神経，視交差部に発生する．比較的境界明瞭（全摘出しやすい）．予後はgliomaのなかで最も良い．

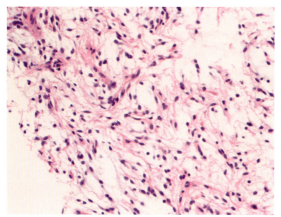
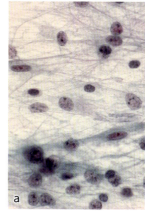
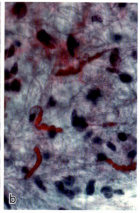

図 L-7 | 毛様細胞性星細胞腫の組織像
髪毛様の細胞質突起がみられる．(HE 染色　弱拡大)

図 L-8 | 毛様細胞性星細胞腫の細胞像
a：核は卵円形〜棒状で，髪毛様の細胞質突起がみられる．(Pap 染色　強拡大)
b：ローゼンタール線維が散見される．(Pap 染色　強拡大)

### (2) 組織所見（図 L-7）

小囊胞を伴うことが多い．細胞密度の高い部分と microcystic な部分の二相性を呈する．免疫組織化学的に，GFAP や S-100 が陽性となる．

### (3) 細胞所見（図 L-8）

髪毛様の細長い双極性細胞質突起を有する（組織像と共通所見）．核は卵円形または楕円形（組織像と共通所見）．背景に，ソーセージ状でオレンジ好性物質のローゼンタール線維（rosenthal fiber）や，内部が顆粒状のエオジン好性球状物質の好酸顆粒小体（eosinophilic granular body）がみられる（組織像と共通所見）．核分裂像は，まれにみられる．

## 3）びまん性星細胞腫（diffuse astrocytoma）（WHO grade II）

### (1) 臨床所見

中年期（30〜40 歳）に多い．大脳半球に多い（特に前頭葉）．予後は比較的良好だが，再発することが多い．手術では，可能な限り摘出し，放射線療法や化学療法を追加する．

### (2) 組織所見

腫瘍は境界不明瞭でびまん性に浸潤，発育する．亜型として，fibrillary astrocytoma, protoplasmic astrocytoma, gemistocytic astrocytoma がある．免疫組織化学的に GFAP や S-100 に陽性．

### (3) 細胞所見（図 L-9, 10）

細胞質突起を有し，細胞質は好酸性を呈する（組織像と共通所見）．核クロマチン増量，核肥大し円形〜類円形，核型不整もしばしばみられる（組織像と共通所見）．細胞突起や細胞質，核は，亜型によって細胞像が異なる．通常，核分裂像や壊死物質は認めない（組織像と共通所見）．

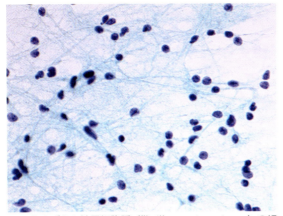

図 L-9 | びまん性星細胞腫（fibrillary astrocytoma）の細胞像

細胞質突起を有する核腫大した腫瘍細胞．(Pap 染色　強拡大)

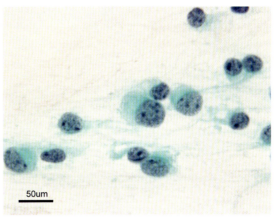

図 L-10 | びまん性星細胞腫（gemistocytic astrocytoma）の細胞像

核は偏在し，N/C 比が高く，細胞質突起を有する．(Pap 染色　強拡大)

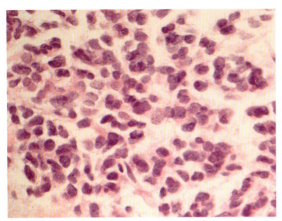

図 L-11 | 退形成性（悪性）星細胞腫の組織像

N/C 比の高い核型不整の腫瘍細胞．(HE 染色　弱拡大)

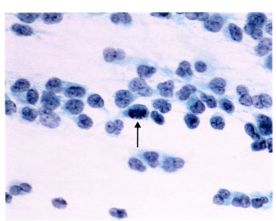

図 L-12 | 退形成性（悪性）星細胞腫の細胞像

N/C 比が増加し，核小体が目立ち，核型不整がみられる．核分裂像（↑）が散見される．(Pap 染色　強拡大)

## 4）退形成性（悪性）星細胞腫（anaplastic astrocytoma）（WHO grade III）

### （1）臨床所見

30〜60 歳代に多い．大脳半球に多い（特に前頭葉）．予後は不良（再発率が高い）．放射線療法や化学療法を追加する．

### （2）組織所見（図 L-11）

腫瘍は境界不明瞭で，びまん性に浸潤，発育する．Ki-67 の陽性率は 5〜10％．

### （3）細胞所見（図 L-12）

細胞突起を有し，細胞質は好酸性を呈する（組織像と共通）．細胞密度の増加，核の多形性および大小不同，核クロマチン増量，核型不整核の出現，核小体腫大，N/C 比増加（組織像と共通所見）．核分裂像の出現，通常，壊死

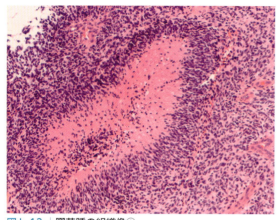
図 L-13 | 膠芽腫の組織像①
周囲に核の柵状配列を伴う壊死巣．（HE染色　弱拡大）

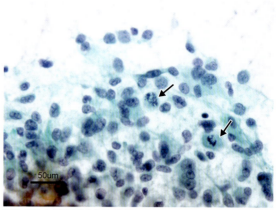
図 L-14 | 膠芽腫の細胞像①
核分裂像（↑）が多数みられる．（Pap染色　強拡大）

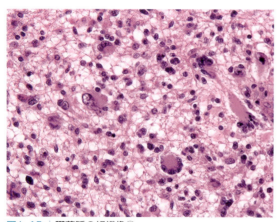
図 L-15 | 膠芽腫の組織像②
異型のある巨細胞の増生．（HE染色　弱拡大）

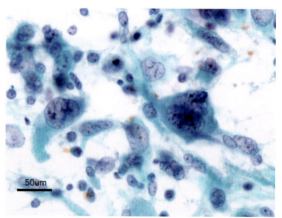
図 L-16 | 膠芽腫の細胞像②
多核や巨大核の多形性に富む腫瘍細胞．（Pap染色　強拡大）

物質は認めない（組織像と共通所見）．

## 5）膠芽腫（glioblastoma）（WHO grade Ⅳ）

### （1）臨床所見
　成人の大脳半球に好発する．MRIではリング状の造影効果を示す．予後はきわめて不良．

### （2）組織所見（図 L-13, 15, 17）
　astrocytoma由来の多形性に富んだ腫瘍細胞がみられる．腎糸球体係蹄類似構造（gloumeruloid vessels）．核の柵状配列を伴う壊死巣（pseudopalisading necrosis）．Ki-67の陽性率は高く，15～20％．

### （3）細胞所見（図 L-14, 16, 18）
　細胞質突起をもち，多形性に富んだ腫瘍細胞からなる（組織像と同様所見）．小型～巨大核，多核の腫瘍細胞を認め，多彩な細胞像をとる（組織像と共通

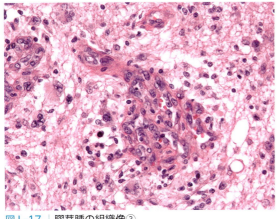

図 L-17 | 膠芽腫の組織像③
異型細胞のある腫瘍組織内に血管内皮の増生した血管がみられる．（HE 染色　強拡大）

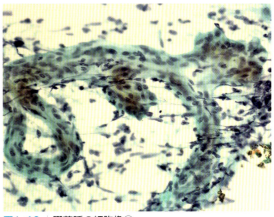

図 L-18 | 膠芽腫の細胞像③
血管内皮細胞の著しい増生．（Pap 染色　強拡大）

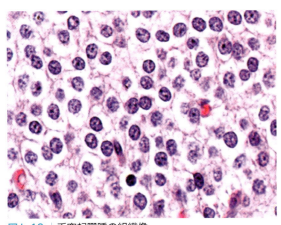

図 L-19 | 乏突起膠腫の組織像
核周囲にハローがみられる．（HE 染色　強拡大）

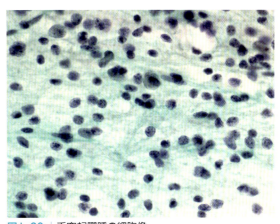

図 L-20 | 乏突起膠腫の細胞像
細胞密度が高く，小型で均一な円型核．細胞質は乏しく，裸核状．（Pap 染色　強拡大）

所見）．核分裂像や壊死物質を多数認める（組織像と同様所見）．腫瘍血管の増生および血管内皮細胞の著しい増生がみられる（組織像と同様所見）．

## 6）乏突起膠腫（oligodendroglioma）（WHO grade Ⅱ）

### (1) 臨床所見

　頭痛，けいれんが主症状．石灰化や嚢胞がみられる．中年成人の大脳，特に前頭葉に好発する．

### (2) 組織所見（図 L-19）

　乏突起膠細胞類似の均一な腫瘍．びまん性に浸潤，石灰化もみられる．核周囲にハローがみられる〔蜂の巣構造（honeycomb structure）や目玉焼き像（fried egg appearance）〕．ただし迅速凍結切片ではハローが不明瞭．間質は，毛細血管網〔鳥小屋の金網像（chicken cage wire pattern）〕．免疫組織化学的に核が Olig2 で陽性．

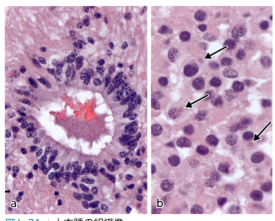
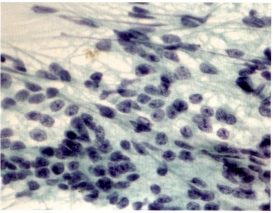

図 L-21 | 上衣腫の組織像
a：上衣ロゼット，b：胞体内好酸性封入体（↑）．（HE 染色　弱拡大）

図 L-22 | 上衣腫の細胞像
類円型または楕円型の核と，多稜形〜紡錘形の細胞質突起がみられる．（Pap 染色　強拡大）

### (3) 細胞所見（図 L-20）

　細胞密度が高く，小型で均一な円型核（組織像と共通）．核クロマチンは細顆粒状，均等分布（組織像と共通所見）．細胞質は乏しく，裸核状．細胞質突起はみられない．組織像のようなハローはみられない．背景に，石灰化や毛細血管網がみられる．

## 7）上衣腫（ependymoma）（WHO grade Ⅱ）

### (1) 臨床所見

　脳室壁の上衣細胞由来の glia 系腫瘍．主として，小児，若年者に多く，第四脳室，次いで脊髄，側脳室に多い．水頭症を起こしやすい．腫瘍が全摘出できれば予後良好だが，一般に全摘出は難しく再発を起こしやすい．

### (2) 組織所見（図 L-21）

　線状の細胞質突起を有する．上衣ロゼット（真のロゼット），血管周囲性偽ロゼット，上衣管がみられる．PAS 反応や EMA 陽性の胞体内好酸性封入体がみられる．免疫組織化学的に GFAP，EMA，S-100 に陽性．

### (3) 細胞所見（図 L-22）

　核は，類円型または楕円型（組織像と共通）．細胞質は豊富で，多稜形〜紡錘形を呈し，中心の血管から細胞質突起が伸び，核が外側に並ぶように配列する（シダの葉様の集塊）．上衣ロゼットの出現．

## 8）脈絡叢乳頭腫（choroid plexus papilloma）（WHO grade Ⅰ）

### (1) 臨床所見

　小児の側脳室にみられることが多く，成人では第四脳室に多い．根治できれば予後はよいが，悪性のものもある．

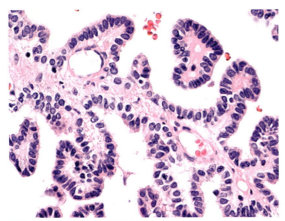

図 L-23 ｜脈絡叢乳頭腫の組織像
(HE 染色　強拡大)

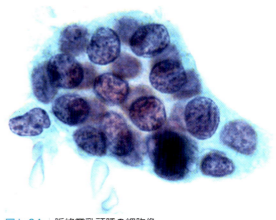

図 L-24 ｜脈絡叢乳頭腫の細胞像
核は類円〜楕円型で，大きさは揃っている．(Pap 染色　強拡大)

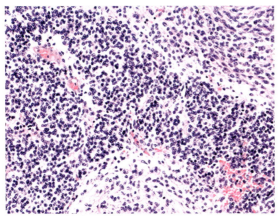

図 L-25 ｜髄芽腫の組織像
(HE 染色　弱拡大)

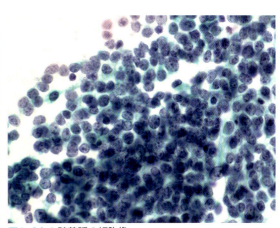

図 L-26 ｜髄芽腫の細胞像
細胞密度が非常に高く，核は円型〜楕円型．(Pap 染色　強拡大)

### (2) 組織所見（図 L-23）

脈絡叢由来の腫瘍．脈絡上衣細胞に類似した円柱ないし立方上皮の腫瘍が，単層に乳頭状増殖をする．

### (3) 細胞所見（図 L-24）

樹枝状に分岐する間質を中心に，円柱ないし立方上皮に類似した細胞が乳頭状増殖をする．核は類円型〜楕円型で大きさは揃っている．

## 9）髄芽腫（medulloblastoma）（WHO grade Ⅳ）

### (1) 臨床所見

小児に多く（14 歳以下が特に多い），小脳虫部に発生する．未分化な腫瘍で神経細胞への分化傾向を示す．放射線や化学療法への感受性は比較的高い．再発，転移，播種を起こし，予後は不良．

### (2) 組織所見（図 L-25）

Homer-Wright 型ロゼットを形成する．核分裂像を多数認める．

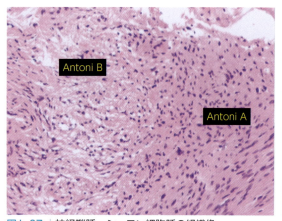
図L-27 | 神経鞘腫・シュワン細胞腫の組織像
細胞が密なAntoni Aと，細胞が疎なAntoni Bからなる．(HE染色　弱拡大)

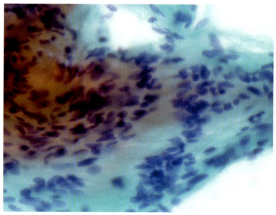
図L-28 | 神経鞘腫・シュワン細胞腫の細胞像
核のpalisadingがみられる（Antoni A）．(Pap染色　強拡大)

### (3) 細胞所見（図L-26）

　細胞密度が非常に高い．核は円型，楕円型，洋梨型（ニンジン様）で，核クロマチンに富み，細胞質が乏しい（裸核状）（組織診と共通所見）．

## 10) 神経鞘腫・シュワン細胞腫（Schwannoma, neurilemoma）（WHO grade I）

### (1) 臨床所見

　第Ⅷ脳神経（聴神経）に圧倒的に多く発生する．脊髄神経後根にも多い．脳脊髄に連続する末梢神経から発生する腫瘍である．遺伝性のものもある．外科的切除ができれば予後は良い．

### (2) 組織所見（図L-27）

　細胞が密なAntoni Aと細胞が疎なAntoni Bからなる．核分裂像や壊死物はみられない．免疫組織化学的にS-100に陽性．

### (3) 細胞所見（図L-28）

　標本作製時，捺印ではほとんど細胞は採れない．圧挫でも硬くてなかなか潰れず，厚い標本になりやすい．長楕円形の核をもち，細長い細胞質を有する（組織像と共通所見）．核が横一列に柵状に並ぶpalisadingや，束状配列（細長い細胞が一定方向に流れてみえる）がみられる（組織像と共通所見）．核の大小不同は悪性の指標にはならない．

## 11) 髄膜腫（meningioma）（WHO grade Ⅰ〜Ⅲ）

### (1) 臨床所見

　髄膜から発生する腫瘍である．35歳以上に多く，比較的女性に多い．発生部位は，傍矢状洞，高位大脳円蓋部に多い．てんかん発作．予後は，亜型によって異なる．

・WHO grade Ⅰ：予後良好

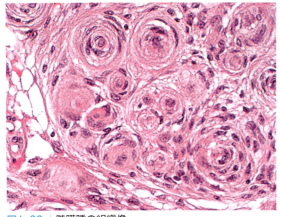

図 L-29 髄膜腫の組織像
whorl（渦巻き）構造がみられる．（HE 染色　強拡大）

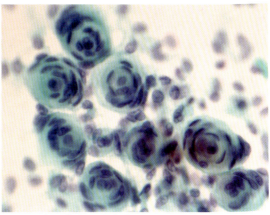

図 L-30 髄膜腫の細胞像①
渦巻き形成．（Pap 染色　強拡大）

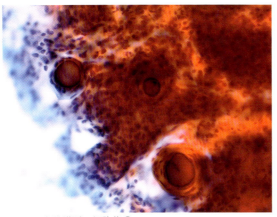

図 L-31 髄膜腫の細胞像②
同心円状に石灰化した砂粒体がみられる．（Pap 染色　弱拡大）

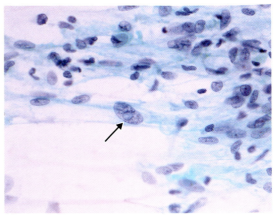

図 L-32 髄膜腫の細胞像③
核内細胞質封入体（↑）．（Pap 染色　強拡大）

　　髄膜皮性髄膜腫，線維性髄膜腫，移行性髄膜腫，砂粒腫性髄膜腫，血管腫性髄膜腫，微小嚢胞性髄膜腫，分泌性髄膜腫など
・WHO grade Ⅱ：予後不良
　　脊索腫様髄膜腫，明細胞髄膜腫，異型性髄膜腫　＊髄膜腫の脳内浸潤
・WHO grade Ⅲ：予後不良
　　乳頭状髄膜腫，ラブドイド髄膜腫，退形成性髄膜腫

(2) 組織所見（図 L-29）

　上皮様細胞から紡錘形細胞まで多彩な細胞からなり，特徴的な合胞体，渦巻き構造，砂粒体がみられる．免疫組織化学的に，EMA，vimentin に陽性．

(3) 細胞所見（図 L-30〜34）

　渦巻き形成，合胞状集塊，砂粒体（組織像と共通所見），核内細胞質封入体，核のしわ（組織像と共通所見）．

　分泌型髄膜腫では，通常の髄膜腫の細胞像の所見と，細胞質内封入体がみられる．

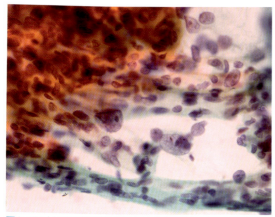

**図 L-33 血管腫性髄膜腫の細胞像**
豊富な血管と核の大小不同を認める腫瘍細胞.（Pap 染色　強拡大）

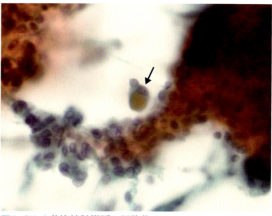

**図 L-34 分泌性髄膜腫の細胞像**
偏在した核と細胞質内の小球状の分泌物（↑）.（Pap 染色　強拡大）

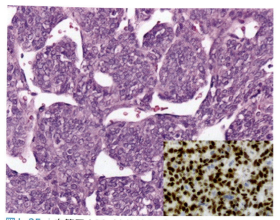

**図 L-35 血管周皮腫（血管外皮腫）の組織像**
左：鹿の角状に拡大した血管，その周囲には充実性の腫瘍細胞がある.（HE 染色　弱拡大）
右下：腫瘍細胞の核に陽性を示す.（免疫染色　STAT 6　強拡大）

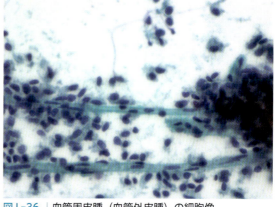

**図 L-36 血管周皮腫（血管外皮腫）の細胞像**
血管が豊富，腫瘍はその血管にまとわりついてみえる.（Pap 染色　強拡大）

## 12）血管周皮腫（血管外皮腫）(hemangiopericytoma)（WHO grade Ⅱ）

### (1) 臨床所見

　成人に多く，硬膜に発生する間葉系腫瘍である．画像上髄膜腫との鑑別が難しい．再発や転移を起こしやすく予後不良．

### (2) 組織所見（図 L-35）

　類円型核短紡錘形細胞が密に増殖し，鹿の角状に拡張した血管がみられる．免疫組織化学的に，部分的に CD34 陽性，CD99 陽性，また STAT 6 蛋白が核内に陽性．

### (3) 細胞所見（図 L-36）

　血管が豊富で，腫瘍はその血管にまとわりついてみえる．核は比較的揃っており類円型，N/C 比は高い．細胞質は多辺形，細胞質突起は短い．核分裂

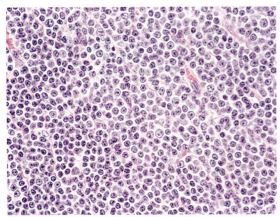

図 L-37 リンパ腫の組織像
結合性や細胞質突起のない円形腫瘍細胞．（HE 染色　弱拡大）

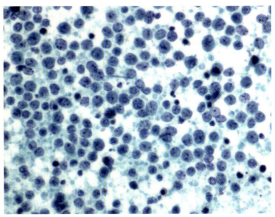

図 L-38 リンパ腫の細胞像
汚い背景に，核小体の明瞭な大型核をもつ N/C 比の高い腫瘍細胞．（Pap 染色　強拡大）

像や壊死物は認めない．

## 13）リンパ腫（lymphoma）

### (1) 臨床所見

　中枢神経系に原発するリンパ球由来の腫瘍である．大脳半球に多発性病巣を形成することが多い．大部分が免疫組織化学的に，CD20，CD79α に陽性を示す．

　びまん性大細胞型 B 細胞リンパ腫（DLBCL）は，高齢者や免疫不全状態の患者に好発する．全摘出は難しく，放射線や化学療法を行う．

### (2) 組織所見（図 L-37）

　大型の異型リンパ球がびまん性にみられる．

### (3) 細胞所見（図 L-38）

　核小体の明瞭な大型核をもつ N/C 比の高い腫瘍細胞（組織像と共通所見）．腫瘍細胞の結合性は疎である（組織像と共通所見）．背景は比較的汚い（組織像と共通所見）．

## 14）胚細胞腫（germinoma）

### (1) 臨床所見

　10 歳代の男性に多く，また，アジア地域に多い．発生部位は，正中線上に位置することが多く，松果体部に多く，トルコ鞍にも発生する．放射線や化学療法に対する感受性が高い．予後は比較的良い．

### (2) 組織所見（図 L-39～41）

　免疫組織化学的に，PLAP，c-kit（CD117），D2-40（podoplanin）などに陽性．

### (3) 細胞所見（図 L-42）

　著明な核小体をもつ大型の上皮様腫瘍細胞（組織像と共通所見）．胞体は明るく（PAS 染色陽性），細胞境界は明瞭（組織像と共通所見）．核分裂像が散

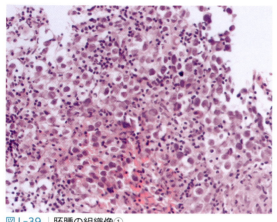

図 L-39 | 胚腫の組織像①
リンパ球と胚細胞との二相性を呈する．(HE 染色　弱拡大)

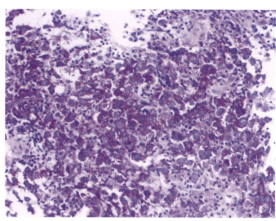

図 L-40 | 胚腫の組織像②
(PAS 染色　弱拡大)

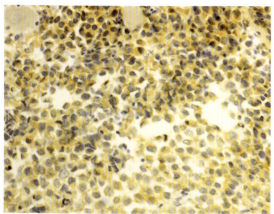

図 L-41 | 胚腫の組織像③
(免疫染色　PLAP　弱拡大)

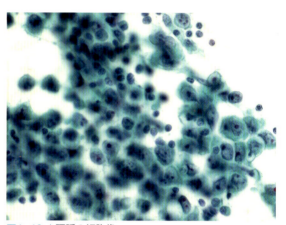

図 L-42 | 胚腫の細胞像
リンパ球との二相性を呈する腫瘍細胞．(Pap 染色　強拡大)

見される（組織像と共通所見）．大型の腫瘍細胞が小型リンパ球を背景にみられ，two cell pattern を示すことが多い（組織像と共通所見）．標本作製時，圧挫で挫滅しやすく，胚細胞腫を疑う所見の一つである．

## 15) 下垂体腫瘍

### ●下垂体腺腫（pituitary adenoma）

#### (1) 臨床所見

成人に多く，視力低下，下垂体機能低下や亢進を起こす．ホルモン非産生性が多く，続いてプロラクチン産生性，成長ホルモンの順に多い．摘出により予後は良好．

#### (2) 組織所見（図 L-43）

免疫組織化学的には，synaptophysin，chromogranin A，cytokeratin に陽性．また，各種ホルモンが陽性（GH，PRL，ACTH，TSH，hCG など）となる．

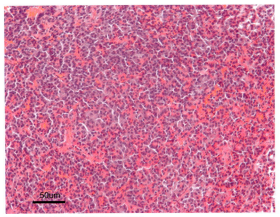

**図 L-43 │ 下垂体腫瘍の組織像**
好酸性の均一な腫瘍細胞からなる．(HE 染色　弱拡大)

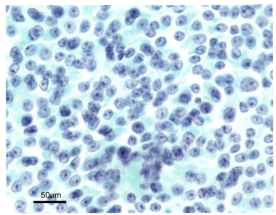

**図 L-44 │ 下垂体腫瘍の細胞像**
明瞭な核小体を有する円型の核で，細胞質は比較的豊富．(Pap 染色　強拡大)

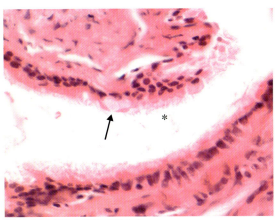

**図 L-45 │ ラトケ囊胞の組織像**
線毛円柱上皮細胞(＊)と杯細胞(↑)．(HE 染色　弱拡大)

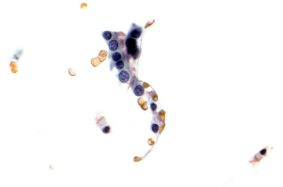

**図 L-46 │ ラトケ囊胞の細胞像**
線毛円柱上皮細胞集塊がみられる．(Pap 染色　強拡大)

### (3) 細胞所見（図 L-44）

明瞭な核小体を有する円型核で，細胞質は比較的豊富（組織像と共通）．細胞質は，好酸性または好塩基性（組織像と共通）．核異型に乏しく，モノトーンな腫瘍（組織像と共通）．

## 16) 囊胞性病変

### ●ラトケ囊胞（rathke cleft cyst）

#### (1) 臨床所見

トルコ鞍や鞍上部に発生する上皮細胞性囊胞．ラトケ囊の遺残物が拡張してできた囊胞である．

#### (2) 組織所見（図 L-45）

囊胞壁は，線毛円柱上皮細胞や杯細胞などの高円柱状上皮細胞である．

#### (3) 細胞所見（図 L-46）

線毛円柱上皮細胞や杯細胞などの異型のない高円柱状上皮細胞がみられる．

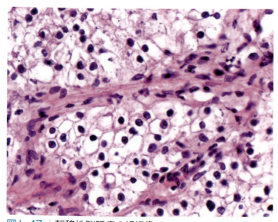
図 L-47 | 転移性脳腫瘍の組織像
腎明細胞癌の脳転移．明るい胞体の腫瘍細胞が充実性に増生している．（HE 染色　弱拡大）

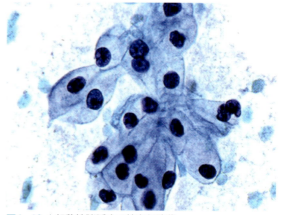
図 L-48 | 転移性脳腫瘍の捺印細胞像
組織と同様の細胞集塊がみられる．（Pap 染色　強拡大）

## ●類表皮嚢胞（epidermoid cyst）
### （1）臨床所見
　嚢胞状腫瘤．重層扁平上皮で囲まれた嚢胞．小脳橋角部に好発．
### （2）組織所見
　嚢胞壁は薄い扁平上皮細胞でおおわれている．内腔には，角化物や角化細胞を認める．
### （3）細胞所見
　内容物は，無核の角化物．嚢胞壁には，異型のない重層扁平上皮細胞がみられる．

## 17）転移性脳腫瘍（metastatic tumor）
### （1）臨床所見
　中枢神経系は，悪性腫瘍の転移が起こりやすい臓器の一つである．原発腫瘍としては，肺癌が多く，乳癌，消化器癌も多い．髄膜癌腫症の診断には，髄液細胞診が有用である．
### （2）組織所見（図 L-47）
　原発巣に類似した組織像を示す．
### （3）細胞所見（図 L-48）
　反応性 astrocyte を背景に，原発巣類似の腫瘍細胞がみられる．圧挫法にて，癌腫は結合性のある細胞集塊でみられることが多い．

（水口國雄・石原彰人）

# M 小児腫瘍

　小児期には，種々の臓器に成人にはみられない特色のある腫瘍が発生する．新生児期や乳児期には胎児性腫瘍，奇形腫などの奇形腫群腫瘍や神経芽腫が多く，学童期や思春期には白血病，リンパ腫，脳腫瘍，骨軟部腫瘍がみられるようになる．これらの腫瘍の多くは本書の各論のなかでも述べられているので，ここでは代表的な症例について説明することにする．

##  小児腫瘍の特徴

### 1）発生要因

#### (1) 先天異常

　特定の奇型に伴うもの（例：停留睾丸に発生するセミノーマ），染色体異常によるもの（固形がんの90％に染色体異常あり），家族性のもの（例：家族性大腸腺腫症），遺伝子異常によるもの（例：網膜芽腫）などがある．そのほか，先天性免疫異常や先天性代謝異常でも特定の悪性腫瘍が発生する．

#### (2) 環境因子

　放射線，紫外線や薬剤などの化学物質が癌の発生に関係している．チェルノブイリ原発事故で，放射線曝露した小児に甲状腺癌や白血病が多発したことは記憶に新しい．また，ウイルス感染が腫瘍の原因になったり，経口避妊薬を長期使用していると肝腺腫が発生することが知られている．

### 2）臨床的特徴

　主な小児腫瘍は白血病・リンパ腫（40％），脳腫瘍，神経芽腫，腎芽腫などである．小児腫瘍の臨床的特徴は以下の通りである．

① 白血病が33％，リンパ腫9％，脳腫瘍22％，神経芽腫6.5％，軟部腫瘍4.1％，骨腫瘍4.1％，網膜芽腫3.5％，腎腫瘍3.5％，肝腫瘍2.3％．
② 乳幼児期には神経芽腫，網膜芽腫，腎芽腫が多い．
③ 学童期にはリンパ腫，脳腫瘍，Ewing肉腫が多い．
④ 悪性のものが多いが，自然退縮するものもある．
⑤ 化学療法に感受性の高い腫瘍が多い．
⑥ 長期生存例が増加するに従い，二次腫瘍が増加する．
⑦ 腫瘍の種類により，年齢，発生部位・臓器が限定されている．

> **メモ**
> **発癌ウイルス**
> 　発がん性のあるウイルスには，EBウイルス（Burkittリンパ腫），ヒトパピローマウイルス（子宮頸癌），レトロウイルス（ATL，成人T細胞白血病），肝炎ウイルス（肝癌）などがある．

> **メモ**
> **二次腫瘍**
> 　先行する腫瘍があって，その治療の過程で別の腫瘍が発生することがあり，後者を二次腫瘍という．化学療法，放射線療法，ホルモン剤の影響が知られている．

表 M-1 ｜小児腫瘍の種類

| 奇形腫群腫瘍 | 神経芽腫群腫瘍 | 髄芽腫 | 白血病 |
|---|---|---|---|
| 胚細胞腫 | 低分化型神経芽腫 | 網膜芽腫 | リンパ腫 |
| 胎児性癌 | 未分化型神経芽腫 | 肝芽腫 | 骨肉腫 |
| 卵黄嚢腫瘍 | 神経節芽腫 | 腎芽腫 | 横紋筋肉腫 |
| 未熟奇形腫 | 神経節細胞腫 | Ewing 肉腫 | 褐色細胞腫 |
| 奇形腫 |  | 未分化神経外胚葉腫瘍（PNET） |  |

### 3）病理学的特徴（表 M-1）

小児腫瘍は血液・リンパ球系腫瘍と固形腫瘍に大別され，以下の特徴がある．

①胎児組織に類似した組織像が目立つ．
②「――芽腫」と呼ばれる腫瘍が多い．脳の膠芽腫，血管芽腫は例外で，成人に多い．
③形成異常に分類される腫瘍（過誤腫：hamartoma）がある．
④1つの腫瘍内に上皮性と非上皮性の成分を有する混合腫瘍がある．
⑤神経芽腫のように，分化を示して退縮する症例がある．

> **メモ**
> 過誤腫（hamartoma）
> 組織奇形の一種．正常組織にある1つ以上の組織成分が入り混じって限局性に過剰発育したもの．良性であるが，多発することがある．

## 2 小児腫瘍の臨床・病理・細胞診

ここでは小児や若年者にみられる代表的な腫瘍につき，臨床所見，組織学的・細胞学的特徴を説明する．特に白血病やリンパ腫，骨肉腫などは成人にも発生するため，最小限の説明とする．それぞれの章を参照してほしい．

### 1）奇形腫群腫瘍（胚細胞腫瘍）

精巣や卵巣の原始胚細胞から胚細胞に至る段階の細胞から発生する腫瘍で，性腺のほか，原始胚細胞が迷入した脳（松果体の近く），縦隔，後腹膜，仙尾部からも発生する．小児悪性腫瘍の3％を占める．単一の組織像からなることもあるが，複数の組織型が混在することが少なくない．未熟な成分が多い症例ほど悪性度が高い．

#### ●胚細胞腫（germinoma, dysgerminoma, seminoma）

**(1) 臨床所見**

卵巣に発生するものを dysgerminoma，精巣は seminoma，他の部位に発生したものは germinoma と呼ぶが，組織型は同一である．小児の卵巣腫瘍の15％が dysgerminoma である．

**(2) 組織所見**（図 M-1）

胚細胞に類似した細胞質の明るい胞体を有し，円形核には核小体が目立つ．背景にはリンパ球が増加し，二相性構造を示す．腫瘍細胞の細胞質には胎盤性アルカリホスファターゼ（PLAP）が陽性となる．

> **メモ**
> 胚細胞
> 胚細胞は生殖細胞の初期段階の細胞である．卵黄嚢から発生し，胎生初期に正中部を移動して卵巣または精巣に移動し，卵子や精子に分化する．

> **メモ**
> 胚細胞腫瘍
> 胎盤性アルカリホスファターゼ（PLAP），PAS 反応が陽性である．小児悪性腫瘍の3％を占める．男児に多い．

> **メモ**
> 二相性構造
> 2種類の細胞から構成される腫瘍形態で診断価値が高い．他には絨毛癌，乳腺の髄様癌，Warthin 腫瘍，Burkitt リンパ腫などでみられる．

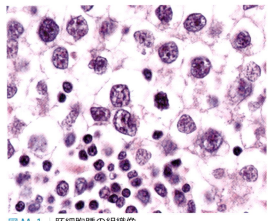

図 M-1 │ 胚細胞腫の組織像
核小体の明瞭な大型細胞がみられる．背景にリンパ球の浸潤を伴う二相性構造が特徴である．（HE 染色　強拡大）

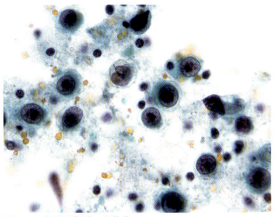

図 M-2 │ 胚細胞腫の細胞像
腫瘍細胞は明るい細胞質を有し，核小体が目立つ．小型リンパ球がみられる．（捺印　Pap 染色　強拡大）

### (3) 細胞所見（図 M-2）
腫瘍細胞は組織像と同様に明るい細胞質を有し，核小体が目立つ．腫瘍細胞周辺に小型リンパ球がみられ，二相性構造を示す．

## ●胎児性癌（embryonal carcinoma）
異型性の強い細胞が充実性に増殖したり，立方状〜円柱状の細胞が管状，乳頭状構造を示す．充実部では中心に壊死傾向が特徴で，上皮部分は腺癌の様相を呈する．

細胞質には胎盤性アルカリホスファターゼや低分子量サイトケラチンが陽性となり，α-フェトプロテイン（AFP）もときに陽性となる．

## ●卵黄嚢腫瘍（yolk sac tumor, endodermal sinus tumor）
### (1) 臨床所見
小児期の胚細胞腫瘍のなかで，最も頻度が高い．卵巣や仙尾部に多く，縦隔や後腹膜，松果体での発生は少ない．精巣では幼児期と思春期の二峰性の年齢分布を示す．

### (2) 組織所見（図 M-3, 4）
組織像は多彩で，胎児性癌のような充実部から，乳頭部，網状ネットワークなどの構造が混在し，また非常に特徴的な Schiller-Duval body（glomeruloid body）と呼ばれる糸球体様構造がみられる．腫瘍細胞の胞体には免疫染色で陽性となる α-フェトプロテイン（AFP）の局在が認められ，血清中の AFP 値も増加する．

### (3) 細胞所見（図 M-5, 6）
細胞像は，N/C 比の大きい未熟な円形核を有する腫瘍細胞が，集塊から散在性に出現する．明るい胞体を有する細胞もみられる．細胞質内にライトグリーン好性またはオレンジ G 好性の硝子滴（hyaline globule）がみられる．

> **メモ**
> **卵黄嚢**
> 卵黄包ともいい，胎生初期の卵黄を包む血管に富んだ膜である．内壁は，胚盤から続く内胚葉からなる．ここからリンパ球幹細胞や原始生殖細胞が発生する．

> **メモ**
> **AFP（α-fetoprotein）**
> 胎生期の卵黄嚢からつくられる蛋白で，生後消失する．肝細胞癌，卵黄嚢腫瘍の血清中に高値を示す．

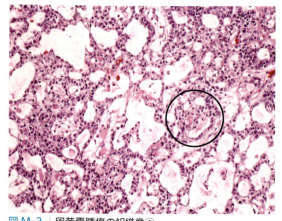

図 M-3 | 卵黄囊腫瘍の組織像①
Schiller–Duval body（glomeruloid body）と呼ばれる，腎糸球体構造に似た形態が特徴的である（黒丸で囲んだ部分）．（HE染色　弱拡大）

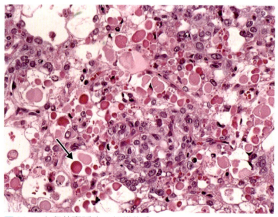

図 M-4 | 卵黄囊腫瘍の組織像②
腫瘍細胞の近傍に卵型の硝子滴（hyaline globule）（↑）が多く確認できる．これは AFP を含んでいる．（HE染色　弱拡大）

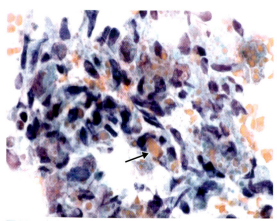

図 M-5 | 卵黄囊腫瘍の細胞像①
多彩な細胞像を呈している．矢印の橙色の物質は硝子滴である．硝子滴はオレンジ色やライトグリーン色に染まる．（捺印　Pap染色　強拡大）

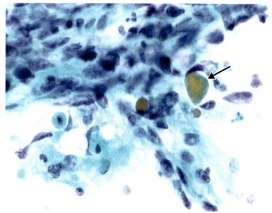

図 M-6 | 卵黄囊腫瘍の細胞像②
腫瘍細胞の近傍に硝子滴（↑）が認められる．（捺印　Pap染色　強拡大）

● その他の奇形腫群腫瘍

奇形腫群腫瘍には他に，絨毛癌，胎児性（胎芽性）癌，奇形腫（未熟型，成熟型）などがあるが，小児で発症することは少ないので，ここでは述べない．本書の「A　婦人科」の項を参照してほしい．

奇形腫群腫瘍ではしばしば複数の組織型が混在してくる．同一腫瘍内に2種類以上の異なった組織型がみられるものを複合型（combine type）と呼ぶ．これが胚細胞腫瘍の 33～60％を占める．

## 2）神経芽腫群腫瘍

小児悪性腫瘍の 10％を占め，ほとんどは 0～4 歳で診断される．約 65％は腹部の交感神経や副腎髄質から発生する．この腫瘍群には神経芽腫，神経節芽腫，神経節腫など異なった分化程度の腫瘍が含まれる．以下，病理組織像

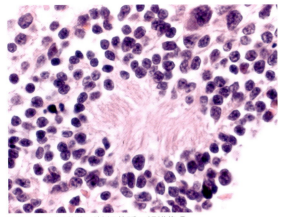

図 M-7 | 低分化型神経芽腫の組織像①
未熟な神経芽細胞を背景に，偽ロゼットがみられる．細胞間にも繊細な細線維組織が介在している．(HE 染色　強拡大)

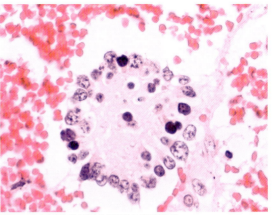

図 M-8 | 低分化型神経芽腫の組織像②
図 M-7 と同様に偽ロゼット配列がみられる．偽ロゼット内腔にエオジン好性に染色されているのは神経細線維である．(HE 染色　強拡大)

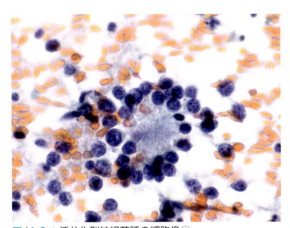

図 M-9 | 低分化型神経芽腫の細胞像①
赤血球を背景に，神経芽細胞が偽ロゼット配列を呈している．(Pap 染色　強拡大)

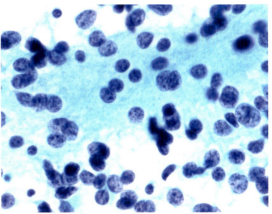

図 M-10 | 低分化型神経芽腫の細胞像②
円形～類円形の核で，神経芽細胞が散在性に認められる．腫瘍細胞の周囲にライトグリーンに染まる神経細線維を認める．(Pap 染色　強拡大)

と細胞像について述べる．

## ●神経芽腫（neuroblastoma）

発症年齢は，1歳前後が最も多い．年齢が1.5歳を超えると予後不良となる傾向がみられる．好発部位は副腎髄質が多い．また，一部には自然退縮する症例もある特殊な腫瘍である．

神経芽腫は小型裸核状の神経芽細胞からなり，神経芽腫は次の2種類に分類される．

### (1) 低分化型（poorly differentiated type）

#### ①組織所見（図 M-7, 8）

細胞密度が高い小型の神経芽細胞からなり，細胞質は少ない．核クロマチンは繊細で，核小体もみられる．神経線維が腫瘍細胞間に介在する．Horner-Wright 型の偽ロゼット（花冠）がみられることから rosette-fibrillary 型

### メモ

**神経芽腫**

腫瘍が産生するカテコールアミンの代謝物である尿中VMA (vanillylmandelic acid)，HVA (homovanillic acid) が診断に有用である．免疫組織染色では，neuron specific enolase (NSE)，chromogranin A，synaptophysin，neurofilament (NF) などが陽性となることが多い．また，血中の LD，フェリチンが高値となる．

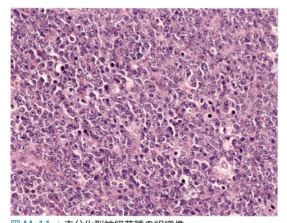

図 M-11 | 未分化型神経芽腫の組織像
未分化な神経芽細胞がびまん性の増殖を示し，ロゼット形成や神経細線維への分化を示さない．（HE 染色　弱拡大）

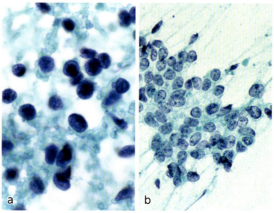

図 M-12 | 未分化型神経芽腫の細胞像
a：裸核の神経芽細胞を散在性に認める．低分化型と比較すると小型である．ロゼット配列は確認できないことが多い．（Pap 染色　強拡大）
b：未熟な神経芽細胞が分化を示すことなく出現している．（Pap 染色　弱拡大）

とも呼ばれる．また，種々の程度に壊死や石灰化を伴う．

②**細胞所見**（図 M-9, 10）

　N/C 比の大きい円形〜類円形核の細胞が，散在性から花冠を形成して出現する．背景にライトグリーンに好染する神経細線維がみられる．

### (2) 未分化型（undifferentiated type）
①**組織所見**（図 M-11）

　小型の類円形または紡錘形細胞が主体で，びまん性の増生を示す．ロゼットはほとんどみられない．round cell type とも呼ばれ，予後は悪い．

②**細胞所見**（図 M-12）

　細胞は poorly differentiated type よりも小さく，びまん性の出現をみる．背景に神経線維が少ない．

## ●神経節芽腫（ganglioneuroblastoma）
### (1) 臨床所見

　交感神経から発生し，カテコラミンやその代謝産物を産生する．自然退縮する予後良好例から生存率 30〜40％の難治例まで，さまざまな症例がある．神経芽腫とあわせて論じられる．

### (2) 組織所見（図 M-13）

　分化した神経節細胞と未分化な神経芽細胞が種々の程度に混在する．神経節細胞の核は大きく，核小体が目立つ．細胞質には Nissl 顆粒がみられる．神経節細胞は大型で腺癌細胞様であるが，悪性細胞ではないので注意が必要である．

### (3) 細胞所見（図 M-14）

> **メモ**
> 低分化型と未分化型
> 　低分化型にみられる神経細線維（組織像の偽ロゼット内腔と細胞像の背景にライトグリーンに染まっているもの）は，未分化型ではほとんどみられない．

> **メモ**
> 神経節細胞
> 　細胞質には，他の上皮性腫瘍にはない Nissl 小体（細胞質内顆粒）がみられるのが特徴である．

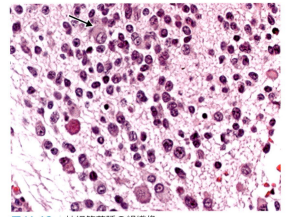

図 M-13 | 神経節芽腫の組織像
矢印に示す核が偏在した大型細胞が散在性に認められる．背景の小型細胞は神経芽細胞である．（HE染色　強拡大）

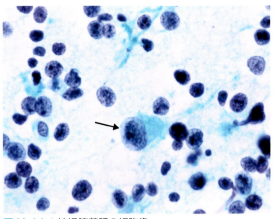

図 M-14 | 神経節芽腫の細胞像
矢印に示す細胞が神経節細胞で，背景には裸核状の神経芽細胞がみられる．（Pap染色　弱拡大）

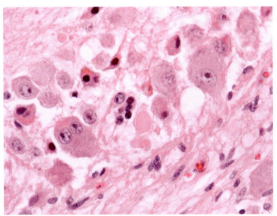

図 M-15 | 神経節細胞腫の組織像
核小体が明瞭で，核が偏在した大型細胞がみられる．（HE染色　強拡大）

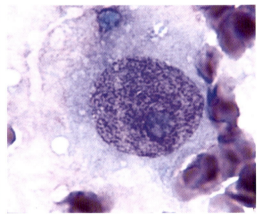

図 M-16 | 神経節細胞腫の細胞像
核小体の明瞭な大型の神経節細胞がみられる．（Giemsa染色　強拡大）

## ●神経節細胞腫（ganglioneuroma）

### （1）臨床所見

予後は良好である．後腹膜や縦隔に好発する．

### （2）組織所見（図 M-15）

分化した神経節細胞（核小体の明瞭な腺癌様の大型の細胞）と神経線維とSchwann細胞様細胞の増殖からなる．幼若な細胞はない．

### （3）細胞所見（図 M-16）

核小体の明瞭な大型の神経節細胞がみられる．神経節細胞に類似している．

## 3）褐色細胞腫（pheochromocytoma）

### （1）臨床所見

交感神経から発生する腫瘍で，副腎髄質や傍交感神経節などのクロム親和

> **メモ**
>
> 褐色細胞腫
> 　本腫瘍は神経芽腫に比して，カテコールアミンを多く産生し，その代謝産物であるVMA（バニリルマンデル酸）が尿中にみられる．小児で高血圧，頻脈，発汗などの症状を呈した場合は，本腫瘍を疑う指標となる．副腎髄質や傍交感神経節などのクロム親和性細胞より発生する．

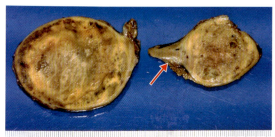

図 M-17 | 褐色細胞腫の肉眼像
矢印が示す部分は，圧排された副腎本体が確認できる．腫瘍は黄色〜褐色調を呈している．（肉眼写真　弱拡大）

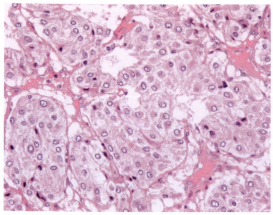

図 M-18 | 褐色細胞腫の組織像
類円形核で，微細顆粒状の細胞質がみられる．胞巣（nest）を形成している．（HE 染色　強拡大）

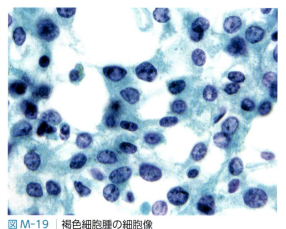

図 M-19 | 褐色細胞腫の細胞像
円形〜類円形核を有し，疎結合性で出現している．細胞質は微細顆粒状である．（Pap 染色　強拡大）

性細胞からなる．カテコールアミンの過剰分泌により高血圧や発汗過多，発作性顔面紅潮，動悸，頭痛などの症状を起こす．甲状腺髄様癌を合併するものは MEN タイプⅡ（Shipple 症候群）と呼ぶ．診断にはカテコールアミンの代謝産物である尿中バニリルマンデル酸（VMA）が測定される．

#### （2）組織所見（図 M-17, 18）

多菱形のクロム親和性細胞が充実性胞巣状に配列し，毛細血管が豊富にみられる．軽度〜中等度の核腫大を示す．電子顕微鏡では細胞質に豊富なカテコールアミン分泌顆粒を認める．

#### （3）細胞所見（図 M-19）

多菱形の細胞で，細胞質に微細顆粒を認める．核は円形〜類円形で，軽度〜中等度の異型を示す．クロマチンは増量している．

### 4）腎芽腫（nephroblastoma，Wilms 腫瘍）

#### （1）臨床所見

小児三大固形悪性腫瘍の一つである．小児悪性腫瘍の 3.2％で，小児泌尿器係腫瘍の大部分（90％）を占める．80％は 4 歳までに発症する．幼児に多く，さまざまな奇形を伴うことが知られている．

> **メモ**
> 尿中のアドレナリン，ノルアドレナリン，メタネフリン，ノルメタネフリンが高値となる．免疫組織染色では，chromogranin A, synaptophysin, NSE が陽性となることが多い．

> **メモ**
> **腎芽腫**
> 組織学的には未熟な腎芽細胞，上皮細胞，間葉成分の 3 つが腎芽腫の 3 要素である．中胚葉由来の後腎芽組織（後腎芽細胞）から発生し，90％が Wilms 腫瘍である．

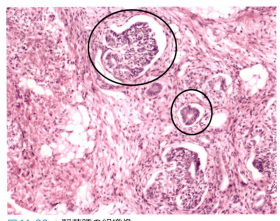

図 M-20 ｜ 腎芽腫の組織像
幼若な尿細管と糸球体構造がみられる（黒丸で囲まれた部分）．（HE 染色　弱拡大）

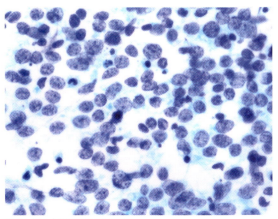

図 M-21 ｜ 腎芽腫の細胞像
未熟な腎芽細胞がびまん性に認められる．（Pap 染色　強拡大）

### (2) 組織所見（図 M-20）

発生学的には腎原基である後腎芽細胞より発生し，その未分化な細胞は腎芽細胞型，上皮細胞型，間葉細胞型の 3 種の成分が混在し，腎芽細胞が優位な腎芽腫を Wilms 腫瘍と呼ぶ．

### (3) 細胞所見（図 M-21）

未熟な腎芽細胞よりなり，大部分は腎芽細胞と間葉細胞であるが，一部に腎の尿細管構造に似た管状構造を示す細胞が種々の割合で混在してみられる．

## 5）肝芽腫（hepatoblastoma）

### (1) 臨床所見

肝芽腫は小児固形がんとしては，神経芽腫・Wilms 腫瘍（腎芽腫）に次いで多い．

乳児期から幼児期に発生することが多く，臨床所見では腹部に硬いしこりとして触れ発見される．医療機関では，超音波検査 などの画像検査で「しこり」が確認され，血液検査で AFP（α-フェトプロテイン）が増えていれば，診断は肝芽腫でほぼ間違いない．

### (2) 組織所見（図 M-22, 23）

核小体の明瞭な小型細胞で，細胞質は豊富である．未熟な細胞が増殖する．一部にロゼット形成や髄外造血（写真にはみられない）を伴うことがある．

### (3) 細胞所見（図 M-24, 25）

大型の核を有し，クロマチンは粗顆粒状でみられること多い．細胞間結合は粗である．一方，小児の肝細胞癌は成人の肝細胞癌に類似し，比較的小型で結合性のある集団でみられる．

> **メモ**
> 胎児型肝芽腫
> 分化した小型細胞からなり，類洞の髄外造血を伴う．核分裂像はほとんどみられない．腫瘍細胞の細胞質は好酸性に染まる．明るい細胞質はグリコゲーンが豊富で，PAS 反応が陽性である．約 90％が 5 歳までに発生するが，青年期の発生も報告されている．

> **メモ**
> 肝芽腫
> p.190 も参照.

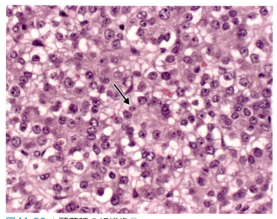

図 M-22 | 肝芽腫の組織像①
未熟な肝芽細胞からなり，ロゼット配列（↑）がみられる．（HE染色　強拡大）

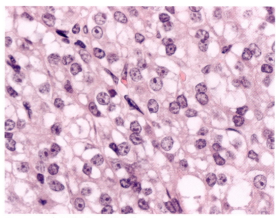

図 M-23 | 肝芽腫の組織像②
核小体の明瞭な未熟細胞がみられる．（HE染色　強拡大）

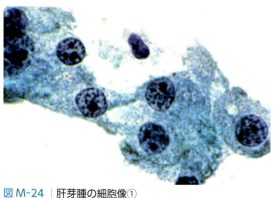

図 M-24 | 肝芽腫の細胞像①
核小体は明瞭で，細胞質は顆粒状である．（Pap染色　強拡大）

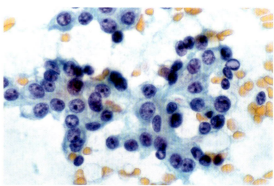

図 M-25 | 肝芽腫の細胞像②
疎結合性で出現している．核の大小不同と核小体の明瞭な細胞がみられる．（Pap染色　強拡大）

## 6）髄芽腫（medulloblastoma）

### （1）臨床所見

　小児の脳腫瘍の代表的なものである．男児に多い．小脳正中部（虫部）から発生し，増殖は早く第4脳室などに浸潤する．放射線に感受性が高い．

### （2）組織所見（図 M-26）

　細胞質が乏しい類円形細胞のびまん性増生で，神経芽腫と同様に偽ロゼットを形成する．

### （3）細胞所見（図 M-27）

　小型で裸核状の細胞がびまん性に増加する．ロゼット構造がみられることもある．核クロマチンは増量している．

メモ

髄芽腫
　p.367 も参照．

## 7）その他の腫瘍（other tumors）

### ●網膜芽腫（retinoblastoma）

### （1）臨床所見

　2歳前後の小児に多くみられる眼内腫瘍で，未分化な網膜芽細胞から発生

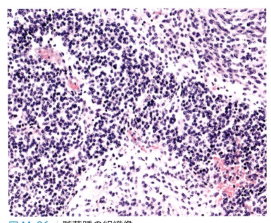

図 M-26 髄芽腫の組織像
細胞密度が高く，核クロマチンに富む小型円形核を有し，細胞質の乏しい未熟な細胞がみられる．（HE 染色　弱拡大）

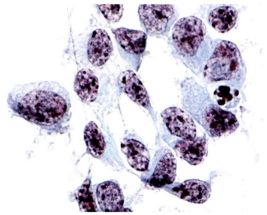

図 M-27 髄芽腫の細胞像
円形〜類円形の核を有し，未熟な細胞としてみられる．（Pap 染色　強拡大）

する．30〜40％は両眼性で，遺伝性の例は RB1 遺伝子異常である．

### (2) 組織所見
組織学的に小型円形の幼若細胞からなり，flexner 型の真のロゼットや血管周囲偽ロゼットを形成する．腫瘍背景に壊死や石灰化を伴い，核分裂像が多くみられる．

### (3) 細胞所見
小型裸核状の細胞からなり，クロマチンが増量している．

## ●骨肉腫（osteosarcoma）

### (1) 臨床所見
若年者（10 歳代）に多い．男性に多い傾向がある．長管骨に発生する．わが国での年間発生数は 200〜300 例である．

### (2) 組織所見
組織像は多彩で，間質組織への分化傾向により骨芽細胞型，軟骨芽細胞型，線維芽細胞型に分類される．骨髄芽細胞に類似した多形性に富む異型細胞の増生からなり，幼若骨や類骨の産生を伴う．

### (3) 細胞所見
異型の高度な非上皮細胞のびまん性増生からなり，多形性を示す．ライトグリーンに染まる類骨が混在する．

メモ
骨肉腫
p.341 も参照．

## ● Ewing 肉腫（Ewing sarcoma）

### (1) 臨床所見
1921 年，Ewing（米国の病理学者）が骨に発生した小円形細胞腫瘍を報告した．歴史的に古い腫瘍である．特定の分化を示さず，明るい細胞質は PAS 反応で陽性となる．骨以外に軟部（骨外性）にも発生する．

メモ
Ewing 肉腫
p.343 も参照．

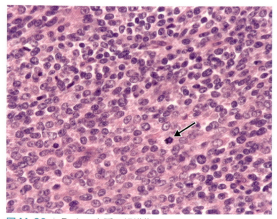

図M-28 | Ewing肉腫の組織像
小円形細胞からなる腫瘍で，異型性は強くないが，核分裂像（矢印）が多い．細胞質は乏しく，裸核状にみえる．糖原があるためPAS反応で陽性となる．(HE染色　強拡大)

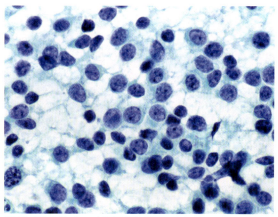

図M-29 | Ewing肉腫の細胞像
円形～類円形の核で，細胞質はわずかに認められる．(Pap染色 強拡大)

### (2) 組織所見（図M-28）

未熟な円形細胞がびまん性に増殖する．腫瘍細胞は特定の分化は示さず，わずかな胞体はPAS反応が陽性となる．細胞質に乏しいため，リンパ腫との鑑別が必要となることがある．

### (3) 細胞所見（図M-29）

組織所見と同様に，細胞質の乏しい細胞がびまん性に出現する．背景には大きな特徴はみられない．

## ●胎児型横紋筋肉腫(rhabdomyosarcoma, embryonal type)

### (1) 臨床所見

乳幼児に多いのは胎児型の横紋筋肉腫で，頭頸部，泌尿生殖器，四肢に好発する．ブドウの房状のポリープ状病変が特徴的で，ブドウ状肉腫（sarcoma botryoides）と呼ばれる．

### (2) 組織所見（図M-30）

組織型は胎児型，胞巣型，多形型，混合型に分類されるが，小児では胎児型がほとんどである．粘液様の背景に，小型裸核状の細胞がびまん性に増生し，myoglobin, desmin, PAS反応が陽性になる．

### (3) 細胞所見（図M-31）

粘液様の背景に，小型裸核状の腫瘍細胞が散在性に分布する．特別な分化を示さない．

## ● Burkittリンパ腫（Burkitt lymphoma）

### (1) 臨床所見

小児に好発する．Epstein-Barr（EB）ウイルスとの関連がある．腫瘍細胞はB細胞性である．顎骨，顔面に好発するが，腹部原発型（腸管，後腹膜臓器）もある．

メモ
横紋筋肉腫
p.352も参照.

メモ
Burkittリンパ腫
p.315も参照.

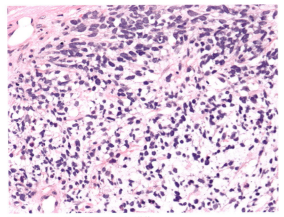

図 M-30 | 横紋筋肉腫の組織像
小児の外耳道に発生したポリープ状腫瘍．粘液様の背景に，裸核状の腫瘍細胞が散在性に増生している．desmin，myoglobin が陽性である．（HE 染色　強拡大）

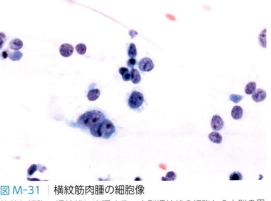

図 M-31 | 横紋筋肉腫の細胞像
幼若な細胞で裸核状に出現する．小型裸核状の細胞から大型の異型細胞まで多彩な細胞像である．通常，横紋はみられない．（Pap 染色　強拡大）

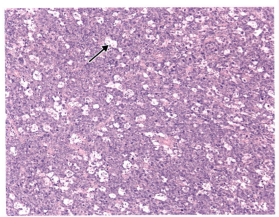

図 M-32 | Burkitt リンパ腫の組織像
特徴的な星空像（starry sky）を呈するリンパ腫である．矢印で示すような白くみえる部分は，すべて tingible body macrophage である．（HE 染色　弱拡大）

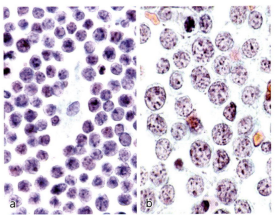

図 M-33 | Burkitt リンパ腫の細胞像
a：中心に tingible body macrophage がみられるが，核片は貪食していない．周辺に腫瘍細胞であるリンパ球を認める．（Pap 染色　強拡大）
b：tingible body macrophage はないが，サイズ的には中型の腫瘍細胞（異型のあるリンパ球）がびまん性に増加している．（Pap 染色　強拡大）

### (2) 組織所見（図 M-32）

B リンパ球由来の異型を示すリンパ球がびまん性に増殖する．増殖した異型リンパ球に接してマクロファージ（核破砕片を貪食した tingible body macrophage と呼ばれる）が比較的多数みられ，あたかも夜空の星のようにみえるので starry sky 像と呼ばれる．

### (3) 細胞所見（図 M-33）

びまん性に増殖した異型リンパ球の増殖のなかに，マクロファージ（本症例では核片の貪食はみられない）がみられる．

（水口國雄・福留伸幸）

# 演習問題

本書で学習した成果を自己評価(self-assessment)する目的で演習問題を付しました.
知識の整理にご活用ください.

| Challenge Ⅰ | 390 |
| --- | --- |
| Challenge Ⅱ | 400 |
| Challenge Ⅲ | 410 |
| Challenge Ⅳ | 420 |
| Challenge Ⅴ | 430 |

【問題作成】庄野 幸恵・深町 茂・松本 純・原田 勉・杉澤 きよ美・佐々木 綾子
押本 綾子・石井 知美・黒川 実愛・山浦 英一

# Challenge I

## その1　総論

1. 退行性病変でないものはどれか．
   A. 変性
   B. 過形成
   C. 肥大
   D. 萎縮
   E. 壊死

   1. A. B
   2. A. E
   3. B. C
   4. C. D
   5. D. E

   **正解** 3
   **解説** B：進行性病変．C：進行性病変．

2. 生体内色素でないものはどれか．
   1. ヘモジデリン
   2. メラニン
   3. ニッスル顆粒
   4. リポフスチン
   5. ビリルビン

   **正解** 3
   **解説** 3：ニッスル顆粒は神経細胞内に存在する，塩基性色素に染まる顆粒物質．

3. 誤っている組み合わせはどれか．
   1. Addison病 ──── ヘモジデリン
   2. Wilson病 ──── セルロプラスミン
   3. Gaucher病 ──── グルコシルセラミド
   4. von Gierke病 ──── グリコーゲン
   5. 痛風 ──── 尿酸

   **正解** 1
   **解説** 1：Addison病 ──── メラニン沈着

4. アポトーシスについて誤っているものはどれか．
   A. Bcl-2蛋白はアポトーシスを阻止する．
   B. p53蛋白はアポトーシスを抑制する．
   C. 周囲組織に対する炎症反応を起こす．
   D. アポトーシスは生理的要因と病的要因の両方で起こる．
   E. 核クロマチンの濃縮と核断片化が起き，アポトーシス小体を形成する．

   1. A. B
   2. A. E
   3. B. C
   4. C. D
   5. D. E

   **正解** 3
   **解説** B：p53はアポトーシスを誘導．C：炎症反応を起こさない．

5. 内胚葉，中胚葉，外胚葉発生について正しいものはどれか．
   A. 血管は外胚葉由来である．
   B. 甲状腺は内胚葉由来である．
   C. 膀胱は内胚葉由来である．
   D. 尿管は内胚葉由来である．
   E. 副腎髄質は中胚葉由来である．

   1. A. B
   2. A. E
   3. B. C
   4. C. D
   5. D. E

   **正解** 3
   **解説** A：血管は中胚葉由来．D：尿管は中胚葉由来．E：副腎髄質は外胚葉由来．

6. 再生がほとんど起こらないものはどれか．
   A. 神経細胞
   B. 肝細胞
   C. 神経膠細胞
   D. 結合組織
   E. 心筋細胞

   1. A. B
   2. A. E
   3. B. C
   4. C. D
   5. D. E

   **正解** 2
   **解説** B, C, D：肝細胞，神経膠細胞，結合組織は再生能力が高い．

7. 貧血性梗塞を起こしやすい臓器はどれか.
   A. 脾臓
   B. 腎臓
   C. 肺
   D. 肝臓
   E. 腸

   1. A. B
   2. A. E
   3. B. C
   4. C. D
   5. D. E

   正解 1
   解説 C, D, E：肺, 肝臓, 腸は出血性梗塞を起こしやすい.

8. 正しいものはどれか.
   A. チアノーゼは充血のとき起こる徴候である.
   B. 出血とは, 血管の破綻により血液が血管外に出ることをいう.
   C. 虚血とは, 局所の動脈血量が減少した状態をいう.
   D. 充血とは, 局所の静脈血量が増加した状態をいう.
   E. うっ血とは, 局所の動脈血量が増加した状態をいう.

   1. A. B
   2. A. E
   3. B. C
   4. C. D
   5. D. E

   正解 3
   解説 A：うっ血. D：動脈血量. E：静脈血量.

9. 誤っているものはどれか.
   A. 右心不全では, 慢性うっ血肺になりやすい.
   B. 慢性うっ血肝は左心不全でみられる.
   C. 悪性高血圧は細小動脈の類線維素変性, 壊死をみる.
   D. 心臓病細胞は心不全の際に肺胞に出現する.
   E. 播種性血管内凝固症候群（DIC）は, 全身の細小血管に線維素性血栓が多発する.

   1. A. B
   2. A. E
   3. B. C
   4. C. D
   5. D. E

   正解 1
   解説 A：左心不全. B：右心不全.

10. 誤っている組み合わせはどれか.
    A. ジフテリア ―― 偽膜性炎
    B. 蜂窩織炎 ―― 化膿性炎
    C. 絨毛心 ―― カタル性炎
    D. 大葉性肺炎 ―― 肉芽腫性炎
    E. 肝硬変 ―― 増殖性炎

    1. A. B
    2. A. E
    3. B. C
    4. C. D
    5. D. E

    正解 4
    解説 C：絨毛心 ―― 線維素性炎. D：大葉性肺炎 ―― 線維素性炎.

## その2 技術

1. 光学顕微鏡について正しいものはどれか.
   A. 色収差は光の波長によって5種類に分類される.
   B. 開口絞りを絞ると分解能が増す.
   C. 対物レンズの開口数が大きいほど焦点深度は深くなる.
   D. 対物レンズの鏡面の記号でレンズの性能がわかる.
   E. 開口絞りは対物レンズの開口数の70〜80％に調整するとよい.

   1. A. B
   2. A. E
   3. B. C
   4. C. D
   5. D. E

   正解 5
   解説 A：光の波長によって生じる2種類の色収差に分類される. B：分解能が悪くなる. C：開口数が大きいと焦点深度が浅くなる.

2. 顕微鏡の清掃について正しいものはどれか.
   A. 新しいガーゼを使用する.
   B. まず最初にブロアーでゴミを吹き飛ばす.
   C. 洗浄液にキシレンは使用しない.
   D. レンズを拭くときは強めにこすり, 汚れをしっかり落とす.
   E. 洗浄液はやや多めに含ませたほうが汚れが落ちる.

   1. A. B
   2. A. E
   3. B. C
   4. C. D
   5. D. E

   正解 3
   解説 A：レンズクリーニングペーパーを使用する. D：強くこするとレンズに傷がつく. E：少量で湿らす程度がよい.

3. 免疫組織化学の陽性部位で正しい組み合わせはどれか.
   A. E-cadherin ―― 細胞膜
   B. chromogranin A ―― 細胞質
   C. cytokeratin ―― 核
   D. D2-40 ―― 細胞質
   E. HMB45 ―― 細胞膜

   1. A. B
   2. A. E
   3. B. C
   4. C. D
   5. D. E

   正解 1
   解説 C：cytokeratinは細胞質. D：D2-40は細胞膜. E：HMB45は細胞質.

4. Giemsa 染色について誤っているものはどれか．
    A. 脊髄液や尿など細胞が剥離しやすい検体に適する．
    B. 基底膜物質や間質性粘液がメタクロマジーを示す．
    C. 冷風乾燥後，アルコール→キシレン→封入の順に行う．
    D. メラニン顆粒は黒色に染色される．
    E. 上皮性粘液は青〜青紫色に染色される．

    1. A. B
    2. A. E
    3. B. C
    4. C. D
    5. D. E

    正解 4
    解説 C：冷風乾燥後，アルコールに入れない．D：メラニン顆粒は青黒い紫色に染色される．

5. 特殊染色について正しいものはどれか．
    A. Berlin blue 染色は2価の鉄イオンを染める．
    B. PAS 反応は，粘液とグリコーゲンの鑑別ができる．
    C. Alcian blue 染色は pH2.5 の溶液が使用される．
    D. Grocott 染色は喀痰中の真菌が茶褐色に染色される．
    E. Mucicarmin染色はクリプトコッカスが黒く染色される．

    1. A. B
    2. A. E
    3. B. C
    4. C. D
    5. D. E

    正解 3
    解説 A：3価の鉄イオンを染める．D：真菌は黒色に染まる．E：クリプトコッカスは赤く染まる．

6. FISH 法について正しいものはどれか．
    A. 液状化細胞診（LBC）標本からも検査可能である．
    B. 標識された核酸プローブを用いて細胞内の特定のDNAを検出する．
    C. 特定の遺伝子の点突然異変を証明できる．
    D. 染色体数の変化は検出できない．
    E. 細胞診標本より組織標本のほうがシグナル数を正確にカウントできる．

    1. A. B
    2. A. E
    3. B. C
    4. C. D
    5. D. E

    正解 1
    解説 C：点突然異変はPCR，RCAで証明する．D：染色体数・遺伝子増幅・転座・欠損などが検出可能．E：細胞診が正確（組織は薄切で分断される可能性があり，細胞診は細胞形態がそのまま保持されるため）．

7. オンサイト細胞診について正しいものはどれか．
    A. 診断精度は向上するが，患者の負担が多い．
    B. 検体の適正・不適正の判断を行う．
    C. EUS-FNAC の検査時が対象である．
    D. 婦人科細胞診の検査時が対象である．
    E. 乳腺穿刺吸引細胞診の検査時には不向きである．

    1. A. B
    2. A. E
    3. B. C
    4. C. D
    5. D. E

    正解 3
    解説 A：不必要な穿刺回数が減るため患者の負担軽減につながる．D：婦人科は対象ではない．E：乳腺はオンサイト細胞診が望まれる．

8. 有機溶剤の作業環境について正しいものはどれか．
    A. 屋内作業場で従事させる場合は「有機溶剤等使用の注意事項」を掲示する．
    B. キシレンは第二種有機溶剤で標識色は赤色である．
    C. キシレンの尿中代謝物質（メチル馬尿酸）は特殊健康診断で任意測定である．
    D. 有機溶剤蒸気の比重は一般的に空気より軽い．
    E. 作業環境測定は，作業環境測定士が測定基準に定められた方法で行う．

    1. A. B
    2. A. E
    3. B. C
    4. C. D
    5. D. E

    正解 2
    解説 B：標識色は黄色．C：測定が義務づけられている．D：空気より2〜5倍重く，低い場所に停滞する．

9. 感染予防について誤っているものはどれか．
    A. 未固定で提出される検体は，すべて感染性検体とみなす．
    B. 喀痰の処理は安全キャビネット内で実施する．
    C. 液状検体の上清は次亜塩素酸を加えて消毒処理後に廃棄する．
    D. 穿刺吸引細胞診の実施後は，リキャップを行う．
    E. 気管支鏡検査の出張検査では，前掛けと滅菌手袋を装着する．

    1. A. B
    2. A. E
    3. B. C
    4. C. D
    5. D. E

    正解 5
    解説 D：誤穿刺防止のためリキャップはしない．E：結核感染も考慮し，必ず標準装備（手袋・マスク）．

10. 体腔液 LBC について誤っているものはどれか．
    1. 作業する人の技量に依存しない標本が作製できる．
    2. 残検体は長期間保存可能である．
    3. Giemsa 染色標本では均一な標本が作製できる．
    4. 従来法と比較すると染色性に差が出ることもある．
    5. 従来法と比較するとコストがかかる．

正解 3
解説 3：Giemsa 標本は乾燥固定なので，液状媒体を加える前に作製する．

## その3　体腔液・尿・その他

1. 腎腫瘍について正しいものはどれか．
    1. 腎細胞癌のうち淡明細胞型が最も少ない．
    2. 淡明細胞癌の細胞質内には脂肪顆粒やグリコーゲンを認める．
    3. Bellini 管癌は近位尿細管上皮由来である．
    4. オンコサイトーマは細胞質に多量の小胞体をもつ．
    5. 腎芽腫の腫瘍細胞は N/C 比が低い大型細胞が主体である．

正解 2
解説 1：淡明細胞型が最も多い．3：Bellini 管は集合管上皮由来．4：多量のミトコンドリアをもつ．5：N/C 比の高い小型細胞．

2. 泌尿器の細胞診について誤っているものはどれか．
    1. 被蓋細胞は CK18，CK20 のマーカーに染まる．
    2. 扁平上皮癌，腺癌は，他臓器の癌の浸潤・転移に注意が必要である．
    3. 尿路上皮癌細胞と扁平上皮癌細胞を認める場合は合併を考える．
    4. デコイ細胞（decoy cell）はポリオーマウイルス感染が示唆される．
    5. マラコプラキアは女性に多く認められる．

正解 3
解説 3：「扁平上皮癌への分化を示す」尿路上皮癌とする．

3. 泌尿器の細胞診で正しいものはどれか．
    1. カテーテル尿で大型集塊がみられることはない．
    2. 低異型度尿路上皮癌は細胞相互の多形性が多くみられる．
    3. アンブレラ細胞を伴わない集塊は悪性である．
    4. 尿路上皮内癌は乳頭状集塊を形成する．
    5. 尿膜管癌では腺癌細胞の出現を示す．

正解 5
解説 1：カテーテル尿などでは大型集塊がみられる．2：低異型度尿路上皮癌は細胞の多形性が少ない．3：確定はできない．4：尿路上皮内癌は平坦である．

4. 尿細胞診について正しいものはどれか．
    A. 尿細胞診は LBC（liquid-based cytology）を利用できない．
    B. 遠心沈殿法による尿細胞診標本作成時の遠心力は 650〜1,500 G である．
    C. 2回遠心法は塗抹後の乾燥操作により細胞剥離が少ない．
    D. 膜濾過法（メンブレンフィルタ）は細胞の剥離が多い．
    E. 遠心直接塗抹法（オートスメア，サイトスピン）は細胞成分が少ない検体に適さない．

    1. A．B
    2. A．E
    3. B．C
    4. C．D
    5. D．E

正解 3
解説 A：尿細胞診は LBC を利用できる．D：細胞剥離が少ない．E：遠心直接塗抹法は細胞数の少ない検体に有効．

5. 誤っているものはどれか．
    1. 前立腺の腺房上皮や導管上皮は免疫組織学的に PSA に染まる．
    2. 前立腺癌の多くは男性ホルモン依存性である．
    3. 前立腺癌は骨形成転移を起こしやすい．
    4. セミノーマは 60 歳前後に好発する．
    5. セミノーマでは腫瘍細胞とリンパ球の two cell pattern をしばしばみる．

正解 4
解説 4：セミノーマの好発年齢は 30 歳前後である．

6. 乳腺について誤っているものはどれか.
   A. 主乳管から小葉内の細乳管までは，乳管上皮細胞と筋上皮細胞の二相構造をとる.
   B. 思春期にプロゲステロンの作用で乳管の進展や分岐が盛んになる.
   C. 性成熟期にエストロゲンの作用で終末乳管末端に腺房の形成がみられる.
   D. プロラクチンにより乳汁の産生と分泌が起こる.
   E. 乳汁の排出にはオキシトシンが関係する.

   1. A. B
   2. A. E
   3. B. C
   4. C. D
   5. D. E

   正解 3
   解説 B：エストロゲンによる作用．C：プロゲステロンによる作用．

7. 乳腺病変について誤っているものはどれか.
   1. 硬性型乳管癌や小細胞癌では細胞質内小腺腔（ICL）がしばしばみられる.
   2. 小葉癌の多くは E-cadherin が陽性を示す.
   3. 硬性型乳管癌や小細胞癌では索状配列や箱型配列等の小集団がしばしば観察される.
   4. 筋上皮細胞は p63 抗体に陽性を示す.
   5. 小葉癌では小型の癌細胞を認める.

   正解 2
   解説 2：小葉癌は E-cadherin 陰性を示す.

8. 乳腺病変について誤っているものはどれか.
   1. 浸潤性乳管癌と異なる特徴を示す乳癌が癌巣の大部分を占める場合を特殊型とする.
   2. 分泌癌にみられる分泌物は PAS 反応が陰性である.
   3. 粘液癌は粘液のなかに癌細胞の集団が浮遊したようにみられる.
   4. 髄様癌では異型が強い腫瘍細胞とリンパ球がともにみられることが多い.
   5. 間葉系分化を伴う癌には基質産生癌がある.

   正解 2
   解説 2：分泌癌の分泌物は PAS 反応やアルシアン青染色に陽性を示し，細胞質内に粘液小球状構造物をもつ.

9. 乳癌 HER2 の ISH 法について誤っているものはどれか.
   1. 乳癌の浸潤部で IHC 法が 2+ のときは ISH 法を行う.
   2. HER2/CEP シグナル総数が 2 倍を超える場合は陽性である.
   3. HER2/CEP シグナル総数比が 2 倍未満は陰性である.
   4. HER2/CEP 比が 2 倍未満かつ HER2 遺伝子コピー数が 4～6 未満は境界域である.
   5. HER2/CEP 比が 2 倍未満かつ HER2 遺伝子コピー数が 4 未満は陰性である.

   正解 3
   解説 3：シグナル総数比が 2 倍未満でも，HER2 遺伝子コピー数が 6 以上は陽性と判定する.

10. 乳腺の病変で誤っているものはどれか.
    1. 肝硬変症でも女性化乳房が生じる.
    2. 乳管乳頭腫は血管結合織性の芯がみられる.
    3. 穿刺吸引細胞診で，背景に多量の粘液がみられた場合は粘液癌と推定できる.
    4. 乳汁中 CEA は乳癌スクリーニング検査に用いられる.
    5. Paget 病では大型の明るい細胞質をもつ腫瘍細胞がみられる.

    正解 3
    解説 3：Mucocele-like-lesion などでも多量の粘液がみられることがある.

## その 4　呼吸器

1. 原発性肺腺癌の細胞で陽性になることが多い抗体はどれか.
   A. p40
   B. chromogranin A
   C. CK20
   D. napsin A
   E. CK7

   1. A. B
   2. A. E
   3. B. C
   4. C. D
   5. D. E

   正解 5
   解説 A：扁平上皮癌，B：神経内分泌腫瘍，C：大腸癌で陽性.

2. 喀痰細胞診における異型扁平上皮細胞について正しいものはどれか．
    A. 高度異型扁平上皮細胞のクロマチン分布パターンは均等分布である．
    B. 中等度異型扁平上皮細胞でみられるライトグリーン好性細胞のN/C比は1/2程度である．
    C. 軽度異型扁平上皮細胞で多核細胞の出現はまれである．
    D. 中等度異型扁平上皮細胞で細胞相互封入像がみられることが多い．
    E. 軽度異型扁平上皮細胞の核形は不整形である．
    1. A．B
    2. A．E
    3. B．C
    4. C．D
    5. D．E

**正解** 3
**解説** A：高度異型扁平上皮細胞のクロマチン分布パターンは不均等分布凝集．D：中等度異型扁平上皮細胞では細胞相互封入像はまれ．E：軽度異型扁平上皮細胞の核形は類円形．

3. 集団検診での喀痰細胞診の判定基準と指導区分について誤っているものはどれか．
    1. 検体不適は判定Aである．
    2. B判定の指導区分は次回定期検査である．
    3. 高度異型扁平上皮細胞がみられた場合の指導区分は「6カ月以内の追加検査」である．
    4. 中等度異型扁平上皮細胞は判定Cである．
    5. 悪性腫瘍細胞を認めた場合の判定区分はEである．

**正解** 3
**解説** 3：高度異型扁平上皮細胞の指導区分は「ただちに精密検査」．

4. 呼吸器の組織について誤っているものはどれか．
    1. ガス交換作用に関与するのはⅡ型肺胞上皮細胞である．
    2. 終末細気管支では杯細胞はみられない．
    3. 気管支には神経内分泌細胞が存在する．
    4. 肺胞表面の大部分はⅠ型肺胞上皮細胞が占める．
    5. 終末細気管支にはClab（旧Clara）細胞がみられる．

**正解** 1
**解説** 1：Ⅰ型肺胞上皮細胞．Ⅱ型肺胞上皮細胞はサーファクタントに関与．

5. 肺扁平上皮癌よりも肺腺癌に認められる所見として正しいものはどれか．
    A. 立体的配列
    B. 不整形核
    C. 壊死性背景
    D. 数個の核小体
    E. 粘液空胞
    1. A．B
    2. A．E
    3. B．C
    4. C．D
    5. D．E

**正解** 2
**解説** B：不整形核，C：壊死性背景，D：数個の核小体は扁平上皮癌でより認められる．

6. 肺扁平上皮癌について正しいものはどれか．
    A. 肺癌のなかで最も多い組織型である．
    B. 腺癌に比べ，喀痰に出現しやすい．
    C. 約90％が喫煙と関係している．
    D. 大部分は肺末梢に発生する．
    E. 早期に肺門リンパ節転移がみられる．
    1. A．B
    2. A．E
    3. B．C
    4. C．D
    5. D．E

**正解** 3
**解説** A：腺癌が最も多い．D：中枢発生が多い．E：小細胞癌が早期に転移．

7. 肺腺癌について誤っているものはどれか．
    1. 上皮内腺癌はCT上すりガラス状陰影を主体とする．
    2. 微少浸潤腺癌の浸潤部分は5mm以内である．
    3. 微少浸潤腺癌では画像上胸膜陥入像がみられる．
    4. 浸潤性腺癌の亜型の一つに置換型がある．
    5. 浸潤性粘液性腺癌は特殊型腺癌に分類される．

**正解** 3
**解説** 3：胸膜陥入像は浸潤性腺癌でみられる．

8. 呼吸器材料の検体処理について誤っているものはどれか.
   A. 気管支擦過ブラシは，スライドガラス面に数回強く押し付け細胞を十分に付着させる.
   B. 喀痰検体で血痰がある場合は，血液部分を避けて採取する.
   C. 気管支・肺胞洗浄液の溶血法には，0.9％塩化アンモニウムを用いる方法がある.
   D. 喀痰採取後冷蔵庫で24時間以内であれば検査を試みる.
   E. 穿刺吸引検体で固定前に乾燥した場合，再水和処理後に固定すると染色性が改善する.

   1. A. B
   2. A. E
   3. B. C
   4. C. D
   5. D. E

   **正解** 1
   **解説** A：ブラシはスライドガラス面に軽く押し付ける.
   B：血痰部を認める場合はその部を優先し，さらに他の性状部からもサンプリングする.

9. カルチノイド腫瘍について誤っているものはどれか.
   1. 異型カルチノイドはリンパ節転移の頻度が高い.
   2. 神経内分泌マーカーの免疫染色によってtumorletとの鑑別が可能である.
   3. 腺腔様構造を認めることがある.
   4. 定型カルチノイドではアミロイドを伴うことがある.
   5. 小細胞癌との鑑別には核分裂像の数が重要である.

   **正解** 2
   **解説** 2：tumorletもカルチノイド腫瘍も神経内分泌マーカー陽性で鑑別できないため，腫瘍径で鑑別する.

10. 小細胞癌の細胞像の特徴について誤っているものはどれか.
    1. 背景に壊死物質を伴うことが多い.
    2. 結合性の緩い細胞集塊として認められることが多い.
    3. 細胞境界は明瞭となる.
    4. 擦過細胞診では核がしばしば多辺形を呈する.
    5. 核小体はあまり目立たない.

    **正解** 3
    **解説** 3：小細胞癌では細胞境界が不明瞭となる.

## その5 消化器

1. 膵管内乳頭粘液性腫瘍（IPMN）について正しいものはどれか.
   A. 粘液を産生し乳頭状の増殖を特徴とする.
   B. 増殖の速度から腺腫（IPMA）と腺癌（IPMC）に分類される.
   C. 主膵管型IPMNは分枝型IPMNに比べて悪性の頻度が低い.
   D. 粘液形質に基づき胃型と膵胆道型の2つの亜型に分類される.
   E. 同一病変内に低異型度病変から高異型度病変がみられる.

   1. A. B
   2. A. E
   3. B. C
   4. C. D
   5. D. E

   **正解** 2
   **解説** B：異型度から分類される.
   C：悪性の頻度は高い.
   D：4つの亜型（胃型・腸型・膵胆道型・好酸性細胞型）に分類される.

2. 消化管間質腫瘍（GIST）について正しいものはどれか.
   A. 胃・小腸・大腸に発生するが，食道には発生しない.
   B. 肺に最も多く転移する.
   C. 約20％の症例にc-kitの突然変異がみられる.
   D. 組織学的に紡錘形型，類上皮型，混合型の形態がある.
   E. 悪性度の評価にKi-67（MIB-1）標識率がある.

   1. A. B
   2. A. E
   3. B. C
   4. C. D
   5. D. E

   **正解** 5
   **解説** A：食道には約1％発生する. B：転移はまれだが，腹腔と肝に多い. C：85～90％にみられる.

3. 筋上皮細胞への分化を示す唾液腺腫瘍はどれか.
   A. 多形腺腫
   B. Warthin腫瘍
   C. 唾液腺導管癌
   D. 粘表皮癌
   E. 基底細胞腺腫

   1. A. B
   2. A. E
   3. B. C
   4. C. D
   5. D. E

   **正解** 2
   **解説** A，E：筋上皮細胞への分化がみられる. B，C，D：筋上皮細胞への分化はみられない.

4. 食道腫瘍について誤っているものはどれか．
　1. GIST は免疫染色で KIT（CD117）陽性である．
　2. 顆粒細胞腫は S100 蛋白陽性である．
　3. 類基底細胞癌では PAS 陽性の硝子様基底膜物質の沈着がみられる．
　4. 食道腺癌は Barrett 食道から発生するものがほとんどである．
　5. 食道の神経内分泌細胞腫瘍は非上皮性腫瘍に分類される．

正解　5
解説　5：食道神経内分泌細胞腫瘍（神経内分泌腫瘍と神経内分泌細胞癌）は，食道上皮性悪性腫瘍に分類されている．

5. 肝疾患について正しいものはどれか．
　1. 血管筋脂肪腫は，血管周囲の脂肪細胞から発生する脂肪腫である．
　2. 肝細胞癌未分化型は，壊死性背景にシート状結合で異型の強い細胞がみられる．
　3. fibrolamellar carcinoma は，肝炎や肝硬変のない若年成人に好発し pale body を認める．
　4. 肝内胆管癌の肉眼分類には，腫瘤形成型・胆管浸潤型・胆管内充実型がある．
　5. 肝芽腫は小児固形癌のうち，最も頻度が高い．

正解　3
解説　1：血管周囲類上皮細胞（PEC）から発生する過誤腫．2：散在傾向を示す．4：胆管内充実型ではなく，胆管内発育型．5：小児固形癌では神経芽腫，腎芽腫のほうが多い．

6. 胆嚢癌について誤っているものはどれか．
　1. 管状腺癌が最も多い．
　2. 腺扁平上皮癌では扁平上皮癌成分が少なくとも 1/4 を占めることが必要である（規約 6 版）．
　3. 胆嚢癌の胆石合併率は 50〜70％と高率である．
　4. 粘液癌は腫瘍面積の大部分で細胞内粘液を認める．
　5. 未分化癌は病巣に腺癌，扁平上皮癌，内分泌細胞腫瘍などへの分化を示さない癌をいう．

正解　4
解説　4：腫瘍面積の大部分で細胞外粘液を認める．

7. 膵管内乳頭粘液性腫瘍（IPMN）について正しいものはどれか．
　1. 分岐型は胃型上皮が多く高異型度である．
　2. 主膵管型は腸型が多く低異型度である．
　3. 腺腫（IPMA）と腺癌（IPMC）の鑑別は粘液を確認すれば容易である．
　4. 膵臓癌の早期発見に膵液や膵管擦過細胞診は有用ではない．
　5. 膵臓癌の発生母地として注目されている．

正解　5
解説　1：胃型上皮は低異型度．2：腸型上皮は高異型度．3：鑑別困難なことがある．4：有用．

8. 食道の病変について誤っているのはどれか．
　1. Barrett 食道は食道に発生する腺癌の発生母地となりうる．
　2. わが国では食道癌は扁平上皮癌が多い．
　3. 後天性の Barrett 食道は逆流性食道炎に起因する．
　4. 良性上皮性腫瘍は扁平上皮乳頭腫が最も多い．
　5. 早期食道癌は，原発巣の壁深達度が粘膜内に留まり，リンパ節転移がないものをいう．

正解　5
解説　5：早期食道癌の定義でリンパ節転移の有無は問わない．

9. 胃の病変について誤っているのはどれか．
　1. 腸上皮化生は胃粘膜上皮が腸上皮に置き換わり，固有胃腺の減少や消失がみられる．
　2. 東アジアで分離される *H.pylori* のほとんどが細胞空胞化毒素関連蛋白 CagA を有する．
　3. MALT リンパ腫は，*H.pylori* 感染に関係する．
　4. 手術中の腹水や腹腔内洗浄液中の細胞診にて癌細胞陽性の場合は CY 0 と判定する．
　5. GIST は Cajal 介在細胞が起源である．

正解　4
解説　4：術中の腹腔洗浄液や腹水の細胞診で，癌細胞陽性の場合は CY1 と判定し，腹膜転移（P1）と同等である．

10. 膵管内乳頭粘液性腫瘍（IPMN）・粘液囊胞性腫瘍（MCN）について誤っているのはどれか．
   1. IPMNや粘液囊胞性腫瘍は，膵管癌を合併することが多い．
   2. IPMNは，膵管内に粘液円柱上皮が乳頭状に増殖する．
   3. IPMNは，膵管内病変のため膵液細胞診が有用である．
   4. MCNは男性に多い．
   5. MCNの割合は膵外分泌腫瘍の2～5%である．

正解 4
解説 4：中～高年女性の膵尾部に好発する．

## その6　婦人科

1. ホルモンとその主な分泌器官の組み合わせで誤っているのはどれか．
   1. LHRH ──────── 視床下部
   2. FSH ────────── 下垂体前葉
   3. LH ─────────── 下垂体後葉
   4. エストロゲン ──── 卵胞
   5. プロゲステロン ── 黄体

正解 3
解説 3：LH ── 下垂体前葉．

2. コルポスコピー検査について正しいものはどれか．
   A. 粘液の除去が重要である．
   B. UCFとは観察に適した状態である．
   C. 移行帯は移行上皮でおおわれている．
   D. 白色上皮（W）は正常所見である．
   E. 白斑（L）は酢酸加工前から認められる．
   1. A．B
   2. A．E
   3. B．C
   4. C．D
   5. D．E

正解 2
解説 B：UCFは不適例（扁平円柱境界のみえない例）．C：移行帯は化生上皮．D：白色上皮（W）は異常所見．

3. 年齢による腟上皮細胞の変化について正しいものはどれか．
   A. 新生児期は傍基底細胞が主体となる．
   B. 幼児期は中層細胞が主体となる．
   C. 閉経期に中層細胞がみられることはない．
   D. 月経期は中層細胞が主体となる．
   E. 経口避妊薬（エストロゲン・プロゲステロン合成剤）を使用している場合，中層細胞が主体となる．
   1. A．B
   2. A．E
   3. B．C
   4. C．D
   5. D．E

正解 5
解説 A：中層細胞が主体．B：幼児期は傍基底細胞が主体．C：閉経後もしばらく腟上皮が周期性変化を示すこともある．

4. 内分泌細胞診について誤っているものはどれか．
   1. 内分泌細胞診は卵巣機能の状態を反映する．
   2. 核濃縮指数（KI）は，表層細胞と中層細胞のなかで核濃縮細胞が占める割合である．
   3. エオジン好性指数（EI）は，表層細胞・中層細胞・傍基底細胞のなかでエオジン好性細胞が占める割合である．
   4. 細胞成熟指数（MI）は，表層細胞・中層細胞・傍基底細胞を核の状態で分ける．
   5. 標本のなかから任意に5カ所選び，1カ所20個，合計100個の比で表す．

正解 3
解説 3：エオジン好性指数（EI）は表層細胞・中層細胞のなかでエオジン好性細胞が占める割合である．

5. デーデルライン桿菌について誤っているものはどれか．
   1. 腟内に常在する細菌である．
   2. 腟内を酸性に保つ働きがある．
   3. Gram染色陽性である．
   4. デーデルライン桿菌によって，中層細胞に細胞融解がみられる．
   5. 妊娠時はデーデルライン桿菌が消失する．

正解 5
解説 5：分泌期や妊娠時に出現する．

6. 妊娠における細胞変化について誤っているものはどれか.
    1. 妊娠時, 腟上皮は肥厚する.
    2. 妊娠時は中層細胞が主体となる.
    3. 妊娠時はグリコーゲンを豊富に有した舟状細胞が多くなる.
    4. 妊娠時に舟状細胞が消退し, エオジン好性細胞が出現した場合は流産を疑う.
    5. 産褥期は MI が右方移動する.

正解 5
解説 5：産褥期は妊娠中に分泌されていたエストロゲン, プロゲステロンが消失し, MI は左方移動する.

7. ベセスダ分類に関して正しいものはどれか.
    A. 直接塗抹標本で扁平上皮が 5,000 個以下の場合, 標本不適と判定する.
    B. CIN2 は LSIL に含まれる.
    C. 上皮内癌は SCC に含まれる.
    D. ASC-US の場合, HPV 検査または 6 カ月以内の細胞診検査が望ましい.
    E. ASC-H は, 全 ASC の 10% 以下であることが望ましい.

    1. A. B
    2. A. E
    3. B. C
    4. C. D
    5. D. E

正解 5
解説 A：8,000 個以下の場合.
B：CIN2 は HSIL に含まれる. C：上皮内癌は HSIL に含まれる.

8. 婦人科細胞診で誤っている組み合わせはどれか.
    A. カンジダ腟炎 ——— 仮性菌糸
    B. トリコモナス腟炎 —— 西洋梨型虫体
    C. クラミジア感染症 —— 核内封入体
    D. 性器ヘルペス ——— 細胞質内封入体
    E. 尖圭コンジローマ —— コイロサイトーシス

    1. A. B
    2. A. E
    3. B. C
    4. C. D
    5. D. E

正解 4
解説 C：クラミジア感染症 —— 細胞質内封入体. D：性器ヘルペス —— 核内封入体.

9. HPV（ヒトパピローマウイルス）について誤っているものはどれか.
    1. 環状構造の二本鎖 DNA ウイルスである.
    2. がん抑制遺伝子に作用することで発がんに関与している.
    3. 18 型は高危険群に含まれる.
    4. 11 型は尖圭コンジローマの原因となる.
    5. HPV ワクチンは細胞から HPV を排除する効果が認められる.

正解 5
解説 5：排除する効果は認められない. 感染を予防する.

10. 放射線治療による細胞変化として誤っているものはどれか.
    1. 核破砕
    2. 多核化
    3. 核細胞質比（N/C 比）の低下
    4. 核小体の肥大
    5. 細胞質内空胞

正解 3
解説 3：核細胞質比（N/C 比）は維持される.

# Challenge II

## その1 総論

1. 誤っている組み合わせはどれか.
    A. 凝固壊死 ——— 心筋梗塞
    B. 融解壊死 ——— 脳軟化症
    C. 乾酪壊死 ——— 結核
    D. 類線維素壊死 ——— 急性膵炎
    E. 脂肪壊死 ——— 肝硬変症

    1. A. B
    2. A. E
    3. B. C
    4. C. D
    5. D. E

    **正解** 5
    **解説** D：類線維素壊死 ——— 血管炎. E：脂肪壊死 ——— 急性膵炎.

2. がん抑制遺伝子でないものはどれか.
    1. RB
    2. WT1
    3. DPC-4
    4. fos
    5. SMAD2

    **正解** 4
    **解説** 4：fos：がん遺伝子（B-LZ構造；AP1の構成要素）.

3. 免疫組織化学で陽性反応を示す組み合わせで誤っているものはどれか.
    A. HER2 ——— 細胞質
    B. Ki-67 ——— 細胞質
    C. エストロゲンレセプター ——— 核
    D. プロゲステロンレセプター ——— 核
    E. D2-40 ——— リンパ管内皮

    1. A. B
    2. A. E
    3. B. C
    4. C. D
    5. D. E

    **正解** 1
    **解説** A：HER-2 ——— 細胞膜.
    B：Ki-67 ——— 核.

4. がんとリスクファクターの組み合わせで誤っているものはどれか.
    A. 膀胱癌 ——— 喫煙
    B. 乳癌 ——— エストロゲン
    C. 膵癌 ——— 肥満
    D. 子宮体癌 ——— プロゲステロン
    E. 口腔癌 ——— EBV（Epstein-Barr virus）

    1. A. B
    2. A. E
    3. B. C
    4. C. D
    5. D. E

    **正解** 5
    **解説** D：子宮体癌 ——— エストロゲン. E：口腔癌 ——— HPV.

5. 関連性の深い組み合わせで, 誤っているものはどれか.
    A. Burkittリンパ腫 ——— EBV（Epstein-Barr virus）
    B. 子宮頸癌 ——— HPV（human papilloma virus）
    C. 成人T細胞白血病 ——— HTLV-1（human Tcell leukemia virus Type 1）
    D. カポジ肉腫 ——— HHV-4（human herpes virus 4）
    E. 伝染性単核症 ——— HHV-8（human herpes virus 8）

    1. A. B
    2. A. E
    3. B. C
    4. C. D
    5. D. E

    **正解** 5
    **解説** D：カポジ肉腫 ——— HHV-8. E：伝染性単核症 ——— HHV-4.

6. DNAウイルスはどれか.
    A. 麻疹ウイルス
    B. 風疹ウイルス
    C. 単純ヘルペスウイルス
    D. 帯状疱疹ウイルス
    E. 日本脳炎ウイルス

    1. A. B
    2. A. E
    3. B. C
    4. C. D
    5. D. E

    **正解** 4
    **解説** A, B, E：麻疹ウイルス, 風疹ウイルス, 日本脳炎ウイルスはRNAウイルス.

7. 誤っている組み合わせはどれか．
   A. びまん性大細胞型B細胞リンパ腫 ——— CD20
   B. 濾胞性リンパ腫 ——————————— CyclinD1
   C. マントル細胞リンパ腫 ——————— BCL-6
   D. 未分化大細胞型リンパ腫 ————— ALK
   E. Burkittリンパ腫 —————————— c-MYC

   1. A. B
   2. A. E
   3. B. C
   4. C. D
   5. D. E

   正解 3
   解説 B：濾胞性リンパ腫 —— BCL-2．C：マントル細胞リンパ腫 —— CyclinD1．

8. 関連性の深い組み合わせはどれか．
   A. APC ———— 家族性腺腫性ポリポーシス
   B. p16 ————— 家族性乳癌
   C. BRCA1 —— Gorlin症候群
   D. PTC ———— 家族性悪性黒色種
   E. TSC1 ——— 結節性硬化症

   1. A. B
   2. A. E
   3. B. C
   4. C. D
   5. D. E

   正解 2
   解説 B：p16 —— 家族性悪性黒色腫．C：BRCA1 —— 家族性乳癌．D：PTC —— Gorlin症候群．

9. 誤っているものはどれか．
   A. 腹膜に癌細胞が播種性に転移した状態を癌性腹膜炎という．
   B. 胃癌の好発部位は胃底部である．
   C. Virchowの転移とは，癌がリンパ行性に右鎖骨上窩リンパ節へ転移することである．
   D. 胃癌の両側卵巣への転移は，Krukenberg腫瘍と呼ばれる．
   E. 胃癌が血行性に転移する場合は，肝転移としてみられることが多い．

   1. A. B
   2. A. E
   3. B. C
   4. C. D
   5. D. E

   正解 3
   解説 B：小弯上の幽門前庭部．C：左鎖骨上窩．

10. 次のうち正しいものはどれか．
    A. 気管支喘息はⅠ型アレルギー反応である．
    B. 糸球体腎炎はⅡ型アレルギー反応である．
    C. Basedow病はⅣ型アレルギー反応である．
    D. 血液型不適合輸血の副作用はⅢ型アレルギー反応である．
    E. 接触性皮膚炎はⅣ型アレルギー反応である．

    1. A. B
    2. A. E
    3. B. C
    4. C. D
    5. D. E

    正解 2
    解説 B：糸球体腎炎はⅢ型アレルギー．C：Basedow病はⅤ型アレルギー（Ⅴ型とすることもあるが，最近はⅡ型の特殊型として含むことが多い）．D：血液型不適合輸血の副作用はⅡ型アレルギー．

## その2　技術

1. 液状検体の標本作製について正しいものはどれか．
   1. 細胞成分の多い遠沈条件は1,500 rpm，10分である．
   2. バフィコート層が不明瞭な場合は赤血球層を採取し溶血法を実施する．
   3. 引きガラス法で，粘稠度のある検体の場合は引きガラスを立てて塗抹する．
   4. 引き終わりに少量の沈渣物が残るように塗抹する．
   5. すり合わせ法は粘稠度の低い検体の場合に有用である．

   正解 4
   解説 1：2,000～3,000 rpm，3～5分が推奨される．2：赤血球層以外の上層部から採取する．3：引きガラスをねかせ，ゆっくり引く．5：喀痰など粘稠度の高い場合に有用．

2. 喀痰の検体処理について誤っているのはどれか．
   1. 喀痰細胞診の陽性率は検査回数とともに向上する．
   2. 性状確認は濃い色の背景で十分に観察する．
   3. 血痰の場合は，血液成分とその境界部分から採取する．
   4. 喀痰をすり合わせる回数は，細胞破壊や核線を防ぐため3回以内が推奨される．
   5. 喀痰の保存時間は，冷蔵保存では3日間検査可能である．

   正解 5
   解説 5：室温で12時間以内，冷蔵庫で24時間程度とされる．

3. 細胞転写法について正しいものはどれか.
   1. Papanicolaou 染色標本より Giemsa 染色標本のほうが転写に向いている.
   2. 標本に樹脂性封入剤を 5 mm 以上の厚さに滴下し，乾燥させる.
   3. シランコートされたガラスに塗抹された標本は転写に適している.
   4. 1 枚の標本から複数のスライドガラスへの転写はできない.
   5. カバーガラス外側にはみ出た部分を転写することも可能である.

   正解 5
   解説 1, 3：Giemsa 染色標本やシランコートガラス標本の転写は難しい. 2：2～3 mm の厚さ. 4：複数に転写可能.

4. 検体の塗抹法について正しいものはどれか.
   1. 擦過材料の直接塗抹では，塗抹後に細胞が採取されているか確認してから固定する.
   2. 引きガラス法は，粘稠性のある検体に適している.
   3. すり合わせ法はフロスト部分ぎりぎりまで塗抹でき，標本観察に適している.
   4. 圧挫法は，小組織をガラスで挟み軽く圧をかけてつぶすので組織構築を反映する.
   5. 吹き付け法は，注射針をシリンジから外さずそのまま吹き出すため細胞量が多い.

   正解 4
   解説 1：乾燥防止のためにすぐ固定する. 2：粘稠性のある検体はすり合わせ法がよい. 3：剥がれや鏡検不可の原因になる. 5：針を外し，シリンジ内に空気を入れてから針を付けて吹き出す.

5. 顕微鏡の種類と観察対象の組み合わせで誤っているものはどれか.
   A. 明視野顕微鏡 ―― 染色標本
   B. 暗視野顕微鏡 ―― 無染色標本
   C. 位相差顕微鏡 ―― 鉱物の結晶
   D. 偏光顕微鏡 ―― 精子・卵子
   E. 蛍光顕微鏡 ―― 蛍光色素で染色，標識した細胞

   1. A, B
   2. A, E
   3. B, C
   4. C, D
   5. D, E

   正解 4
   解説 C：位相差観察は無色透明の標本観察や生きている細胞の観察. D：偏光観察は岩石・鉱物の結晶などの観察.

6. 誤っているものはどれか.
   A. 化学物質が発散する場所での女性労働者の就業制限は妊娠の有無による.
   B. 作業環境測定で第 3 管理区分の屋内作業場では女性労働者は就業禁止である.
   C. 作業環境測定は 6 カ月に 1 回実施し，記録を 3 年間保管する.
   D. 有機溶剤中毒予防規則でのキシレンの管理濃度は 50 ppm である.
   E. キシレンは有機溶剤中毒予防規則の適用だが，メタノールは適用外である.

   1. A, B
   2. A, E
   3. B, C
   4. C, D
   5. D, E

   正解 2
   解説 A：妊娠・年齢にかかわらずすべての女性が対象. E：メタノール (200 ppm) も適用を受ける.

7. 細胞診精度管理ガイドラインについて正しいものはどれか.
   1. 細胞検査士の鏡検の業務量は，8 時間勤務の場合 200 枚を上限とする.
   2. 緊急時の陽性例や疑陽性例は，細胞検査士同士のダブルスクリーニングで報告する.
   3. 陰性と判断された症例の 10％以上を他の細胞検査士が再スクリーニングをする.
   4. 結果報告書やガラス標本の保存は 3 年間を基本とする.
   5. 検体の取り違えなどの過誤は，該当事項を記録し 1 年間は保管する.

   正解 3
   解説 1：上限 90 枚. 2：細胞診専門医・指導医のチェックが必須. 4：5 年. 5：5 年以上.

8. 顕微鏡のレンズについて誤っているものはどれか．
   1. 対物レンズは顕微鏡の分解能に関係がある．
   2. 対物レンズの40倍の表示カラーは緑色である．
   3. アクロマート対物レンズは2色の色収差を補正している．
   4. プランアポクロマート対物レンズは3色の色収差と像面弯曲収差を補正している．
   5. 対物レンズの倍率が高いほど開口数が大きい．

正解 2
解説 2：対物10倍（黄色），20倍（緑色），40倍（明るい青），60倍（濃い青），100倍（白）．

9. 顕微鏡について誤っているものはどれか．
   1. 収差とは，理想像と実際の像とのずれをいう．
   2. 対物レンズの開口数が大きいほど分解能が高い．
   3. 対物レンズの鏡胴面の記号によりレンズの性能がわかる．
   4. 収差は単色光によって生じる4種類の収差と2種類の色収差がある．
   5. 開口数の大きい対物レンズでは作動距離は短くなる．

正解 4
解説 4：球面収差，コマ収差，非点収差，像面弯曲収差，像面歪曲収差の5種類．

10. 次の染色について正しいものはどれか．
    A. Papanicolaou染色では，角化細胞は橙黄色となる．
    B. Sudan染色では，中性脂肪は橙黄色となる．
    C. Grocott染色では，真菌は茶褐色となる．
    D. Mucicarmine染色では，上皮性粘液は橙色となる．
    E. Berlin blue染色では，血鉄素は緑色となる．

    1. A．B
    2. A．E
    3. B．C
    4. C．D
    5. D．E

正解 1
解説 C：黒褐色．D：赤色．E：青色．

## その3　体腔液・尿・その他

1. 甲状腺細胞診の結果報告（取扱い規約第7版）で正しいものはどれか．
   A. 検体不適正は，標本作製不良や病変推定可能な細胞や成分が採取されていない場合を示す．
   B. 嚢胞液で泡沫細胞がみられればコロイドや濾胞上皮細胞が認めなくても判定区分は良性とする．
   C. 腺腫様甲状腺腫と乳頭癌の鑑別が困難な場合は，判定区分を悪性の疑いとする．
   D. 濾胞癌を疑う場合は，判定区分を悪性の疑いとする．
   E. 判定区分の悪性には乳頭癌，低分化癌，未分化癌，髄様癌，リンパ腫，転移性癌などが含まれる．

   1. A．B
   2. A．E
   3. B．C
   4. C．D
   5. D．E

正解 2
解説 B：判定区分は囊胞液．ベセスダシステムでは「検体不適正」．C：判定区分は意義不明．D：判定区分は濾胞性腫瘍．

2. 甲状腺疾患について誤っているものはどれか．
   1. 亜急性甲状腺炎では多核巨細胞，類上皮細胞の出現がみられる．
   2. 橋本病（慢性甲状腺炎）はリンパ腫との鑑別が必要な場合がある．
   3. 濾胞腺腫と濾胞癌は細胞学的所見から鑑別できる．
   4. 囊胞は背景に変性赤血球や泡沫状組織球がみられる．
   5. 腺腫様甲状腺腫の組織像は多様性があり，これを反映し細胞像もさまざまである．

正解 3
解説 3：細胞学的所見から濾胞腺腫と濾胞癌を区別するのは困難で，濾胞性腫瘍とする．

3. 甲状腺乳頭癌について誤っているものはどれか．
   A. 核内細胞質封入体や核溝など核に特徴的な所見がみられる．
   B. 原発性甲状腺癌の80%以上が乳頭癌である．
   C. 中年以上の男性に多い．
   D. 血行性転移を起こしやすい．
   E. 砂粒小体や濃染する細く伸びたコロイドがみられる．

   1. A．B
   2. A．E
   3. B．C
   4. C．D
   5. D．E

正解 4
解説 C，D：中年以上の女性に多く，リンパ行性転移を起こしやすい．

4. 甲状腺腫瘍について次のうち正しいのはどれか.
   1. 未分化癌は増殖が遅い.
   2. Sipple 症候群は下垂体腺腫と髄様癌の合併がみられる.
   3. 髄様癌からサイログロブリンが分泌される.
   4. 乳頭癌は C 細胞由来である.
   5. 甲状腺リンパ腫の多くは慢性甲状腺炎を基礎疾患として発症する.

正解 5
解説 1：増殖が早く有効な治療法がない. 2：副腎髄質の褐色細胞腫と髄様癌の合併がみられる. 3：カルシトニンが分泌される. 4：C 細胞由来は髄様癌.

5. 悪性中皮腫について誤っているものはどれか.
   1. 鑑別には複数の中皮腫陽性マーカーと陰性マーカーによる検討が推奨されている.
   2. calretinin は中皮腫の陽性マーカーである.
   3. 肺腺癌との鑑別で TTF-1 は有用な癌マーカーである.
   4. CK5/6 は扁平上皮癌でも陽性を示す.
   5. 悪性中皮腫では p53 の発現性が低い.

正解 5
解説 5：悪性中皮腫では p53 の発現性は高く, MIB-1 index は 10% 以上を示す.

6. 中皮腫との鑑別に有用な抗体で, 誤っている組み合わせはどれか.
   1. 肺腺癌 ——— napsin A
   2. 大腸癌 ——— CA19-9
   3. 卵巣漿液性腺癌 ——— CA125
   4. 乳癌 ——— ER
   5. 甲状腺乳頭癌 ——— CK5/6

正解 5
解説 5：甲状腺乳頭癌の鑑別では, thyroglobulin, TTF-1 が有用.

7. 骨腫瘍で誤っているものはどれか.
   1. 巨細胞腫では多核巨細胞と単核の短紡錘形細胞の間に移行像がみられる.
   2. 骨肉腫の好発年齢は 10 歳代である.
   3. 軟骨肉腫の軟骨基質はライトグリーンに淡染する粘液様物質としてみえる.
   4. Ewing 肉腫の腫瘍細胞は大型の円形細胞である.
   5. 脊索腫では特徴的な physaliferous cell がみられる.

正解 4
解説 4：ほぼ均一な小型円形細胞からなり, 胞巣状増殖が主体でロゼット様配列をみることがある.

8. 軟部腫瘍で誤っているものはどれか.
   1. 未分化および未分類肉腫は, 紡錘形細胞と大型多形細胞が混在してみられる.
   2. 脂肪肉腫では, 多空胞または単空胞状の細胞質を有する脂肪芽細胞の確認が必要である.
   3. 平滑筋肉腫は, 紡錘形腫瘍細胞の錯綜配列がみられる.
   4. 小児の鼻咽頭や膀胱にみられる平滑筋肉腫をブドウ状肉腫という.
   5. 神経鞘腫には Antoni A 型, Antoni B 型がある.

正解 4
解説 4：ブドウ状肉腫は横紋筋肉腫である.

9. Ewing 肉腫について誤っているのはどれか.
   1. 好発年齢は 10～30 歳代である.
   2. 大腿骨や脛骨などの長管骨の骨幹部に多く発生する.
   3. 腫瘍細胞は多形性がみられる大小の円形細胞である.
   4. ロゼット様配列がみられることがある.
   5. リンパ腫や多発性骨髄腫との鑑別が必要である.

正解 3
解説 3：Ewing 肉腫の腫瘍細胞は多形性に乏しい均一的な小型円形細胞である.

10. 骨腫瘍の好発部位で誤っている組み合わせはどれか.
    1. 骨肉腫 ——— 長管骨の骨幹端部
    2. 巨細胞腫 ——— 手足の指節骨
    3. 脊索腫 ——— 仙骨
    4. 軟骨肉腫 ——— 骨盤
    5. 軟骨芽細胞腫 ——— 長管骨の骨端部

正解 2
解説 2：巨細胞腫は長管骨の骨端部, 特に大腿骨下端, 脛骨上端に好発する.

## その4 呼吸器

1. 転移性肺腫瘍の原発巣推定に有用な細胞所見の組み合わせで誤っているものはどれか.
   - A. 胃癌 ——— 印環細胞
   - B. 大腸癌 ——— 高円柱状細胞
   - C. 乳癌 ——— 核内細胞質封入体
   - D. 甲状腺癌 ——— 細胞質内小腺腔
   - E. 腎癌 ——— 細胞質淡明な細胞
   1. A. B
   2. A. E
   3. B. C
   4. C. D
   5. D. E

   正解 4
   解説 C：乳癌の肺転移では細胞質内小腺腔，D：甲状腺癌の肺転移では核内細胞質封入体が特徴的な所見である．

2. 転移性肺腫瘍の原発巣と肺腺癌の鑑別に有用な抗体の組み合わせで誤っているものはどれか.
   1. 乳癌 ——— mammaglobin
   2. 大腸癌 ——— CK20
   3. 甲状腺癌 ——— WT-1
   4. 肝細胞癌 ——— HepPar-1
   5. 前立腺癌 ——— PSA

   正解 3
   解説 3：甲状腺癌肺転移と肺腺癌の鑑別はPAX8，thyroglobulinを用いる．WT-1は子宮漿液性癌の鑑別に用いる．

3. 誤っているものはどれか.
   1. EGFR遺伝子変異陽性肺癌は女性，非喫煙者の割合が高い．
   2. EGFR遺伝子検査は，細胞診材料を用いることができる．
   3. EGFR遺伝子変異陽性肺癌では杯細胞の形態を示すことが多い．
   4. ALK肺癌では印環細胞型癌細胞，粘液篩状構造をとることが多い．
   5. EML4-ALK融合遺伝子は肺腺癌に特異的である．

   正解 3
   解説 3：K-ras遺伝子の変異がみられる肺癌で杯細胞の形態を示すことが多い．EGFR遺伝子の変異がみられる肺癌では，肺胞置換性増殖を示すことが多い．

4. 大細胞神経内分泌癌について誤っているものはどれか.
   1. 罹患する人のほとんどは重喫煙者である．
   2. 高頻度でリンパ節転移を起こす．
   3. 核小体が目立つことが多い．
   4. 核分裂像がみられる．
   5. 免疫組織化学染色でchromogranin A，synaptophysin，NCAMのいずれも陽性のものと定義される．

   正解 5
   解説 5：chromogranin A, synaptophysin, NCAMの陽性率はそれぞれ80%程度である．前二者は最も確かな神経内分泌マーカー．

5. 呼吸器領域の感染症について誤っているものはどれか.
   1. *Pneumocystis jirovecii* は，胸部X線でびまん性スリガラス様陰影を認める．
   2. *Cryptococcus* はアルシアン青染色陽性である．
   3. *Aspergillus niger* 感染ではシュウ酸結晶の沈着がみられる．
   4. *Mucor* の菌糸は細く，隔壁はみられない．
   5. cytomegalovirus感染では核内に封入体がみられる．

   正解 4
   解説 4：*Mucor* の菌糸は太くねじれがあり，隔壁はない．

6. 肺結核について誤っているものはどれか.
   1. CT上，結節の周囲に衛星病変がみられる．
   2. 結節の中心部にリンパ球，形質細胞の浸潤と線維芽細胞が存在する．
   3. 類上皮細胞は長楕円形の核を有する．
   4. Langhans型巨細胞の核は細胞質の辺縁部に配列することが多い．
   5. 術中迅速診断の際に結核腫が強く疑われる場合は，感染防止の観点から標本の作製を行わないことが望ましい．

   正解 2
   解説 2：中心部には乾酪壊死が生じる．リンパ球，形質細胞の浸潤と線維芽細胞がみられるのは辺縁部．

7. 扁平上皮化生細胞について誤っているものはどれか．
   1. 喫煙者に多くみられる．
   2. 基底細胞が増生し，扁平化した細胞である．
   3. 細胞は平面的または敷石状に出現する．
   4. 異型扁平上皮化生細胞は，早期の扁平上皮癌と鑑別が困難なことがある．
   5. 扁平上皮化生細胞を発生母地とする肺癌の頻度は低いと考えられている．

   正解 5
   解説 5：中枢発生の扁平上皮癌に関しては，過形成病変，扁平上皮化生を経て扁平上皮癌になる場合も多いと考えられている．

8. 正しいものはどれか．
   A. 粘表皮癌では，腺系腫瘍細胞と扁平上皮系腫瘍細胞の移行像がみられる．
   B. 腺様嚢胞癌の発生頻度は，気管原発より末梢肺原発のほうが高い．
   C. 多形癌で核分裂像がみられることはまれである．
   D. 癌肉腫の上皮成分の組織型は腺癌が最も多い．
   E. 腺扁平上皮癌は腺癌および扁平上皮癌の成分がそれぞれ10%以上である．

   1. A．B  2. A．E  3. B．C  4. C．D  5. D．E

   正解 2
   解説 B：腺様嚢胞癌の発生頻度は，気管原発悪性腫瘍のうち扁平上皮癌に次いで高く，末梢肺原発の頻度はきわめて低い．C：核分裂像は多数認められ，異型核分裂像も散見される．D：扁平上皮癌，腺癌，腺扁平上皮癌，大細胞癌の順に多い．

9. 縦隔腫瘍の好発部位について誤っている組み合わせはどれか．
   A. 胸腺腫 ———————— 前縦隔
   B. 神経内分泌腫瘍 —— 前縦隔
   C. 胚細胞腫瘍 ———— 中縦隔
   D. リンパ腫 ———————— 後縦隔
   E. 神経原性腫瘍 ———— 後縦隔

   1. A．B  2. A．E  3. B．C  4. C．D  5. D．E

   正解 4
   解説 C：胚細胞腫瘍は前縦隔．D：リンパ腫は中縦隔に好発．

10. 肺癌について誤っているものはどれか．
    A. 部位別がん罹患数の第1位である．
    B. 女性のがん死亡原因の第1位である．
    C. 大細胞癌では喫煙の因果関係が濃厚である．
    D. 非小細胞癌の病期Ⅰ期では手術療法が選択される．
    E. 分子標的療法を行う際，非小細胞癌を扁平上皮癌と非扁平上皮癌に分ける必要がある．

    1. A．B  2. A．E  3. B．C  4. C．D  5. D．E

    正解 1
    解説 A：肺癌の罹患数は大腸，胃に次いで第3位である．B：女性のがん死亡原因の第2位，男性の第1位．

## その5 消化器

1. Epstein-Barr virus 感染が原因となりうる疾患として誤っているものはどれか．
   1. 上咽頭癌
   2. 胃癌
   3. 肝細胞癌
   4. Burkitt リンパ腫
   5. Hodgkin リンパ腫

   正解 3
   解説 3：肝細胞癌は主にB型あるいはC型肝炎ウイルスが原因．

2. 唾液腺腫瘍について誤っているのはどれか．
   A. 多形腺腫は扁平上皮化生変化を伴うことがある．
   B. Warthin 腫瘍は女性に多い．
   C. 粘表皮癌は悪性腫瘍のなかで最も発生頻度が高い．
   D. 腺房細胞癌は背景にリンパ球を伴うことがある．
   E. 腺様嚢胞癌は末梢神経周囲の浸潤を示す．

   1. A．B  2. A．E  3. B．C  4. C．D  5. D．E

   正解 3
   解説 B：男性に多い．C：悪性腫瘍のなかで最も発生頻度が高いのは腺房細胞癌．

3. 唾液腺腫瘍のうち，Giemsa 染色で異染性を示さないものはどれか．
    A. 粘表皮癌
    B. 腺房細胞癌
    C. 筋上皮癌
    D. リンパ上皮癌
    E. 基底細胞腺癌

    1. A. B
    2. A. E
    3. B. C
    4. C. D
    5. D. E

正解 4
解説 A，B，E のほか，多形腺腫や腺様囊胞癌なども異染性を示す．

4. 大腸病変のうち，癌化しやすいのはどれか．
    A. 若年性ポリープ
    B. 過形成性ポリープ
    C. 炎症性ポリープ
    D. Peutz-Jeghers 症候群
    E. 絨毛腺腫

    1. A. B
    2. A. E
    3. B. C
    4. C. D
    5. D. E

正解 5
解説 D：Peutz-Jeghers 症候群は食道以外の消化管にポリープが多発する常染色体優性遺伝性疾患．

5. 口腔領域疾患について誤っているものはどれか．
    A. 扁平上皮癌は高分化型が多い．
    B. Tzanck cell は核腫大，核小体肥大がみられる．
    C. 口唇ヘルペス感染は単純ヘルペス 8 型に起因する．
    D. 類基底細胞癌の発育は緩徐である．
    E. 疣贅状癌は放射線照射により未分化癌へ転化する可能性がある．

    1. A. B
    2. A. E
    3. B. C
    4. C. D
    5. D. E

正解 4
解説 C：単純ヘルペス I 型．D：早期に広範な浸潤やリンパ節転移，遠隔転移をみる．

6. 消化管間質腫瘍（GIST）の悪性度の指標で誤っているものはどれか．
    1. 腫瘍の大きさ
    2. 核分裂数
    3. 増殖マーカー（Ki-67）陽性核数
    4. 細胞密度
    5. CD117（c-kit）陽性細胞

正解 5
解説 5：CD117 は GIST の診断に用いられる免疫染色．

7. 胃の MALT リンパ腫について誤っているものはどれか．
    A. B 細胞性リンパ腫である．
    B. 濾胞中心細胞に類似する大型で異型の強いリンパ球より構成される．
    C. 治療の第一選択は外科的切除である．
    D. *Helicobacter pylori* の感染が関係する．
    E. 腺管内への破壊性増殖が認められる．

    1. A. B
    2. A. E
    3. B. C
    4. C. D
    5. D. E

正解 3
解説 B：MALT リンパ腫は小型で異型の乏しいリンパ球より構成される．C：治療の第一選択は *H. pylori* の除菌治療．

8. 肝細胞癌の分化度と組織学的特徴について誤っているものはどれか．
    A. 未分化型は Edmondson 分類Ⅲ型である．
    B. 低分化型では脂肪化が高頻度でみられる．
    C. 中分化型では胆汁色素や核内細胞質封入体がみられる．
    D. 高分化型の集塊では細索状，小さな偽腺管がみられる．
    E. 高分化型では細胞質に好酸性顆粒やマロリー小体がみられる．

    1. A. B
    2. A. E
    3. B. C
    4. C. D
    5. D. E

正解 1
解説 A：未分化型はⅣ型．B：低分化型では脂肪化はまれで，高分化型で高頻度にみられる．

9. 大腸疾患について正しいものはどれか．
    A. 潰瘍性大腸炎の急性期では胚細胞や腺管が増加する．
    B. 腸結核は回盲部に好発する．
    C. 家族性大腸腺腫症は，常染色体性優性遺伝性疾患である．
    D. Crohn 病は，乾酪性の類上皮細胞肉芽腫を認める．
    E. Peutz-Jegheres 症候群では，ヘモジデリン色素の沈着を認める．

    1. A. B
    2. A. E
    3. B. C
    4. C. D
    5. D. E

正解 3
解説 A：減少．D：非乾酪性の類上皮細胞肉芽腫．E：メラニン．

10. 誤っているものはどれか．
    1. 十二指腸腺はブルンネル腺ともいわれる．
    2. オッディ括約筋は胆汁や膵液の十二指腸への排出の調整をする．
    3. 食道の外膜は漿膜におおわれている．
    4. 内肛門括約筋は平滑筋，外肛門括約筋は横紋筋からなる．
    5. 肝臓の栄養血管は固有肝動脈，機能血管は門脈である．

正解 3
解説 3：食道の外膜は疎性結合組織からなり，漿膜におおわれていない．

## その6　婦人科

1. 子宮内膜症と関連性が低いものはどれか．
    1. エストロゲン
    2. 下腹部痛
    3. 不妊
    4. 閉経
    5. 気胸

正解 4
解説 4：月経が発症のリスクとなる．5：まれに肺にも内膜症が発症し，気胸の原因となる．

2. 外陰の病変について誤っているものはどれか．
    1. 上皮性腫瘍のほとんどが扁平上皮由来である．
    2. 尖圭コンジローマはHPVが関与している．
    3. 肉眼的に黒色にみえたら悪性黒色腫である．
    4. 悪性黒色腫は免疫組織化学でMelan-Aが陽性となる．
    5. 悪性黒色腫は転移しやすい．

正解 3
解説 3：外陰の病変で，肉眼的に黒色にみえる腫瘍は悪性黒色腫以外にもある．

3. 子宮頸部の臨床進行期分類について誤っているものはどれか．
    1. 臨床進行期分類は原則として治療開始前に決定し，以降これを変更してはならない．
    2. 子宮頸部腺癌は，ⅠA1期，ⅠA2期の細分類を行う．
    3. ⅠA期は組織学的にのみ診断できる浸潤癌である．
    4. 進行期分類の決定に迷う場合には重いほうの進行期に分類する．
    5. 進行期分類に際しては子宮頸癌の体部浸潤の有無は考慮しない．

正解 4
解説 4：軽いほうの進行期に分類する．

4. 絨毛性疾患について誤っているのはどれか．
    1. 絨毛癌は早期から転移しやすい．
    2. 絨毛癌は絨毛構造が形成される．
    3. 絨毛癌は妊娠の経験がなくても発生する．
    4. 侵入奇胎は絨毛構造が子宮筋層の深部にまで及ぶ．
    5. 胞状奇胎の多くは全胞状奇胎である．

正解 2
解説 2：絨毛癌は絨毛構造は形成されない．3：妊娠とは無関係に卵巣や精巣，縦隔から発生することがある．

5. 子宮体癌のリスク要因として誤っているものはどれか．
    1. 糖尿病
    2. 高血圧
    3. 肥満
    4. 大腸癌の家族歴
    5. プロゲステロンの内服

正解 5
解説 5：プロゲステロンは予防的に働く．

6. Ⅰ型子宮体癌について誤っているものはどれか．
    1. エストロゲン依存性である．
    2. 好発年齢は閉経前後である．
    3. 卵巣病変と関連がある．
    4. 子宮内膜増殖症と関連がある．
    5. Ⅱ型に比べて予後不良である．

正解 5
解説 5：Ⅱ型に比べて予後良好である．

7. 類内膜腺癌ついて誤っているものはどれか.
   1. 正常の子宮内膜腺に類似した形態を示す.
   2. 子宮体癌の組織型別頻度で最も多い.
   3. 核異型は Grade 分類に関与しない.
   4. 充実性増殖の割合が5%以下の場合は Grade1 である.
   5. 扁平上皮への分化を示す場合は, 腺癌成分で Grade を判定する.

正解 3
解説 3: 核異型が強い場合は Grade を 1 ランク上げる.

8. 子宮体部漿液性腺癌について誤っているものはどれか.
   1. 若年者に多い.
   2. エストロゲン非依存性である.
   3. 背景に子宮内膜ポリープを生じる.
   4. 前癌病変として, 子宮内膜上皮内癌（EIC）が指摘されている.
   5. 予後は不良である.

正解 1
解説 1: 閉経後の高齢者に多い.

9. 子宮体部明細胞腺癌について誤っているものはどれか.
   1. 閉経後の高齢者に多い.
   2. エストロゲン非依存性である.
   3. 腫瘍細胞の細胞質に豊富なグリコーゲンを含む.
   4. 免疫組織化学で p53 に陽性を示す.
   5. 抗がん剤の治療が有効である.

正解 5
解説 5: 抗がん剤治療に抵抗性を示すため, 予後不良である.

10. 病変と所見の組み合わせで誤っているものはどれか.
    1. 顆粒膜細胞腫 ──────── Call-Exner Body
    2. 分葉状頸管腺過形成（LEGH）── 黄色調粘液
    3. 明細胞腺癌 ──────── 砂粒体
    4. 小細胞癌 ──────── 木目込み状
    5. 角化型扁平上皮癌 ──────── 癌真珠

正解 3
解説 3: 漿液性腺癌 ── 砂粒体

# Challenge Ⅲ

## その1　総論

1. 陽性像を呈する組み合わせで誤っているのはどれか．
   1. 菌状息肉腫 ——————— CD2
   2. 濾胞性リンパ腫 ——————— CD10
   3. 未分化大細胞型リンパ腫 ——————— CD30
   4. Hodgkin リンパ腫 ——————— CD30
   5. びまん性大細胞型B細胞リンパ腫 —— CD3

   **正解** 5
   **解説** 5：CD3はT細胞マーカーである．

2. 正しい細胞周期はどれか．
   1. $G_0 \to G_1 \to G_2 \to S \to M$
   2. $G_0 \to G_1 \to G_2 \to M \to S$
   3. $G_0 \to G_1 \to M \to G_2 \to S$
   4. $G_0 \to G_1 \to S \to G_2 \to M$
   5. $G_0 \to S \to G_1 \to G_2 \to M$

   **正解** 4
   **解説** 4：分裂を止めている静止期（$G_0$）→ DNA合成前期（$G_1$）→ DNA合成期（S）→ DNA合成後期（$G_2$）→ 分裂期（M）

3. 誤っているのはどれか（2017年）．
   1. 男性の癌死亡率1位は肺癌である．
   2. 女性の癌死亡率1位は大腸癌である．
   3. 男女合計の死亡率1位は胃癌である．
   4. 男性の癌罹患数1位は前立腺癌である．
   5. 女性の癌罹患数1位は乳癌である．

   **正解** 3
   **解説** 3：男女合計の死亡率1位は肺癌である（国立がん研究センター統計より）．

4. コンパニオン診断の組み合わせで誤っているのはどれか．
   1. 胃癌 ——— HER2
   2. 乳癌 ——— ER/PgR
   3. 肺癌 ——— ALK
   4. 大腸癌 ——— RAS
   5. 膵癌 ——— EGFR

   **正解** 5
   **解説** 5：EGFRは肺癌のコンパニオン診断に用いられるが，膵癌は対象外．

5. 誤っている組み合わせはどれか．
   1. 胃癌 ——————— *Helicobacter pyloli*
   2. 伝染性単核症 —— EBV（Epstein-Barr virus）
   3. 肝細胞癌 ——————— HCV（hepatitis C virus）
   4. 肺癌 ——————— *Pneumocystis jirovecii*
   5. 子宮頸癌 ——————— HPV（human papilloma virus）

   **正解** 4
   **解説** 4：*P. jirovecii* は後天性免疫不全などで肺に感染し，Pneumocystis肺炎を引き起こす．

6. 正しい組み合わせはどれか．
   1. 粗面小胞体 ——————— アポトーシス
   2. Golgi 装置 ——————— 分泌顆粒形成
   3. ライソゾーム ——————— 蛋白合成
   4. ミトコンドリア ——————— 細胞分裂
   5. 核小体 ——————— エネルギー産生

   **正解** 2
   **解説** 1：粗面小胞体 —— 蛋白合成．3：ライソゾーム —— 細胞内消化．4：ミトコンドリア —— エネルギー産生．5：核小体 —— rRNA転写．

7. 誤っている組み合わせはどれか.
   A. Down 症候群 ――― 21 トリソミー
   B. Edwards 症候群 ――― 18 トリソミー
   C. Patau 症候群 ――― 13 トリソミー
   D. Klinefelter 症候群 ――― 45,X
   E. Turner 症候群 ――― 47,XXY

   1. A. B
   2. A. E
   3. B. C
   4. C. D
   5. D. E

   正解 5
   解説 D：Klinefelter 症候群は 47,XXY. E：Turner 症候群は 45,X.

8. 細胞分裂について誤っているものはどれか.
   A. 紡錘体が出現するのは,有糸分裂前期である.
   B. 核膜や核小体の消失するのは有糸分裂前期である.
   C. 染色体と動原体の形成は有糸分裂中期にみられる.
   D. 核膜が再生するのは有糸分裂後期である.
   E. 染色体が染色網（クロマチン）となるのは有糸分裂終期である.

   1. A. B
   2. A. E
   3. B. C
   4. C. D
   5. D. E

   正解 4
   解説 C：前期. D：終期.

9. 感染症法で誤っているものはどれか（2016 年）.
   A. 結核 ――― 二類感染症
   B. 細菌性赤痢 ――― 三類感染症
   C. マールブルグ病 ――― 一類感染症
   D. A 型肝炎 ――― 五類感染症
   E. 腸管出血性大腸菌感染症 ――― 四類感染症

   1. A. B
   2. A. E
   3. B. C
   4. C. D
   5. D. E

   正解 5
   解説 D：四類感染症. E：三類感染症.

10. 正しい組み合わせはどれか.
    A. 一次予防 ――― 健康診断
    B. 二次予防 ――― 予防接種
    C. 二次予防 ――― 人間ドック
    D. 三次予防 ――― 機能訓練
    E. 二次予防 ――― 理学療法

    1. A. B
    2. A. E
    3. B. C
    4. C. D
    5. D. E

    正解 4
    解説 A：健康診断は二次予防,B：予防接種は一次予防,E：理学療法は三次予防.

## その2 技術

1. 関連の深い抗体で正しい組み合わせはどれか.
   1. TTF-1 ――― 乳癌
   2. HMB45 ――― 乳腺小葉癌
   3. calretinin ――― 中皮腫
   4. PSA ――― 膀胱癌
   5. chromogranin A ――― 扁平上皮癌

   正解 3
   解説 1：甲状腺癌,肺腺癌,2：悪性黒色腫,4：前立腺癌,5：神経内分泌腫瘍.

2. 誤っているものはどれか.
   A. 染色体数の異常は FISH 法で検出できる.
   B. 遺伝子増幅の有無は FISH 法で検出できる.
   C. 細胞診標本は FISH 法に不向きである.
   D. ホルマリン固定パラフィン包埋組織は FISH 法を実施できない.
   E. FISH 法は蛍光標識した特異的 DNA プローブを用いる.

   1. A. B
   2. A. E
   3. B. C
   4. C. D
   5. D. E

   正解 4
   解説 C, D：FISH 法は凍結組織,細胞診標本,ホルマリン固定パラフィン組織で実施可能.

3. 検体と塗抹方法の組み合わせで正しいものはどれか.
   1. 口腔粘膜擦過 ――― 直接塗抹法
   2. 喀痰 ――― 圧挫法
   3. 尿 ――― すり合わせ法
   4. 乳腺穿刺吸引 ――― フィルター法
   5. 組織塊（片）――― セルブロック法

   正解 1
   解説 2：喀痰はすり合わせ法. 3：尿は,引きガラス法,フィルター法. 4：乳腺穿刺は,直接法,すり合わせ法. 5：組織塊は圧挫法.

4. 有機溶剤に関して正しいものはどれか.
   A. クロロホルムは第2種有機溶剤である.
   B. メタノールは第1種有機溶剤である.
   C. キシレンは第2種有機溶剤である.
   D. 有機溶剤は急性中毒や慢性中毒障害を起こす.
   E. 特定化学物質作業主任者をおく必要がある.

   1. A. B
   2. A. E
   3. B. C
   4. C. D
   5. D. E

   **正解** 4
   **解説** A：特定化学物質第2類特別有機溶剤，B：第2種有機溶剤，E：有機溶剤作業主任者.

5. HER2の判定について誤っているものはどれか.
   1. 判定部位の評価は癌の浸潤部で行う.
   2. スコア0の所見は，陽性所見を認めない.
   3. スコア1の所見は，弱い不完全な細胞膜の陽性所見が観察される.
   4. スコア1の評価は「保留」である.
   5. スコア3の所見は，強い完全な細胞膜陽性所見が30％を超える癌細胞に観察される.

   **正解** 4
   **解説** 4：スコア1の評価は「陰性」である.

6. 誤っている組み合わせはどれか.
   1. S100蛋白 ――――――― メラノーマ
   2. インスリン ――――――― グルカゴノーマ
   3. カルシトニン ――――― 甲状腺髄様癌
   4. chromogranin A ――― 褐色細胞腫
   5. AFP ――――――――― ヨークサック腫瘍

   **正解** 2
   **解説** 2：インスリン産生腫瘍はインスリノーマである.

7. 免疫染色の抗原賦活法について正しいものはどれか.
   A. 蛋白分解酵素処理は，蛋白分解酵素を用い蛋白分子間の結合をはずす.
   B. 蛋白分解酵素処理後は，洗浄せずにそのまま次の工程に進むことが重要である.
   C. 加熱処理法の賦活剤はクエン酸緩衝液のみである.
   D. 加熱処理法の賦活剤に界面活性剤を10％加えると賦活効果が増大する.
   E. コントロール切片の保管は乾燥後密閉し4℃で保存かパラフィンでコートする.

   1. A. B
   2. A. E
   3. B. C
   4. C. D
   5. D. E

   **正解** 2
   **解説** B：十分に洗浄すること．C：他にEDTA，トリスEDTAなどがある．D：0.1％の割合．

8. 試薬などの保存方法で正しいものはどれか.
   A. ヘマトキシリン染色液は必ず冷蔵保存する.
   B. シッフ試薬は室温で保存したほうが酸化しない.
   C. アンモニア水は冷所保存が適している.
   D. EA50染色液は密栓保存を厳守する.
   E. 開封後の緩衝液は冷蔵保存であれば長期の保管が可能である.

   1. A. B
   2. A. E
   3. B. C
   4. C. D
   5. D. E

   **正解** 4
   **解説** A：室温保存でよい．B：温度上昇で酸化し変性する．E：微生物が繁殖しやすいため，冷蔵し早く使いきる．

9. 正しいものはどれか.
   1. 髄液では，ポアフィルター法による標本作製は不適切である.
   2. 細胞診では早朝一番尿が最適である.
   3. 喀痰は早朝起床後，うがいまたは歯磨き後に採取を行う.
   4. 穿刺吸引材料は水分を多く含むため塗抹時の乾燥は気にしなくてよい.
   5. 膵液は検体採取後，室温での保管が可能である.

   **正解** 3
   **解説** 1：髄液は細胞量が少ないのでポアフィルター法は有用．2：早朝一番尿は細胞変性が強いので随時尿が望ましい．4：乾燥しないように迅速に塗抹・固定処理を行う．5：採取後は冷却し速やかに標本作製を行う．

10. 医薬用外劇物でないものはどれか．
    1. メタノール
    2. 塩酸
    3. ホルムアルデヒド
    4. キシレン
    5. イソプロピルアルコール

正解　5
解説　5：第2種有機溶剤（作業環境測定が義務化）

## その3　体腔液・尿・その他

1. 甲状腺腫瘍について正しいものはどれか．
    1. 細胞診標本で核内細胞質封入体の存在を認めたら乳頭癌と診断する．
    2. 未分化癌の腫瘍細胞は濾胞上皮に由来する．
    3. 髄様癌は甲状腺下部に好発する．
    4. 硝子化索状腫瘍にみられる基底膜様物質は Congo red 染色陽性である．
    5. 濾胞癌のリンパ節転移の頻度は乳頭癌と比べて高い．

正解　2
解説　1：硝子化索状腫瘍でも核内細胞質封入体を認める．3：甲状腺の上部1/3に好発する．4：PAS反応陽性，Congo red染色陰性．5：乳頭癌に比べて低い．

2. 小児腫瘍について誤っているものはどれか．
    1. 頭蓋咽頭腫は男児に多い．
    2. 網膜芽細胞腫は非遺伝性疾患である．
    3. 褐色細胞腫はカテコラミン産生能を有する腫瘍である．
    4. 悪性固形腫瘍のなかで最も発生頻度の高いのは，神経芽細胞腫である．
    5. 髄芽腫の好発部位は小脳虫部である．

正解　2
解説　2：小児の網膜芽細胞腫は遺伝子異常の疾患で，大部分が両側性に発生する．責任遺伝子は Rb 遺伝子．

3. 脳腫瘍で，男性より女性に発生頻度の高いものはどれか．
    1. 脊索腫
    2. 退形成性星細胞腫
    3. 胚腫
    4. 髄膜腫
    5. 上衣腫

正解　4
解説　1，2，3：女性より男性に多い．5：上衣腫に性差はない．

4. 誤っているものはどれか．
    1. 髄膜腫では上皮様の細胞が渦巻き状にみられる．
    2. 膠芽腫では異常核分裂像がみられる．
    3. 脊索腫でみられる担空胞細胞は，グリコーゲンを含んでいる．
    4. 胚腫では two cell pattern を示す．
    5. 中枢神経系に原発するリンパ腫は，MALT リンパ腫が多い．

正解　5
解説　5：中枢神経系に原発するリンパ腫は，95％がびまん性大細胞型リンパ腫（DLB-CL）である．

5. 多核巨細胞が特徴的な所見でないものはどれか．
    1. 線維肉腫
    2. 未分化/未分類肉腫（未分化多形肉腫）
    3. 骨巨細胞腫
    4. 骨肉腫
    5. 軟骨芽細胞腫

正解　1
解説　1：単調な紡錘形細胞からなり，ニシンの骨模様（herringbone pattern）を示す．2：紡錘形〜類円形あるいは奇怪な核を有する巨細胞（多核巨細胞）の増生をみる．3：破骨細胞に類似した多核巨細胞を認める．

6. 腫瘍と特徴的な組織像・細胞像の組み合わせで誤っているものはどれか．
    1. 線維肉腫 ―――― ニシンの骨模様（herringbone pattern）
    2. 脊索腫 ―――― 担空胞細胞（physaliferous cell）
    3. 未分化/未分類肉腫 ―― 花むしろ模様（storiform pattern）
    4. 平滑筋肉腫 ―――― 葉巻状核
    5. 多形型横紋筋肉腫 ―― ロゼット様配列

正解　5
解説　5：出目金様細胞と呼ばれる核の飛び出し様の所見，二核細胞がみられる．ロゼット様配列は Ewing 肉腫などでみられる．

7. 神経鞘腫について誤っているのはどれか．
   1. 四肢・体幹の軟部組織や縦隔，後腹膜，聴神経などに多くみられる．
   2. Antoni A型は硝子様基質を伴った長紡錘形細胞の細胞集塊がみられる．
   3. Antoni B型の腫瘍細胞は束状で密にみられる．
   4. Antoni B型は浮腫状の粘液状基質を伴う．
   5. Antoni B型は大型異型細胞が混在する．

正解 3
解説 3：Antoni A型の所見で，束状で流れるように配列し，柵状の核の配列（palisading）がしばしばみられる．

8. 中枢神経の腫瘍について誤っているのはどれか．
   1. 上衣腫では真のロゼットがみられる．
   2. 膠芽腫の腫瘍細胞の異型度は高い．
   3. 髄芽腫は中高年の小脳正中部に多く発生する．
   4. 髄膜腫は上皮様細胞の渦巻き状配列や砂粒小体がみられる．
   5. 未分化神経外胚葉腫瘍（PNET）は未分化な小型細胞よりなる．

正解 3
解説 3：髄芽腫は小児の代表的な悪性脳腫瘍の一つで，小脳正中部の外顆粒細胞層に多く発生し，偽ロゼットがみられる．

9. WHOのgrade分類でgrade IVに分類される脳腫瘍はどれか．
   A. 膠芽腫
   B. 毛様細胞性星細胞腫
   C. 上衣腫
   D. 髄膜腫
   E. 髄芽腫

   1. A. B
   2. A. E
   3. B. C
   4. C. D
   5. D. E

正解 2
解説 B：毛様細胞性星細胞腫はgrade I．C：上衣腫はgrade II．D：髄膜腫はgrade I

10. 非定型奇形腫様ラブドイド腫瘍について誤っているのはどれか．
    1. 多くは3歳までの乳幼児に発生する．
    2. 脳脊髄液を介し播種を起こしやすい．
    3. 髄芽腫に比べ悪性度は低い．
    4. 髄芽腫や中枢性原始神経外胚葉性腫瘍と治療法が異なるため鑑別診断が必要である．
    5. ラブドイド細胞の出現とSMARCB1/INI1遺伝子の不活性化を基本的特徴とする．

正解 3
解説 3：髄芽腫より悪性度が高い．髄芽腫/CNS PNET様の要素の出現に加え，一部の症例では上皮様要素や間質系要素もみられ，多彩な像を示す．

## その4 呼吸器

1. 誤っているものはどれか．
   1. 扁平上皮癌では相互封入像がみられることがある．
   2. 腺癌の癌細胞は立体的・平面的配列で出現する．
   3. 小細胞癌の核縁はやや厚い．
   4. 小細胞癌では背景に壊死がみられることが多い．
   5. 大細胞癌の細胞間結合は疎である．

正解 3
解説 3：小細胞癌の核縁はきわめて薄い．

2. 正しいものはどれか．
   A. Curschmannらせん体は喘息でみられる．
   B. 石灰化小体はPAS反応陽性である．
   C. アレルギー性呼吸器疾患では好中球が多数出現する．
   D. Charcot-Leyden結晶は層状構造のある結晶物質である．
   E. アスベスト小体は黄褐色～黄緑色の針状物質である．

   1. A. B
   2. A. E
   3. B. C
   4. C. D
   5. D. E

正解 1
解説 C：アレルギー性呼吸器疾患では好酸球が出現する．D：Charcot-Leyden結晶は菱形八面体の結晶物質．E：アスベスト小体は鉄亜鈴状の物質．

3. 集団検診における喀痰細胞診について誤っているものはどれか．
   1. 肺門部早期癌，扁平上皮癌の発見を目的としている．
   2. 50歳以上あるいは6ヵ月以内に血痰があったものが検査の対象となる．
   3. 蓄痰法は粘液溶解剤入りの保存液中に数日間採痰を行う．
   4. 蓄痰法では生痰よりも細胞の赤染傾向が目立つ．
   5. 蓄痰法では生痰と比べ小細胞癌とリンパ球の区別が困難となる．

正解 2
解説 2：検査対象は50歳以上で喫煙指数が600以上の者．取扱い規約第8版から，「血痰のあった者」の記載が削除された．

4. 微少浸潤性腺癌について誤っているものはどれか．
   1. 3 cm 以下の孤立性腫瘍である．
   2. CT 上はすりガラス状陰影を主体とする．
   3. 腫瘍細胞には粘液がみられることがある．
   4. 複数の浸潤巣がみられる場合は，最大浸潤巣の大きさで評価する．
   5. 胸膜への浸潤，壊死がみられる．

正解 5
解説 5：微少浸潤性腺癌ではリンパ管，血管，胸膜への浸潤，壊死がない．

5. 過誤腫の構成成分について誤っているものはどれか．
   1. 平滑筋
   2. 軟骨
   3. 脂肪
   4. 線維性結合織
   5. ヘモジデリン貪食組織球

正解 5
解説 5：ヘモジデリン貪食組織球は硬化性肺胞上皮腫などでみられる．

6. EGFR 遺伝子について正しいものはどれか．
   1. 検査のための切片は 2～3 μm の厚さが望ましい．
   2. ホルマリン固定パラフィン包埋組織での検査は，72 時間以上ホルマリン固定した検体を用いる．
   3. 検査のために提出された検体は常温保存がよい．
   4. 肺癌の EGFR 過剰発現は予後良好の指標となる．
   5. EGFR 遺伝子の突然変異を認める肺癌は，チロシンキナーゼ阻害薬が処方される．

正解 5
解説 1：切片は 5～10 μm が望ましい．2：固定は 10％中性緩衝ホルマリンで，6～48 時間を遵守．3：組織の変性防止のため凍結保存する．4：過剰発現は多くの上皮性悪性腫瘍で報告され，予後との関連性は確定していない．

7. 特殊型腺癌はどれか．
   1. 置換型腺癌
   2. 腺房型腺癌
   3. 乳頭型腺癌
   4. 微小乳頭型腺癌
   5. 浸潤性粘液性腺癌

正解 5
解説 5：肺腺癌は，浸潤型 5 種（置換型腺癌，腺房型腺癌，乳頭型腺癌，微小乳頭型腺癌，充実型腺癌）と特殊型腺癌，微少浸潤性腺癌，前浸潤性腺癌に分類される．浸潤性粘液性腺癌は特殊型腺癌．

8. 組織型について正しいものはどれか．
   1. 置換型腺癌は非浸潤性腺癌である．
   2. 腺房型腺癌は間質細胞の増生はみられない．
   3. TTF-1 または napsinA が陽性であれば，腺癌が示唆される．
   4. TTF-1 陽性細胞と CK5/6 陽性細胞が混在した腫瘍は，大細胞癌が示唆される．
   5. 神経内分泌腫瘍と診断するには，chromogranin A，synaptophysin，CD56 の 2 つ以上に陽性所見を認めなければならない．

正解 3
解説 1：置換型腺癌は浸潤性腺癌．2：腺房型腺癌は間質細胞の増生を伴う．4：TTF-1 陽性細胞と CK5/6 陽性細胞が混在した腫瘍は腺扁平上皮癌が示唆される．5：chromogranin A，synaptophysin，CD56 の 1 つ以上に 10％以上の陽性所見を認めた場合．

9. 細胞診について正しいものはどれか．
    1. 喀痰細胞診の標本上に組織球がみられなくても，扁平上皮細胞が豊富にみられれば適正検体とする．
    2. 扁平上皮癌と腺癌の鑑別が困難な場合は「非小細胞癌」として報告する．
    3. 「偽陽性」の判定区分は悪性を疑う場合にのみ該当する．
    4. 喀痰材料は，標本上により多くの細胞を集めるためできるだけ厚い標本を作製する．
    5. 胸水中にcalretinin陽性の小型細胞集塊が認められた場合には悪性中皮腫を疑う．

10. 正しいものはどれか．
    1. 肺癌の分子標的治療は腺癌・扁平上皮癌が対象である．
    2. ALK融合遺伝子が陰性の場合に，ALK阻害剤が有効である．
    3. EGFR遺伝子変異が陽性の場合にEGFR阻害剤が有効である．
    4. 小細胞癌は分子標的治療が有効である．
    5. 分子標的治療は副作用がなく最も有効な治療法である．

正解 2
解説 1：「検体不適正」とする．3：悪性を疑う異型細胞あるいは良悪の鑑別困難な異型細胞を認める場合．4：塗抹が厚すぎると細胞の観察が困難．5：calretininは良性の中皮細胞にも陽性を呈する．

正解 3
解説 1：非小細胞癌非扁平上皮癌が対象．2：ALK融合遺伝子が陽性の場合に有効．4：小細胞癌は分子標的治療の対象外．5：薬剤性肺炎や皮膚障害・消化器症状などの副作用を起こすことがある．

## その5 消化器

1. 口腔領域の細胞像について誤っているものはどれか．
    1. 歯肉では角化型表層細胞と非角化型表層細胞が混在する．
    2. 頬部ではライトグリーン好性の非角化型表層細胞が主体を占める．
    3. 舌背からは細菌が付着した糸状の角化物質が認められることがある．
    4. 軟口蓋は角化型表層細胞が主体を占める．
    5. 舌下面は非角化型重層扁平上皮で被覆されている．

2. 口腔細胞診の進め方で誤っているものはどれか．
    1. 細胞変性を防ぐため，採取前のうがいは避ける．
    2. 肉眼あるいは低倍率で標本の適正・不適正判定や背景所見を観察する．
    3. 角化型表層細胞と非角化型表層細胞および深層細胞の量的比率をみる．
    4. 深層細胞がある場合は，再生・炎症などの変化か腫瘍性か検討する．
    5. オレンジG好性細胞の光輝性増加や核の大きさ細胞出現の多様性を確認する．

3. 唾液腺腫瘍について正しいものはどれか．
    1. 最も頻度が高いのはWarthin腫瘍である．
    2. 腺房細胞癌は耳下腺に好発する．
    3. 粘表皮癌は急激に増大する．
    4. 腫瘍細胞に筋上皮細胞との二相性があれば良性である．
    5. 穿刺吸引細胞診で壊死背景をみた場合は悪性を疑う．

4. 次の唾液腺腫瘍のなかで悪性度の高いものはどれか．
    1. 腺房細胞癌
    2. 腺様嚢胞癌（篩状型）
    3. 基底細胞腺癌
    4. 唾液腺導管癌
    5. 唾液腺芽腫

正解 4
解説 4：軟口蓋は被覆粘膜であり，非角化型表層細胞が主体となる．

正解 1
解説 1：食物残渣や常在細菌の除去，高齢者の口腔内乾燥に対処するために，うがいや必要に応じて綿球などで口腔内清掃してから採取する．5：ライトグリーン好性非角化型表層細胞に核腫大があるかも考慮する．

正解 2
解説 1：最も頻度が高いのは多形腺腫（約60％）で，Warthin腫瘍は次に高い．3：一般的に緩やかに発育．4：二相性があっても良性とはいえない．5：良性でも壊死を伴うことがある．

正解 4
解説 2：腺様嚢胞癌の篩状型・管状型は中悪性度，充実型は悪性度が高い．

5. 胆汁細胞診について正しいものはどれか.
   1. 初回採取や内視鏡的逆行性胆管膵管造影法（ERCP）後には細胞が得られやすい.
   2. 細胞変性が少なく核クロマチンの観察がしやすい.
   3. 大型集塊がしばしば出現する.
   4. 細胞集塊に不規則な重積や核の配列不整がみられれば悪性と判断できる.
   5. 胆汁に出現する悪性細胞には核形不整の弱いものが多い.

正解 1
解説 2：細胞変性があり, 核クロマチンの凝集や濃縮が強調されることがある. 3：出現は少ない. 4：不規則重積や核の配列・集塊辺縁の凹凸不整のすべてを考慮する. 5：核形不整が判断材料となる.

6. 肝胆道系疾患について正しいものはどれか.
   1. 胆管結石は胆道癌のリスク因子とはいえない.
   2. 胆管拡張は消化管由来の腺癌が肝臓へ転移することで起こりやすくなる.
   3. 膵臓癌は膵管・胆管合流異常で発生しやすい.
   4. 肝原発の癌では肝内胆管癌が最も多い.
   5. 胆嚢癌では Courvoisier 徴候は陰性である.

正解 5
解説 1：リスク因子である. 2：転移癌では起こりにくい. 3：胆管癌が発生しやすい. 4：肝細胞癌が最も多い.

7. 超音波内視鏡ガイド下穿刺吸引細胞診（EUS-FNAC）が有用でないものはどれか.
   1. 胃消化管間質腫瘍（GIST）
   2. 肝細胞癌
   3. 微量腹水
   4. 膵内分泌腫瘍
   5. 胆管周囲の腫大したリンパ節

正解 2
解説 2：超音波ガイド下穿刺吸引細胞診（US-FNAC）が有用である.

8. 肝胆疾患について正しいものはどれか.
   A. 肝臓に原発する上皮性悪性腫瘍は, 肝細胞癌がほとんどである.
   B. 肝内胆管癌では肝硬変の合併が高率にみられる.
   C. 肝細胞癌では癌臍がみられる.
   D. 肝内胆管癌では肝炎ウイルスの陽性率が高い.
   E. 肝細胞癌は粘液を産生しない.

   1. A. B
   2. A. E
   3. B. C
   4. C. D
   5. D. E

正解 2
解説 B：肝細胞癌（肝内胆管癌は低率）. C：肝内胆管癌でみられる. D：肝細胞癌（肝内胆管癌は低率）.

9. 膵臓疾患について誤っているものはどれか.
   1. 膵臓癌切除後の再発診断に, CA19-9 値が有用である.
   2. 浸潤性膵管癌の好発部位は膵尾部である.
   3. 膵管内乳頭粘液性腫瘍（IPMN）の好発部位は, 膵頭部である.
   4. 急性出血性膵炎は, 壊死性病変が間質に沿って広がり, 出血・壊死が広がる.
   5. Zollinger-Ellison 症候群では, 血中のガストリン値が高い.

正解 2
解説 2：膵頭部（2/3 を占める）.

10. 食道疾患について誤っているものはどれか.
    1. 食道癌の好発部位は, 胸部中部食道である.
    2. 食道静脈瘤は, 門脈圧亢進症で側副循環が起こることで形成される.
    3. 早期食道癌は, 原発巣の壁深達度が粘膜下層までにとどまる.
    4. 表在癌は, 癌腫の壁深達度が粘膜下層までにとどまる.
    5. 食道癌ではリンパ行性転移が多い.

正解 3
解説 3：粘膜内にとどまる.

## その6　婦人科

1. 卵巣癌の腫瘍マーカーの組み合わせで誤っているものはどれか．
   1. 卵黄嚢腫瘍 ――― AFP
   2. 未分化胚細胞腫 ―― LDH
   3. 絨毛癌 ――――― hCG
   4. 漿液性腺癌 ――― CA-125
   5. 粘液性腫瘍 ――― AFP

   正解 5
   解説 5：粘液性腫瘍 ――― CA19-9．

2. 顆粒膜細胞腫について誤っているものはどれか．
   1. 成人型と若年型に分けられる．
   2. 若年型は悪性腫瘍として扱われる．
   3. エストロゲン産生性を示す．
   4. 核にはコーヒー豆様の溝がみられる．
   5. Call-Exner body が特徴的である．

   正解 2
   解説 2：若年型は境界悪性から低悪性度に分類されている．

3. 奇形腫について誤っているものはどれか．
   1. 胚細胞腫瘍で最も高頻度にみられる．
   2. 未熟成分の量は予後推定の指標となる．
   3. Grade 0 は成熟奇形腫である．
   4. 未熟奇形腫は，未熟成分のほとんどが神経組織である．
   5. 悪性転化を伴う成熟嚢胞性奇形腫は若年者に多い．

   正解 5
   解説 50歳前後

4. 未分化胚細胞腫について誤っているものはどれか．
   1. 病理学的分類で良性腫瘍に分類される．
   2. 若年者に多い．
   3. 明瞭な核小体を有する．
   4. 腫瘍細胞の細胞質はグリコーゲンに富んでいる．
   5. リンパ球浸潤が特徴的である．

   正解 1
   解説 1：悪性腫瘍に分類される．

5. 次の卵巣腫瘍のうち両側性に発生する頻度が高いものはどれか．
   1. 類内膜癌
   2. 明細胞癌
   3. 漿液粘液性癌
   4. 未熟奇形腫
   5. セルトリ・ライディック細胞腫

   正解 3
   解説 1，2，4，5：片側性のことが多い．3：半数以上が両側性に発生する．

6. 子宮頸部腺癌のうち，high risk type HPV（human papilloma virus）が検出されることが多いのはどれか．
   1. 漿液性癌
   2. 類内膜癌
   3. 明細胞癌
   4. 腸型粘液性癌
   5. 胃型粘液性癌

   正解 4
   解説 4：腸型粘液性癌や絨毛腺管癌で検出されることが多い．

7. 絨毛癌について正しいものはどれか．
   1. 全身に血行性転移をきたしやすい．
   2. 化学療法の感受性が低い．
   3. 妊娠性絨毛癌は胚細胞腫瘍の一つである．
   4. 非妊娠性絨毛癌は妊娠性絨毛癌に比べて予後良好である．
   5. 非妊娠性絨毛癌は高齢者に多い．

   正解 1
   解説 2：化学療法の感受性が高い．3，4，5：非妊娠性絨毛癌は胚細胞腫瘍の一つで，若年者に多く，妊娠性絨毛癌に比べ予後不良．

8. 子宮内膜癌について誤っているものはどれか．
   1. 類内膜癌のリスク因子には長期間のエストロゲン暴露があげられる．
   2. 漿液性癌は類内膜癌と比較し，悪性度の高い腫瘍である．
   3. 漿液性癌では砂粒体が高頻度にみられる．
   4. 明細胞癌はホブネイル様の形態を特徴とする．
   5. 明細胞癌では免疫組織化学的にエストロゲンレセプター（ER）は陰性である．

**正解** 3
**解説** 3：卵巣の漿液性癌では砂粒体をみることが多いが，子宮内膜の漿液性癌では多くはみられない．

9. 正しいものはどれか．
   1. 子宮肉腫のなかで最も頻度が高いのは癌肉腫である．
   2. 低異型度子宮内膜間質肉腫は，エストロゲン過剰状態との関連性が知られている．
   3. 高異型度子宮内膜間質肉腫は浸潤性に増殖する．
   4. 平滑筋肉腫の血行性転移は肝臓が最も多い．
   5. 未分化子宮肉腫は，かつて悪性混合 Müller 管腫瘍と呼ばれた．

**正解** 2
**解説** 1：平滑筋肉腫．3：異型の強い腫瘍で周囲へ破壊性浸潤増殖を示す．4：肺が最も多い．5：悪性混合 Müller 管腫瘍と呼ばれたのは癌肉腫．

10. 子宮頸癌について正しいものはどれか．
    1. 扁平上皮癌は増加傾向にある．
    2. 頸部腺癌のなかで最も頻度が高いのは類内膜腺癌である．
    3. 最小偏倚腺癌は腸型粘液性癌に含まれる．
    4. 胃型粘液性癌は Peutz-Jaghers 症候群との関連が知られている．
    5. 絨毛腺管癌は他の頸部腺癌よりも予後不良である．

**正解** 4
**解説** 1：扁平上皮癌は減少傾向で，腺癌は増加傾向．2：通常型内頸部腺癌の頻度が高い．3：きわめて分化度の高い胃型粘液性癌の亜型である．5：若年発生が多く，予後良好．

# Challenge Ⅳ

## その1 総論

1. RNA ウイルスはどれか.
   1. CMV（cytomegalovirus）
   2. EBV（Epstein-Barr virus）
   3. HPV（human papilloma virus）
   4. HBV（hepatitis B virus）
   5. HTLV-1（human T cell leukemia virus type 1）

   正解 5
   解説 1, 2, 3, 4：DNA ウイルス. HTLV-1の他, HCVやHIV も RNA ウイルス.

2. 小児に多く発生する腫瘍はどれか.
   1. 膠芽腫
   2. 髄膜腫
   3. 褐色細胞腫
   4. 上衣腫
   5. Hodgkin リンパ腫

   正解 4
   解説 1, 2：膠芽腫と髄膜腫は中高年者に多い. 3：褐色細胞腫は 20〜40 歳代に好発する. 5：Hodgkin リンパ腫は若年〜高齢者に多い.

3. 正しい組み合わせはどれか.
   1. decoy cell ——— 尿路上皮癌
   2. navicular cell ——— 妊娠
   3. flower cell ——— 未分化大細胞型リンパ腫
   4. Clue cell ——— *Leptothrix* 感染
   5. Reed-Sternberg cell ——— 結核

   正解 2
   解説 1：decoy cell は, 変性やウイルス感染による濃縮核を有する細胞（癌細胞との鑑別要）. 3：成人 T 細胞性白血病. 4：*Gardnerella* 感染. 5：Hodgkin リンパ腫.

4. 扁平上皮癌の特徴的な細胞所見はどれか.
   1. 乳頭状集塊
   2. 管腔形成
   3. 偏在核
   4. 層状構造
   5. 類円形核小体

   正解 4
   解説 1, 2, 3, 5：腺癌を示唆する所見.

5. 関連性の深い組み合わせはどれか.
   1. WT-1 ——— 腎芽腫
   2. RB（Rb-1）——— 神経芽腫
   3. BRCA-1 ——— 子宮内膜癌
   4. MYC ——— 濾胞性リンパ腫
   5. p16 ——— 家族性大腸ポリポーシス

   正解 1
   解説 2：網膜芽細胞腫. 3：卵巣癌, 乳癌, 卵管癌, 腹膜癌. 4：Burkitt リンパ腫. 5：大腸ポリポーシスは APC（p16 は家族性悪性黒色腫）.

6. 常染色体優性遺伝でないものはどれか．
   1. 網膜芽細胞腫
   2. MEN-II 型
   3. Peutz-Jeghers 症候群
   4. Cronkhite-Canada 症候群
   5. von Recklinghausen 病

正解　4
解説　4：Cronkhite-Canada 症候群は非遺伝性の消化管ポリポーシス．

7. 正しい組み合わせはどれか．
   1. Auer 小体 ——— リンパ性白血病
   2. アスベスト小体 —— 悪性黒色腫
   3. Apitz 小体 ——— 悪性中皮腫
   4. Russell 小体 ——— G6PD 欠乏症
   5. Dutcher 小体 ——— 多発性骨髄腫

正解　5
解説　1：Auer 小体は骨髄性白血病．2：アスベスト小体は悪性中皮腫．3：Apitz 小体は悪性黒色腫．4：Russell 小体は多発性骨髄腫やマクログロブリン血症（G6PD 欠乏症は Heinz 小体）．

8. 正しい組み合わせはどれか．
   1. 甲状腺 ——— 中胚葉
   2. 肺 ——— 外胚葉
   3. 中枢神経 ——— 外胚葉
   4. 脾臓 ——— 内胚葉
   5. 子宮 ——— 内胚葉

正解　3
解説　1：内胚葉．2：内胚葉．4：中胚葉．5：中胚葉．

9. 関連性の深い組み合わせはどれか．
   1. HPV（human papilloma virus）——————— 子宮体癌
   2. HTLV-1（human T cell leukemia virus type 1）—— 後天性免疫不全症候群
   3. CMV（cytomegalovirus）——————— クラミジア肺炎
   4. EBV（Epstein-Barr virus）——————— 伝染性単核症
   5. HHV-5（human herpes virus 5）——————— カポジ肉腫

正解　4
解説　1：子宮頸癌．2：成人T細胞白血病/リンパ腫．3：直接的な関連なし．5：HHV-5 はサイトメガロウイルス（カポジ肉腫と関連が深いのは HHV-8）．

10. 染色体数が正常より少ないものはどれか．
    1. Klinefelter 症候群
    2. Down 症候群
    3. Patau 症候群
    4. Turner 症候群
    5. Edwards 症候群

正解　4
解説　1：47,XXY．2：21番トリソミー．3：13番トリソミー．4：45,X．5：18番トリソミー．

## その2　技術

1. 顕微鏡について正しいものはどれか．
   1. 標本を観察する際には高倍率のレンズから見始める．
   2. ピントを合わせる時にはステージを下げた状態から覗きながらステージを上げる．
   3. 絞りを開けると焦点深度が増大する．
   4. 色温度が高くなると色調は青味を帯びる．
   5. 総合倍率は接眼レンズと対物レンズの倍率を足したものである．

正解　4
解説　1：低倍率のレンズから．2：ステージを上げた状態から下げる．3：絞りを絞ると焦点深度が増大する．5：総合倍率＝接眼レンズの倍率×対物レンズの倍率．

2. 正しいものはどれか.
   A. PAS反応では，真菌は赤紫色となる.
   B. Giemsa染色では，*Helicobacter pylori*は赤色となる.
   C. Mucicarmin染色では，クリプトコッカスは青色となる.
   D. Grocott染色では，真菌は赤褐色となる.
   E. Papanicoloau染色では，トリコモナス原虫は青緑色となる.
   1. A. B
   2. A. E
   3. B. C
   4. C. D
   5. D. E

   **正解** 2
   **解説** B：青色．C：赤色．D：黒褐色．

3. Papanicoloau染色で正しいものはどれか.
   1. 多種類の材料がある場合には粘性の低い材料の標本から染める.
   2. 剥離しやすい材料は一度乾燥させてから固定液に入れる.
   3. 色素の分子量はライトグリーン→エオジン→オレンジGの順に大きくなる.
   4. 核染色にはマイヤーのヘマトキシリンが適している.
   5. EA-50染色液には，ライトグリーン，エオジン，ビスマルクブラウン，リンタングステン酸が含まれている.

   **正解** 5
   **解説** 1：コンタミを防ぐため，剥離しにくい粘性の高い材料から染める．2：乾燥させない．3：分子量はオレンジG＜エオジン＜ライトグリーン．4：Gillのヘマトキシリン．

4. 免疫組織化学染色について正しいものはどれか.
   1. 賦活化とは，酵素や熱による処理で非特異反応を防止することである.
   2. ブロッキングとは，内因性ペルオキシダーゼや免疫グロブリンによる非特異反応を防止する.
   3. HER2は核に陽性反応を示す.
   4. ALKは細胞膜に陽性反応を示す.
   5. HER2は部分的な膜染色が10%以上認められれば「陽性」と判定される.

   **正解** 2
   **解説** 1：細胞抗原エピトープを露出させて抗原抗体反応を促進させること．3：細胞膜に陽性．4：細胞質に陽性．5：強い全周性の染色を認めた場合に陽性．

5. 標本不良の原因として正しい組み合わせはどれか.
   A. 細胞の収縮 ―――――――― 固定前乾燥
   B. 封入後のコーンフレーク様変化 ―― 水分の混入
   C. 封入後の気泡混入 ―――――― 封入剤の過多
   D. 標本の退色 ―――――――― 経時劣化
   E. 核濃染 ―――――――――― 分別不足
   1. A. B
   2. A. E
   3. B. C
   4. C. D
   5. D. E

   **正解** 5
   **解説** A：固定前乾燥で，細胞は膨化する．B：封入前乾燥で，コーンフレーク様変化を示す．C：封入剤過少．

6. 免疫組織化学で陽性を示す組み合わせで正しいものはどれか.
   1. ER ――――――― 細胞質
   2. PgR ―――――― 細胞膜
   3. HER2 ―――――― 核
   4. mammaglobin A ―― 核
   5. GCDFP15 ――――― 細胞質

   **正解** 5
   **解説** 1，2：ER，PgRはともに核に陽性を示す．3：HER2は細胞膜に陽性を示す．4：mammaglobin Aは細胞質と細胞膜に陽性を示す．

7. 正しいものはどれか.
   1. PAS反応では，グリコーゲンは黒色となる.
   2. Berlin blue染色では，ヘモジデリンは橙赤色となる.
   3. Schmorl反応では，リポフスチンは青緑色となる.
   4. Grcott染色では，アスペルギルスは赤紫色となる.
   5. SudanⅢ染色では，中性脂肪は青色となる.

   **正解** 3
   **解説** 1：赤紫色．2：青色．4：黒色．5：橙赤色．

8. セルブロックの作製で正しいものはどれか.
   1. 免疫染色は可能だが，FISH法の実施は困難である.
   2. セルブロック作製には遠心機を必要としない.
   3. セルブロック法を実施しても診療報酬は請求できない.
   4. 包埋された細胞は長期保存が可能である.
   5. 固定には95%エタノールを用いる.

   **正解** 4
   **解説** 1：免疫染色・FISH法，両方の実施が可能．2：まず遠心機で集細胞を実施する．3：診療報酬860点の加算ができる．5：固定は10%中性緩衝ホルマリン．

9. ホルムアルデヒドについて正しいものはどれか.
   1. 管理濃度は 0.01 ppm である.
   2. 12 カ月ごとに作業環境測定を実施する義務がある.
   3. 作業者の健康記録は 5 年間保存することが義務づけられている.
   4. 作業環境測定の記録は 5 年間保存することが義務づけられている.
   5. 第 1 管理区分は作業環境管理が適切でない状態である.
10. 正しいものはどれか.
    1. 塗抹の厚い標本は固定時に細胞の剥離が起きやすい.
    2. 引きガラス法では塗抹の引きはじめに最も細胞が集まる.
    3. 固定液には複数の異なる検体を入れても問題ない.
    4. サコマノ液で固定した検体は塗抹後,すぐに湿固定を行う必要がある.
    5. 喀痰は,すり合わせ法においてすり合わせ回数は細胞形態に影響を及ぼさない.

正解 3
解説 1:管理濃度は 0.1 ppm. 2:6 カ月以内に一度行う. 4:記録は 30 年間保存. 5:第 1 管理区分は良好な作業環境である.

正解 1
解説 2:引き終わりに最も多い. 3:コンタミネーション防止のため,検体ごとに固定容器を分ける. 4:冷風乾燥する. 5:回数が多すぎると細胞が破壊され,アーチファクトが出る.

## その 3　体腔液・尿・その他

1. 正しいものはどれか.
   1. マラコプラキアは前癌病変である.
   2. decoy cell は変性した癌細胞である.
   3. 非浸潤性尿路上皮癌では尿中に癌細胞が出現することはまれである.
   4. 尿検体は,細胞が沈殿するよう 1 日静置したほうがよい.
   5. 尿膜管癌の細胞は大腸癌細胞と類似する.

2. 正しいものはどれか.
   A. Michaelis-Gutmann 小体は膀胱癌由来である.
   B. 類澱粉小体は前立腺癌由来である.
   C. 精嚢上皮細胞はリポフスチン顆粒を有する.
   D. 回腸導管尿では結晶成分がみられることが多い.
   E. 精上皮腫では細胞質内に硝子様小体がみられる.
   1. A. B
   2. A. E
   3. B. C
   4. C. D
   5. D. E

3. 正しいものはどれか.
   1. 膀胱癌は高齢女性に多い.
   2. 尿路上皮癌成分に腺癌成分が混在してみられる場合は,腺癌として報告する.
   3. 尿路上皮癌成分に小細胞癌が混在してみられる場合は,小細胞癌として報告する.
   4. 腎臓の悪性腫瘍は,腺癌と尿路上皮癌が同程度発生する.
   5. 腎癌の早期発見には,尿細胞診が最も有効である.

4. 乳腺腫瘍について正しいものはどれか.
   1. 浸潤性乳管癌は,腺管形成型,充実型,硬性型,混合型,その他に分類される.
   2. 乳癌の ER, PgR の判定に用いられる J-score「3b」は陽性細胞占有率 90% 以上の状態をいう.
   3. 乳癌の免疫組織化学染色における HER2 判定基準はスコア「2」以上を陽性とする.
   4. リンパ球との二相性がみられる場合は良性腫瘍を推測する指標となる.
   5. DCIS の solid-papillary type は神経内分泌への分化を伴うことが多い.

正解 5
解説 1:慢性肉芽性病変. 2:ウイルス感染細胞. 3:浸潤の有無にかかわらず尿中に出現する. 4:長時間放置すると細胞変性する.

正解 4
解説 A:マラコプラキアでみられる. B:前立腺肥大症や前立腺炎でみられる. E:硝子様小体は卵黄嚢腫瘍でみられる.

正解 3
解説 1:高齢男性に多い. 2:「腺上皮への分化を伴う尿路上皮癌」とする. 4:腎細胞癌がほとんどである. 5:腫瘍細胞が尿中に出現することはまれ.

正解 5
解説 1:腺管形成型,充実型,硬性型,その他に分類. 2:陽性細胞占有率 50% 以上. 3:「2」は判定保留とし,ISH 法による検査を実施する. 4:筋上皮細胞との二相性が指標.

5. 乳腺腫瘍において正しいものはどれか．
   1. p63 陽性であれば悪性とする．
   2. 小葉癌は E-cadherin, β-catenin とも陽性である．
   3. Ki-67 は細胞増殖マーカーとして有用である．
   4. HER2 は分子標的薬の適応の可否を目的に検査するので，予後の推測に有用ではない．
   5. ER と PgR はともに陽性の場合にのみ内分泌療法の対象となる．

正解 3
解説 1：p63 は筋上皮細胞に陽性で良性の指標．2：E-cadherin, β-catenin ともに陰性．4：HER2 は予後の推測にも有用．5：ER と PgR の両方，またはどちらかが陽性の場合は治療の対象．

6. 体腔液および洗浄細胞診について正しいものはどれか．
   1. 出現する悪性細胞は悪性中皮腫由来の頻度が高い．
   2. 悪性中皮腫は胸水貯留で発見されることが多い．
   3. 肺癌の進行度分類に胸腔洗浄細胞診は必須である．
   4. 心嚢液ではリンパ腫の頻度が高い．
   5. 悪性疾患由来では濾出性のものが多い．

正解 2
解説 1：中皮腫の発生はまれで，他臓器からの転移・浸潤が多い．3：胸水は量や性状を記載し，洗浄細胞診も実施した場合は記載するが必須ではない．4：肺癌や乳癌が多い．5：滲出性のことが多い．

7. リンパ節病変について正しいものはどれか．
   1. 猫ひっかき病では好酸球浸潤を認める．
   2. 亜急性壊死性リンパ節炎では，好中球浸潤や肉芽腫形成が認められる．
   3. サルコイドーシスでは類上皮細胞結節がみられる．
   4. 結核では非特異的な炎症反応がみられる．
   5. HIV（human immunodeficiency virus）感染ではリンパ節腫脹はみられない．

正解 3
解説 1：化膿性肉芽腫を認める．2：炎症性細胞浸潤はない．4：結核は特異性炎症．5：感染後 3〜4 週でリンパ節の腫脹を伴う風邪様症状をみる．

8. 陽性像が診断に有用な組み合わせはどれか．
   1. 濾胞性リンパ腫 ——————— CD10
   2. マントル細胞リンパ腫 ——— CD23
   3. Burkitt リンパ腫 —————— CD5
   4. 血管免疫芽球性リンパ腫 —— CD57
   5. 成人 T 細胞性白血病 ———— CD8

正解 1
解説 2：CD20, CD5, cyclin D1 が陽性．3：CD10, 19, 20, 22, 79a, HLA-DR が陽性．4：CD57 は陰性．CD2, 3, 4, 5, 7 が陽性．5：CD8 は陰性であることが多い．CD2, 3, 4, 5, 25, HLA-DR が陽性．

9. 正しいものはどれか．
   1. 濾胞性リンパ腫では大型でくびれのある腫瘍細胞が主体である．
   2. 形質細胞腫では微細なクロマチン構造を呈する核をもつ．
   3. Burkitt リンパ腫では starry sky 像がみられる．
   4. 急性骨髄芽球性白血病では faggot cell がみられる．
   5. 骨髄異形成症候群では骨髄中に 20％以上の異型芽球がみられることがある．

正解 3
解説 1：小型〜中型のくびれのある細胞や大型のくびれのない細胞がみられる．2：車軸状のクロマチン構造．4：M1,M2 では Auer 小体がみられ，前骨髄球性白血病（M3）で faggot cell がみられる．5：20％以上の異型芽球があれば白血病．

10. 体腔液でみられる細胞所見で正しいものはどれか．
    1. 上皮型悪性中皮腫では円柱状の細胞が出現する．
    2. 腺癌細胞は異型が強いため，反応性中皮細胞との鑑別は容易である．
    3. 印環細胞癌では PAS 陽性の重積性細胞が出現することが多い．
    4. 小細胞癌は孤在性あるいは核密度の高い小型集塊でみられることが多い．
    5. 扁平上皮癌は角化細胞の出現をみることが多い．

正解 4
解説 1：円形が多く，円柱状にはならない．2：しばしば鑑別に苦慮する．3：孤在性細胞で出現することが多い．5：角化細胞は少ない．

## その 4　呼吸器

1. 正しいものはどれか．
    1. 肺癌のなかで最も発生頻度の高い組織亜型は扁平上皮癌である．
    2. 充実型腺癌は中悪性度とみなされる．
    3. 肺胞壁に沿って置換性に増殖していれば置換型腺癌と診断される．
    4. 微小乳頭型腺癌の腫瘍細胞はⅡ型肺胞上皮細胞型が主である．
    5. 微少浸潤性腺癌は浸潤部分の最大径は 0.5 cm 以内である．

正解 5
解説 1：最も多いのは腺癌．2：高悪性度．3：置換型腺癌の診断は 0.5 cm を超える浸潤部分を認めるか，浸潤が 0.5 cm 以下でも腫瘍全体径が 3 cm を超えることが必要．4：小型の Clab（旧 Clara）細胞型が主．

2. 肺扁平上皮癌について誤っているものはどれか．
    1. 扁平上皮癌は近年，末梢型の頻度が高くなっている．
    2. 扁平上皮マーカーとしては p40 が最も特異性が高いとされる．
    3. 非角化型のなかには腺癌マーカー（TTF-1）に陽性を示すものがある．
    4. 類基底細胞型は，通常の非小細胞肺癌より予後不良とされている．
    5. 類基底細胞型は，中枢側発生が多い．

正解 3
解説 3：腺癌マーカー（TTF-1, NapsinA）は陰性．

3. 正しいものはどれか．
    1. 粘液を産生する腺癌は，浸潤性粘液性腺癌に分類される．
    2. コロイド腺癌は旧分類で粘液性細気管支肺胞上皮癌に分類されていた．
    3. 胎児型腺癌は神経内分泌マーカー陽性細胞が混在する．
    4. 胎児型腺癌の高悪性度型は胎児肺類似成分のみから構成される．
    5. 腸型腺癌は，大腸癌類似の形態を示す細胞が 80％ 以上を占めるものをいう．

正解 3
解説 1：通常の腺癌でも粘液を産生する場合がある．2：旧分類では粘液嚢胞腺癌．4：低悪性度型．5：50％以上を占めるもの．

4. 正しいものはどれか．
    1. 硬化性肺胞上皮腫では核内封入体はみられない．
    2. 硬化性肺胞上皮腫はⅠ型肺胞上皮に類似する腫瘍細胞が増殖する．
    3. 過誤腫は中年女性に多い．
    4. 乳頭腺腫にみられる上皮細胞はⅡ型上皮への分化を示す．
    5. 肺に発生する多形腺腫は悪性腫瘍のことが多い．

正解 4
解説 1：核内封入体をみることがある．2：Ⅱ型肺胞上皮に類似．3：中年男性に多い．5：肺に発生する多形腺腫は通常良性．

5. 正しいものはどれか．
    1. 呼吸器系は中胚葉由来である．
    2. Clab（旧 Clara）細胞は気道の異物排除に関与する．
    3. 杯細胞は酸性粘液多糖体を分泌する．
    4. Kultschizky 細胞は豊富なミトコンドリアが観察される．
    5. Ⅰ型肺胞上皮細胞は微絨毛がある．

正解 3
解説 1：内胚葉由来．2：線毛細胞が関与する．4：ミトコンドリアが観察されるのは Clab（旧 Clara）細胞．5：微絨毛があるのはⅡ型肺胞上皮．

6. 誤っているものはどれか．
    1. 上皮内腺癌は置換型増殖のみを示すものである．
    2. 上皮内腺癌は 0.5 cm 以下の限局性の腺癌である．
    3. 異型腺腫様過形成は 0.5 cm 以下の増殖性病変である．
    4. 異型腺腫様過形成は末梢肺，特に臓側胸膜近傍に発生する．
    5. 上皮内腺癌と浸潤癌の鑑別は，弾性線維染色が有用である．

正解 2
解説 2：上皮内腺癌は 3 cm 以下の限局性腺癌をいう．

7. 神経内分泌腫瘍について正しいものはどれか．
   1. 定型カルチノイドと異型カルチノイドの違いは壊死の有無による．
   2. 小細胞癌の腫瘍細胞は核小体が目立つことが多い．
   3. 混合型小細胞癌に合併する組織型は扁平上皮癌が多い．
   4. 大細胞神経内分泌癌は，一般に広い壊死巣がみられる．
   5. 大細胞神経内分泌癌の腫瘍細胞は細胞質に乏しい．

   **正解** 4
   **解説** 1：核分裂像の数．2：核小体はないか，目立たない．3：腺癌，大細胞神経内分泌癌が多い．5：豊かな細胞質を有する．

8. 誤っているものはどれか．
   1. リンパ上皮腫様癌では，EBER1 が腫瘍細胞の核内に証明される．
   2. NUT 転座癌は悪性度が非常に高い．
   3. 粘表皮癌は中枢気管支に発生する．
   4. 腺様嚢胞癌は気管や太い気管支内に発生する．
   5. 肺芽腫は高悪性度胎児型腺癌と未熟な間葉細胞成分からなる．

   **正解** 5
   **解説** 5：低悪性度胎児型腺癌と未熟な間葉細胞成分からなる．

9. 正しいものはどれか．
   1. 肺結核では感染初期から石灰化がみられる．
   2. アスペルギルスは肉芽腫性病変の原因となる．
   3. *Pnemocystis jirovecii* の確認にトルイジン青染色は有用ではない．
   4. ヘルペスウイルス感染は呼吸器ではⅠ型のことが多い．
   5. 円形で厚い莢膜を有する胞子がみられたらカンジダを疑う．

   **正解** 2
   **解説** 1：時間が経過し被包乾酪巣になってからみられる．3：グロコット，トルイジン青，メセナミン銀が有用．4：Ⅱ型が多い．5：クリプトコッカス．

10. 縦隔腫瘍について正しいものはどれか．
    1. 最も頻度が高いのは胸腺癌である．
    2. 神経内分泌腫瘍は中縦隔に好発する．
    3. 縦隔原発の胚細胞腫瘍の発生頻度は小児より成人に多い．
    4. 胸腺癌は重症筋無力症に随伴することが多い．
    5. 胸腺腫の TypeB1 は背景にリンパ球が多い．

    **正解** 5
    **解説** 1：胸腺腫．2：前縦隔に好発，中縦隔好発はリンパ腫．3：発生頻度は小児が 20％，成人 10％．4：重症筋無力症などの腫瘍随伴症候群はまれ（胸腺腫は合併することがある）．

## その 5　消化器

1. 口腔病変について誤っているものはどれか．
   1. 白板症は喫煙との関係が深い．
   2. 白板症は 40 歳以降加齢とともに増加し男性に多い．
   3. 口腔扁平苔癬は口腔粘膜に発症し，約 20％が悪性化する．
   4. 尋常性天疱瘡は自己免疫疾患で IgG の沈着が認められる．
   5. 口腔乳頭腫は HPV との関連がある．

   **正解** 3
   **解説** 3：口腔扁平苔癬の悪性化率は 1〜3％と考えられている．

2. 唾液腺病変について誤っているものはどれか．
   1. IgG4 関連唾液腺炎ではリンパ球と多数の形質細胞を認める．
   2. 多形腺腫は唾液腺腫瘍の約 60％を占める．
   3. 多形腺腫の筋上皮系細胞は GFAP 陽性である．
   4. Warthin 腫瘍は高齢女性に多い．
   5. 腺様嚢胞癌は唾液腺腫瘍では比較的頻度が高い．

   **正解** 4
   **解説** 4：Warthin 腫瘍は高齢男性に多い．

3. 食道について正しいものはどれか．
   1. 扁平上皮乳頭腫では，koilocytosis をみることがある．
   2. 食道の筋層は平滑筋のみからなる．
   3. 食道癌の好発年齢は 30〜40 歳代の男性である．
   4. 真菌感染は食道癌の危険因子の一つである．
   5. バレット食道からは扁平上皮癌の発生が多い．

   **正解** 1
   **解説** 2：食道上部 1/3 では横紋筋，中部 1/3 では横紋筋と平滑筋，下部 1/3 は平滑筋のみ．3：50 歳代以降の男性に多い．4：喫煙と飲酒が相乗的に作用する．5：腺癌の発生が多い．

4. 誤っているものはどれか.
   1. *Helicobacter pylori* の観察には Giemsa 染色が適している.
   2. AFP 産生胃癌は予後不良である.
   3. リンパ球浸潤胃癌（GCLS）は EB ウイルス感染との関連が示唆されている.
   4. 消化管カルチノイドのうち, 胃カルチノイドの頻度が最も高い.
   5. 胃の内視鏡的粘膜下層剝離術（ESD）検体では高分化管状腺癌が最も多い.

   正解 4
   解説 2：肝細胞癌に似た組織像を示し, 根治術後の5年生存率が約40％という報告もある. 3：EBVは90％以上に証明される. 4：直腸＞胃＞十二指腸.

5. 胃の MALT リンパ腫について正しいものはどれか.
   1. T 細胞性リンパ腫である.
   2. *Helicobacter pylori* と関連がある.
   3. 腺管内への破壊増殖はみられない.
   4. 悪性度が高い.
   5. 治療の第一選択は胃切除術である.

   正解 2
   解説 1：B細胞性リンパ腫. 3：腺管内への破壊増殖を認める. 4：低悪性度. 5：*H. pyroli* を除菌することで, 60〜90％（細胞診ガイドライン）は寛解.

6. 胆道疾患, 胆汁細胞診について誤っているものはどれか.
   1. 原発性硬化性胆管炎は胆管癌の発生に関連がある.
   2. 胆管内上皮内腫瘍の BilIN-1 は低異型度に相当する.
   3. 貯留胆汁細胞診の判定基準のなかには, 細胞集塊と個々の細胞についての基準がある.
   4. 胆汁細胞診で大型核小体があれば, 悪性と判断すべきである.
   5. 胆汁細胞診で不規則な重積性を示す細胞集塊は悪性を疑う.

   正解 4
   解説 4：再生性変化などで, 核小体が明瞭になる良性細胞が存在する.

7. 膵管内乳頭粘液性腫瘍（IPMN）について誤っているものはどれか.
   1. 膵体尾部が好発部位である.
   2. 主膵管型は分枝膵管型に比べ悪性度が高い.
   3. 膵液細胞診で膵上皮内腫瘍性病変との鑑別は困難である.
   4. IPMN は粘液産生, 貯留および膵管拡張を特徴とする.
   5. IPMN は粘液産生の性質により4つの亜型に分類される.

   正解 1
   解説 1：IPMNは高齢男性の膵頭部に多く, 病変の主座によって主膵管型・分枝型・混合型に分類される. 5：胃型, 腸型, 膵胆道型, 好酸性細胞型の4つ.

8. 膵 solid-pseudopapillary neoplasm（SPN）について誤っているものはどれか.
   1. 若年の女性に多い.
   2. 膵体尾部に好発し石灰化を伴うことが多い.
   3. 高分化内分泌腫瘍に分類される.
   4. 血管を軸とした偽乳頭状構造が特徴的である.
   5. 免疫染色で β-catenin が核と細胞質ともに陽性を示す.

   正解 3
   解説 3：分化方向の不明な上皮性腫瘍に分類される.

9. 肝細胞癌について誤っているものはどれか.
   1. 高分化型の核は小型均一である.
   2. 早期癌では偽小葉間結合織がみられる.
   3. 早期癌の大きさは通常 2 cm 以下である.
   4. 早期癌と高度異型結節の細胞学的鑑別は困難である.
   5. 高分化型肝細胞癌の腫瘍細胞は, 正常肝細胞に比べて大きく, N/C 比は小さい.

   正解 5
   解説 5：正常肝細胞に比べて小さく, N/C比は大きい.

10. 消化管間質腫瘍（GIST）について誤っているものはどれか.
    1. 紡錘形細胞腫瘍が多い.
    2. KIT や CD34 が鑑別に有用である.
    3. 発生頻度は小腸, 直腸, 胃の順に多い.
    4. 50〜70 歳代に発生が多い.
    5. 平滑筋系腫瘍や神経鞘腫との鑑別に免疫染色が有用である.

    正解 3
    解説 3：発生頻度は胃（約70％）＞小腸（約20％）＞直腸（約8％）の順.

## その6　婦人科

1. 正しいものはどれか．
   A. 思春期前の子宮腟部の上皮は，中層型扁平上皮細胞が主体である．
   B. 妊娠継続中に子宮腟部細胞診で，傍基底型扁平上皮視細胞が増加した場合は流産が推測される．
   C. 妊娠の子宮腟部細胞診で *Candida* の感染を伴うと表層型扁平上皮細胞が増える．
   D. 萎縮性腟炎ではオレンジG好染の小型扁平上皮細胞がみられる．
   E. 月経直後の子宮腟部の上皮は，傍基底型扁平上皮細胞が50％程度を占める．

   1. A. B
   2. A. E
   3. B. C
   4. C. D
   5. D. E

   **正解** 4
   **解説** A：思春期前は性ホルモンの活性が低く，傍基底型扁平上皮細胞が主体．B：妊娠継続中に表層型扁平上皮細胞が増加した場合に流産が疑われる．E：月経後は中層型扁平上皮細胞の割合が多くなり，排卵が近くなると表層型の割合が増す．

2. 正しいものはどれか．
   1. 酵母状真菌が多数みられた場合，*Leptothrix* 感染が疑われる．
   2. トリコモナス原虫はヘマトキシリンに好染する無構造物質として観察される．
   3. デーデルライン桿菌は妊娠時にみられる日和見感染菌である．
   4. HPV感染症では扁平上皮化生が特異的な所見である．
   5. 細胞質内に星雲状封入体がみられた場合，クラミジア感染が疑われる．

   **正解** 5
   **解説** 1：*Leptothrix* は糸状菌，酵母状真菌は *Candida* など．2：Pap染色では淡青色で，洋ナシ状の形態を呈する．3：腟の自浄作用を促す常在菌．4：parakeratocyteやkoilocyteが観察されるが，扁平上皮化生は特異的ではない．

3. <u>誤っているのはどれか</u>．
   1. HPV16型はハイリスクHPVである．
   2. コルポスコピーで，「W1」は高度の「白色上皮」を示す．
   3. 子宮頸部細胞診で，ASC-USの場合にハイリスクHPV陽性時にはコルポスコピーまたは生検による組織診を行う．
   4. 子宮頸部細胞診でASC-Hの場合はコルポスコピーまたは生検による組織診を実施する．
   5. 尖圭コンジローマは癌に進展する可能性は低い．

   **正解** 2
   **解説** 1：ハイリスクHPVには，HPV16，18，31，33，35，39，45，51，52，56，58，59，66，68型がある．2：「W1」「M1」「P1」は"軽度"の「白色上皮」「モザイク」「赤色斑」を示す．

4. 卵巣腫瘍においてホルモン産生腫瘍<u>でない</u>ものはどれか．
   A. 線維腫
   B. 莢膜細胞腫
   C. ライディック細胞腫
   D. セルトリ細胞腫
   E. 卵黄嚢腫瘍

   1. A. B
   2. A. E
   3. B. C
   4. C. D
   5. D. E

   **正解** 2
   **解説** B：エストロゲンなどを産生する良性腫瘍．C：アンドロゲンを産生することがある良性腫瘍．D：エストロゲン産生をみる腫瘍で，多くは良性だが悪性もある．E：AFP（α-フェトプロテイン）の産生をみる．

5. 次の卵巣腫瘍のうち，関係性の深い組み合わせで<u>誤っている</u>ものはどれか．
   1. Brenner腫瘍 ――― コーヒー豆様の縦溝
   2. 若年型顆粒膜細胞腫 ―― Call-Exner body
   3. 卵黄嚢腫瘍 ――――― Schiler-Duval body
   4. 硬化性間質性腫瘍 ―― 鹿の角 Staghon 様
   5. 未分化胚細胞腫 ――― two cell pattern

   **正解** 2
   **解説** 1，2：Call-Exner bodyやコーヒー豆様の縦溝は成人型の顆粒膜細胞腫でみられる．

6. ヒトパピローマウイルス（HPV）について正しいものはどれか．
   1. 通常扁平上皮細胞の基底細胞に感染する．
   2. 感染すると自然消退することはない．
   3. 尖圭コンジローマは HPV16，18 型の感染が関与している．
   4. high risk type HPV の DNA を構成する E6 は p53 の機能を促進する．
   5. HPV 感染細胞所見は高度異形成でみられることが多い．

正解　1
解説　2：多くの場合は自然消退する．3：HPV6，11 型が関与．4：E6 は p53 の機能を抑制し，アポトーシスの誘導を阻害する．5：軽度〜中等度異形成において多くみられる．

7. 子宮頸癌について正しいものはどれか．
   1. 非角化型扁平上皮癌は扁平上皮癌のなかで最も頻度が低い．
   2. 類基底細胞癌は悪性度が低い．
   3. コンジローマ様癌は low risk HPV に関連する腫瘍である．
   4. 疣状癌はきわめて分化度の高い扁平上皮癌の亜型である．
   5. リンパ上皮腫様癌では，Epstein-Barr virus（EBV）が高頻度に検出される．

正解　4
解説　1：最も頻度が高い．2：悪性度の高い扁平上皮癌である．3：high risk HPV に関連．5：high risk HPV が検出される．

8. 子宮内膜癌について正しいものはどれか．
   1. 子宮内膜癌の 50％以上は類内膜癌である．
   2. 漿液性癌はエストロゲン非依存性のⅡ型に分類される．
   3. 粘液性癌は予後不良である．
   4. 明細胞癌は肥満や糖尿病との関連性が高い．
   5. 扁平上皮への分化を伴う類内膜癌は，悪性の扁平上皮への分化が必須である．

正解　2
解説　1：類内膜癌が 80％である．3：予後良好．4：多産や喫煙がリスク因子である．5：良性または悪性の形態を示す扁平上皮への分化を顕著にみる．

9. 子宮内膜癌について誤っているものはどれか．
   1. 類内膜癌のリスク因子には，長期間のエストロゲン暴露があげられる．
   2. 漿液性癌は閉経後の高齢者に多い．
   3. 混合癌は，類内膜癌と漿液性癌からなる混合癌の頻度が最も高い．
   4. 未分化癌では，免疫組織化学的に上皮性マーカー陰性である．
   5. 脱分化癌は，未分化癌成分と類内膜癌 G1，G2 に相当する腺癌を含む．

正解　4
解説　4：未分化癌は，cytokeratin，EMA などの上皮性マーカーが陽性で，肉腫と鑑別される．

10. 誤っているものはどれか．
    1. 分葉状頸管腺過形成（LEGH）は，胃型粘液性癌の前駆病変と考えられている．
    2. 腺扁平上皮癌は若年者に多くみられる．
    3. すりガラス細胞癌は低分化型の腺扁平上皮癌に分類される．
    4. 粘表皮癌は低分化型の腺扁平上皮癌に分類される．
    5. 腺様基底細胞癌は急速に進行し，予後不良である．

正解　5
解説　5：腺様基底細胞癌は，低悪性度で転移は少なく，予後良好である．

# Challenge V

## その1　総論

1. 次の組み合わせで関連性の深い組み合わせはどれか．
   1. WT1 蛋白 ────── 急性骨髄性白血病
   2. 酸性ホスファターゼ ── seminoma
   3. 紫外線 ────── 網膜芽細胞腫
   4. アフラトキシン ──── 胆管癌
   5. 1,2-ジクロロプロパン ── 肝臓癌

**正解** 1
**解説** 2：血中アルカリホスファターゼが上昇することが多い．3：紫外線との因果関係は皮膚癌や角結膜炎，翼状片，白内障など．4：肝臓癌．5：胆管癌に発癌性が認められている．

2. がん抑制遺伝子はどれか．
   1. *RAS*
   2. *EGFR*
   3. *RET*
   4. *ALK*
   5. *APC*

**正解** 5
**解説** 1，2，3，4 はがん遺伝子である．1：細胞増殖や細胞死の抑制．2：上皮成長因子を認識し，シグナル伝達を行う．3：甲状腺がんや遺伝性の多発性内分泌腺腫症2型の要因．4：融合遺伝子が細胞増殖のシグナルを出す蛋白質をつくる．

3. 核内封入体がみられる臓器と腫瘍細胞の組み合わせで正しいものはどれか．
   1. 甲状腺 ── 硝子化索状腫瘍
   2. 胃 ── 印環細胞癌
   3. 乳腺 ── 硬癌
   4. 甲状腺 ── 濾胞癌
   5. 膀胱 ── 高分化尿路上皮癌

**正解** 1
**解説** 1：甲状腺の硝子化索状腫瘍，乳頭癌は核内封入体と核溝を認める．2：細胞質に粘液がみられる．3：細胞質内小腺腔がみられる．4，5：封入体などを認めない．

4. 腫瘍マーカーの組み合わせで正しいものはどれか．
   1. 卵巣癌 ────── PSA
   2. 前立腺癌 ───── SCC
   3. 絨毛癌 ────── NSE
   4. 肺扁平上皮癌 ── CA125
   5. 小細胞癌 ───── pro-GRP

**正解** 5
**解説** 1：卵巣癌は CA125．2：前立腺癌は PSA．3：絨毛癌は hCG．4：肺扁平上皮癌は SCC（SCC は子宮頸癌でも高値を示す）．5：pro-GRP の他，NSE もあげられる．

5. わが国の男性の悪性新生物死亡率（2016年人口動態調査）が最も高いのはどれか．
   1. 気管・気管支・肺
   2. 胃
   3. 結腸
   4. 前立腺
   5. 肝および肝内胆管

正解　1
解説　男性人口10万対死亡率は，1：86.1%，2：49.0%，3：28.1%，4：19.4%，5：30.4%．

6. 関連性の深い組み合わせはどれか．
   1. HPV（human papilloma virus）——伝染性単核症
   2. EBV（Epstein-Barr virus）——胃MALTリンパ腫
   3. *Helicobacter pylori*——Burkittリンパ腫
   4. CMV（cytomegalovirus）——子宮頸癌
   5. HHV8（human herpes virus 8）——カポジ肉腫

正解　5
解説　1：子宮頸癌．2：小児に好発するBurkittリンパ腫．3：MALTリンパ腫で高頻度に陽性．4：CMVは免疫不全状態で活性化，標的細胞は肺胞上皮・腎尿細管・消化管上皮・血管内皮など．

7. 癌誘発物質と発生部位の組み合わせで正しいものはどれか．
   1. ジアミノベンチジン——鼻咽頭癌
   2. アスベスト——急性非リンパ球性白血病
   3. 塩化ビニル——肝血管肉腫
   4. ホルムアルデヒド——膀胱癌
   5. ベンゼン——悪性中皮腫

正解　3
解説　1：ジアミノベンチジンは膀胱癌．2：アスベストは中皮腫．4：ホルムアルデヒドは鼻咽頭癌．5：ベンゼンは急性非リンパ球性白血病．

8. 特異性炎でないものはどれか．
   1. 結核
   2. サルコイドーシス
   3. ハンセン病
   4. 梅毒
   5. ウイルス性肝炎

正解　5
解説　5：基本的変化は肝細胞の壊死である．特異性炎は特異的な肉芽腫の形成を伴う炎症をいう．

9. がん関連遺伝子の組み合わせで正しいものはどれか．
   1. ras遺伝子（変異型）——癌細胞増殖抑制
   2. p53遺伝子——癌細胞増殖亢進
   3. BRCA1——癌細胞増殖亢進
   4. ROS1融合遺伝子——癌細胞増殖亢進
   5. Cyclin D1——癌細胞増殖抑制

正解　4
解説　1：増殖シグナルを送り続けるため癌細胞の増殖を起こす．2：細胞増殖を抑制．3：がん抑制蛋白質を生成．5：Cyclin D1は細胞周期進行の制御．

10. 診療報酬（2018年）で正しいものはどれか．
    1. 液状化細胞診（liquid based cytology；LBC法）の診療報酬は従来法と同じである．
    2. 婦人科材料にて採取と同時にLBC法を行う場合は，「婦人科材料等液状化検体細胞診加算」を算定できる．
    3. 体腔洗浄液における従来法の標本作製とセルブロック法を合わせて行った場合は両方を算定できる．
    4. 術中迅速細胞診標本作製の診療報酬は通常の細胞診と同様である．
    5. 細胞診断料は同月内に検査した回数だけ算定できる．

**正解** 2
**解説** 1：採取と同時に実施の場合，婦人科材料等の細胞診150点に36点を加算できる．3：体腔洗浄液の細胞診190点とセルブロック法860点を合わせて行った場合は，主たるもののみを算定する．4：術中迅速細胞診の診療報酬は450点．5：病理診断を専ら担当する常勤医師が勤務する保健医療機関において月1回に限り算定．

## その2　技術

1. 細胞診標本の作製について誤っているものはどれか．
    1. 喀痰は血痰部分や性状の異なる部分を優先して採取する．
    2. 尿は細胞量が多いため早朝一番尿が適している．
    3. 生検材料のような小さな組織はガラス上で転がすように塗抹する．
    4. 穿刺吸引材料採取には18～21Gの穿刺針を使用する．
    5. LBC法で採取された検体は，分子細胞学的検査に利用可能である．

**正解** 2
**解説** 2：早朝一番尿は細胞変性が強く，検体として好ましくない．

2. 陽性反応を呈する組み合わせで正しいものはどれか．
    1. グリコーゲン ――― ジアスターゼ消化・PAS反応
    2. ヒアルロン酸 ――― PAS反応
    3. クリプトコッカス ―― Mucicarmine染色
    4. ヘモジデリン ――― Alcian blue染色
    5. 核小体 ――――― Janus Green染色

**正解** 3
**解説** 1：ジアスターゼ消化により陰性化．2：通常の過ヨウ素酸酸化時間ではアルデヒド基を生じないため陰性．4：Berlin blue染色．5：Mann染色やMethyl-green pyronin染色で赤色を呈する．

3. Geimsa染色について正しいものはどれか．
    1. メチレンブルーのRomanowsky効果を利用した染色である．
    2. 固定は塗抹後緩やかに乾燥させて行う．
    3. 細胞質内顆粒の染色性に優れている．
    4. 水や緩衝液のpHが高いと赤みが強くなる．
    5. 染色後は十分に水洗して色出しする．

**正解** 1
**解説** 2：速やかに冷風乾燥する．3：核の染色性に優れる．4：青みが強くなる．5：水洗は余分な色素を落とす程度にする．

4. 免疫組織化学染色で細胞質に陽性反応を示すものはどれか．
    1. ER
    2. Ki-67
    3. Cyclin D1
    4. c-myc
    5. c-kit

**正解** 5
**解説** 1，2，3，4：核．

5. 免疫組織化学染色について正しいものはどれか．
   1. 薄切後は密閉容器に入れ，室温保存する．
   2. 剝離防止のため，薄切後は十分乾燥させる．
   3. 血球のもつ内因性ペルオキシダーゼは特異的な DAB 産物をみやすくする．
   4. ポリクローナル抗体は非特異反応が少ない．
   5. 背景が汚いときは，一次抗体あるいは二次抗体の濃度を下げる．

6. キシレンについて誤っているものはどれか．
   1. 有機溶剤中毒予防規則で管理物質に指定されている．
   2. 中枢神経などの脂肪に富んだ組織と結びつきやすい．
   3. 作業環境での管理濃度は 0.1 ppm である．
   4. 特殊健康診断を 6 カ月以内に 1 回実施し，結果は 5 年保存する．
   5. 胎盤通過性を有し，不妊や流産などを誘発する．

7. 細胞診標本作製について正しいものはどれか．
   1. 喀痰塗抹時は，均一に伸びるようによくすり合わせる．
   2. 関節液は，引きガラス法が適している．
   3. 胆汁検体は，採取時より冷却し速やかに標本作製する．
   4. 液状検体は，細胞が剝がれないようにゆっくりと固定液に入れる．
   5. 脳脊髄液には，固まらないよう抗凝固剤を入れる．

8. 陽性反応を呈する組み合わせで誤っているのはどれか．
   1. Auer 小体 ─── ペルオキシダーゼ染色
   2. アスベスト小体 ── 鉄染色
   3. Apitz 小体 ─── May-Giemsa 染色
   4. Heinz 小体 ─── ブリリアントグリーン染色
   5. Russell 小体 ─── PAS 反応

9. 染色について誤っているものはどれか．
   1. PAS 反応は乳腺の細胞質内小腺腔の確認に有用である．
   2. Alcian Blue 染色は悪性中皮腫細胞の細胞質辺縁を青く染める．
   3. Fontana- Masson 染色はクリプトコッカスの鑑別に有用である．
   4. Direct fast scarlet 染色は脂肪の検出に有用である．
   5. Grocott 染色はノカルジアや放線菌の検出にも用いられる．

10. 免疫組織化学染色で核に陽性反応を示すものはどれか．
    1. AFP
    2. D2-40
    3. CD20
    4. TTF-1
    5. HER2

正解 5
解説 1：染色時に薄切が最適（保存の場合：密閉容器でフリーザー，パラフィンでカバーし冷暗所）．2：シランコーティングガラスを使用．3：観察の邪魔になる．4：モノクローナル抗体のほうが非特異反応を起こしにくい．

正解 3
解説 3：管理濃度は 50 ppm （0.1 ppm はホルマリン）．

正解 3
解説 1：すり合わせは 3 回以内が望ましい．2：関節液はすり合わせ法が適している．4：速やかに入れる．5：フィブリンが存在しないので抗凝固剤は不要．

正解 3
解説 3：核内細胞質封入体で，打ち抜き状にみられるため陽性反応ではない．

正解 4
解説 4：Direct fast scarlet はアミロイドを橙赤色に染める．

正解 4
解説 1：細胞質．2, 3, 5：細胞膜．4：TTF-1 の他に，核に陽性反応を示す抗体は ER, PgR, Ki-67 (MIB-1), cyclin D1 などがある．

## その3　体腔液・尿・その他

1. 泌尿器細胞診について誤っているものはどれか．
    1. 機械的刺激で細胞異型を示す尿路上皮細胞集塊が出現する．
    2. 反応性尿細管上皮細胞は放射状の配列を示すことが多い．
    3. 反応性尿細管上皮細胞はビメンチンに比較的高い特異性を示す．
    4. decoy cell はパピローマウイルスの感染により発生する．
    5. 回腸導管尿では変性した円柱上皮細胞がみられる．

    正解　4
    解説　4：BKウイルス（ポリオーマウイルスの一種）で発生し，免疫抑制状態で日和見感染を起こす．

2. 泌尿器腫瘍について誤っているものはどれか．
    1. 膀胱鏡で膀胱上皮内癌を診断することは困難なことが多い．
    2. 尿路上皮癌と扁平上皮癌が共存するときは扁平上皮癌とする．
    3. 膀胱癌は男性に多い．
    4. 尿中腫瘍マーカーとしてNMP22がある．
    5. 高異型度非浸潤性乳頭状尿路上皮癌では，腫瘍細胞層が7層をこえることが多い．

    正解　2
    解説　2：「扁平上皮への分化を伴う尿路上皮癌」とする．

3. 前立腺癌について正しいものはどれか．
    1. 腎臓に転移しやすい．
    2. Gleason分類は組織学的悪性度の指標である．
    3. 前立腺小細胞癌は神経系マーカーを発現しない．
    4. 前立腺小細胞癌でProGRPの測定は有用ではない．
    5. ホルモンとの関連は低い．

    正解　2
    解説　1：骨に転移しやすい．3, 4：前立腺小細胞癌は，NSEやchromoglanin Aの発現や血中ProGRPが高値を示すことがある．5：ホルモン依存性である．

4. 体腔液について正しいものはどれか．
    1. 悪性腫瘍が原因で貯留する胸水は濾出性である．
    2. 腹水貯留の原因で最も多いのは悪性腫瘍である．
    3. 肝硬変患者の腹水は白色膿性を呈する．
    4. 健常者に心嚢液は存在しない．
    5. 体腔液にはヒアルロン酸が含まれる．

    正解　5
    解説　1：浸出性．2：肝硬変が最も多い．3：性状は淡黄色透明（濾出性）．4：潤滑剤的に存在する．

5. 反応性中皮細胞について誤っているものはどれか．
    1. 細胞質辺縁には偽線毛が発達している．
    2. 細胞質内にグリコーゲン顆粒を有する．
    3. 核は偏在性である．
    4. 静止期中皮細胞と比べて体腔液中に剥離しやすい．
    5. 腹膜透析に伴う腹水では大型集塊が出現する．

    正解　3
    解説　2, 3：核は中心性で，細胞質にグリコーゲンを有していることが多い．

6. 非浸潤性乳管癌（DCIS）について正しいものはどれか．
    1. 壊死を伴うことはない．
    2. 粘液産生性を示すことはない．
    3. 低異型度DCISの出現細胞は多彩である．
    4. 細胞異型度のみでは浸潤癌との鑑別は困難である．
    5. 乳管内病変で不規則配列を伴う細胞集塊はDCISを強く疑う．

    正解　4
    解説　1：高異型度DCISやアポクリン型DCISでは壊死性背景であることが多い．2：粘液産生性を示すDCISもある．3：腫瘍細胞は単調である．5：DCISでは配列が整っていることが多い．

7. 甲状腺細胞診について誤っているものはどれか．
    1. 橋本病とMALTリンパ腫の鑑別は容易ではない．
    2. ベセスダシステムでは泡沫細胞のみの場合，標本の評価は不適正とする．
    3. 硝子化索状腫瘍でみられる硝子化間質物質はGiemsa染色でメタクロマジーを示す．
    4. 腺腫様甲状腺腫は多彩な細胞像を呈する．
    5. 濾胞癌は細胞診のみで診断可能である．

    正解　5
    解説　5：組織標本で被膜浸潤所見を確認する必要がある．

8. 甲状腺腫瘍について誤っているものはどれか.
   1. リンパ腫は,MALTリンパ腫またはびまん性大細胞型B細胞リンパ腫が多い.
   2. 乳頭癌は未分化転化しても予後に変化はない.
   3. 篩型乳頭癌には家族性大腸ポリポーシスに合併する症例がある.
   4. 髄様癌はカルシトニンを産生する.
   5. 好酸性細胞型濾胞腺腫の腫瘍細胞にはミトコンドリアが豊富に存在する.

   正解 2
   解説 2:未分化転化すると予後は急速に悪化し,ほぼ全身性に転移する.

9. 中枢神経系について誤っているものはどれか.
   1. 小児で最も多い脳腫瘍は髄芽腫である.
   2. 髄膜腫の細胞像では渦巻状の細胞集塊がみられる.
   3. 中枢性神経細胞腫はWHO分類ではgrade Ⅱである.
   4. 星細胞腫は通常GFAP染色陽性である.
   5. 脳脊髄液細胞診で転移性腫瘍がみられるのはまれである.

   正解 5
   解説 5:悪性腫瘍の約70%が転移性腫瘍である.

10. リンパ腫について誤っているのはどれか.
    1. MALTリンパ腫は比較的予後がよい.
    2. マントル細胞リンパ腫では11番染色体と14番染色体の転座がみられることが多い.
    3. マントル細胞リンパ腫はCD20陽性である.
    4. ALK陽性未分化大細胞型リンパ腫はCD30陽性である.
    5. Burkittリンパ腫は小児ではあまりみられない.

    正解 5
    解説 5:小児のBurkittリンパ腫は小児悪性腫瘍の25〜40%を占める.

## その4 呼吸器

1. ALK融合遺伝子について誤っているものはどれか.
   1. ALK融合遺伝子の異常は日本では肺腺癌の20%に認められる.
   2. ALK融合遺伝子陽性の肺癌ではALK阻害薬が奏効することが多い.
   3. ALK融合遺伝子を認めるのは腺癌が多い.
   4. ALK融合遺伝子はFISH法や免疫組織化学染色で確認する.
   5. ALK融合遺伝子蛋白IHC法は陽性細胞率が80%を超えるときはスコアを3とする.

   正解 1
   解説 1:非小細胞癌の約2〜5%に認められる.検出法には,FISH法,免疫染色法,RT-PCRなどがあり,ALK遺伝子は食道癌,乳癌,大腸癌でも報告がある.

2. 硬化性肺胞上皮腫(旧硬化性血管腫)について誤っているものはどれか.
   1. 40〜50歳代の女性に好発する.
   2. 気管支基底細胞由来である.
   3. 乳頭状成分,充実性成分,硬化(線維化)成分,出血成分などで構成される.
   4. 多発症例では転移性肺腫瘍との鑑別が問題となる.
   5. リンパ節転移例もあるが,予後は良好である.

   正解 2
   解説 2:Ⅱ型肺胞上皮由来.

3. 小細胞癌について誤っているものはどれか.
   1. 細胞間結合が比較的緩い.
   2. 背景に壊死を伴う.
   3. 腫瘍細胞は小型で単一の細胞成分のみからなる.
   4. 木目込み細工様配列や対細胞形成がみられる.
   5. 比較的予後が悪い.

   正解 3
   解説 3:小細胞癌には,腺癌,扁平上皮癌など非小細胞癌の成分を10%以上含む混合型小細胞癌が含まれるので,単一の細胞成分とはいえない.

4. 肺癌について正しいものはどれか.
   1. 腺様嚢胞癌細胞は喀痰中に出現することはほとんどない.
   2. 反応性Ⅱ型肺胞上皮は腺癌との鑑別は容易である.
   3. 腎細胞癌の転移を疑う場合はCD10, PAX8染色が有用である.
   4. 粘膜下型や壁外型の腫瘍では経皮的穿刺吸引細胞診が有用である.
   5. 多形癌とは扁平上皮癌, 腺癌, 未分化非小細胞癌の3種類の要素をもった癌である.

   **正解** 3
   **解説** 1：多くは気管から発生するため, 喀痰中に出現する可能性は高い. 2：腺癌との鑑別が困難な高度の細胞異型を示す. 4：気管支鏡下穿刺吸引細胞診が有用. 5：肉腫様癌の一部で, 低分化非小細胞癌（扁平上皮癌, 腺癌, 大細胞癌）と10％以上の紡錘細胞成分/巨細胞成分で構成される.

5. 大細胞神経内分泌癌（LCNEC）について誤っているものはどれか.
   1. 腫瘍細胞は一般に大きく豊かな細胞質と空胞状の核を有する.
   2. 核クロマチンは微細顆粒状から粗顆粒状で核小体が目立つ.
   3. 神経内分泌マーカーは, 1つでも10％以上の領域に染まれば陽性とする.
   4. Ki-67 indexは20〜30％である.
   5. TTF-1の陽性率は小細胞癌より低い.

   **正解** 4
   **解説** 4：Ki-67indexは40〜80％と高値を示す.

6. 腺癌よりも扁平上皮癌に多く認められる所見はどれか.
   1. 偏在傾向の核
   2. 粘液空胞
   3. 核の切れ込み
   4. レース状細胞質
   5. p40の発現

   **正解** 5
   **解説** 5：p40は特異性が高い扁平上皮癌のマーカーで, 他にp63, CK5/6, 34βE12（高分子サイトケラチン）などがある.

7. 肺癌について誤っているものはどれか.
   1. 喫煙は高リスク要因である.
   2. 近年, 腺癌は増えているが, 扁平上皮癌は減少している.
   3. 末梢型肺癌では扁平上皮癌が多い.
   4. 小細胞癌と非小細胞癌の罹患率は小細胞癌のほうが低い.
   5. 扁平上皮癌と腺癌の鑑別は治療薬の選択にかかわる.

   **正解** 3
   **解説** 3：末梢型肺癌は腺癌・大細胞癌が多い（近年, 中枢型扁平上皮癌は減少傾向で, 末梢型扁平上皮癌が増加傾向を示す）. 5：鑑別が困難な場合は無理に断定しない.

8. ニューモシスチス肺炎について誤っているものはどれか.
   1. 検体としては喀痰が望ましい.
   2. 病原体は *Pneumocystis jirovecii* である.
   3. HIV感染や移植後の日和見感染症として重要である.
   4. 高度のびまん性間質性肺炎を呈する.
   5. 血清でKL-6やβ-Dグルカンの上昇を認める.

   **正解** 1
   **解説** 1：気管支肺胞洗浄液（BALF）が望ましい（泡沫状の球状集塊として観察される）.

9. Papanicoloau染色のみでは感染の推定ができない微生物はどれか.
   1. *Aspergillus*
   2. *Mucor*
   3. *Cryptococcus neoformans*
   4. *Pneumocystis jirovecii*
   5. *Mycobacterium tuberculosis*

   **正解** 5
   **解説** 5：TB抗酸菌染色の実施が必要.

10. 肺の異型腺腫様過形成（AAH）について誤っているものはどれか．
    1. 高分化型腺癌，特に細気管支肺胞上皮癌の発生と関係している．
    2. 末梢肺に 2〜3 cm の病変を形成することが多い．
    3. CT ですりガラス様陰影（GGO）として検出される．
    4. 細胞異型は軽度だが，核内封入体をしばしば認める．
    5. エストロゲンが発生に関連している可能性がある．

正解 2
解説 2：末梢肺に 5 mm 程度の微小病変を形成する．

## その 5　消化器

1. 唾液腺腫瘍について正しいものはどれか．
    1. 多形腺腫は，Giemsa 染色で青紫色の異染性を呈する間質性粘液が特徴である．
    2. Warthin 腫瘍は，囊胞性変化を伴う腫瘍で好酸性上皮細胞集塊と組織球の二相性が特徴である．
    3. 基底細胞腺腫は，Giemsa 染色で異染性を呈する基底膜物質がみられる．
    4. 筋上皮腫は，腺管構造を呈する腫瘍細胞の出現が特徴である．
    5. いわゆる"ガマ腫"は粘液産生性の良性腫瘍である．

正解 3
解説 1：異染性は赤紫色を呈する．2：好酸性上皮細胞とリンパ球との二相性．4：腺管構造はほとんどみられない．5：粘液が貯留した囊胞性病変で腫瘍ではない．

2. 正しいものはどれか．
    1. 食道顆粒細胞腫は細胞質内に好酸性顆粒を豊富に有する悪性腫瘍である．
    2. 胃粘膜下腫瘍で SMA が陽性であれば消化管間質腫瘍（GIST）と診断できる．
    3. 胃の MALT リンパ腫は *Helicobacter pylori* の除菌により寛解に至る可能性が高い．
    4. 肝細胞癌は，高分化型より低分化型で腫瘍細胞が小型化する傾向がある．
    5. 膵 solid-pseudopapillary neoplasm（SPN）は，血管を軸にした偽乳頭状構造を特徴とした高悪性度腫瘍である．

正解 3
解説 1：顆粒細胞腫は良性腫瘍．2：c-kit 陰性例もあるが，c-kit 陽性で胃粘膜下腫瘍であれば通常 GIST と診断する．4：低分化になると細胞は大型化する．5：低悪性度腫瘍である．

3. 胃細胞について誤っている組み合わせはどれか．
    1. 主細胞 ── ペプシン
    2. 副細胞 ── 粘液
    3. 壁細胞 ── 胃酸
    4. G 細胞 ── ガストリン
    5. D 細胞 ── ソマトスタチン

正解 1
解説 1：主細胞はペプシノーゲンを分泌し，ペプシノーゲンは酸性化でペプシンになる．

4. 膵細胞と産生する物質について誤っている組み合わせはどれか．
    1. α（A）細胞 ── グルカゴン
    2. β（B）細胞 ── インスリン
    3. δ（D）細胞 ── ソマトスタチン
    4. PP 細胞 ── リパーゼ
    5. 腺房細胞 ── アミラーゼ

正解 4
解説 4：PP 細胞は内分泌細胞で，膵ポリペプチドを分泌する．

5. 関連性の深い組み合わせはどれか．
    1. Barrett 食道 ──────── 食道癌
    2. 胃潰瘍 ──────── 胃癌
    3. 膵炎 ──────── 膵癌
    4. HBV（hepatitis B virus）感染 ──── 肝細胞癌
    5. EBV（Epstein-Barr virus）感染 ── 大腸癌

正解 1
解説 2：胃潰瘍は胃癌の前癌病変ではない．3：IPMN・PanIN などの腫瘍性病変が前癌病変．4：肝癌・肝硬変は HCV 感染によるものが多い．5：大腸腺腫や大腸癌は生活習慣や遺伝的な要素が発生の原因．

6. 口腔病変について正しいものはどれか.
   1. 単純ヘルペスウイルス感染はⅡ型が多い.
   2. 口腔カンジダ症で，主に病原性を発揮するのは *Candida tropicalis* である.
   3. 口腔アスペルギルス症で，病原性を発揮するのは *Aspergillus flavus* が多い.
   4. エプーリスは，歯肉に限局性に生じる上皮性反応性増殖性病変である.
   5. 尋常性天疱瘡は，免疫蛍光染色で病変周囲の上皮細胞間に IgA の沈着がみられる.

正解 3
解説 1：口腔ではⅠ型が多い. 2：*C.albicans* が主に病原性を発揮し，*C.tropicalis* は常在菌. 4：非上皮性反応性増殖性病変. 5：IgG の沈着がみられる.

7. 次のうち，正しいものはどれか.
   1. 食道の生理的狭窄部には食道胃接合部がある.
   2. 食道の非上皮性腫瘍のうち最も多いのは消化管間質腫瘍（GIST）である.
   3. 胃の進行癌では隆起型（1型）が最も多い.
   4. 胃リンパ腫の組織型で最も多いのはびまん性大細胞型B細胞リンパ腫（DLBCL）である.
   5. 大腸癌の進行癌は潰瘍限局型を示すものが多い.

正解 5
解説 1：食道入口部，気管分岐部・大動脈交叉部，食道裂孔部の3つ. 2：平滑筋腫が多い. 3：大部分が潰瘍を伴う腫瘤（2型と3型）である. 4：MALTリンパ腫が約60％で，DLBCLは約30％.

8. 女性の膵体尾部に好発するものはどれか.
   1. 浸潤性膵管癌
   2. 腺房細胞癌
   3. 膵管内乳頭粘液性腫瘍（IPMN）
   4. 粘液性嚢胞腫瘍（MCN）
   5. 1型自己免疫性膵炎

正解 4
解説 1：膵頭部，60歳以上の男性に多い. 2：膵頭部，成人男性に多い. 3：膵頭部，高齢男性に多い. 5：高齢男性に好発する.

9. 膵上皮内腫瘍性病変（PanIN）について誤っているものはどれか.
   1. PanIN の段階が進むにつれ，粘液産生が乏しくなる.
   2. 大きい膵管に生じることが多い.
   3. 罹患膵管の拡張は弱い.
   4. low-grade PanIN と high-grade PanIN に分類される.
   5. 膵液細胞診で膵管内乳頭粘液性腫瘍（IPMN）との鑑別が困難である.

正解 2
解説 2：5mm 以下の小さい膵管にみられることが多い.

10. 次のうち正しいものはどれか.
    1. 自己免疫性胃炎には，腺癌が好発する.
    2. 胃の腺癌は，*Helicobacter pylori* 胃炎は伴わない.
    3. 胆嚢ポリープは，過形成性ポリープの頻度が高い.
    4. 分岐型膵管乳頭粘液性腫瘍（IPMN）は膵癌のハイリスクグループである.
    5. 膵臓の漿液性嚢胞腫瘍（SCN）は，局所浸潤があれば悪性とする.

正解 4
解説 1：カルチノイドが好発する. 2：*H.pylori* 胃炎を伴っていることが多い. 3：コレステロールポリープが最も多い. 5：遠隔転移があれば悪性とする.

## その6　婦人科

1. 細胞成熟指数（MI）が左方移動しないものはどれか.
   1. 閉経後期
   2. Turner 症候群
   3. 顆粒膜細胞腫
   4. 授乳期
   5. Chiari-Frommel 症候群

正解 3
解説 3：エストロゲン産生性腫瘍で右方移動. 2：45,X の性染色体異常で性器発育不全. 5：分娩後，視床下部の機能障害により，長期に乳汁分泌と無月経を伴う.

2. HPV（human papilloma virus）について正しいものはどれか．
   1. 日本のHPV high-risk群感染は52型や58型が大半を占める．
   2. 子宮頸部の扁平上皮細胞以外には感染しない．
   3. LSILの判定がついた際は，HPV検査を行う．
   4. 100種類以上のサブタイプに分類される．
   5. 16型や18型はlow-risk群に分類される．

正解 4
解説 1：16型が最も多く，次いで18型が多い．2：感染部位は型により異なる．3：LSILの場合は，精密検査としてコルポスコピーや生検を行う．5：HPV16型や18型はhigh-risk群である．

3. 正しいものはどれか．
   1. 増殖期の子宮内膜腺細胞はシート状の細胞集塊でみられることが多い．
   2. 増殖期の子宮内膜腺細胞には核下空砲がみられる．
   3. 分泌期の子宮内膜腺細胞は増殖期と比べ細胞質が乏しい．
   4. 増殖期の子宮内膜腺細胞の核は比較的小型である．
   5. 閉経期の子宮内膜腺細胞の核は肥大している．

正解 4
解説 1：直行した土管状あるいは筒状で，核は類円形・楕円形を示し，細胞質は乏しい．2：分泌期に核下空胞を認める．3：増殖期より細胞質は広い．5：核は小型化．

4. 子宮体部の類内膜腺癌で誤っているものはどれか．
   1. 好発年齢のピークは50〜60歳代である．
   2. 乳癌に対するタモキシフェンの使用は危険因子である．
   3. Lynch症候群では子宮体癌が発生しやすい．
   4. 不正性器出血が初期症状であることが多い．
   5. Grade分類は細胞異型で分類される．

正解 5
解説 5：Grade分類は細胞異型と構造異型によって，Grade1・2・3に分類する．

5. 卵巣顆粒膜細胞腫について正しいものはどれか．
   1. アンドロゲン産生性である．
   2. 成人型では核内封入体を認める．
   3. 成人型ではCall-Exner bodyが特徴である．
   4. 胚細胞腫瘍の一種である．
   5. 腫瘍細胞の核は紡錘形を示すことが多い．

正解 3
解説 1：エストロゲンを産生．2：コーヒー豆様の縦溝を有する．4：性索間質腫瘍に分類される．5：円形ないし卵円形．

6. 高度異形成について正しいものはどれか．
   1. CIN分類ではCIN2に相当する．
   2. 核は緊満感がある．
   3. 組織像では異型細胞が全層に及び，分化傾向がみられない．
   4. N/C比は60〜70%程度である．
   5. ベセスダ2014ではASC-Hと判断する．

正解 4
解説 1：CIN3に分類される．2：核形不整を認める．3：組織像では異形成が上皮の表層1/3に及ぶ．5：高度異形成と上皮内癌はHSILに分類される．

7. 子宮頸部の細胞採取法で誤っているものはどれか．
   1. サイトピックは，採取される細胞が多い．
   2. ブラシは頸管狭小例でも細胞を多く採取できる．
   3. 綿棒は不適正標本率が低い．
   4. 細胞採取はSCJ（squamocolumnar junction）から採取する．
   5. 妊娠女性やその可能性がある女性には綿棒を使用する．

正解 3
解説 3：綿棒による細胞採取は，出血が少ないが細胞採取率が低く，検体不適率が高い．

8. 子宮体癌について誤っているものはどれか．
   1. 類内膜癌は子宮体癌type1に分類される．
   2. 子宮体癌type2の予後は，比較的良好である．
   3. 漿液性癌ではp53の陽性率が高い．
   4. 類内膜癌と内膜異型増殖症の鑑別は間質浸潤の有無によって行う．
   5. 予後因子としてエストロゲンレセプターの免疫染色は有用である．

正解 2
解説 2：一般的にtype2（エストロゲン非依存性）のほうが予後不良とされる．

9. 記述式内膜細胞診報告様式について誤っているものはどれか．
    1. 検体不適正と判断した場合は理由を明記する．
    2. 「内膜異型細胞；意義不明（ATEC-US）」は全標本の10%以下が望ましい．
    3. 「内膜異型細胞；内膜異型増殖症以上を除外できない（ATEC-A）」は，内膜異型細胞全体の10%以下であることが望ましい．
    4. 単純型子宮内膜増殖症は陰性に含まれる．
    5. 直接塗抹標本と液状化検体標本を区別し記載する．

正解 2
解説 2：全標本の5%以下であることが望ましい．

10. 子宮体部の癌肉腫について正しいものはどれか．
    1. 癌腫成分は扁平上皮癌であることが多い．
    2. 背景はきれいなことが多い．
    3. 肉腫細胞は結合性が弱く，孤立散在性のことが多い．
    4. 横紋筋肉腫の成分が含まれるものを同所性と呼ぶ．
    5. 癌腫成分は輪郭が不明瞭な細胞集塊でみられる．

正解 3
解説 1：類内膜腺癌などが多い．2：出血あるいは壊死性背景．4：肉腫成分が平滑筋肉腫，子宮内膜間質肉腫などの場合を同所性，横紋筋肉腫，軟骨肉腫などの成分を含むものを異所性という．5：輪郭のはっきりした立体的な集塊の腺癌細胞などが混在する．

# ■用語集

略語：正式名称〔和訳……解説〕　の順で記載した

## A

**AAH**：atypical adenomatous hyperplasia〔異型腺腫様過形成〕
**ADH**：atypical ductal hyperplasia〔異型乳管過形成〕
**AIS**：adenocarcinoma *in situ*〔上皮内腺癌〕
**ALK**：anaplastic large cell kinase〔未分化大細胞性リンパ腫および肺癌の一部で陽性反応〕
**Allred score**〔乳癌細胞における ER/PgR の免疫組織化学的判定法 = proportion score（PS）と intensity score（IS）の総和で判定を行う〕
**Apitz 小体**〔悪性黒色腫細胞にみられる核内封入体〕
**Arias-Stella reaction**〔アリアス・ステラ反応……子宮内膜腺細胞の妊娠時に認められる変化〕
**asbestos body**〔アスベスト小体……アスベスト吸引に起因する鉄亜鈴状構造を呈する物質〕
**asteroid body**〔星状小体……サルコイドーシスにみられる巨細胞内の封入体〕

## B

**BAL**：bronchoalveolar lavage〔気管支肺胞洗浄〕
**BALT**：bronchus associated lymphoid tissue〔気管支粘膜のリンパ組織……肺リンパ腫の発生に関与する〕
**BilIN**：biliary intraepithelial neoplasia〔胆管内上皮内腫瘍〕

## C

**Call-Exner body**〔顆粒膜細胞腫にみられるライトグリーンまたはオレンジ G に染まる無構造物質〕
**cannibalism**〔相互封入像を示す細胞形態〕
**CCP 細胞**：ciliocytophthoria〔線毛円柱上皮細胞の変性像〕
**Charcot-Leyden 結晶**〔好酸球の崩壊に由来する菱形八面体の結晶構造〕
**cigar-shaped nucleus**〔平滑筋腫瘍細胞に認められる葉巻状の形態を示す核〕
**CIN**：cervical intraepithelial neoplasia/CIN 分類〔子宮頸部上皮内腫瘍／子宮頸部癌前駆病変の分類（CIN1 〜 3）〕
**cleaved（nucleus）**〔くびれ核……主に B 細胞リンパ腫に認められる核の変形〕
**Clue cell**〔ガルドネレラ感染にみられる細胞変化〕
**cobble stone appearance**〔敷石状形態……クローン病にみられる粘膜の肉眼形態〕
**Codman's triangle**〔Codman 三角……骨肉腫などにみられる骨膜反応の一つ〕
**coffee bean（核）**〔顆粒膜細胞腫などにみられる，核のコーヒー豆様の縦溝〕
**colloid follicle**〔コロイド濾胞……甲状腺濾胞腺腫／濾胞癌にみられるコロイド物質を取り囲む構造〕
**convoluted（nucleus）**〔ねじれ核……主に T 細胞リンパ腫に認められる核の変形〕
**cribriform pattern**〔篩状構造……乳癌，前立腺癌，唾液腺癌を代表とする腺癌における，篩の網目

様の円形〜類円形空瞭を形成する細胞配列〕
**Curschmann らせん体**〔小気管支に充満，濃縮した粘液からなる，らせん状形態を示す物質．気管支喘息・気管支炎などでしばしば出現する〕

# D

**DCIS**：ductal carcinoma in situ〔乳管内乳管癌：非浸潤性乳管癌〕
**decoy cell**〔おとり細胞……尿細胞診標本に出現する，変性あるいはウイルス感染による濃縮核を有する細胞〕
**DFSP**：dermatofibrosarcoma protuberans〔皮膚隆起性線維肉腫〕
**Diff-Quik 染色**〔主に迅速細胞診検査時に用いる Wright-Giemsa 染色の変法〕

# E

**EIN**：endometrioid intraepithelial neoplasia〔類内膜上皮内腫瘍〕
**ENBD**：endoscopic nasobiliary drainage〔経鼻的に内視鏡を挿入し胆汁のドレナージを行う方法〕
**ERCP**：endoscopic retrograde cholangiopancreatography〔内視鏡的逆行性胆管膵管造影法〕
**EUS-FNA**：endoscopic ultrasound-fine needle aspiration〔超音波内視鏡下穿刺吸引法〕
**exophytic**〔外向性（発育形式）〕

# F

**FCM**：flow cytometer/flow cytometry〔フローサイトメータ/フローサイトメトリ〕
**fiber cell**〔扁平上皮癌細胞の形態の一つ〕
**FISH**：fluorescent *in situ* hybridization〔蛍光 *in situ* ハイブリダイゼーション〕
**flower cell**〔成人 T 細胞白血病/リンパ腫にみられる異型リンパ球の形態の一つ〕

# G

**GCT**：giant cell tumor〔骨巨細胞腫/腱鞘巨細胞腫〕
**GFAP**：glial fibrillary acid protein〔神経膠腫・膠芽腫・上衣腫などの腫瘍細胞に発現する〕

# H

**herring bone 配列**〔線維肉腫などにみられる腫瘍細胞配列〕
**hobnail 型（配列）**〔卵巣・子宮の明細胞癌などにみられる，遊離面への腫瘍細胞核の突出する形態〕
**Homer-Wright rosette**〔神経芽腫などにみられるロゼット状配列〕
**HRT**：hormone replacement therapy〔ホルモン補充療法〕
**HSIL**：high-grade squamous intraepithelial lesion〔高度扁平上皮内病変〕
**hyaline globule**〔硝子（化）小体……卵黄嚢腫瘍などにみられる PAS 陽性小体〕

# I

**ICL**：intracytoplasmic lumina〔細胞質内小腺腔……乳腺の硬癌，浸潤性小葉癌などを主体として認められる細胞質内の小腺腔様構造〕
**IDC**：invasive ductal carcinoma〔浸潤性乳管癌/浸潤性膵管癌〕

**indian file**〔乳腺浸潤性小葉癌を代表とする，腫瘍細胞が 1 列に配列する状態の表現〕
**IDP**：intraductal papilloma〔乳管内乳頭腫〕
**IPMNs**：intraductal papillary-mucinous neoplsms〔膵管内乳頭粘液性腫瘍……膵管内乳頭粘液性腺腫（IPMA）と膵管内乳頭粘液性腺癌（IPMC）に分けられる〕
**IUD**：intrauterine device〔避妊具の一つとして子宮内膜腔に留置される〕

## K

**koilocytosis**〔ヒトパピローマウイルス（HPV）感染扁平上皮細胞にみられる核周明庭〕

## L

**Langhans 巨細胞**〔核が馬蹄形に配列する多核巨細胞〕
**LBC**：liquid based cytology〔固定保存液に細胞を浮遊させてから，細胞を回収，塗抹する方法〕
**LCNEC**：large cell neuroendocrine carcinoma〔大細胞神経内分泌癌〕
**LSIL**：low-grade squamous intraepithelial lesion〔軽度扁平上皮内病変〕

## M

**MAC**：mycobacterium avium complex〔非結核性抗酸菌の一種〕
**MCNs**：mucinous cystic neoplasms〔（膵）粘液性嚢胞腫瘍……粘液性嚢胞腺腫（MCA）と粘液性嚢胞腺癌（MCC）に分けられる〕
**MEN**：multiple endocrine neoplasia〔多発性内分泌腫瘍症．MEN1 型と MEN2 型（MEN2 型はさらに MEN2A 型，MEN2B 型）に分類される〕
**MI**：maturation index〔子宮頸部のホルモン細胞診における細胞成熟度指数〕
**mirror ball**〔中心部が中空様となった球状の細胞の集塊〕
**mirror image 細胞**〔Hodgkin リンパ腫にみられる鏡面像を示す二核細胞＝Reed-Sternberg cell〕
**molding**〔小細胞癌の配列や，ヘルペス感染多核細胞の核配列にみられる木目込み状形態〕
**morula**〔桑実胚様細胞巣〕
**MPNST**：malignant peripheral nerve sheath tumor〔悪性末梢神経鞘腫〕
**mucous ball**〔粘液球……辺縁部と中心部で焦点の合わない腺細胞集塊〕

## N

**navicular cell**〔舟状細胞……妊娠時にみられる特徴的な扁平上皮細胞〕
**NEC**：neuroendocrine carcinoma〔神経内分泌癌〕
**NETs**：neuroendocrine tumors〔神経内分泌腫瘍〕
**nuclear groove**〔核溝……甲状腺乳頭癌細胞を代表とする核の溝〕

## O

**oncocyte**〔ミトコンドリアに富む好酸性顆粒状細胞質を有する細胞（oncocytoma, Warthin 腫瘍）〕
**onion-skin appearance**〔玉ねぎの切り口状の渦巻き様配列．髄膜腫などでみられる〕
**osteoclastic giant cell**〔破骨細胞型巨細胞……骨巨細胞腫などに出現する〕
**owl-eye**〔ふくろうの目……サイトメガロウイルス感染細胞にみられる核内封入体〕

oxyphilic cell〔好酸性細胞（甲状腺好酸性細胞腺腫など）〕

## P

palisading〔観兵配列……神経鞘腫などにみられる腫瘍細胞配列〕
PanIN（分類）：pancreatic intraepithelial neoplasia〔膵管上皮内腫瘍〕
physaliphorous cell（または physaliferous cell）〔担空胞細胞……脊索腫にみられる空胞状の細胞質を有する腫瘍細胞〕
PIN：prostatic intraepithelial neoplasia〔前立腺上皮内腫瘍〕
psammoma body〔砂粒小体〕
pseudorosette〔管腔をもたない放射状の細胞配列〕
PTC：percutaneous transhepatic cholangiography〔経皮経肝胆管造影〕
PTCD：percutaneous transhepatic cholangiography and drainage〔経皮経肝胆管ドレナージ〕

## R

Reed-Sternberg（giant）cell〔Hodgkin リンパ腫で認められる腫瘍細胞〕
rosette〔管腔を囲む放射状の細胞配列〕
Russel body〔形質細胞の細胞質内にみられる免疫グロブリン粒子〕

## S

Schaumann 小体〔シャウマン小体……サルコイドーシスにみられる封入体〕
Schiller-Duval body〔卵黄嚢腫瘍にみられる構造〕
snake cell〔扁平上皮癌細胞の1型（ヘビ型細胞）〕
SCJ：squamo-columnar junction〔子宮頸部や食道・胃接合部の扁平上皮・円柱上皮境界〕
SFT：solitary fibrous tumor〔孤立性線維性腫瘍〕
storiform pattern〔花むしろ模様を示す腫瘍細胞増生．未分化／未分類肉腫や皮膚隆起性線維肉腫などでみられる〕

## T

tadpole cell〔オタマジャクシ細胞（扁平上皮癌細胞の1形態）〕
TDLU：terminal duct lobular unit〔終末乳管小葉単位〕
Touton type giant cell〔脂肪滴を貪食した多核組織球〕

## W

whorl formation〔髄膜腫にみられる渦巻き状の腫瘍細胞配列〕

# ■索 引

## 和文索引

### あ

亜急性甲状腺炎……………228
悪性 Brenner 腫瘍…………108
悪性黒色腫………………93, 291
悪性線維性組織球腫………353
悪性中皮腫…………………278
悪性末梢神経鞘腫…………355
悪性葉状腫瘍………………248
アクチノマイセス症………142
アクロマート…………………17
アスベスト小体……………148
アスペルギルス症…………144
圧挫法………………21, 24, 360
アデノマトイド腫瘍………280
アニサキス…………………174
アポクリン化生細胞………233
アポクリン癌………………244
アポクロマート………………17
アミラーゼ……………154, 204
アミロイド………224, 225, 226
アルカリホスファターゼ染色…328
アルシアン青染色……………34
アレルギー性気管支肺アスペルギルス症………………144

### い

胃……………………………172
胃炎…………………………174
胃潰瘍………………………175
胃型腺腫……………………176
胃癌…………………………176
異型カルチノイド…………139
異型腺腫様過形成…………132
異型尿路上皮細胞…………266
移行上皮細胞…………………44
萎縮性腟炎……………………60
萎縮内膜………………………71
胃腺腫………………………176
異染性………………………161
位相差顕微鏡…………………15
胃底腺型腺癌………………176
遺伝性乳癌…………………239
伊東細胞……………………185

胃びらん……………………175
印環細胞癌……………176, 285
インスリノーマ……………212
咽頭…………………………167
陰嚢水………………………291

### う

ウイルス感染細胞…………259
ウレアーゼ活性……………174

### え

エオジン Y……………………29
エオジン好性指数…………124
液状化検体……………………54
液状検体処理法……………219
液状細胞診法…………………24
エクソダス……………………69
えくぼ徴候…………………239
エステラーゼ染色…………328
エストロゲン……55, 123, 126, 231
エナメル上皮腫……………170
塩基性色素……………………34
遠心直接塗抹法……………254
遠心沈殿法……………………22
遠心法………………………254
円柱上皮細胞…………………43

### お

黄色骨髄……………………326
黄体……………………………53
黄体期後期…………………125
黄体期初期…………………124
黄体期中期…………………124
横紋筋細胞……………………44
横紋筋肉腫…………………352
大型リンパ球………………302
オートスメア法…………22, 254
おたふく風邪………………156
オレンジ G……………………29
オンサイト細胞診…………205

### か

外陰………………………50, 90
外陰上皮内腫瘍………………91
外陰ヘルペス感染症…………91
外陰扁平上皮癌………………92

開口絞り………………………18
開口数…………………………15
介在部導管…………………155
外胚葉……………………9, 154
界面活性物質………………129
海綿骨………………………337
回盲弁………………………179
潰瘍性大腸炎………………181
核……………………………9, 11
核/細胞質比…………………45
角化型扁平上皮癌………66, 136
顎下腺………………………154
核基質…………………………12
核質……………………………12
角質層細胞……………………42
核小体…………………………12
喀痰…………………………130
核内細胞封入体……………221
核内封入体…………………147
核濃縮指数…………………124
核の構造………………………12
核の溝………………………221
核膜……………………………11
過形成性ポリープ…………181
過誤腫………………………376
下垂体腫瘍…………………372
下垂体腺腫…………………372
ガストリノーマ……………213
化生細胞………………………43
家族性腫瘍…………………183
家族性大腸腺腫症…………183
褐色細胞腫……………224, 381
活動性中皮細胞……………273
滑膜肉腫……………………356
滑面小胞体……………………9
カテーテル尿………………252
カフェオレ様の皮膚色素沈着…355
花弁様細胞…………………334
過ヨウ素酸シッフ反応………33
顆粒細胞腫……………171, 249
顆粒膜細胞腫………………111
カルシトニン…………218, 224
カルチノイド腫瘍…138, 176, 182
肝窩…………………………197
肝外胆管……………………197
肝外胆管癌…………………202

| | | |
|---|---|---|
| 肝芽細胞 | 184 | |
| 肝芽腫 | 190, 383 | |
| 肝管 | 198 | |
| 肝区域 | 184 | |
| 肝細胞癌 | 187, 288 | |
| 肝細胞索 | 185 | |
| カンジダ | 61, 259 | |
| 間質細胞 | 44 | |
| 間質性肺炎 | 141 | |
| 管周囲型線維腺腫 | 246 | |
| 管状癌 | 245 | |
| 干渉顕微鏡 | 15 | |
| 管状絨毛腺腫 | 182 | |
| 管状腺癌 | 176, 202 | |
| 管状腺腫 | 182, 238 | |
| 癌真珠 | 46, 47, 66, 93, 169 | |
| 関節液 | 293 | |
| 関節腔 | 271 | |
| 完全型腸上皮化生 | 174 | |
| 肝臓 | 184 | |
| 乾燥固定 | 28 | |
| 含鉄小体 | 150 | |
| 管内型線維腺腫 | 246 | |
| 肝内胆管癌 | 190 | |
| 癌肉腫 | 90 | |
| 観兵配列 | 354 | |
| 肝未分化癌 | 189 | |
| 間葉型中皮細胞 | 274 | |
| 間葉性悪性腫瘍 | 88 | |
| 肝様腺癌 | 176 | |

### き

| | |
|---|---|
| 気管支擦過 | 130 |
| 気管支洗浄 | 130 |
| 奇形腫 | 114 |
| 奇形腫群腫瘍 | 376 |
| 基質産生癌 | 245 |
| 偽線毛 | 286 |
| 偽痛風 | 293 |
| 基底細胞 | 43, 131 |
| 基底細胞腺腫 | 161 |
| 基底膜様物質 | 161 |
| 気道系 | 129 |
| 機能性（症候性） | 212 |
| 偽篩状構造 | 235 |
| 偽膜性大腸炎 | 181 |
| 木村病 | 156 |
| キャッスルマン病 | 306 |
| キャノンボール | 61 |
| 急性間質性肺炎 | 141 |
| 急性呼吸圧迫症候群 | 141 |
| 急性骨髄性白血病 | 330 |

| | |
|---|---|
| 急性膵炎 | 205 |
| 急性前骨髄性白血病 | 332 |
| 急性乳腺炎 | 233 |
| 境界悪性葉状腫瘍 | 248 |
| 共焦点顕微鏡 | 15 |
| 胸水 | 282 |
| 胸腺癌 | 153 |
| 胸腺腫 | 151 |
| 莢膜細胞腫 | 110 |
| 棘融解細胞 | 168 |
| 魚骨様形態 | 351 |
| 鋸歯状腺腫 | 182 |
| 偽ロゼット | 47 |
| 菌球型 | 144 |
| 筋細胞 | 44 |
| 筋上皮細胞 | 231, 233 |

### く

| | |
|---|---|
| 偶発癌 | 268 |
| クッパー細胞 | 184 |
| クラミジア | 62 |
| グリソン鞘 | 185 |
| クリプトコッカス症 | 146 |
| グルカゴノーマ | 212 |
| グロコット染色 | 36 |
| クロマチン | 42 |
| クロマチンパターン | 45 |

### け

| | |
|---|---|
| 頸管腺細胞 | 58 |
| 蛍光顕微鏡 | 15 |
| 形質細胞 | 303 |
| 形質細胞腫 | 291, 311 |
| 憩室様陥入 | 200 |
| 経尿道的膀胱腫瘍切除 | 263 |
| 経皮経肝の胆道ドレナージ | 193 |
| 結核菌 | 142 |
| 結核症 | 305 |
| 血管外皮腫 | 370 |
| 血管筋脂肪腫 | 191 |
| 血管腫 | 249 |
| 血管周皮腫 | 370 |
| 血管内皮細胞 | 192 |
| 血管肉腫 | 192 |
| 血管免疫芽球性 T 細胞性リンパ腫 | 318 |
| 血球成分 | 44 |
| 血球の起源と分化・成熟 | 327 |
| 月経期 | 124 |
| 月経期内膜 | 71 |
| 血清 PSA 値 | 269 |
| 結節性硬化症 | 191 |

| | |
|---|---|
| ケラトヒアリン顆粒 | 42 |
| 限局性結節性過形成 | 187 |
| 原発性硬化性胆管炎 | 193, 200 |
| 原発性体腔液リンパ腫 | 281 |
| 顕微鏡 | 15 |

### こ

| | |
|---|---|
| コイロサイト | 61, 63, 64 |
| 抗 GM-CSF 抗体 | 148 |
| 抗 mitochondria 抗体 | 157 |
| 高異型度尿路上皮癌 | 267 |
| 高異型度非浸潤性尿路上皮癌 | 262 |
| 膠芽腫 | 364 |
| 硬化性腺症 | 235 |
| 硬化性肺胞上皮腫 | 139 |
| 口腔 | 167 |
| 口腔感染症 | 167 |
| 口腔原基 | 154 |
| 口腔ベセスダシステム | 169 |
| 膠原線維間質 | 274 |
| 好酸球性胃炎 | 174 |
| 抗酸菌感染 | 142 |
| 好酸性細胞 | 223 |
| 好酸性変化（化生） | 76 |
| 好酸性濾胞性腫瘍 | 223, 228 |
| 甲状舌管 | 218 |
| 甲状舌管嚢胞 | 229 |
| 甲状腺 | 218 |
| 甲状腺細胞診の報告様式 | 230 |
| 甲状腺濾胞 | 218 |
| 硬性型浸潤性乳管癌 | 241 |
| 喉頭腫瘍 | 170 |
| 高内皮静脈 | 294 |
| 高分化型肝細胞癌 | 187 |
| 高分化型脂肪肉腫 | 348 |
| 高分化乳頭状中皮腫 | 279 |
| 合胞体栄養膜細胞 | 95 |
| 合胞体栄養膜細胞様巨細胞 | 112 |
| 肛門管 | 216 |
| コーヒー豆様核 | 108, 111 |
| 小型成熟リンパ球 | 301 |
| 呼吸器 | 129 |
| 国際細胞学会 | 7 |
| 骨外性粘液性軟骨肉腫 | 356 |
| 骨幹端部 | 336 |
| 骨幹部 | 336 |
| 骨巨細胞腫 | 343 |
| 骨腫瘍 | 336 |
| 骨髄 | 326, 326, 337 |
| 骨髄生検 | 327 |
| 骨髄穿刺 | 327 |
| 骨髄増殖性腫瘍 | 332 |

| 骨端部 | 336 |
|---|---|
| 骨軟骨腫 | 338 |
| 骨肉腫 | 341, 385 |
| 骨の構造 | 337 |
| 骨膜 | 337 |
| 孤立性線維性腫瘍 | 281, 349 |
| コルポスコピー | 116 |
| コルポスコピーの報告様式 | 117 |
| コレシストキニン | 198 |
| コレステローシス | 200 |
| コレステロールポリープ | 200 |
| 混合癌 | 87 |

## さ

| サーファクタント | 129 |
|---|---|
| 再生異型細胞 | 203 |
| 再生上皮細胞 | 43 |
| サイトスピン法 | 254 |
| サイトメガロウイルス | 147 |
| 細胞検査士 | 7 |
| 細胞骨格 | 11 |
| 細胞採取 | 20 |
| 細胞質 | 9 |
| 細胞質内小腺管（腔） | 282 |
| 細胞質内小腺腔 | 243 |
| 細胞周期 | 12 |
| 細胞小器官 | 9 |
| 細胞診自動判定装置 | 25 |
| 細胞診専門医制度 | 7 |
| 細胞診標本作製 | 20 |
| 細胞性栄養膜細胞 | 95 |
| 細胞成熟度指数 | 123 |
| 細胞相互封入像 | 46 |
| 細胞転写法 | 39 |
| 細胞の構造 | 9 |
| 細胞保存液添加法 | 254 |
| サイロキシン | 218 |
| サイログロブリン | 218 |
| 杯細胞 | 131 |
| 索状配列 | 226 |
| 柵状配列 | 354 |
| 錯綜傾向 | 351 |
| サコマノ液 | 23 |
| 擦過細胞診 | 196 |
| 擦過法 | 20 |
| 砂粒体 | 100, 221 |
| サルコイドーシス | 305 |
| 産褥期 | 126 |
| 酸性粘液多糖類 | 34 |
| 酸性ホスファターゼ染色 | 328 |

## し

| 耳下腺 | 154 |
|---|---|
| 子宮 | 50 |
| 子宮頸管 | 53 |
| 子宮頸部 | 50, 51, 56 |
| 糸球体 | 252 |
| 子宮体部 | 51, 69 |
| 子宮腟部拡大鏡検診 | 116 |
| 子宮内膜 | 54 |
| 子宮内膜異型増殖症 | 78 |
| 子宮内膜周期 | 52 |
| 子宮内膜症 | 182 |
| 子宮内膜腺・間質破綻 | 73 |
| 子宮内膜増殖症 | 77 |
| 子宮留膿腫 | 72 |
| 歯原性腫瘍 | 170 |
| 自己免疫性膵炎 | 205 |
| 指状嵌入細胞 | 295 |
| 自然尿 | 252 |
| 自然剥離細胞診 | 196 |
| 湿固定 | 28 |
| シッフ試薬 | 33 |
| 脂肪芽細胞 | 349 |
| 脂肪細胞 | 44, 233 |
| 脂肪腫 | 348 |
| 脂肪染色 | 38 |
| 脂肪肉腫 | 348 |
| 若年型顆粒膜細胞腫 | 111 |
| 視野絞り | 18 |
| 縦隔腫瘍 | 151 |
| 収差 | 16 |
| 集細胞法 | 22 |
| シュウ酸結晶 | 260 |
| 充実型浸潤性乳管癌 | 241 |
| 舟状細胞 | 42, 57, 126 |
| 十二指腸腺 | 179 |
| 終末乳管小葉単位 | 231 |
| 絨毛癌 | 98 |
| 絨毛性疾患 | 94 |
| 絨毛腺腫 | 182 |
| 主細胞 | 173 |
| 樹状細胞 | 303 |
| 主膵管 | 204 |
| 主膵管型IPMN | 208 |
| 授乳性腺腫 | 238 |
| 腫瘍随伴性症候群 | 213 |
| シュワン細胞腫 | |
| 上衣腫 | 366 |
| 上衣ロゼット | 366 |
| 漿液性癌 | 84, 102 |
| 漿液性境界悪性腫瘍 | 101 |

| 漿液性腫瘍 | 100, 211 |
|---|---|
| 漿液性腺線維腫 | 101 |
| 漿液性内膜上皮内癌 | 85 |
| 漿液性嚢胞腺腫 | 101, 212 |
| 漿液性表在性乳頭腫 | 101 |
| 漿液粘液性腫瘍 | 109 |
| 小円形細胞性骨腫瘍 | 344 |
| 消化管間質腫瘍 | 178 |
| 消化管ポリポーシス | 176 |
| 消化器 | 166 |
| 小細胞癌 | 115, 137 |
| 硝子化索状腫瘍 | 226 |
| 硝子様物質 | 163 |
| 小唾液腺 | 154 |
| 小腸 | 179 |
| 小児腫瘍 | 375 |
| 小児腫瘍の種類 | 376 |
| 小脳 | 360 |
| 上皮型中皮腫 | 278 |
| 上皮細胞 | 42 |
| 上皮性・間葉性混合腫瘍 | 90 |
| 上皮組織 | 13 |
| 上皮内癌 | 67, 132 |
| 上皮内扁平上皮癌 | 133 |
| 小胞体 | 9 |
| 漿膜腔 | 271 |
| ショール染色 | 35 |
| 初期変化群 | 142 |
| 食道炎 | 171 |
| 食道癌 | 171 |
| 女性化乳房 | 235 |
| 女性生殖器 | 50 |
| 女性生殖器の構造 | 51 |
| 女性ホルモン | 55 |
| 糸粒体 | 10 |
| 塵埃細胞 | 132 |
| 腎盂・尿管・膀胱癌取扱い規約 | 265 |
| 腎芽腫 | 382 |
| 神経芽腫 | 379 |
| 神経芽腫群腫瘍 | 378 |
| 神経管 | 357 |
| 神経鞘腫 | 354, 368 |
| 神経節芽腫 | 380 |
| 神経節細胞腫 | 381 |
| 神経線維腫症Ⅰ型 | 355 |
| 神経堤 | 357 |
| 神経内分泌癌 | 137, 287 |
| 神経内分泌腫瘍 | 138, 182 |
| 進行癌 | 176 |
| 腎細胞癌 | 289 |
| 侵襲型 | 144 |

真珠形成 46
浸潤性小葉癌 242
浸潤性膵管癌 207
浸潤性乳管癌 240
浸潤性尿路上皮癌 263
浸潤性粘液性腺癌 134
浸潤性微小乳頭癌 244
腎臓 251
侵入奇胎 97
真のロゼット 366

## す

膵液 196
水解小体 11
膵芽腫 215
髄芽腫 367, 384
膵管洗浄液細胞診 196
膵管内管状乳頭腫瘍 210
膵管内乳頭粘液性腫瘍 208
膵管内乳頭粘液性腺癌 209
膵管内乳頭粘液性腺腫 209
膵疾患 193
随時尿 252
膵充実性偽乳頭状腫瘍 214
膵上皮内腫瘍性病変 210
膵神経内分泌腫瘍 212
膵腺扁平上皮癌 207
膵腺房細胞腫瘍 213
膵臓 193, 198, 204
膵退形成癌 208
錐体葉 218
膵粘液癌 208
膵の先天性奇形 204
髄膜腫 368
髄様癌 223, 243
杉綾模様 351
スクリーニング 41
すり合わせ法 21, 254, 272, 297
すりガラス状陰影 132
すりガラス状核 221

## せ

星雲状封入体 62
精管 267
性器ヘルペス 91
精細管 267
性索間質性腫瘍 109
精上皮腫 269
成人T細胞性白血病/リンパ腫 320, 334
成人型顆粒膜細胞腫 111
精巣 267, 268

精巣腫瘍 268
精巣上体 267
脊索腫 342
赤色骨髄 326
赤点斑 119, 120
石綿肺 148
赤痢アメーバ 181
節外性NK/T細胞リンパ腫, 鼻型 317
節外性濾胞辺縁帯粘膜関連リンパ組織リンパ腫 314
舌下腺 154
セミノーマ 269
セルトリ・ライディック細胞腫 112
セルブロック法 22, 39, 271
線維芽細胞 44, 233
線維形成型中皮腫 279
線維形成型小円形細胞腫瘍 281
線維腫 110
線維腺腫 246
線維肉腫 349
腺癌 47, 48, 68, 133, 264, 282
腺管形成型浸潤性乳管癌 240
腺管状 285
腺癌と反応性中皮細胞の鑑別 283
腺筋腫症 200
腺筋上皮腫 238
前駆B,T細胞腫瘍 307
尖圭コンジローマ 91
潜在癌 268
穿刺吸引 130
穿刺吸引細胞診 194, 239
穿刺吸引法 21
腺腫様結節 226
腺腫様甲状腺腫 226
腺症 235
腺上皮 14
センチネルリンパ節 323
先天性胆道奇形 200
潜伏感染 147
腺房型腺癌 134
腺房細胞 154, 206
腺房細胞癌 163
全胞状奇胎 96
線毛円柱上皮細胞 131
線毛細胞 131
線毛性・卵管上皮性変化（化生） 77
腺様嚢胞癌 162, 246
前立腺 268
前立腺癌 269, 290

## そ

早期胃癌 176
造血幹細胞 326
造血器 326
造血器腫瘍WHO分類 329
造血組織 337
桑実胚様細胞巣 75
増殖期後期 124
増殖期初期 124
増殖期中期 124
増殖期内膜 69
臓側胸膜 271
総胆管 198, 198
早朝尿 252
粟粒結核 142
組織球 44, 58
組織球系細胞 303
組織球性壊死性リンパ節炎 304
組織修復細胞 59
ソマトスタチノーマ 212
粗面小胞体 9

## た

体腔液 271
退形成性（悪性）星細胞腫 363
対細胞 46
大細胞神経内分泌癌 137
胎児型横紋筋肉腫 352, 386
胎児性癌 377
胎児性（胎芽性）癌 115
大唾液腺 154
大腸 179
大腸癌 182
大腸腺腫 182
大脳 360
胎盤 95
胎盤部トロホブラスト腫瘍 98
対物レンズ 17
唾液腺 154
唾液腺細胞診国際報告様式ミラノシステム 165
唾液腺細胞診新報告様式 165
唾液腺腫瘍の組織型分類 157
唾液線の構造 155
唾液腺の穿刺吸引細胞診 154
唾液腺の非腫瘍性疾患 157
唾液腺の免疫組織学的マーカー 157
多核組織球 44
多形型横紋筋肉腫 352
多形型脂肪肉腫 348

多形腺腫················158
多形腺腫由来癌···············164
脱分化型脂肪肉腫··············348
多発性骨髄腫················333
多発性内分泌腫瘍··············223
単核組織球·················44
胆管···················185
胆管内上皮内腫瘍··············202
担空胞細胞·················342
胆汁細胞診·················202
胆汁酸···················185
単純ヘルペス················147
単純ヘルペスウイルス·········61, 91
男性生殖器·················267
胆石···················199
胆石症··················199
胆道···················193
胆道拡張症·················200
胆道癌··················202
胆道疾患··················193
胆道内乳頭状腫瘍··············201
胆道閉鎖症·················200
胆囊················197, 198
胆囊窩··················197
淡明細胞型腎細胞癌··············256

## ち

チェルノブイリ原発事故···219, 375
置換型腺癌·················134
腟···················50, 90
腟上皮内腫瘍················91
腟トリコモナス···············61
腟プールスメア················20
腟扁平上皮癌················92
緻密骨··················337
チモーゲン顆粒········154, 206, 213
中型リンパ球················301
中心体···················11
中枢神経··················357
中層細胞················42, 57
中等度異形成················133
中胚葉····················9
中皮細胞···············44, 273
中分化型肝細胞癌··············188
超音波ガイド下経皮的穿刺吸引法
 ·····················186
超音波内視鏡ガイド下穿刺吸引法
 （細胞診）·········186, 193, 205
腸型腺癌··················134
腸型腺腫··················176
長管骨··················336
長骨···················336

直接塗抹法··················24
直接法··················254
貯留胆汁細胞診の判定基準（2007）
 ·····················202

## つ

痛風···················293

## て

低異型度尿路上皮腫瘍············267
低異型度非浸潤性尿路上皮癌···261
定型カルチノイド··············139
ディスジャーミノーマ···········112
低分化型肝細胞癌··············189
低分化型神経芽腫··············379
低分化腺癌·················176
停留精巣··················268
デーデルライン桿菌··············58
滴状表面構造················272
デコイ細胞·············258, 259
デスモイド型線維腫症············349
デスモゾーム················155
転移性骨腫瘍················345
出目金様細胞················352
転移性腺癌··················93
転移性脳腫瘍················374
電子顕微鏡··················15

## と

糖尿病性乳腺症···············235
特異的エステラーゼ染色··········328
トノフィラメント··············155
トリプシノーゲン··············204
トリヨードサイロニン···········218
トロトラスト·············185, 192

## な

内因性酵素活性················39
内視鏡の逆行性胆道膵管造影···193
内視鏡の経鼻膵管ドレナージ···196
内軟骨腫··················338
内胚葉···············9, 154
内分泌細胞癌················176
内膜間質肉腫·················88
捺印細胞診·················297
捺印法···················24
斜子織模様··················56
ナボット卵·················119
軟骨芽細胞腫················340
軟骨肉腫··················340
軟骨帽··················338
軟部好酸球性肉芽腫············156

軟部腫瘍··················347

## に

肉芽腫··················142
肉腫···················290
肉腫型中皮腫················279
二相型中皮腫················279
二相性構造·················376
二相性配列·················231
日母分類····················8
日本細胞診断学推進協会············7
日本臨床細胞学会················7
乳癌···················238
乳管過形成·················235
乳管上皮細胞············231, 233
乳管腺腫··················237
乳管内乳頭腫················236
乳管乳頭腫症················235
乳癌のサブタイプ分類···········240
乳腺細胞診標本作製法············231
乳腺症··················235
乳腺症型線維腺腫··············246
乳腺線維症·················235
乳腺の構造·················232
乳頭癌··················220
乳頭腺癌··················202
乳頭部腺腫·················238
乳頭分泌物·················232
乳房外 Paget 病···············94
ニューモシスチス肺炎···········144
尿管···················251
尿細胞診報告様式パリシステム
 ·····················266
尿中バニリルマンデル酸··········382
尿膜管癌··················264
尿路細胞診·················252
尿路上皮癌·················289
尿路上皮細胞············44, 258
尿路上皮内癌················259
尿路・男性生殖器の構造··········251
妊娠···················126

## ね

ネフロン··················252
粘液型脂肪肉腫···············348
粘液癌··················242
粘液球···················47
粘液水腫··················227
粘液性癌···············84, 104
粘液性境界悪性腫瘍·············104
粘液性腫瘍·················103
粘液性腺線維腫················104

| | | |
|---|---|---|
| 粘液性嚢胞腫瘍 | 211 | |
| 粘液性嚢胞腺腫 | 104 | |
| 粘液性変化（化生） | 77 | |
| 粘表皮癌 | 162 | |
| 粘膜関連リンパ組織 | 296 | |

### の

| | |
|---|---|
| 脳腫瘍の WHO 分類 | 359 |
| 脳腫瘍の発生母地 | 359 |
| 脳神経 | 357 |
| 脳脊髄 | 357 |
| 脳脊髄液 | 292 |
| 脳脊髄腔 | 271 |
| 脳の構造 | 358 |
| 嚢胞 | 229 |
| ノカルジア症 | 143 |

### は

| | |
|---|---|
| 肺 | 129 |
| 肺過誤腫 | 140 |
| 杯細胞 | 131 |
| 胚細胞腫 | 371, 376 |
| 胚細胞腫瘍 | 112, 376 |
| 胚中心芽細胞 | 294, 308 |
| 胚中心細胞 | 294, 309 |
| 肺胞 | 129 |
| 肺胞蛋白症 | 148 |
| 肺胞道 | 131 |
| 肺胞嚢 | 131 |
| 排卵期 | 124 |
| バウヒン弁 | 179 |
| 白色上皮 | 119 |
| 白板症 | 168 |
| パジェトイド細胞集塊 | 261 |
| 橋本　策 | 227 |
| 橋本病 | 227 |
| 播種性血管内凝固 | 332 |
| 花むしろ模様 | 349, 353 |
| パネート細胞 | 179 |
| パパニコロウ染色 | 29 |
| 葉巻状核 | 351 |
| パリシステム | 8 |
| 判定基準 | 45 |
| 判定区分 | 150 |
| 反応性中皮細胞 | 273 |
| 反応性リンパ節炎 | 303 |

### ひ

| | |
|---|---|
| ヒアルロン酸 | 283 |
| 被蓋細胞 | 258 |
| 非角化型扁平上皮癌 | 66, 137 |
| 引きガラス法 | 254 |

| | |
|---|---|
| 非機能性（非症候性） | 212 |
| 引き伸ばし法 | 297 |
| 非結核性抗酸菌 | 142 |
| 微小癌 | 219 |
| 微少浸潤性腺癌 | 134 |
| 微小乳頭型腺癌 | 134 |
| 非上皮細胞 | 44 |
| 非浸潤性小葉癌 | 240 |
| 非浸潤性乳管癌 | 239 |
| 非特異的エステラーゼ染色 | 328 |
| ヒト絨毛性ゴナドトロピン | 95, 113 |
| ヒト絨毛性腺刺激ホルモン | 126 |
| ヒトパピローマウイルス | 91 |
| ヒトパピローマウイルス感染 | 61 |
| 泌尿器細胞診報告様式2015 | 266 |
| ピペット法 | 254 |
| びまん性星細胞腫 | 362 |
| びまん性大細胞型 B 細胞性リンパ腫 | 225, 313 |
| びまん性肺障害 | 141 |
| 表層細胞 | 42, 56 |
| 日和見感染 | 143 |
| ビリルビン | 185 |

### ふ

| | |
|---|---|
| ファゴット細胞 | 332 |
| フィラデルフィア染色体 | 333 |
| 不完全型腸上皮化生 | 174 |
| 腹腔洗浄細胞診 | 177 |
| 腹腔内デスモイド | 349 |
| 副細胞 | 173 |
| 腹水 | 282 |
| 腹壁外デスモイド | 349 |
| 腹壁デスモイド | 349 |
| 腹膜偽粘液腫 | 104, 286 |
| 不顕性感染 | 147 |
| 部分胞状奇胎 | 96 |
| ブラシ採取法 | 53 |
| プラン | 17 |
| 篩状型 | 239 |
| 篩状癌 | 246 |
| 篩状構造 | 47, 79, 235 |
| 篩状配列 | 163 |
| フルオリート | 17 |
| ブルンネル腺 | 179 |
| プロゲステロン | 55, 123, 126, 231 |
| フロント | 67 |
| 分解能 | 18 |
| 分枝膵管型 IPMN | 208 |
| 分泌癌 | 163, 246 |
| 分泌期後期 | 125 |

| | |
|---|---|
| 分泌期初期 | 124 |
| 分泌期中期 | 124 |
| 分泌期内膜 | 70 |
| 分娩 | 126 |

### へ

| | |
|---|---|
| 平滑筋細胞 | 44 |
| 平滑筋腫 | 171 |
| 平滑筋肉腫 | 89, 351 |
| 閉経期 | 125 |
| 平静時中皮細胞 | 273 |
| 壁細胞 | 173 |
| 壁側胸膜 | 271 |
| ベセスダ・システム | 230 |
| ベセスダシステム | 8, 63, 127 |
| ベッドサイド迅速細胞診 | 21, 194 |
| ヘモジデリン | 46 |
| ペルオキシダーゼ染色 | 328 |
| ベルリン青染色 | 38 |
| 偏光顕微鏡 | 15 |
| 扁平・円柱上皮境界 | 51 |
| 扁平上皮化生 | 75 |
| 扁平上皮化生細胞 | 59 |
| 扁平上皮癌 | 47, 48, 136, 169, 263, 288 |
| 扁平上皮系前浸潤性病変 | 133 |
| 扁平上皮細胞 | 56 |

### ほ

| | |
|---|---|
| 傍基底細胞 | 43, 57 |
| 膀胱 | 251 |
| 放射性ヨード | 222 |
| 放射線照射による細胞変化 | 68 |
| 胞状奇胎 | 96 |
| 胞巣型横紋筋肉腫 | 352 |
| 乏突起膠腫 | 365 |
| 傍皮質領域 | 294 |
| 泡沫細胞 | 233 |
| 星空像 | 316 |
| ポップコーン細胞 | 322 |
| ポリマー法 | 38 |
| ホルモン細胞診 | 123 |

### ま

| | |
|---|---|
| マーカー | 40 |
| 膜濾過法 | 22, 254 |
| 増淵一正 | 7 |
| 末梢神経 | 358 |
| 末梢性 T 細胞性リンパ腫，非特異型 | 317 |
| マリモ状 | 285 |
| マリモ状集塊 | 277 |

## 慢

慢性甲状腺炎 …………………… 227
慢性骨髄性白血病 ……………… 332
慢性膵炎 ………………………… 205
慢性乳腺炎 ……………………… 233
慢性リンパ球性白血病・小リンパ球
　性リンパ腫 …………………… 310
マントル細胞リンパ腫 ………… 312
マントル層 ……………………… 294

## み

ミクリッツ病 …………………… 156
ミスマッチ修復遺伝子 ………… 183
ミトコンドリア ………… 10, 11, 155
未分化/未分類肉腫 …………… 353
未分化型神経芽腫 ……………… 380
未分化癌 ………………………… 223
未分化大細胞型リンパ腫 ……… 320
未分化多形肉腫 ………………… 353
未分化胚細胞腫 ………………… 112
脈絡叢乳頭腫 …………………… 366
ミラーボール状 ………………… 285

## む

無茎性鋸歯状腺腫/ポリープ …… 181
無効穿刺 ………………………… 327
ムチカルミン染色 ……………… 37
ムチノゲン ……………………… 155
無排卵性ホルモン不均衡内膜
　……………………………… 73, 74

## め

メイグリュンワルド・ギムザ染色
　………………………………… 31
明細胞癌 …………………… 87, 107
明細胞腫瘍 ……………………… 107
メセナミン銀 …………………… 36
メタクロマジー ………………… 339
免疫細胞化学的染色法 ………… 38
メンブレンフィルター ………… 254

## も

毛細胆管 ………………………… 185
網膜芽腫 ………………………… 384
毛様細胞性星細胞腫 …………… 361
モザイク …………………… 119, 120

## や

八つ頭状 ………………………… 285
山際勝三郎 ……………………… 4, 5

## ゆ

油浸対物レンズ ………………… 19

## よ

葉状腫瘍 ………………………… 247
ヨークサック腫瘍 ……………… 113

## ら

ライソゾーム …………………… 11
ライディック細胞 ……………… 267
ライトグリーンSF ……………… 29
ラズベリー小体 ………… 108, 276
ラトケ嚢胞 ……………………… 373
ラピッドオンサイト細胞診 …… 21
ラミニン ………………………… 226
卵黄嚢 …………………………… 326
卵黄嚢腫瘍 ……………… 113, 377
卵管 ………………………… 53, 99
ランゲルハンス島 ……………… 206
卵巣 ………………………… 53, 99
卵巣腫瘍 ………………………… 99
卵巣腫瘍の組織学的分類 ……… 100
卵巣様間質 ……………………… 211
卵胞 ……………………………… 53

## り

リコンビナントセクレチン …… 196
リパーゼ ………………………… 204
リボソーム ……………………… 9
隆起性皮膚線維肉腫 …………… 349
流行性耳下腺炎 ………………… 156
流産 ……………………………… 96
留膿腫 …………………………… 20
良性Brenner腫瘍 ……………… 108
良性葉状腫瘍 …………………… 248
リン酸塩結晶 …………………… 260
リンパ腫 …… 225, 250, 290, 307, 371
リンパ腫の分類 ………………… 300
リンパ上皮性唾液腺炎 ………… 158
リンパ節 ………………………… 294
リンパ節の構造 ………………… 295
リンパ装置 ……………… 295, 296
リンパ組織 ……………………… 295

## る

類形質細胞 ……………………… 303
類骨 ……………………………… 341
類上皮型血管内皮腫 …………… 281
類上皮細胞 ……………………… 142
類臓器型線維腺腫 ……………… 246
類殿粉小体 ……………… 260, 269
類洞 ……………………………… 185
類洞周囲腔 ……………………… 185
類内膜癌 ………………………… 106

類内膜癌（G1）…………… 79, 81
類内膜癌（G2）………………… 79
類内膜癌（G3）………………… 84
類内膜腫瘍 ……………………… 106
類表皮嚢胞 ……………………… 374

## れ

レックリングハウゼン病 ……… 355

## ろ

ローピーコロイド ……………… 222
ロゼット形成 …………………… 46
ロゼット様配列 ………………… 344
濾胞過形成 ……………………… 303
濾胞型乳頭癌 …………………… 221
濾胞癌 …………………………… 222
濾胞癌の亜型分類 ……………… 222
濾胞樹状細胞 …………………… 294
濾胞上皮細胞 …………………… 220
濾胞性頸管炎 …………………… 60
濾胞性腫瘍 ……………………… 222
濾胞性リンパ腫 ………………… 308
濾胞腺腫 ………………………… 222
濾胞腺腫の亜型分類 …………… 222

# 欧文索引

## A

ABC 法 ················· 38
acinar cell neoplasms ········· 213
acinic cell carcinoma ········· 163
ACNs ····················· 213
ACP 染色 ················ 328
*Acta Cytologica* ············ 7
actinomycosis ············· 142
adenocarcinoma *in situ* ······ 67
adenoid cystic carcinoma ····· 162
adenoma-carcinoma sequence
 ······················ 182
adenomatoid tumor ········· 280
adenomatous goiter ········ 226
adenomatous nodule ········ 226
adenomyoepithelioma ······· 238
adenomyomatosis ·········· 200
adenosis ·················· 235
adult T-cell leukaemia/lymphoma
 ······················ 334
AFP ············ 40, 113, 377, 383
AIP ···················· 141, 205
AIS ······················· 67
AITL ····················· 318
alcian blue 染色 ············ 34
ALCL ···················· 320
ALP 染色 ················ 328
ameloblastoma ············ 170
AML ····················· 330
anaplastic astrocytoma ······ 363
anaplastic carcinoma ········ 223
Antoni A ··············· 354, 368
Antoni B ··············· 354, 368
APC 遺伝子 ··············· 183
APL ····················· 332
ARDS ··················· 141
asbestosis ················ 148
Askanazy 細胞 ············ 227
aspergillosis ·············· 144
ATLL ················ 320, 334
atrophic endometrium ······· 71
atrophic vaginitis ··········· 60
Auer 小体 ················ 332

## B

Barrett 食道 ·············· 171
basal cell adenoma ········· 161
Basedow 病 ··············· 219
Bcl-2 ···················· 153

Beale ····················· 3
Berlin blue 染色 ············ 38
biliary intraepithelial neoplasia
 ······················ 202
BilIN ····················· 202
BilIN-1（軽度異型）········· 202
BilIN-2（中等度異型）······· 202
BilIN-3（高度異型）········· 202
BilIN-3（上皮内癌）········· 202
biphasic mesothelioma ······ 279
BL ······················· 315
bone marrow ·············· 337
breast carcinoma ·········· 238
Brenner 腫瘍 ·············· 108
Burkitt lymphoma ·········· 386
Burkitt リンパ腫 ······· 315, 386
B 型肝炎ウイルス ·········· 187
B 細胞 ··············· 294, 296
B 細胞マーカー ············ 296

## C

C cell ···················· 218
café au lait spots ··········· 355
Cajal 介在細胞 ············ 178
calcitonin ················· 218
Call-Exner body ··········· 111
calponin ·················· 233
calretinin ··········· 40, 278, 284
cancellous bone ············ 337
cancer pearl ··············· 66
cancer pearl formation ······· 47
*Candida albicans* ··········· 61
carcinoma ex pleomorphic
 adenoma ··············· 164
carcinosarcoma ············ 90
cartilagenous cap ·········· 338
CD ······················ 306
CD10 ················· 40, 233
CD117 ············· 40, 153, 178
CD1a ···················· 151
CD20 ···················· 40
CD3 ····················· 40
CD30 ···················· 40
CD34 ···················· 178
CD5 ····················· 153
CD56 ················ 138, 287
CD99 ···················· 151
CDX2 ···················· 40
cell cycle ················· 12
centroblast ················ 294
centrocyte ················ 294
centrosome ··············· 11

*Chlamydia trachomatis* ······ 62
chondroblastoma ·········· 340
chondrosarcoma ··········· 340
chordoma ················ 342
choroid plexus papilloma ····· 366
chromogranin A ······· 138, 287
chronic thyroiditis ·········· 227
CIN 分類 ················· 64
CK AE1/AE3 ············· 40
CK20 ···················· 40
CK5/6 ··················· 137
CK7 ····················· 40
Clab 細胞 ················ 132
Clara 細胞 ················ 132
clear cell carcinoma ········· 87
CLIA'88 ·················· 8
CLL/SLL ················· 310
*Clostridium difficile* ········· 181
CML ···················· 332
CMV ···················· 147
collagenous stroma ····· 274, 276
colposcopy ··············· 116
compact bone ············· 337
condyloma acuminatum ····· 91
Cowdry A ················ 147
cribriform pattern ·········· 163
cribriform type ············ 239
cribriform 構造 ············ 47
Crohn 病 ················· 181
Cronkite-Canada 症候群 ····· 176
cryptococcosis ············ 146
cyst ····················· 229
cytomegalovirus ··········· 147
cytoskeleton ·············· 11
cytotrophoblast ············ 95
C 型肝炎ウイルス ·········· 187
C 細胞 ··················· 218

## D

D2-40 ················ 279, 284
DAD ···················· 141
decoy cell ················ 259
desmoid-type fibromatosis ···· 349
desmoplastic mesothelioma ··· 279
desmoplastic small round cell
 tumor ·················· 281
diaphysis ················· 336
DIC ····················· 332
diffuse astrocytoma ········· 362
diffuse large B-cell lymphoma
 ······················ 225
dimpling sign ············· 239

| | | |
|---|---|---|
| Disse 腔 | 185 | |
| DLBCL | 225, 313 | |
| DNA ウイルス | 147 | |
| Döderlein's bacillus | 58 | |
| DOG1 | 178 | |
| dry tap | 327 | |
| ductal adenoma | 237 | |
| Dutcher 体 | 333 | |
| Dysgerminoma | 112, 376 | |

### E

| | |
|---|---|
| EA-50 液 | 30 |
| EBUS-TBNA | 21 |
| E-cadherin | 241 |
| EGBD | 73 |
| Ehrlich | 4 |
| embryonal carcinoma | 377 |
| enchondroma | 338 |
| endocervical cell | 58 |
| endometrial atypical hyperplasia | 78 |
| endometrial glandular and stromal breakdown | 73 |
| endometrial hyperplasia | 77 |
| endometrial stromal sarcoma | 88 |
| endometrioid carcinoma grade 1 | 79 |
| endometrioid carcinoma grade 2 | 79 |
| endometrioid carcinoma grade 3 | 84 |
| endoplasmic reticulum | 9 |
| Eneroth | 157 |
| ENKTL | 317 |
| ENPD | 196 |
| eosinophilic index | 124 |
| ependymoma | 366 |
| epidermoid cyst | 374 |
| epiphysis | 336 |
| epithelioid mesothelioma | 278 |
| EPOS 法の特徴 | 39 |
| ERCP | 23, 193 |
| EUS-FNA(C) | 21, 186, 193, 194, 205 |
| Ewing sarcoma | 343, 385 |
| Ewing 肉腫 | 343, 385 |
| exodus | 69 |

### F

| | |
|---|---|
| FAB 分類 | 331 |
| faggot cell | 332 |
| familial adenomatous polyposis | 183 |
| FDC | 294 |
| FH | 303 |
| fibroadenoma | 246 |
| fibrocystic disease | 235 |
| fibrosarcoma | 349 |
| fine needle aspiration cytology | 239 |
| FL | 308 |
| flower cell | 334 |
| FNA | 239 |
| follicular adenoma | 222 |
| follicular carcinoma | 222 |
| follicular cervicitis | 60 |
| follicular dendritic cell | 294 |
| follicular tumor | 222 |

### G

| | |
|---|---|
| ganglioneuroblastoma | 380 |
| ganglioneuroma | 381 |
| germinoma | 371, 376 |
| GFAP | 41 |
| giant cell tumor of bone | 343 |
| Giemsa 染色 | 31, 327 |
| Gill のヘマトキシリン | 30 |
| GIST | 178 |
| Gleason 分類 | 269 |
| glioblastoma | 364 |
| goblet cell | 131 |
| Golgi apparatus | 10 |
| Golgi 装置 | 10, 11 |
| Graves 病 | 219 |
| Grocott 染色 | 36 |
| ground glass nuclei | 221 |
| gynecomastia | 235 |

### H

| | |
|---|---|
| Hashimoto disease | 227 |
| hCG | 95, 113, 126 |
| HD 細胞 | 322 |
| *Helicobacter pylori* | 174 |
| hemangiopericytoma | 370 |
| hepatoblastoma | 383 |
| hepatocellular carcinoma | 288 |
| HER2 | 41 |
| herpes simplex virus | 61, 147 |
| herringbone pattern | 351 |
| HEV | 294 |
| HHV8/KSHV | 281 |
| high endothelial venules | 294 |
| high-grade PanIN | 210 |
| histiocyte | 58 |
| HL | 322 |
| HMB45 | 41 |
| HMB-45 | 191 |
| hobnail 細胞 | 107, 108, 285 |
| hobnail 状構造 | 87 |
| Hodgkin 細胞 | 322 |
| Hodgkin リンパ腫 | 322 |
| Homer-Wright 型ロゼット | 367 |
| HPV | 56, 64, 91 |
| HPV 感染 | 61, 170 |
| HSIL/CIN2（中等度異形成） | 64 |
| HSIL/CIN3（高度異形成） | 64 |
| HSIL/CIN3（上皮内癌） | 65 |
| HSV | 147 |
| HTLV-1 感染 | 334 |
| human chorionicgonadotropin | 126 |
| Hürthle 細胞 | 227 |
| hyalinizing trabecular tumor | 226 |

### I

| | |
|---|---|
| ICL | 243, 282 |
| IDC | 295 |
| IDCs | 207 |
| IgG4 関連疾患 | 156, 307 |
| incidental carcinoma | 268 |
| intarductal papillary neoplasm of the biliary tract | 201 |
| interdigitating cell | 295 |
| interlacing pattern | 351 |
| intermediate cell | 57 |
| intracytoplasmic lumen | 243 |
| intracytoplasmic lumina | 282 |
| intraductal papillary mucinous neoplasms | 208 |
| intraductal tubulopapillary neoplasm | 210 |
| intranuclear cytoplasmic inclusion | 221 |
| intrauterine device | 72, 74 |
| invasive ductal carcinoma | 207 |
| IPMA | 209 |
| IPMC | 209 |
| IPMNs | 208 |
| IPNB | 201 |
| Itoh 小体 | 276 |
| ITPNs | 210 |
| IUD | 72, 74 |

### J

| | |
|---|---|
| Jamshidi 針 | 327 |

Janssen ･･････････････････ 2, 15
Johannes Müller ････････････ 2

### K

karyopyknotic index ･･････････ 124
Ki-67 抗体 ･･････････････････ 41
KIT ･･････････････････････ 40, 178
KPI ･･････････････････････ 124
*K-ras* ･･････････････････････ 207
Krukenberg 腫瘍 ･･････････ 116, 287

### L

LAB 法の特徴 ･･････････････ 39
lactating adenoma ･･････････ 238
Lambl ･･････････････････････ 5
Langhans 型巨細胞 ･･････ 142, 306
latent carcinoma ･･････････ 268
LBC ･･･････････････････････ 55
LBC/LBP ･･････････････････ 219
LBC 法 ･････････････････ 24, 255
Lebert ･････････････････････ 3
Leeuwenhoek ･･････････････ 2, 15
leiomyosarcoma ･･････････ 89, 351
leukoplakia ･･････････････ 168
lipoma ･････････････････････ 348
liposarcoma ･･････････････ 348
liquid based cytology ･････････ 55
liquid based cytology 法 ･････ 255
low-grade PanIN ･････････ 210
LSAB 法 ･･････････････････ 38
LSBE ･･････････････････････ 171
LSIL/CIN1（軽度異形成）･････ 63
lymphoepithelial sialadenitis ･･ 158
lymphoglandular body
　････････････････ 225, 250, 314, 324
lymphoma ･･････････ 225, 290, 371
Lynch 症候群 ････････････ 183
lysosome ･･････････････････ 11

### M

malignant fibrous histiocytoma
　････････････････････････ 353
MALT ････････････････････ 296
MALT lymphoma ･･････････ 314
MALT リンパ腫 ･･････ 178, 225
maturation index ･･･････････ 123
May-Grünwald Giemsa 染色 ･･ 31
MCL ･････････････････････ 312
MCN ･････････････････････ 211
medullary carcinoma ････ 223, 243
medulloblastoma ･･････ 367, 384
MEN ･････････････････････ 224

meningioma ････････････････ 368
menstrual phase endometrium
　･･･････････････････････････ 71
mesenchymal tumor ･････････ 88
metachromasia ･･･････････ 161
metaphysis ･････････････････ 336
metastatic bone tumors ････ 345
MFH ･･･････････････････････ 353
MI ････････････････････････ 123
mirror image pattern ･････････ 322
mitochondria ･････････････････ 10
mixed carcinoma ･････････････ 87
mixed epithelial and mesenchymal
　tumor ･･････････････････････ 90
Mondor 病 ･･････････････････ 233
Morgagni ･･･････････････････ 4
morula ･･････････････････ 75, 76
MPN ･･･････････････････････ 332
MPNST ･････････････････････ 355
mucicarmine 染色 ･･･････････ 37
mucinogen ････････････････ 155
mucinous carcinoma ･････････ 84
mucinous cystic neoplasms ･･ 211
mucoepidermoid carcinoma ･･ 162
mucosa associated lymphoid tissue
　･･･････････････････････････ 296
mucous ball ･･･････････････ 47
Müller 管 ･･････････････････ 50
Müller 管 ･････････････････ 251
multiple endocrine neoplasia ･･ 224
multiple myeloma ･･･････････ 333
*Mycobacterium tuberculosis*
　･･･････････････････････ 142, 305
myxedema ････････････････ 227

### N

N/C 比 ･････････････････････ 45
napsin A ･････････････････ 137
navicular cell ･･････････ 42, 57, 126
nephroblastoma ････････････ 382
NET ･･････････････････ 182, 212
neurilemmoma ････････････ 354
neurilemoma ･････････････ 368
neuroblastoma ････････････ 379
neuroendocrine carcinoma ･･ 287
neuroendocrine neoplasms ･･ 212
neuroendocrine tumor ･･････ 182
nipple adenoma ･･･････････ 238
NK 細胞 ･･････････････････ 296
NK 細胞マーカー ･･････････ 296
NMP-22 ･･･････････････････ 255
nocardiosis ････････････････ 143

nuclear groove ･･･････････ 221
nuclear matrix ･････････････ 12
nuclear membrane ･･･････････ 11
nucleolus ･････････････････ 12
nucleoplasm ･･･････････････ 12

### O

Oddi 括約筋 ･･･････････････ 198
OG-6 液 ･･････････････････ 30
oligodendroglioma ･････････ 365
osteochondroma ･･･････････ 338
osteoid ･･････････････････ 341
osteosarcoma ･･･････････ 341, 385
ovarian-type stroma ･･･････ 211

### P

p40 ･･････････････････････ 41, 137
p53 ･････････････････････････ 84
p53 遺伝子 ････････････････ 41
p63 ････････････････････････ 233
pagetoid 細胞集塊 ･･･････････ 261
palisading pattern ･･･････････ 354
pancreatic intraepithelial neoplasia
　･･･････････････････････････ 210
pancreatoblastoma ･･･････････ 215
PanIN ･･････････････････････ 210
Papanicolaou ･･････････････ 4, 6
Papanicolaou 染色 ･･･････････ 29
Papanicolaou 分類 ･･･････････ 8
papillary carcinoma ･････････ 220
papillary carcinoma, follicular
　variant ････････････････････ 221
PAP 法 ･････････････････････ 38
parabasal cell ･･･････････････ 57
parotid gland ･･････････････ 154
PAS 反応 ････････････････････ 33
PD-L1 ･･････････････････････ 41
pearl formation ･･････････････ 46
periosteum ･････････････････ 337
Peutz-Jeghers 症候群 ･･･････ 176
pheochromocytoma ･････ 224, 381
physaliferous cell ････････････ 342
physaliphorous cell ･････････ 342
Ph 染色体 ･････････････････ 333
pilocytic astrocytoma ･････････ 361
pituitary adenoma ･･･････････ 372
plasmacytoma ･･･････････････ 291
pleomorphic adenoma ･･･････ 158
*Pneumocystis jirovecii* ･･････ 144
podoplanin ･･････････････ 279, 284
PO 染色 ･････････････････････ 328

proliferative phase endometrium
 ································ 69
psammoma body ················ 221
PSC ································ 200
PSTT ······························· 98
PTBD ····························· 193
PTC ································· 23
PTCL, NOS ······················ 317
pulmonary alveolar proteinosis
 ································ 148
pyometra ······················ 20, 72
pyramidal lobe ·················· 218

### R

rapid on-site evaluation ······ 21, 194
RAS ································ 200
raspberry body ·················· 276
Reed-Sternberg 細胞 ············ 322
renal cell carcinoma ············ 289
retinoblastoma ·················· 384
rhabdomyosarcoma ············· 352
ribosome ···························· 9
Robert Hook ························ 2
Rokitansky-Aschoff sinus ······· 200
ropy colloid ······················ 222
ROSE ······························· 21
rosette 形成 ······················· 46
RS 細胞 ··························· 322
Russell 小体 ······················ 333

### S

Saccomanno 液 ···················· 23
sarcoidosis ······················· 305
sarcoma ··························· 290
sarcomatoid mesothelioma ······ 279
SCA ································ 212
Schiller-Duval body ············· 377
Schiller-Duval 小体 ········ 113, 114
schwannoma ················ 354, 368
SCJ ································· 51
SCNs ······························· 211
secretory phase endometrium ··· 70
S-EIC ······························· 85
seminoma ························· 376
serouc cystadenoma ············· 212
serous carcinoma ················· 84
serous neoplasms ················ 211
serous-endometrial intraepithelial
 carcinoma ······················ 85
sessile serrated adenoma/polyp
 ································ 181
Shipple 症候群 ·············· 224, 382

Shorr 染色 ························· 35
Sjögren 症候群 ··················· 156
SLN ································ 324
solid-pseudopapillary neoplasm
 ································ 214
solitary fibrous tumor ····· 281, 349
SPN ································ 214
spongy bone ······················ 337
spread through air spaces ······ 134
squamous cell carcinoma ······· 288
squamous metaplasia ············· 59
SSA/P ····························· 181
SSBE ······························· 171
starry sky appearance ··········· 316
starry sky 像 ····················· 387
STAS ······························· 134
STGC ······························ 113
storiform pattern ················ 353
Struma lymphomatosa ·········· 227
subacute thyroiditis ············· 228
sublingual gland ················· 154
submandibular gland ············ 154
superficial cell ····················· 56
synaptophysin ·········· 41, 138, 287
syncytiotrophoblast ··············· 95
syncytiotrophoblastic giant cell
 ································ 112

### T

T₃ ·································· 218
T₄ ·································· 218
TBM ······························· 303
TDLU ····························· 231
TdT ································ 151
The Bethesda System ··········· 230
thin layer 法 ······················ 25
thorotrast ························· 192
thyroglobulin ····················· 218
thyroglossal duct cyst ··········· 229
thyroid ···························· 218
thyroid follicle ··················· 218
thyroxine ························· 218
tingible body macrophage
 ···················· 60, 250, 303, 387
tissue repair cell ·················· 59
Trichomonas vaginalis ············ 61
triiodothyronine ················· 218
TTF-1 ··················· 41, 137, 288
tubular adenoma ················· 238
tubular carcinoma ··············· 245
TUR-Bt ··························· 263
two cell pattern ·················· 112

Tzanck 細胞 ······················ 168
T-zone ···························· 294
T 細胞 ························ 294, 296
T 細胞マーカー ·················· 296

### U

ulcerative colitis ················· 181
umbrella cell ····················· 258
undifferentiated carcinoma ····· 223
urothelial carcinoma ············ 289
US-FNAC ························· 186
uterus ······························ 50

### V

vaginal intraepithelial neoplasm· 91
VAIN ······························· 91
Vater 乳頭部 ····················· 198
Vater 乳頭部癌 ·················· 202
verocay body ····················· 354
VIN ································· 91
Virchow ··························· 2, 5
VMA ······························· 382
von Recklinghausen disease ····· 355
vulvar intraepithelial neoplasia
 ································· 91

### W

Waldeyer 咽頭輪 ················· 170
Wall Street Journal 事件 ·········· 8
Warthin- Starry 染色 ············ 174
Warthin tumor ··················· 159
Warthin 腫瘍 ····················· 159
Wilms' tumor 1 ·················· 279
Wilms 腫瘍 ······················· 382
Wilson 病 ························· 185
window ··························· 273
Wolff 管 ····················· 50, 251
WT1 ························· 279, 284

### Y

yolk sac ··························· 326
yolk sac tumor ··················· 377

### 数字・ギリシャ文字

2 回遠心法 ······················· 254
2 細胞性パターン ················ 112
Ⅰ型子宮体癌 ······················ 80
Ⅱ型子宮体癌 ······················ 81
Ⅱ型肺胞上皮細胞 ················ 133
Ⅳ型コラーゲン ·················· 226

α-フェトプロテイン ……… 377, 383
α平滑筋アクチン ……………… 40

【監修者略歴】
水口　國雄
（みずぐち　くにお）

| 1971 年 | 札幌医科大学卒業 |
| 1971 年 | 順天堂大学医学部臨床病理学教室 |
| 1973～77 年 | 米国カンザス大学，ケンタッキー大学病理学教室にて人体病理・細胞診を研修 |
| 1977 年 | 三楽病院検査科長 |
| 1980 年 | 東京都立府中病院検査科長 |
| 1990 年 | 帝京大学医学部附属溝口病院臨床病理科助教授 |
| 1997 年 | 同教授 |
| 2001 年 | 同副院長 |
| 2010 年 | 同客員教授，名誉教授 |
| 2012 年 | 東京セントラルパソロジーラボラトリー所長現在に至る |

---

スタンダード細胞診テキスト 第4版　　ISBN 978-4-263-22684-1

1998 年 8 月 30 日　第 1 版第 1 刷発行
2002 年 4 月 1 日　　第 2 版第 1 刷発行
2007 年 10 月 10 日　第 3 版第 1 刷発行
2019 年 6 月 10 日　　第 4 版第 1 刷発行
2024 年 1 月 10 日　　第 4 版第 3 刷発行

監　修　水　口　國　雄
企　画　公益財団法人
編　集　東京都保健医療公社
　　　　東京都がん検診センター
発行者　白　石　泰　夫
発行所　医歯薬出版株式会社
〒113-8612　東京都文京区本駒込 1-7-10
TEL.(03)5395-7620(編集)・7616(販売)
FAX.(03)5395-7603(編集)・8563(販売)
https://www.ishiyaku.co.jp/
郵便振替番号 00190-5-13816

乱丁，落丁の際はお取り替えいたします　　印刷・教文堂／製本・皆川製本所

© Ishiyaku Publishers, Inc., 1998, 2019. Printed in Japan

本書の複製権・翻訳権・翻案権・上映権・譲渡権・貸与権・公衆送信権（送信可能化権を含む）・口述権は，医歯薬出版(株)が保有します．
本書を無断で複製する行為（コピー，スキャン，デジタルデータ化など）は，「私的使用のための複製」などの著作権法上の限られた例外を除き禁じられています．また私的使用に該当する場合であっても，請負業者等の第三者に依頼し上記の行為を行うことは違法となります．

JCOPY ＜出版者著作権管理機構 委託出版物＞
本書をコピーやスキャン等により複製される場合は，そのつど事前に出版者著作権管理機構（電話 03-5244-5088，FAX 03-5244-5089，e-mail：info@jcopy.or.jp）の許諾を得てください．